I. Weyers / S. Bock

Medizinische Psychologie und Soziologie

Imke Weyers / Sonja Bock

Medizinische Psychologie und Soziologie

Kommentierte IMPP-Fragen zur ärztlichen Vorprüfung
einschließlich Examen 8/99
geordnet nach dem GK 1 mit Lernkästen

9., überarbeitete und aktualisierte Auflage

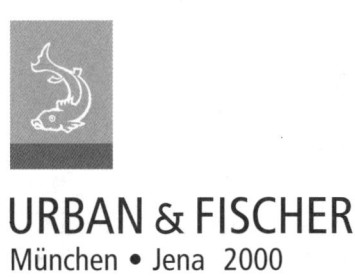

URBAN & FISCHER
München • Jena 2000

Zuschriften und Kritik an:
Urban & Fischer, Lektorat Medizinstudenten, z. Hd. Simone Spägele,
Karlstraße 45, 80333 München

Wichtiger Hinweis für den Benutzer
Die Erkenntnisse in der Medizin unterliegen laufendem Wandel durch Forschung und klinische Erfahrungen. Herausgeber und Autoren dieses Werkes haben große Sorgfalt darauf verwendet, daß die in diesem Werk gemachten therapeutischen Angaben (insbesondere hinsichtlich Indikation, Dosierung und unerwünschten Wirkungen) dem derzeitigen Wissensstand entsprechen. Das entbindet den Nutzer dieses Werkes aber nicht von der Verpflichtung, anhand der Beipackzettel zu verschreibender Präparate zu überprüfen, ob die dort gemachten Angaben von denen in diesem Buch abweichen und seine Verordnung in eigener Verantwortung zu treffen.

Die Deutsche Bibliothek - CIP-Einheitsaufnahme

Weyers, Imke:
Medizinische Psychologie und Soziologie: kommentierte IMPP-Fragen
zur ärztlichen Vorprüfung einschließlich Examen 8/99;
geordnet nach dem GK 1; mit Lernkästen /Imke Weyers/Sonja Bock.
– 9. Aufl. – München: Urban & Fischer Verlag, 2000
ISBN 3-437-42170-0

Alle Rechte vorbehalten
9. Auflage, Dezember, 1999
© 2000 Urban & Fischer Verlag München • Jena

99 00 01 02 03   5 4 3 2 1

Das Werk einschließlich aller seiner Teile ist urheberrechtlich geschützt. Jede Verwertung außerhalb der engen Grenzen des Urheberrechtsgesetzes ist ohne Zustimmung des Verlages unzulässig und strafbar. Das gilt insbesondere für Vervielfältigungen, Übersetzungen, Mikroverfilmungen und die Einspeicherung und Verarbeitung in elektronischen Systemen.

Programmleitung: Dr. med. Dorothea Hennessen
Planung und Lektorat: Simone Spägele
Herstellung: Peter Sutterlitte
Satz: Karin und Jürgen Winnige
Druck und Bindung: Bosch-Druck, Landshut
Zeichnungen: Esther Schenk-Panic
Umschlaggestaltung: prepress ulm GmbH, Ulm

Aktuelle Informationen finden Sie im Internet unter den Adressen:
Urban & Fischer: http://www.urbanfischer.de

Inhaltsverzeichnis

Band I: Fragen

Erläuterung der Aufgabentypen VII

1 Methodische Grundlagen
  1.1 Verhaltensbeobachtung und -beurteilung 3
  1.2 Interview 8
  1.3 Test 10
  1.4 Experiment 22
  1.5 Felduntersuchung 28

2 Psychophysiologie
  2.1 Erfassung psychophysiologischer Prozesse 33
  2.2 Aktivations- und Bewußtseinszustände 36

3 Emotion und Motivation
  3.1 Emotion 53
  3.2 Motivation 54
  3.3 Spezifische Emotionen und Motivationen 68

4 Lernen und Gedächtnis
  4.1 Gedächtnis 77
  4.2 Lernen 78

5 Persönlichkeit
  5.1 Persönlichkeitsmodelle 93
  5.2 Systematische Verhaltensdifferenzen 101

6 Entwicklung
  6.1 Entwicklungspsychologische Methoden und Modelle . 103
  6.2 Lebensabschnitte 108
  6.3 Sozialisation 110

7 Soziales Verhalten
  7.1 Soziale Wahrnehmung und Personenwahrnehmung ... 113
  7.2 Kommunikation 113
  7.3 Einstellungen 115
  7.4 Interaktion in Gruppen 117
  7.5 Soziale Norm 119
  7.6 Soziale Rolle 123
  7.7 Institution 127

8 Gesundheits- und Krankheitsverhalten

    8.1 Erklärungsmodelle von Krankheit und Kranksein.... 129
    8.2 Prävention 129
    8.3 Krankheitsverhalten........................... 133
    8.4 Krankenrolle................................. 136
    8.5 Krankheitsverarbeitung 137

9 Arzt-Patient-Beziehung

    9.1 Arztrolle..................................... 139
    9.2 Interaktion 141
    9.3 Ärztliches Gespräch........................... 144
    9.4 Compliance................................... 148

10 Bevölkerungsstruktur und Entwicklung

    10.1 Demographische Grundbegriffe,
          Daten und Methoden......................... 149
    10.2 Dynamik der Bevölkerungsentwicklung........... 153
    10.3 Folgen demographischer Entwicklungen
          für die medizinische Versorgung................. 155
    10.4 Bevölkerungspolitische Maßnahmen 158

11 Soziale Schichtung

    11.1 Erfassung sozialer Schichtung.................... 159
    11.2 Systematische Ansätze zur Analyse
          sozialer Differenzierung 162
    11.3 Schichtung und soziale Mobilität 163
    11.4 Schichtungsspezifisches Krankheitsverhalten....... 166

Offizielle Lösungen 169

Erläuterungen der Aufgabentypen

In der Prüfung liegen die Fragen nicht nach Fächern, sondern nur nach Fragentypen geordnet vor.

Es gibt fünf verschiedene Fragentypen:

Aufgabentyp A: Einfachauswahl

Von diesen Antwortmöglichkeiten sollst Du eine einzige auswählen. Je nach Formulierung der Aufgabe wird als richtige Lösung anerkannt:

entweder   die einzig richtige Antwort oder Aussage

oder   die einzig falsche Antwort oder Aussage

oder   die im Sinne der Fragestellung beste bzw. am wenigsten zutreffende Antwort oder Aussage

Lies bitte grundsätzlich immer alle fünf Antwortmöglichkeiten sorgfältig und vollständig durch!

Aufgabentyp B: Aufgabengruppe mit gemeinsamem Antwortangebot – Zuordnungsaufgaben –

Erläuterung:
Jede dieser Aufgabengruppen besteht aus:

a) einer Liste mit numerierten Begriffen, Fragen oder Aussagen
   (Liste 1 = Aufgabengruppe)

b) einer Liste von 5 durch die Buchstaben (A) bis (E) gekennzeichneten Antwortmöglichkeiten (Liste 2)

Du sollst zu jeder numerierten Aufgabe der Liste 1 aus der Liste 2 die eine Antwort (A) bis (E) auswählen, die Du für zutreffend hältst oder von der Du meinst, daß sie im engsten Zusammenhang mit dieser Aufgabe steht. Bitte beachte, daß jede Antwortmöglichkeit (A) bis (E) auch für mehrere Aufgaben der Liste 1 die Lösung darstellen kann.

Aufgabentyp C: Kausale Verknüpfung

Erläuterung:
Dieser Aufgabentyp besteht aus drei Teilen:
Teil 1:   Aussage 1
Teil 2:   Aussage 2
Teil 3:   Kausale Verknüpfung (weil).

Jede der beiden Aussagen kann unabhängig von der anderen richtig oder falsch sein. Wenn beide Aussagen richtig sind, so kann die Verknüpfung durch „weil" richtig oder falsch sein. Entnehme den richtigen Lösungsbuchstaben nach der Prüfung der einzelnen Teile dem nachfolgenden Lösungsschema:

Parameter	Aussage 1	Aussage 2	Verknüpfung
A	richtig	richtig	richtig
B	richtig	richtig	falsch
C	richtig	falsch	–
D	falsch	richtig	–
E	falsch	falsch	–

Aufgabentyp D: Aussagenkombination

Erläuterung:
Bei diesem Aufgabentyp werden mehrere durch eingeklammerte Zahlen gekennzeichnete Aussagen gemacht. Wähle bitte die zutreffende Lösung unter den fünf vorgegebenen Aussagenkombinationen (A) bis (E) aus.

Aufgabentyp E: Fragen mit Fallbeschreibung bzw. Bildmaterial

Erläuterung:
In dieser Gruppe können sich Aufgaben der Typen A bis D befinden. Diese Fragen beziehen sich entweder auf Bildmaterial in der Beilage, oder es handelt sich um mehrere im Zusammenhang stehende Fragen, die auf eine Fallbeschreibung Bezug nehmen.

Alle Wiederholungsfragen haben wir mit einem W! gekennzeichnet. Die Anzahl der Ausrufezeichen steht dabei für die Anzahl der Wiederholungen.

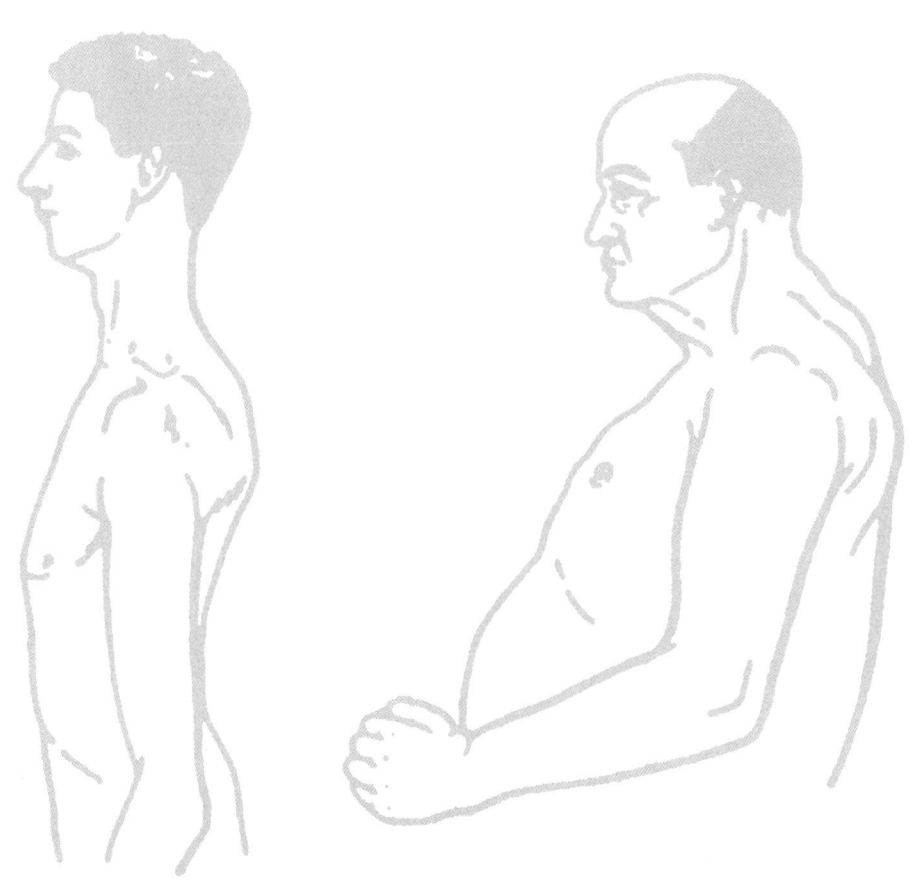

Psychologie

Imke Weyers / Sonja Bock

1 Methoden
(Methodische Grundlagen)

1.1 Verhaltensbeobachtung und -beurteilung

1.1.1
Ein niedergelassener Arzt, der bis vor kurzem auf einer Intensivstation tätig war, neigt zu einer Urteilsverzerrung im Sinne des Kontrasteffekts. Welche der nachfolgenden Verhaltenstendenzen ist **nicht** im Sinne dieses Effekts zu interpretieren?

(A) Er betrachtet mehr Störungsbilder als „psychogen" verursacht als seine Kollegen.
(B) Er hält häufiger als seine Kollegen die Beschwerden seiner Patienten für „normal".
(C) Er schließt vom äußeren Erscheinungsbild der Patienten auf ihre künftige Compliance.
(D) Er spricht häufig gegenüber der Arzthelferin von „den vielen Hypochondern" in seiner Praxis.
(E) Er tendiert dazu, die Beschwerden seiner Patienten zu bagatellisieren.

1.1.2
Welche Aussage trifft **nicht** zu?
Die „soziale Erwünschtheit"

(A) gehört zu den Fehlerquellen bei Erhebungen zur Compliance
(B) kann sich auf die Validität von Persönlichkeitsfragebogen auswirken
(C) wirkt sich auf das maximal erreichbare Ergebnis in Leistungstest aus
(D) zählt zu den systematischen Fehlerquellen
(E) zählt zu den Versuchspersoneneffekten

1.1.3
Manche Mütter von chronisch kranken Kindern (z.B. Kinder mit angeborenem Herzfehler) neigen dazu, unerwünschtes Verhalten ihres Kindes auf die Krankheit zurückzuführen und als unveränderlich hinzunehmen, und begünstigen damit eine Fehlentwicklung.
Welches Konzept kann nicht zur Erklärung des mütterlichen Verhaltens herangezogen werden?

(A) Attribution
(B) Halo-Effekt
(C) Reaktanz
(D) Self-fulfilling-prophecy
(E) Verstärkung

1.1.4
Eine Ärztin unterschätzt die Intensität der Beschwerden eines Patienten, der gerade braungebrannt aus dem Urlaub zurückgekehrt ist, weil dieser Mann für sie auf den ersten Blick einen gesunden Eindruck macht.
Um welchen Beurteilsfehler handelt es sich?

(A) Projektionsfehler
(B) Halo-Effekt
(C) Reihenfolge-Effekt
(D) Rosenthal-Effekt
(E) Milde-Effekt

1.1.5

Eine Gynäkologin hat innerhalb eines Monats bei 3 Patientinnen, die frühzeitig an Brustkrebs erkrankt waren, festgestellt, daß sie in den Monaten vor der Diagnosestellung ein schweres Verlusterlebnis erlitten hatten. In einer nachfolgenden Fortbildungsveranstaltung sagt sie: „Aufgrund meiner Erfahrungen müssen schwere Verlusterlebnisse als Risikofaktor frühzeitiger Brustkrebskrankheit betrachtet werden."
Welche der nachfolgend genannten Fehlerquellen hat die Ärztin mit dieser Aussage außer acht gelassen?

(1) Stichprobenfehler (Repräsentationsschluß)
(2) Fehler infolge sozialer Erwünschtheit (social desirability)
(3) Rosenthal-Effekt

(A) nur 1 ist richtig
(B) nur 3 ist richtig
(C) nur 1 und 2 sind richtig
(D) nur 2 und 3 sind richtig
(E) 1 – 3 = alle sind richtig

1.1.6

Ein soziologischer Forscher gesellt sich abends über einen bestimmten Zeitraum dem „Kneipenpublikum" eines Arbeiterbezirks zu, um Motive des Alkoholkonsums in dieser Zielgruppe besser verstehen zu lernen. In seiner Kleidung paßt er sich dem Umfeld an.
Bei diesem Vorgehen handelt es sich um:

(1) offene Beobachtung
(2) systematische Beobachtung
(3) teilnehmende Beobachtung
(4) verdeckte Beobachtung

(A) Keine der Aussagen 1 – 4 ist richtig.
(B) nur 1 ist richtig
(C) nur 1 und 3 sind richtig
(D) nur 2 und 4 sind richtig
(E) nur 3 und 4 sind richtig

1.1.7

Beim Doppelblindversuch im Rahmen von Arzneimittelprüfungen

(1) können nicht nur Medikamente und Placebo, sondern auch verschiedene Medikamente miteinander verglichen werden
(2) wissen die Patienten nicht, daß sie an einem klinischen Versuch teilnehmen
(3) weiß der behandelnde Arzt nicht, ob ein Patient zur Experimentalgruppe oder Kontrollgruppe gehört

(A) nur 1 ist richtig
(B) nur 2 ist richtig
(C) nur 1 und 3 sind richtig
(D) nur 2 und 3 sind richtig
(E) 1 – 3 = alle sind richtig

1.1.8

Zu den typischen Fehlerquellen, die das Ergebnis eines Experiments verzerren können, gehört **nicht**:

(A) Halo-Effekt
(B) Hawthorne-Effekt
(C) Rosenthal-Effekt
(D) Situationseffekt
(E) Zeigarnik-Effekt

1.1.9

Die unterschiedlichen Wahrnehmungsperspektiven von Akteuren und Beobachtern begünstigen unterschiedliche Schlußfolgerungen über die Ursache von Ereignissen,
weil
der Akteur seine Handlungen vorwiegend auf Personenmerkmale zurückführt und der Beobachter bei anderen Personen die situativen Einflüsse überschätzt.

1.1.10 3/97

Ein 13jähriger Junge in altersgemäßem Entwicklungsstand wird wegen eines Knochenbruches stationär aufgenommen. Aufgrund eines Sprachfehlers fällt es dem Jungen schwer, sich adäquat zu artikulieren. Die neu auf Station gekommene Pflegekraft glaubt deshalb, der Junge sei geistig retardiert. Welchem Beurteilungsfehler unterliegt die Pflegekraft?

(A) Halo-Effekt
(B) Kontrast-Fehler
(C) Projektionsfehler
(D) Reaktivitätsfehler
(E) Rezenz-Effekt (recency effect)

1.1.11 3/97

Als Erhebungsmethode in prospektiven sozialepidemiologischen Studien eignet sich am besten:

(A) Soziometrie
(B) standardisierte Befragung
(C) Gruppendiskussion
(D) offene teilnehmende Beobachtung
(E) verdeckte teilnehmende Beobachtung

1.1.12 8/96

Eine Studie in einem Industriebetrieb zeigte folgendes Ergebnis:
In allen experimentellen Gruppen erhöhte sich die Arbeitsleistung, und zwar sowohl in den Gruppen, in denen bestimmte Arbeitsbedingungen verbessert wurden, als auch in jenen, in denen bestimmte Arbeitsbedingungen eher verschlechtert wurden. Daraus wurde gefolgert, daß bereits das Bewußtsein, an einem Versuch teilzunehmen, die Reaktionsweise der Versuchspersonen beeinflußt. Wie heißt der entsprechende Effekt?

(A) Hawthorne-Effekt
(B) Kontrast-Effekt
(C) Plazebo-Effekt
(D) Rosenthal-Effekt
(E) Zeigarnik-Effekt

1.1.13 3/96

Ein Arzt, der aufgrund früherer Erfahrungen erwartet, daß der ihn aufsuchende Patient erregt sei, vermerkt in seinem Befund tatsächlich Erregung. Welcher Beurteilungsfehler könnte diesem Arzt unterlaufen sein?

(A) Rosenthal-Effekt
(B) Kontrastfehler
(C) Halo-Effekt
(D) Fehler der zentralen Tendenz
(E) Projektion

1.1.14 3/96

Was versteht man unter dem Halo-Effekt?

(A) Wiedererkennen von etwas seit längerer Zeit Bekanntem, das zwischenzeitlich vergessen war
(B) Schluß von sich auf andere
(C) die Überschätzung von Unterschieden bei Reihenfolgeeffekten
(D) den Überstrahlungsfehler
(E) die Auswirkung des Bewußtseins, Teilnehmer an einer wissenschaftlichen Untersuchung zu sein

1.1.15 8/95

Die Methode des vollständigen Paarvergleichs wird zu den systematischen Beurteilungsverfahren gezählt,
weil
der vollständige Paarvergleich systematisch zu einer absoluten Beurteilung führt.

1.1.16 3/95

Wenn ein Arzt überzeugt ist, daß junge Männer sich nicht an ärztliche Verordnungen halten, und er aufgrund dieser Überzeugung bei dieser Gruppe immer wieder gehäuft Non-Compliance feststellt, so entspricht dies einem (einer)

(A) Kontrast-Effekt
(B) internalen Kausalattribuierung
(C) Milde-Effekt
(D) Rosenthal-Effekt
(E) Halo-Effekt

1.1.17

Bei der systematischen Beobachtung

(1) werden Ereignisse (Verhaltensweisen) nach vorher festgelegten Regeln registriert.
(2) gehört der Einsatz mehrerer Beobachter zu den methodischen Voraussetzungen.
(3) gehört zu den methodischen Voraussetzungen, daß die Beobachter am Geschehen im untersuchten sozialen Feld teilnehmen.
(4) ist die Zuverlässigkeit der Beobachtungsdaten höher als bei der nicht-systematischen Beobachtung.

(A) nur 1 ist richtig
(B) nur 1 und 4 sind richtig
(C) nur 2 und 3 sind richtig
(D) nur 3 und 4 sind richtig
(E) nur 1, 2 und 4 sind richtig

1.1.18 W!

Eine Ärztin kennzeichnet in ihrer Kartei diejenigen ihrer Patienten, die immer pünktlich zu den verabredeten Arztterminen kamen, als medikamentenfolgsam („Compliers"). Bei einer späteren Compliance-Studie erwies sich, daß ein beachtlicher Teil dieser Patienten nicht medikamentenfolgsam war. Welche der folgenden Beurteilungsfehler können die Ärztin getäuscht haben?

(1) Halo-Effekt
(2) logischer Fehler
(3) Fehler der zentralen Tendenz
(4) Mildefehler

(A) nur 1 und 2 sind richtig
(B) nur 1 und 3 sind richtig
(C) nur 2 und 3 sind richtig
(D) nur 2 und 4 sind richtig
(E) nur 3 und 4 sind richtig

1.1.19

Der systematische Fehler, der darin besteht, daß schon die vom Versuchsleiter ausgehende Erwartung eines zukünftigen Verhaltens die Versuchspersonen dahin beeinflußt, dieses Verhalten später auch tatsächlich zu zeigen, wird bezeichnet als

(A) Rosenthal-Effekt
(B) Attributionsfehler
(C) Projektion
(D) Introjektion
(E) Primacy-Effekt

1.1.20

Welche verzerrenden Effekte können in einem randomisierten Einfach-Blindversuch weitgehend kontrolliert werden?

(1) Rosenthal-Effekt
(2) Hawthorne-Effekt
(3) Autosuggestion
(4) Heterosuggestion

(A) nur 1 und 2 sind richtig
(B) nur 1 und 3 sind richtig
(C) nur 1 und 4 sind richtig
(D) nur 2 und 3 sind richtig
(E) nur 2 und 4 sind richtig

1.1.21

In der mündlichen Prüfung verzichtet der Prüfer beim Prüfling bewußt darauf, zuvor Einblick in das Ergebnis der vorausgegangenen schriftlichen Prüfung zu nehmen.
Welcher Effekt soll damit vermieden werden?

(A) logischer Fehler
(B) Übertragung
(C) Fixierung
(D) Rosenthal-Effekt
(E) Hawthorne-Effekt

1.1.22

Herr Dr. A., der zuvor einige Jahre auf einer Intensivstation gearbeitet hatte, ist seit kurzem niedergelassener Arzt. Er neigt dazu, die Beschwerden seiner Patienten zu bagatellisieren. Welcher systematische Fehler kommt für diese Urteilsverzerrung vorrangig in Betracht?

(A) Milde-Fehler
(B) Hawthorne-Effekt
(C) Kontrastfehler
(D) Reaktanz
(E) logischer Fehler

1.1.23

Der „Halo-Effekt"

(1) ist ein typischer Testdurchführungsfehler
(2) kann bei der Beurteilung eines Patienten auftreten
(3) ist eine Fehlertendenz bei der Verhaltensbeurteilung

(A) Keine der Aussagen 1 – 3 ist richtig
(B) nur 1 ist richtig
(C) nur 3 ist richtig
(D) nur 1 und 3 sind richtig
(E) nur 2 und 3 sind richtig

1.1.24

Ein Medizinsoziologe macht eine Untersuchung zur Arbeits- und Belastungssituation des Pflegepersonals in Intensivstationen. Pflegepersonal und Ärzte sind eingeweiht, Patienten wird er als Praktikant vorgestellt.
Um welche Methodik handelt es sich hierbei?

(A) Interviewmethode
(B) Gruppendiskussionsverfahren
(C) Soziogramm
(D) Interaktionsprozeßanalyse (Bales)
(E) teilnehmende Beobachtung

1.1.25

Ein Arzt schenkt den Beschwerden eines Patienten, der gerade braungebrannt aus dem Urlaub zurückgekehrt ist, zu wenig Beachtung, weil dieser Mann auf den ersten Blick einen gesunden Eindruck macht.
Welcher Beurteilungsfehler liegt hier vor?

(A) Rosenthal-Effekt
(B) Milde-Effekt
(C) Effekt der sozialen Erwünschtheit
(D) Halo-Effekt
(E) Recency-Effekt

1.1.26

Unter einem einfachen Blindversuch versteht man

(A) die Behandlung (treatment), die eine Experimentalgruppe in einem Experiment erfährt.
(B) eine experimentelle Methode, bei der die Versuchsperson nicht weiß, ob sie ein Leerpräparat erhält.
(C) Vortäuschung einer Behandlung als wirksam, obwohl sie keinen Wirkfaktor enthält.
(D) die Einteilung aller Versuchspersonen eines Experiments in Gruppen nach Zufall.
(E) die verdeckte Beobachtung eines Versuchsablaufs durch einen Teilnehmer des Experiments.

1.1.27

Für die Anwendung von Prüflisten (check lists) in der psychologischen Diagnostik gilt:

(1) Es resultiert eine relative Beurteilung.
(2) Es resultiert ein Summenwert.
(3) Systematische Beurteilungsfehler wie Halo-Effekte oder Kontrast-Effekte werden kontrolliert.

(A) nur 1 ist richtig
(B) nur 2 ist richtig
(C) nur 1 und 3 sind richtig
(D) nur 2 und 3 sind richtig
(E) 1 – 3 = alle sind richtig

1.1.28

Welche systematischen Fehler werden durch die Methode des Parallelisierens kontrolliert?

(A) Hawthorne-Effekte
(B) Stichproben-Fehler
(C) Kontrast-Effekte
(D) Reihenfolge-Fehler
(E) Fehler der zentralen Tendenz

1.2 Interview

1.2.a 8/99

Im Rahmen eines halbstrukturierten Interviews werden die Symptome eines Krankheitsbildes erfragt. Als Antwortkategorien sind „trifft zu" versus „trifft nicht zu" vorgesehen.
Welcher Fragentyp und welches Skalenniveau liegen vor?

(A) dichotome Frage, Nominalskala
(B) dichotome Frage, Ordinalskala
(C) geschlossene Frage, Intervallskala
(D) Katalogfrage, Nominalskala
(E) Katalogfrage, Intervallskala

1.2.1 3/98

Im Erstgespräch mit einer 42jährigen Hausfrau, die über Gelenkschmerzen klagt, fragen Sie u. a.:

Frage I: „Wenn Sie sich Ihren üblichen Tagesablauf einmal vorstellen, wann treten dann die Schmerzen am stärksten auf?"

Frage II: „Nachdem Sie diese Schmerzen im Schulterbereich festgestellt hatten, kam es dann später auch gelegentlich zu Schmerzen in den Ellbogen? In den Knien? Im Handbereich?"
Welche Frageformen wurden verwendet?

	Frage I	Frage II
(A)	geschlossene Frage	Sondierungsfrage
(B)	offene Frage	offene Frage
(C)	offene Frage	Katalogfrage
(D)	Katalogfrage	geschlossene Frage
(E)	Sondierungsfrage	offene Frage

1.2.2 8/97

Im Erstgespräch mit dem Kopfschmerzpatienten fragen sie u.a.:

Frage I: „Sind Ihre Schmerzen eher pochend oder ist es mehr eine Art Druck, den Sie empfinden?"

Frage II: „Wenn Sie Ihre Schmerzen auf einer Skala von 1 bis 10 einzuordnen versuchen, wobei „1" gerade wahrnehmbarer Schmerz und „10" unerträglicher Schmerz bedeuten soll, wie würden Sie ihre Schmerzen dann einstufen?"

	Frage I	Frage II
(A)	dichotome Frage	geschlossene Frage
(B)	dichotome Frage	offene Frage
(C)	offene Frage	geschlossene Frage
(D)	Sondierungsfrage	geschlossene Frage
(E)	Sondierungsfrage	offene Frage

1.2.3 3/97

Frau Margot B., 34 Jahre, klagt bei ihrem Erstbesuch über Symptome, die an eine Schilddrüsenerkrankung denken lassen. Im Patientengespräch stellen Sie ihr anamnestische Fragen.

Frage I: „Äußern sich Ihre Beschwerden am Hals als Kloßgefühl, als Schluckbeschwerden, als Luftnot oder als Anschwellen bei Aufregung?"

Frage II: „Können Sie seit einiger Zeit Wärme nicht mehr so gut vertragen, oder hat sich da nichts geändert?"
Welche Frageformen wurden verwendet?

	Frage I	Frage II
(A)	Sondierungsfrage	offene Frage
(B)	offene Frage	geschlossene Frage
(C)	geschlossene Frage	offene Frage
(D)	dichotome Frage	Katalogfrage
(E)	Katalogfrage	dichotome Frage

1.2.4 8/96

Ein standardisiertes Interview weist nur dann eine hohe Objektivität im testtheoretischen Sinne auf, wenn

(1) die Angaben des Befragten der Wahrheit entsprechen.
(2) offene Fragen gestellt werden.
(3) verschiedene Interviewer hinsichtlich einer befragten Person zu übereinstimmenden Ergebnissen kommen.
(4) die Fragen sich auf relevante Aspekte des zu untersuchenden Merkmals beziehen.

(A) nur 1 ist richtig
(B) nur 3 ist richtig
(C) nur 3 und 4 sind richtig
(D) nur 1, 2 und 3 sind richtig
(E) 1 – 4 = alle sind richtig

1.2.5 3/96

Ein Arzt fragt einen Patienten: „Sind Ihre Schmerzen eher stechend, brennend oder schneidend?" Welche Frageform wendet er an?

(1) geschlossene Frage
(2) Katalogfrage
(3) Suggestivfrage
(4) Sondierungsfrage

(A) nur 1 und 2 sind richtig
(B) nur 2 und 4 sind richtig
(C) nur 1, 2 und 3 sind richtig
(D) nur 1, 3 und 4 sind richtig
(E) 1 – 4 = alle sind richtig

1.2.6 3/94

Ein Meinungsforschungsinstitut befragte 1980 und 1990 jeweils 2000 entlassene Patienten über ihre Zufriedenheit mit dem letzten Krankenhausaufenthalt. Eine Frage lautete jeweils: „Wie zufrieden waren Sie mit den Schwestern beim letzten Krankenhausaufenthalt?"

Antwortmöglichkeit: 4 sehr zufrieden
3
2
1
0 sehr unzufrieden

Welche Begriffe treffen auf diese Untersuchung zu?

(1) Panel-Untersuchung
(2) offene Frage
(3) Beantwortung auf Intervallskalenniveau
(4) geschlossene Frage

(A) nur 3 ist richtig
(B) nur 4 ist richtig
(C) nur 1 und 3 sind richtig
(D) nur 1, 2 und 3 sind richtig
(E) nur 1, 2 und 4 sind richtig

1.2.7 3/93

Geschlossene Fragen

(1) können als Katalogfragen formuliert werden.
(2) werden auch in Explorationsgesprächen verwendet.
(3) können als dichotomische Fragen formuliert werden.
(4) sind nur bei schriftlicher Befragung möglich.

(A) nur 1 ist richtig
(B) nur 4 ist richtig
(C) nur 1 und 3 sind richtig
(D) nur 1, 2 und 3 sind richtig
(E) nur 1, 3 und 4 sind richtig

1.2.8 8/90

Bei der Durchführung von Interviews ist damit zu rechnen, daß unkontrollierte systematische Fehler seitens des Interviewers in dem Maße auftreten, in dem der

(1) Grad der Strukturierung (Standardisierung) des Interviews sinkt.
(2) Anteil der offenen Fragen sinkt.
(3) Anteil der geschlossenen Fragen steigt.
(4) Anteil der dichotomischen Fragen steigt.

(A) nur 1 ist richtig
(B) nur 4 ist richtig
(C) nur 1 und 3 sind richtig
(D) nur 1, 2 und 3 sind richtig
(E) nur 2, 3 und 4 sind richtig

1.3 Test

1.3.a 8/99

Bei einer zu Forschungszwecken freiwillig durchzuführenden schriftlichen Befragung zur präventiven Einstellung von Frauen, die zu einer Vorsorgeuntersuchung in die gynäkologischen Praxen einer Region kommen, wird festgestellt, daß im Schnitt nur etwa jede sechste Frau bereit ist, an der Befragung teilzunehmen.
Der wissenschaftliche Aussagewert der Ergebnisse dieser Studie ist besonders eingeschränkt durch eine mangelhafte

(A) Auswertungsobjektivität
(B) Repräsentativität
(C) Sensitivität
(D) Spezifität
(E) Standardisierung

1.3.b 8/99

Ein Hauptgütekriterium bei Testverfahren ist Objektivität. Dieses Kriterium bezieht sich auf

(A) das Ausmaß, mit dem der Test das erfaßt, was er zu erfassen vorgibt
(B) die Eichung des Verfahrens an einer repräsentativen Eichstichprobe
(C) die Unabhängigkeit von der Person des Testleiters, der den Test vorgibt und der des Auswerters
(D) den Zusammenhang zwischen der Beantwortung eines Items und dem Ergebnis aller Antworten
(E) die Genauigkeit, mit der ein Test das kritische Merkmal erfaßt

1.3.c 8/99

Ein neuer Test zur Messung der psychischen Spannkraft (Tempo, Sorgfalt, Ausdauer) wird auf seine Validität geprüft. Dabei stellt sich heraus, daß die Meßwerte in Höhe von $r = 0{,}71$ mit den IQ-Werten korreliert sind.
Dieser Tatbestand besagt:

(A) Die gemessene Spannkraft begünstigt intellektuelle Leistungsfähigkeit
(B) Die Validität beider Verfahren übertrifft ihre Reliabilität
(C) Die Varianz der gemessenen Spannkraft wird zu ca. 50 % durch die Varianz des IQ bestimmt
(D) Gute Intelligenz ist eine wichtige Voraussetzung für psychische Spannkraft
(E) In 71 % der Fälle kann man aus der einen die andere Leistung vorhersagen

1.3.1 3/99

Ein Begabungsforscher möchte für eine Untersuchung eine Stichprobe von Kindern mit einem IQ von mindestens 115 Punkten (Normierung entsprechend HAWIK) gewinnen.
Wie viele zufällig ausgewählte Kinder muß er testen, um 100 Kinder zu finden, die einen IQ von 115 und mehr Punkten aufweisen?

(A) etwa 625
(B) etwa 1250
(C) etwa 2500
(D) etwa 5000
(E) etwa 10000

1.3.2 3/99

Im Seminar „Medizinische Psychologie" wenden Studenten einen bewährten Persönlichkeitsfragebogen (z.B. FPI) bei sich selbst an. Einem mißfällt sein Resultat, und er kritisiert das Verfahren mit den nachstehend aufgeführten Argumenten.
Bei welchem Kritikpunkt hat er recht?

(A) „Bei solchen Tests sind Verfälschungen des Ergebnisses möglich."
(B) „Der Test ist nicht objektiv auswertbar."
(C) „Die Beantwortung gründet sich auf Projektionen."
(D) „Die Zuverlässigkeit solcher Verfahren ist nicht überprüfbar."
(E) „Fragebögen lassen sich nicht standardisieren wie Leistungstests."

1.3.3 3/99

Welche Aussage trifft auf das Konfidenzintervall (z.B. von Tests) **nicht** zu?

(A) Das Konfidenzintervall beschreibt einen Wertebereich, in dem die tatsächliche Leistung einer Versuchsperson mit einer bestimmten Wahrscheinlichkeit liegt.
(B) Das Konfidenzintervall erlaubt Aussagen über die Validität eines Tests.
(C) Das Konfidenzintervall läßt sich aus dem Testwert und dem Standardmeßfehler berechnen.
(D) Das Konfidenzintervall wird auch als Vertrauensintervall bezeichnet.
(E) Je größer die Reliabilität eines Testverfahrens ist, desto enger sind die Konfidenzintervalle.

1.3.4 8/98

Es wird ein neuer, computergestützter Test zur Messung der Daueraufmerksamkeit entwickelt. Zum Nachweis der diagnostischen Güte des neuen Verfahrens gehörte eine Teststichprobe, die an einem Tag den computergestützten Test und an einem anderen den bewährten Konzentrationstest in herkömmlicher Papier-Bleistiftversion bearbeitet hat.
Welches Testgütekriterium soll hiermit geprüft werden?

(A) Normierung
(B) Objektivität
(C) Reliabilität
(D) Standardisierung
(E) Validität

1.3.5 8/98

In eine Studie zur Minderbegabung sollen nur Probanden einbezogen werden, deren Intelligenzquotient (Abweichungs-IQ) mindestens zwei Standardabweichungen unter der Norm liegt. Auf wieviel Prozent der Bevölkerung trifft das zu?

(A) ca. 0,5 %
(B) ca. 1,25 %
(C) ca. 2,5 %
(D) ca. 5 %
(E) ca. 10 %

1.3.6 8/98

Zur Erfassung des Konstrukts „Toleranz" (T) wurde eine Skala entwickelt. Es zeigte sich, daß diese Skala zu r = -0,80 mit einer schon länger bekannten Aggressivitätsskala (A) korreliert ist. Was besagt dieser Tatbestand?

(A) Einem bestimmten Wert der Skala T entspricht in 80 % der Fälle ein bestimmter Wert der Skala A.
(B) Die Korrelation erklärt 80 % der Gesamtvarianz.
(C) Die negative Korrelation weist T als ein von A statistisch weitgehend unabhängiges Merkmal aus.
(D) Hohe Werte in der Skala T gehen häufig mit niedrigen Werten in der Skala A einher.
(E) Eine der beiden Skalen muß eine sehr niedrige Reliabilität aufweisen.

1.3.7 8/98

Welche Aussage trifft **nicht** zu?
Die Validität eines psychometrischen Fragebogens zur Bestimmung des Schweregrades von Depressionen ist um so höher,

(A) je höher die Testergebnisse mit der Einschätzung der Depression durch die behandelnden Psychiater korreliert sind
(B) je besser der Test zwischen Patienten mit depressiven Symptomen und Patienten mit anderen psychischen Erkrankungen diskriminiert
(E) je augenscheinlicher die Testfragen sich auf Beschwerden beziehen, die als Symptome für depressive Störungen gelten
(D) je besser dessen Ergebnisse mit denen anderer (gesicherter) Depressionstests übereinstimmen
(E) je höher die Ergebnisse verschiedener Testteile untereinander korreliert sind

1.3.8

Ein Therapeut behandelt emotional labile Patienten. Um den Effekt seiner Therapie zu überprüfen, führt er mit 40 Patienten vor und nach der Therapie einen Test zur Messung der emotionalen Stabilität durch. Die Testergebnisse vor und nach der Therapie sind in einer Höhe von r = +0,03 miteinander korreliert.
Welche Interpretation dieser Korrelation ist zulässig?

(A) Nach der Therapie finden sich im Durchschnitt leicht erhöhte Testwerte.
(B) Die meisten Patienten haben vor und nach der Therapie praktisch gleiche Testwerte.
(C) Die Testwerte für die einzelnen Patienten verändern sich gleichsinnig.
(D) Diese Prae-Post-Korrelation erlaubt keine Aussage über die Wirksamkeit der Therapie.
(E) Der Test kann nicht objektiv sein.

1.3.9

Eine Untersuchung über ein standardisiertes diagnostisches Verfahren (psychometrischer Test), das die Neigung zu Suizidhandlungen feststellen soll, hat ergeben:

- Verschiedene Auswerter kommen zu gleichen Ergebnissen.
- Es zeigen sich keine Geschlechtsunterschiede im Antwortverhalten.
- Auch nach erneuter Darbietung bleiben die bei den Probanden ermittelten Untersuchungsergebnisse weitgehend konstant.
- Es ist nicht möglich, Personen, die schon einen oder mehrere Suizide versucht haben, klar von solchen Personen zu unterscheiden, die noch keinen derartigen Versuch unternommen haben.

Welches testtheoretische Qualitätskriterium erfüllt das Verfahren nach den vorliegenden Ergebnissen?

(A) innere Konsistenz
(B) Retestreliabilität
(C) Inhaltsvalidität
(D) Konstruktvalidität
(E) Kriteriumsvalidität

1.3.10

Drogenabhängige erreichten in einzelnen Skalen eines mehrdimensionalen Persönlichkeitsfragebogens deutlich höhere Punktwerte als die Durchschnittspopulation.
Worauf ist dies ein Hinweis?

(A) geringe Objektivität
(B) geringe Test-Retest-Reliabilität
(C) Inkonsistenz einzelner Skalen
(D) geringe innere Konsistenz
(E) differentielle Validität

1.3.11

Bei klinisch-diagnostischen Persönlichkeitsfragebogen, die für weitergehende klinische Entscheidungen (z. B. eine Therapie) herangezogen werden, sollte der Standardmeßfehler möglichst klein sein.

Welche Kennzahl muß dann einen hohen Wert erreichen?

(A) Konfidenzintervall
(B) Mittelwert der individuellen Testergebnisse
(C) Reliabilitätskoeffizient
(D) Standardabweichung der Testwerteverteilung
(E) Testrohwert

1.3.12

Welche Aussage zur Prozentrang-Norm trifft **nicht** zu?

(A) Prozentrangnormen repräsentieren einen linearen Maßstab.
(B) Variabilitätsnormen (z. B. z-Werte) können in Prozentrangwerte transformiert werden.
(C) Die Prozentrangskala gibt die relative Stellung eines Probanden in der Vergleichsgruppe richtig wieder.
(D) Im Mittelbereich der Verteilung entsprechen kleine Veränderungen im Testergebnis großen Veränderungen im Prozentrang.
(E) An den Rändern der Verteilung entsprechen große Veränderungen im Testergebnis kleinen Veränderungen im Prozentrang.

1.3.13

Zur Erfassung des Konstrukts "Dominanzstreben" (D) wurde eine Skala entwickelt. Es zeigte sich, daß diese Skala zu r = 0,70 mit einer schon länger bekannten Extraversionsskala (E) korreliert ist.
Was folgt aus diesem Tatbestand?

(A) Einem bestimmten Wert der Skala D entspricht in 70 % der Fälle ein bestimmter Wert der Skala E.
(B) Die Korrelation erklärt ca. 8,5 % der Gesamtvarianz.
(C) Niedrige Werte in der Dominanzskala gehen häufig mit niedrigen Werten in der Extraversionsskala einher.
(D) Niedrige Werte in der Extraversionsskala gehen in der Regel mit höheren Werten in der Dominanzskala einher.
(E) Eine der beiden Skalen ist nicht reliabel.

1.3.14

Um zu bestimmen, ob ein diagnostisches Testverfahren den Gütekriterien der Testtheorie genügt, gibt es mehrere Verfahrensmöglichkeiten. Hierzu zählen:

(1) Ermittlung der Validität mittels Paralleltest
(2) Ermittlung der Objektivität durch Testhalbierung
(3) Ermittlung der Retest-Reliabilität
(4) Ermittlung der Vorhersage-Validität

(A) nur 3 ist richtig
(B) nur 1 und 2 sind richtig
(C) nur 3 und 4 sind richtig
(D) nur 1, 2 und 3 sind richtig
(E) nur 1, 3 und 4 sind richtig

1.3.15

Ein psychologisches Verfahren mißt zuverlässig. Es ist aber unklar, was eigentlich gemessen wird. Welche Qualität **fehlt** dem Verfahren?

(A) Homogenität
(B) Objektivität
(C) Reliabilität
(D) innere Konsistenz
(E) Validität

1.3.16

Einem Kandidaten, der sich einem Leistungstest unterzogen hat, wird mitgeteilt: „Erfahrungsgemäß erzielen nur ungefähr 15 % der Testteilnehmer ein besseres Ergebnis als Sie."
Auf einer Standardskala mit den Normierungsparametern M = 100 und s = 10 (wie sie auch beim IST angewendet wird) hatte der Kandidat einen Punktwert erhalten von etwa

(A) 85
(B) 90
(C) 110
(D) 115
(E) 134

1.3.17

Zu den Beispielen für psychodiagnostische Verfahren, die auf einem statistischen Persönlichkeitsmodell beruhen, zählt **nicht**:

(A) 16 PF (Cattell)
(B) Rorschach-Test
(C) MMPI
(D) FPI
(E) EPI (Eysenck)

1.3.18

Wenn für einen psychologischen Test hohe Reliabilität nachgewiesen ist, dann ist er auch valide, **weil**
die Validität eines Tests eine Voraussetzung seiner Reliabilität ist.

1.3.19

Es soll der Standardmeßfehler eines klinisch-psychologischen Tests bestimmt werden. Bekannt ist der Reliabilitätskoeffizient dieses Tests.
Was muß noch für die Berechnung bekannt sein?

(A) Konfidenzintervall
(B) Prozentrangwerte der Testteilnehmer
(C) prozentuale Häufigkeit der Meßwerte
(D) Standardabweichung der Testwerteverteilung
(E) Validitätskoeffizient

1.3.20 3/97

Ein Persönlichkeitstest zur Diagnostik des Alkoholismus wird nach vier Wochen an derselben Stichprobe durch denselben Untersucher wiederholt. Die Ergebnisse der ersten und zweiten Testdurchführung werden miteinander korreliert. Für welches Testkriterium ist der resultierende Korrelationskoeffzient ein Maß?

(A) Objektivität
(B) Reliabilität
(C) innere Konsistenz
(D) Kriteriumsvalidität
(E) prognostische Validität

1.3.21 3/97

Es wurde ein Test zur Erfassung der Toleranz in sozialen Situationen (T) neu konstruiert. Diese Skala ist korreliert zu r = 0,09 mit der Skala „Aggressivität" des Freiburger Persönlichkeitsinventars. Dies besagt:

(A) Wer in der Skala T einen bestimmten Wert erreicht, wird in der Skala „Aggressivität" mit großer Wahrscheinlichkeit einen fast gleich hohen Wert erreichen.
(B) Wer niedrige Werte in der T-Skala hat, hat auch niedrige Werte in der FPI-Skala.
(C) Die Skala T und die FPI-Skala können aufgrund des ermittelten Korrelationskoeffizienten praktisch als voneinander unabhängig betrachtet werden.
(D) Einer der beiden Tests muß eine geringe Reliabilität aufweisen.
(E) Hohe Werte in der Skala T gehen häufig mit niedrigen Werten in der FPI-Skala einher.

1.3.22 8/96

Welche Aussage trifft **nicht** zu? Mehrdimensionale standardisierte Persönlichkeitsfragebögen, die psychologische Konstrukte wie z.B. Aggressivität, Dominanzstreben und emotionale Labilität messen,

(A) liefern quantitative Aussagen über individuelle Merkmalsausprägungen.
(B) haben vorrangig die Erfassung aktueller emotionaler Zustände zum Ziel.
(C) setzen Introspektionsfähigkeit der Probanden voraus.
(D) bergen die Gefahr, daß die Probanden sozial erwünschte Verhaltensweisen als die eigenen ausgeben.
(E) enthalten Fragen, die objektiv ausgewertet werden können.

1.3.23 8/96

Welche Aussagen über die Normalverteilung und Normierung treffen zu?

(1) Bei einer Normalverteilung liegen ca. 60 % der Meßwerte innerhalb des Bereichs von ± 1 Standardabweichung um den Mittelwert.
(2) Bei einer Normalverteilung entspricht ein Prozentrang von 50 genau dem Mittelwert der Testwerteverteilung.
(3) Im mittleren Bereich der Normalverteilung entsprechen große Unterschiede in den Testergebnissen kleinen Unterschieden im Prozentrang, während es in den Rändern der Verteilung umgekehrt ist.

(A) nur 1 ist richtig
(B) nur 3 ist richtig
(C) nur 1 und 2 sind richtig
(D) nur 1 und 3 sind richtig
(E) nur 2 und 3 sind richtig

1.3.24 8/96

Ein psychologisches Meßverfahren erfüllt das testtheoretische Gütekriterium der Validität, wenn die Meßwerte

(1) prognostische Aussagen ermöglichen.
(2) eng mit einem gesicherten Außenkriterium korreliert sind.
(3) von der Person des Untersuchers unabhängig sind.
(4) reproduzierbare Unterschiede zwischen Personen abbilden.

(A) nur 1 und 2 sind richtig
(B) nur 1 und 3 sind richtig
(C) nur 1 und 4 sind richtig
(D) nur 2 und 3 sind richtig
(E) nur 3 und 4 sind richtig

1.3.25

Die Reliabilität (Zuverlässigkeit) eines psychologischen Tests wird durch seine Validität begrenzt,
weil
mit einem unzuverlässigen Test keine validen Meßwerte erhoben werden können.

1.3.26

Persönlichkeitsdiagnostische Untersuchungen, die mit Hilfe standardisierter Persönlichkeitsfragebögen durchgeführt werden, sind im testtheoretischen Sinne wenig objektiv
weil
Ergebnisse standardisierter Persönlichkeitsfragebögen auf der Basis der subjektiven Selbsteinschätzung des Probanden gewonnen werden.

1.3.27

Eine Korrelation zwischen zwei Merkmalen ist dann zu erwarten, wenn

(1) der Ausprägungsgrad des einen Merkmals den Ausprägungsgrad des anderen Merkmals bedingt.
(2) der Ausprägungsgrad beider Merkmale durch ein drittes Merkmal beeinflußt wird.
(3) beide Merkmale gleiche Mittelwerte in der untersuchten Stichprobe haben.

(A) Keine der Aussagen 1 – 3 ist richtig.
(B) nur 3 ist richtig
(C) nur 1 und 2 sind richtig
(D) nur 1 und 3 sind richtig
(E) nur 2 und 3 sind richtig

1.3.28

Welche der folgenden Vorgehensweisen dienen dazu, die Reliabilität eines Testes zu bestimmen?

(1) Die Ergebnisse eines Testes zur Prognose des Studienerfolges werden mit dem tatsächlichen Studienerfolg korreliert.
(2) Ein Test zur Intelligenzmessung wird hinsichtlich geradzahliger und ungeradzahliger Aufgabennummern in zwei gleiche Testhälften geteilt und die Ergebnisse beider Testhälften werden miteinander korreliert.
(3) Experten werden um ein Urteil darüber gebeten, ob der Test tatsächlich mißt, was er zu messen beansprucht.
(4) Identische Test-Datensätze werden verschiedenen Auswertern vorgelegt, und die jeweils von den Auswertern ermittelten Punktwerte werden miteinander korreliert.
(5) Ein Test wird denselben Personen nach 14 Tagen erneut vorgelegt, und die zu beiden Meßzeitpunkten erzielten Testergebnisse werden miteinander korreliert.

(A) nur 1 und 3 sind richtig
(B) nur 2 und 4 sind richtig
(C) nur 2 und 5 sind richtig
(D) nur 3 und 5 sind richtig
(E) nur 4 und 5 sind richtig

1.3.29

Zur Überführung eines Meßwerts in einen Prozentrangwert benötigt man mindestens die Kenntnis

(A) der Häufigkeitsverteilung.
(B) des Meßfehlers.
(C) der Standardabweichung.
(D) der Normwerte.
(E) der Varianz.

1.3.30

Welche Aussage trifft **nicht** zu?
Die Validität eines psychometrischen Fragebogens zur Bestimmung des Schweregrades von Depression ist um so höher,

(A) je höher die Testergebnisse mit der Einschätzung der Depression durch die behandelnden Psychiater korrelieren.
(B) je besser der Test zwischen Patienten mit depressiven Symptomen und Patienten mit anderen psychischen Erkrankungen diskriminiert.
(C) je augenscheinlicher die Testfragen sich auf Beschwerden beziehen, die als Symptome für depressive Störungen gelten.
(D) je besser dessen Ergebnisse mit denen anderer (gesicherter) Depressionstests übereinstimmen.
(E) je höher die Ergebnisse verschiedener Testteile untereinander korrelieren.

1.3.31 8/95

Der soziale Status einer Person wurde in einer epidemiologischen Studie anhand des „objektiven Ansatzes" ermittelt.
Welche der folgenden Vorgehensweisen sind im Rahmen dieses Ansatzes grundsätzlich möglich?

(1) Bestimmung des Status anhand eines einzigen Merkmals
(2) Bestimmung des Status durch mehrere Merkmale in Form eines multiplen Indexes
(3) Bestimmung des Status durch soziale Selbsteinstufung
(4) soziometrische Bestimmung des Status

(A) nur 1 und 2 sind richtig
(B) nur 1 und 3 sind richtig
(C) nur 2 und 3 sind richtig
(D) nur 3 und 4 sind richtig
(E) nur 1, 3 und 4 sind richtig

1.3.32 8/95

Bei älteren Ehefrauen, die zu Hause ihren pflegebedürftigen Mann versorgen, wurden folgende Korrelationen zwischen Depressivität und weiteren Variablen festgestellt:

Depressivität und psychische
Sensibilität der Frau: $r = +0{,}35$
Depressivität und Kontroll-
überzeugung der Frau: $r = -0{,}20$
Depressivität und Dauer der Ehe: $r = -0{,}40$

Welche Interpretationen dieser Korrelationen sind zulässig?

(1) Das Merkmal „psychische Sensibilität der Frau" hat einen höheren prognostischen Wert als das Merkmal „Dauer der Ehe".
(2) Das Merkmal „Dauer der Ehe" erklärt doppelt soviel der Varianz der Depressivität der Frau wie das Merkmal „Kontrollüberzeugung".
(3) Das Merkmal „Kontrollüberzeugung" ist das unzuverlässigste (unreliabelste) prognostische Kriterium.

(A) Keine der Aussagen 1 – 3 ist richtig.
(B) nur 1 und 2 sind richtig
(C) nur 1 und 3 sind richtig
(D) nur 2 und 3 sind richtig
(E) 1 – 3 = alle sind richtig

1.3.33 8/95

Zur Überprüfung der methodischen Qualität wurde eine gleichbleibende Testversion denselben Probanden im Abstand von zwei Wochen präsentiert. Bei dieser Vorgehensweise handelt es sich um eine

(A) Panel-Studie
(B) Retest-Reliabilitätsprüfung
(C) prospektive Längsschnittstudie
(D) Validitätsprüfung
(E) Kohortenstudie

1.3.34 3/95

Bei der Verwendung von Persönlichkeitsfragebögen kann die bewußte Verfälschung durch den Patienten zu Fehlinterpretationen führen,
weil
bei Verwendung von Persönlichkeitsfragebögen systematische Antworttendenzen im Sinne der sozialen Erwünschtheit nicht ermittelt werden können.

1.3.35 3/95

Testwerte aus Persönlichkeitsfragebögen dürfen nicht in Prozentränge umgerechnet werden,
weil
Persönlichkeitsfragebögen keine Leistungstests sind.

1.3.36 3/95

Zwischen den Variablen A und B besteht eine Korrelation von $r = 0{,}8$. Welche Aussagen treffen zu?

(1) Die Variable A erklärt 64 % der Varianz der Variablen B.
(2) Die Variable B erklärt 80 % der Varianz der Variablen A.
(3) Die Variable A verursacht in kausalem Sinn die Varianz der Variablen B.

(A) nur 1 ist richtig
(B) nur 2 ist richtig
(C) nur 3 ist richtig
(D) nur 1 und 3 sind richtig
(E) nur 2 und 3 sind richtig

1.3.37 3/95

Prüfen Sie bitte folgende Aussagen über psychologische Tests:

(1) Hohe Objektivität eines Tests ist eine notwendige Bedingung für hohe Reliabilität.
(2) Hohe Objektivität eines Tests ist eine notwendige Bedingung für hohe Validität.
(3) Ein Test, der eine hohe Reliabilität hat, muß auch eine hohe Validität aufweisen.
(4) Die Reliabilität eines Tests kann mit der Methode des Paarvergleichs überprüft werden.

(A) nur 1 ist richtig
(B) nur 1 und 2 sind richtig
(C) nur 2 und 4 sind richtig
(D) nur 3 und 4 sind richtig
(E) nur 1, 2 und 4 sind richtig

1.3.38 3/95

Projektive Tests

(1) gehören zu den leistungsdiagnostischen Verfahren.
(2) liefern vor allem Einblicke in das emotionale Erleben und die Persönlichkeit der Testperson.
(3) haben eine größere Bandbreite, aber geringere Zuverlässigkeit als psychometrische Tests.

(A) nur 1 ist richtig
(B) nur 2 ist richtig
(C) nur 1 und 2 sind richtig
(D) nur 1 und 3 sind richtig
(E) nur 2 und 3 sind richtig

1.3.39 3/95

Im Rahmen der Evaluation eines Gesundheitserziehungsprogrammes wurden die schriftlich formulierten freien Meinungsäußerungen (Urteile) der Teilnehmer über das Programm mit Hilfe eines Kategoriensystems klassifiziert. Zwei Untersucher nahmen unabhängig voneinander die Zuordnung der Urteile zu den Kategorien vor. Anschließend wurde berechnet, wie hoch die vorgenommenen Zuordnungen miteinander korrelieren.
Das hierdurch untersuchte Qualitätsmerkmal bezieht sich auf die

(A) Ökonomie des Verfahrens.
(B) Objektivität der Auswertung.
(C) Retest-Reliabilität der Auswertung.
(D) innere Konsistenz der Urteile.
(E) Validität der Zuordnungen.

1.3.40 8/94

Der Korrelationskoeffizient von Intelligenzleistungen zweieiiger Zwillinge liegt unter $r = 1$,
weil
die Intelligenzleistungen zweieiiger Zwillinge im Durchschnitt stärker differieren als die von eineiigen Zwillingen.

1.3.41 8/94
1.3.42 8/94

Ordnen Sie den testtheoretischen Gütekriterien der Liste 1 die zutreffenden Angaben der Liste 2 zu!

Liste 1
Reliabilität
Objektivität

Liste 2
(A) Unabhängigkeit des Testergebnisses von der Person des Testleiters
(B) Stabilität eines psychischen Merkmales
(C) Scheingenauigkeit eines Testergebnisses
(D) Genauigkeit der Merkmalserfassung
(E) Gültigkeit des Meßverfahrens

1.3.43 8/94

Zu den Methoden der psychologischen Diagnostik gehören psychometrische Tests. Sie dienen vorrangig folgendem Zweck:

(A) Verhaltensanalyse und Verhaltensbeobachtung
(B) Messung des relativen Grads individueller Merkmalsausprägungen
(C) Aufdeckung der Struktur unbewußter Motive
(D) Operationalisierung tiefenpsychologischer Konstrukte
(E) Klärung von Kausalbeziehungen

1.3.44 8/94

Die innere Konsistenz eines psychometrischen Tests ist ein Aspekt seiner

(A) Objektivität
(B) Reliabilität
(C) Inhaltsvalidität
(D) Konstruktvalidität
(E) Normierung

1.3.45 8/94

Ein Korrelationskoeffizient r = –0,7 zwischen zwei Variablen A und und B besagt, daß zwischen den Variablen kein statistischer Zusammenhang besteht,
weil
der Korrelationskoeffizient nur Werte zwischen 0 und +1 annehmen kann.

1.3.46 3/94

Wenn man weiß, daß die anhand eines Persönlichkeitsfragebogens (psychometrischer Persönlichkeitstest) ermittelten Ergebnisse gut mit den entsprechenden ärztlichen Diagnosen übereinstimmen, dann ist folgende Aussage zulässig:
Der Persönlichkeitsfragebogen

(A) erfüllt ein Validitätskriterium.
(B) besitzt gesicherte Retestreliabilität.
(C) besitzt gesicherte Paralleltestreliabilität.
(D) ist testtheoretisch genauso reliabel wie die ärztliche Diagnose.
(E) ist testtheoretisch genauso objektiv wie die ärztliche Diagnose.

1.3.47 3/94

Die Zuverlässigkeit eines psychologischen Tests kann nie höher sein als seine Gültigkeit,
weil
die Gültigkeit eines psychologischen Tests angibt, wie gut der Test das Merkmal erfaßt, für dessen Messung er entwickelt wurde.

1.3.48 3/94

Wie bei einem Leistungstest (z. B. Intelligenztest) lassen sich auch bei einem Persönlichkeitsfragebogen (psychometrischer Persönlichkeitstest) die folgenden testtheoretischen Kriterien bestimmen:

(1) Trennschärfe einer Frage (eines Items)
(2) Objektivität als Gütekriterium
(3) Standardmeßfehler

(A) Keine der Aussagen 1 – 4 ist richtig.
(B) nur 1 ist richtig
(C) nur 2 ist richtig
(D) nur 1 und 2 sind richtig
(E) 1 – 3 = alle sind richtig

1.3.49 8/93

Ein psychologischer Test spiegelt in seinen Fragen (Items) den zu erfassenden Realitätsbereich augenscheinlich angemessen wieder.
Welches Gütekriterium ist hiermit angesprochen?

(A) Auswertungsobjektivität
(B) Interpretationsobjektivität
(C) Reliabilität (innere Konsistenz)
(D) Inhaltsvalidität
(E) Übereinstimmungsvalidität

1.3.50 8/93

Für die mit standardisierten Tests ermittelten individuellen Testwerte kann ein Vertrauensintervall bestimmt werden.
Dieses ergibt sich bei Kenntnis von Standardabweichung und Reliabilität aus

(A) der Streuung der Testwerte.
(B) der Objektivität des Tests.
(C) dem Standardmeßfehler.
(D) der Abweichung vom Mittelwert der Population.
(E) dem Validitätskoeffizienten.

1.3.51   8/93

Das Gütekriterium Objektivität gibt bei psychologischen Tests an,

(A) wie gut der Test das Merkmal erfaßt, für dessen Messung er konstruiert wurde.
(B) wie genau sich interindividuelle Unterschiede in den Testergebnissen wiederspiegeln.
(C) inwieweit das Ergebnis von der Person, die den Test vorgibt und auswertet, unabhängig ist
(D) wie gut der Test genau objektivierbare Sachverhalte erfaßt.
(E) inwieweit die mit diesem Test gewonnenen Ergebnisse mit den Ergebnissen anderer Tests übereinstimmen, die Gleiches erfassen sollen.

1.3.52   8/93

Welche Aussage trifft **nicht** zu?
Die Validität eines psychologischen Tests

(A) ist in der Regel größer als seine Objektivität.
(B) ist bestimmbar über die Korrelation eines Tests mit einem Außenkriterium.
(C) ist bestimmbar über die Korrelation eines Tests mit einem anderen Test.
(D) ist in der Regel kleiner als seine Reliabilität.
(E) stützt sich darauf, daß der Test im Zuge seiner Anwendung zu Ergebnissen führt, die mit dem theoretisch-psychologischen Begriffssystem, das der Testkonstruktion zugrunde lag, übereinstimmen.

1.3.53   8/93

Welche der folgenden Testverfahren gehören zu den psychometrischen Persönlichkeitstests?

(1) Rorschach-Test
(2) Gießen-Test (GT)
(3) Freiburger Persönlichkeitsinventar (FPI)
(4) Thematischer Apperzeptionstest (TAT)

(A) nur 1 und 2 sind richtig
(B) nur 1 und 3 sind richtig
(C) nur 2 und 3 sind richtig
(D) nur 2 und 4 sind richtig
(E) nur 3 und 4 sind richtig

1.3.54   3/93

Ein Proband erhält aufgrund seines Testresultats einen Prozentrang von 77. Dies bedeutet:

(A) Er erreicht 77 % der durchschnittlichen Testleistung.
(B) 77 % der Vergleichsgruppe erreichen bessere Resultate.
(C) Der Test enthält mehr leichte als schwierige Aufgaben.
(D) Der Proband erreicht eine überdurchschnittliche Leistung.
(E) Der Proband hat 77 % der Aufgaben gelöst.

1.3.55   3/93

Bei einem Test zur Feststellung der Eignung für ein bestimmtes Berufsfeld zeigt sich, daß Probanden, die sich mit kommerziellen „Testhilfen" vorbereiten, deutlich besser abschneiden als unvorbereitete Kandidaten. Dies wirkt sich aus auf die

(A) Durchführungsobjektivität.
(B) Interpretationsobjektivität.
(C) Auswertungsobjektivität.
(D) Vorhersagevalidität.
(E) Paralleltest-Reliabilität.

1.3.56   3/93

Die Anwendung von Prozentrangnormen anstelle von Standardnormen führt bei normalverteilten Testwerten zu einer Verzerrung der individuellen Testwertdifferenzen,
weil
Standardnormen die individuellen Testwertdifferenzen im mittleren Bereich der Normalverteilung akzentuieren und in den extremen Bereichen nivellieren.

1.3.57 3/93
Welche Aussagen über psychometrische Tests treffen zu?

(1) Sie dienen der Erfassung des Ausprägungsgrades von Persönlichkeitsmerkmalen unter standardisierten Bedingungen.
(2) Sie können zur Überprüfung der Frage, ob sich eine bestimmte Pharmakotherapie auf die Vigilanz auswirkt, herangezogen werden.
(3) Die Künstlichkeit der Testsituation kann die Aussagekraft der Testergebnisse einschränken.
(4) Auch objektive psychometrische Tests können verfälschbar sein.

(A) nur 3 ist richtig
(B) nur 1 und 2 sind richtig
(C) nur 1, 2 und 3 sind richtig
(D) nur 2, 3 und 4 sind richtig
(E) 1 – 4 = alle sind richtig

1.3.58 3/93
Zur Erfassung zeitinstabiler Merkmale (z.B. Stimmungen) ist ein Test mit hoher innerer Konsistenz grundsätzlich ungeeignet,
weil
die innere Konsistenz eines Tests definitionsgemäß abhängig von der zeitlichen Konstanz des zu messenden Merkmals ist.

1.3.59 8/92
Eine Gruppe von Personen wird im Zeitabstand von wenigen Tagen unter gleichen Bedingungen mit demselben Intelligenztest geprüft. Über dieses Verfahren können ermittelt werden:

(1) Retest-Reliabilität des Tests
(2) Übereinstimmungsvalidität des Tests
(3) Vorhersagevalidität des Tests

(A) nur 1 ist richtig
(B) nur 2 ist richtig
(C) nur 1 und 3 sind richtig
(D) nur 2 und 3 sind richtig
(E) 1 – 3 = alle sind richtig

1.3.60 8/92
Für eine Interpretation von Prozentrangplätzen ist die Kenntnis der zugrundeliegenden Rohwerteverteilung nicht erforderlich,
weil
die Prozentrangplätze die relative Position von Probanden innerhalb einer Vergleichsgruppe angeben.

1.3.61 8/92
Die Transformation der Rohwerte eines Persönlichkeitstests in Prozentrangwerte

(A) setzt voraus, daß der Test reproduzierbare Merkmalsausprägungen mißt.
(B) liefert Variabilitätsnormen, die individuelle Testleistungen auf den Mittelwert und die Streuung der Eichstichprobe beziehen.
(C) führt zu einer Meßskala, die mindestens das Niveau der Intervallskala erreicht.
(D) verbessert die Reliabilität des Tests.
(E) ist auch dann möglich, wenn die Rohwerte nicht normal verteilt sind.

1.3.62 3/92
Ein psychologischer Test mit einer geringen Validität kann nicht reliabel sein,
weil
die Reliabilität eines Tests eine Voraussetzung seiner Validität ist.

1.3.63 3/92
Beim Ausfüllen eines standardisierten Anamnesefragebogens geben Patienten auf Fragen, die den Alkoholkonsum betreffen, weniger an als sie tatsächlich trinken. Dieses Verhalten

(1) führt unter testtheoretischen Gesichtspunkten zu einer geringen Objektivität.
(2) beruht auf iatrogener Fixierung.
(3) ist ein Beispiel für einen systematischen Fehler.

(A) nur 1 ist richtig
(B) nur 2 ist richtig
(C) nur 3 ist richtig
(D) nur 1 und 2 sind richtig
(E) 1 – 3 = alle sind richtig

1.3.64

Zur Bestimmung des Standardmeßfehlers eines Tests müssen bekannt sein:

(1) Reliabilität des Tests
(2) Validität des Tests
(3) Standardabweichung der Testwerteverteilung
(4) Schwierigkeitsindex der Testaufgaben

(A) nur 1 und 3 sind richtig
(B) nur 3 und 4 sind richtig
(C) nur 1, 2 und 4 sind richtig
(D) nur 1, 3 und 4 sind richtig
(E) 1 – 4 = alle sind richtig

1.3.65

Bei der Beantwortung eines Persönlichkeitsfragebogens ist eine systematische Verfälschung der Ergebnisse durch Reaktionen im Sinne der sozialen Erwünschtheit praktisch nicht zu verhindern, **weil**
es keine Möglichkeit gibt, das Ausmaß der Reaktionstendenz „soziale Erwünschtheit" durch einen Persönlichkeitsfragebogen zu kontrollieren.

1.3.66

Welche Aussage trifft **nicht** zu?
Die Objektivität eines Tests ist verbessert durch:

(A) Präzisierung der Instruktionen zur Testauswertung
(B) Präzisierung des Außenkriteriums
(C) Präzisierung der Instruktionen für die Testdurchführung
(D) Präzisierung der Instruktionen für die Interpretation des Testergebnisses (Erstellung von Testnormen)
(E) Erhöhung des Anteils geschlossener Fragen

1.3.67

Folgende Einflußgrößen beeinflussen aus testtheoretischer Sicht die diagnostische Qualität einer Anamnese:

▶ Merkmalsstabilität
▶ Wissensstand des Explorators
▶ Interpretation der Inhalte
▶ Strukturierung der Fragen
▶ Motivlagen der untersuchten Personen

Auf welche Gütekriterien sind Auswirkungen zu erwarten?

(A) nur auf die Objektivität
(B) nur auf die Zuverlässigkeit
(C) nur auf die Gültigkeit
(D) nur auf Zuverlässigkeit und Gültigkeit
(E) auf Objektivität, Zuverlässigkeit und Gültigkeit

1.3.68

Welche Aussage trifft **nicht** zu?
Psychometrische Persönlichkeitsfragebögen sind im Gegensatz zu projektiven Tests im allgemeinen gekennzeichnet durch geringere:

(A) Objektivität
(B) Bandbreite
(C) Reliabilität
(D) Informationsgenauigkeit
(E) keine der Aussagen (A) – (D) trifft zu

1.3.69

Bei welchen beiden der folgenden Methoden ist die relativ niedrigste Objektivität und die relativ höchste Meßungenauigkeit zu erwarten?

(1) Intensivinterview
(2) standardisierte Verhaltensbeobachtung
(3) Persönlichkeitsfragebogen
(4) projektiver Test
(5) multiple choice-Prüfung

(A) nur 1 und 4 sind richtig
(B) nur 1 und 5 sind richtig
(C) nur 2 und 3 sind richtig
(D) nur 2 und 4 sind richtig
(E) nur 3 und 5 sind richtig

1.4 Experiment

1.4.a   8/99

Zur Darstellung des Bildungsniveaus innerhalb einer Stichprobe wird das Merkmal „höchster erreichbarer Schulabschluß" (Hauptschule - Realschule - Gymnasium - Hochschule) herangezogen.
Welches Skalenniveau erreicht die zugrunde liegende Einteilung?

(A) Intervallskala
(B) Nominalskala
(C) Ordinalskala
(D) Rationalskala
(E) Verhältnisskala

1.4.b   8/99

Um die Auswirkung eines Beruhigungsmittels auf die Reaktionsfähigkeit einschätzen zu können, wird folgendes Experiment durchgeführt: Eine Kontrollgruppe (in dieser wurde ein Placebo verabreicht) und eine Versuchsgruppe (in dieser wurde das Beruhigungsmittel verabreicht) werden jeweils einem Reaktionstest unterzogen. Die Versuchsbedingungen sind für beide Gruppen gleich.
Welche der genannten Variablen wird als unabhängige Variable bezeichnet?

(A) Beruhigungsmittel- vs. Placebogabe
(B) Ergebnis des Reaktionstests für die Kontrollgruppe
(C) Ergebnis des Reaktionstests für die Versuchsgruppe
(D) Alter
(E) Placebogabe

1.4.c   8/99

Im Experiment werden zur Kontrolle von Störvariablen Kontrolltechniken eingesetzt.
Zu diesen Kontrolltechniken gehört **nicht**:

(A) Ausbalancieren
(B) Doppelblindversuch
(C) Parallelisierung
(D) Randomisierung
(E) Varianzanalyse

1.4.1   3/99

Wie kann man Daten über psychologische oder psychophysiologische Tatbestände gewinnen, die sich auf einer Rationalskala abbilden lassen?

(A) durch Berechnung von Prozentrangwerten
(B) durch Erfassung von Kenngrößen, die sich im SI-System darstellen lassen
(C) durch Erfassung von Merkmalsausprägungen anhand psychometrischer Persönlichkeitsfragebögen
(D) durch Ermittlung der Häufigkeit, mit der kategoriale Klassen besetzt sind
(E) durch Transformation von Prozentrangwerten in Standardwerte (z-Norm)

1.4.2   3/99

Bei Patienten wird ein Experiment durchgeführt, um die Effekte eines Medikamentes auf die Gedächtnisleistung bei Hirnleistungsstörungen einschätzen zu können. Dazu werden eine Kontrollgruppe (in dieser wurde ein Placebo verabreicht) und eine Versuchsgruppe (in dieser wurde das Medikament verabreicht) jeweils einem Gedächtnistest unterzogen. Die Versuchsbedingungen sind für beide Gruppen gleich.
Welche der genannten Variablen wird als unabhängige Variable bezeichnet?

(A) Ergebnis des Gedächtnistests für die Kontrollgruppe
(B) Ergebnis des Gedächtnistests für die Versuchsgruppe
(C) Kontrollgruppe
(D) Verum- oder Placebogabe
(E) Versuchsgruppe

1.4.3   8/98

„In welchem Ausmaß fühlten Sie sich in den letzten 7 Tagen aufmerksam und konzentriert?"

gar nicht   etwas   mäßig   stark   sehr stark
     0   1   2   3   4

Diese Frage aus einem psychometrischen Test ist ein Beispiel für:

(1) ein anhand der Nominalskala gebildetes Item

(2) ein anhand der Verhältnisskala gebildetes Item
(3) ein Likert-skaliertes Item

(A) nur 1 ist richtig
(B) nur 2 ist richtig
(C) nur 3 ist richtig
(D) nur 1 und 2 sind richtig
(E) nur 1 und 3 sind richtig

1.4.4 W! 8/98
Eine Quotastichprobe

(1) ist eine Form der Zufallsauswahl
(2) geht von den als wichtig angesehenen Merkmalsverteilungen einer Population aus
(3) legt die Zahlenrelation für die Auswahl von Merkmalsträgern fest
(4) ist wenig anfällig für Auswahlverzerrungen

(A) nur 1 und 2 sind richtig
(B) nur 1 und 3 sind richtig
(C) nur 2 und 3 sind richtig
(D) nur 2 und 4 sind richtig
(E) nur 3 und 4 sind richtig

1.4.5 3/98
Bei der Erhebung der Anamnese fragen Sie den Kopfschmerzpatienten:

Frage I: „Sind Ihre Schmerzen eher pochend, pulsierend, oder ist es mehr eine Art Druck, als ob ein enges Band um die Stirn gelegt worden wäre?"
Frage II: „Wenn Sie Ihre Schmerzen mit einer Zahl von 1 bis 10 einzustufen versuchen, wobei „1" gerade wahrnehmbarer Schmerz und „10" unerträglicher Schmerz bedeuten soll, wie würden Sie Ihre Schmerzen dann bewerten?"

Welches Skalenniveau erreichen die erhobenen Anamnesedaten?

	Frage I	Frage II
(A)	Nominalskala	Ordinalskala
(B)	Nominalkala	Intervallskala
(C)	Ordinalskala	Nominalskala
(D)	Ordinalskala	Intervallskala
(E)	Verhältnisskala	Ordinalskala

1.4.6 3/98
In einer Studie sollen die Auswirkungen von Koffein auf die Einschlafdauer untersucht werden. Die erste Gruppe von Testpersonen trinkt vor dem Schlafengehen stark koffeinhaltigen Kaffee, die zweite Gruppe schwach koffeinhaltigen Kaffee und die dritte Gruppe entkoffeinierten Kaffee (jeweils gleiche Volumina). Die Einschlafdauer wird über Registrierung im EEG untersucht.
Welche der folgenden Angaben zum Untersuchungsplan sind richtig?

(1) Der Koffeingehalt ist die unabhängige Variable.
(2) Die Einschlafdauer ist die abhängige Variable.
(3) Bei dieser Studie ist der Koffeingehalt auf einer Nominalskala definiert.
(4) Bei dieser Studie ist die Einschlafdauer auf einer Ordinalskala definiert.

(A) nur 1 und 2 sind richtig
(B) nur 1 und 3 sind richtig
(C) nur 2 und 3 sind richtig
(D) nur 2 und 4 sind richtig
(E) nur 3 und 4 sind richtig

1.4.7 8/97
Bei der Erstuntersuchung eines Patienten erheben Sie u.a. anamnestische Daten (früher durchgemachte Krankheiten) und klinisch-chemische Befunde (Enzymaktivitäten im Serum).
Welches Skalenniveau erreichen diese Daten?

	Anamnese-Daten	Klin.-chem. Daten
(A)	Nominalskala	Nominalskala
(B)	Nominalskala	Ordinalskala
(C)	Nominalskala	Rationalskala
(D)	Ordinalskala	Ordinalskala
(E)	Ordinalskala	Intervallskala

1.4.8 3/97

Bei der Erstuntersuchung eines Patienten erheben Sie u.a. körperliche Befunde (Blutdruck in mmHg) und fragen nach dem Rauchverhalten (Anzahl Zigaretten pro Tag).
Welches Skalenniveau erreichen diese Daten?

	Blutdruck	–	**Zigarettenkonsum**
(A)	Ordinalskala	–	Ordinalskala
(B)	Intervallskala	–	Intervallskala
(C)	Intervallskala	–	Rationalskala
(D)	Rationalskala	–	Intervallskala
(E)	Rationalskala	–	Rationalskala

1.4.9 3/97

In einem Experiment zum Einfluß von Alkohol auf die Konzentrationsfähigkeit von Versuchspersonen

(1) stellt das Körpergewicht die unabhängige Variable dar.
(2) erfolgt die Operationalisierung der unabhängigen Variablen durch Festlegung der Alkoholdosierung.
(3) bilden z.B. die in einem Konzentrationstest gemessenen Leistungen die abhängige Variable.
(4) können keine Hypothesen über kausale Zusammenhänge gewonnen werden.

(A) nur 1 und 2 sind richtig
(B) nur 1 und 3 sind richtig
(C) nur 2 und 3 sind richtig
(D) nur 2 und 4 sind richtig
(E) nur 3 und 4 sind richtig

1.4.10 W! 8/96

Für einen psychiatrischen Test zur Messung der Gedächtnisleistung ließ sich sichern, daß die Testwertdifferenzen gleiche Merkmalsdifferenzen widerspiegeln. Welches Skalenniveau liegt vor?

(A) Intervallskala
(B) Nominalskala
(C) Ordinalskala
(D) Ratingskala
(E) Verhältnisskala

1.4.11 3/96

Zur Planung eines psychologischen Experiments gehören:

(1) logische Unterscheidung der Variablen in unabhängige und abhängige Variablen
(2) Randomisierung bei kleinen Fallzahlen
(3) Parallelisierung bei großen Fallzahlen

(A) nur 1 ist richtig
(B) nur 1 und 2 sind richtig
(C) nur 1 und 3 sind richtig
(D) nur 2 und 3 sind richtig
(E) 1 – 3 = alle sind richtig

1.4.12 W! 3/96

Welche Zuordnung von Variablentypen zu Skalenniveaus treffen zu?

(1) Blutgruppe – Nominalskala
(2) Fiebertemperatur in °C – Rationalskala
(3) Körpergewicht – Intervallskala
(4) Schulnoten – Ordinalskala

(A) nur 1 und 2 sind richtig
(B) nur 1 und 3 sind richtig
(C) nur 1 und 4 sind richtig
(D) nur 2 und 3 sind richtig
(E) nur 2 und 4 sind richtig

1.4.13 3/95

Welches der folgenden Merkmale läßt sich **nicht** auf einer Ordinalskala abbilden?

(A) Lebensalter
(B) Körpergröße
(C) Körpertemperatur
(D) soziale Schichtzugehörigkeit (Scheuch-Index)
(E) Geschlechtszugehörigkeit

1.4.14 3/95

In einem Experiment, in dem es angeblich um den Einfluß eines Stimulans auf die Konzentrationsleistung ging, die Probanden tatsächlich aber wirkstofffreie Tabletten erhielten, korrelierten sowohl physiologische Maße (Herzfrequenz) als auch psychologische Maße (Befindlichkeit und psychomotorische Präzision) in der für ein Stimulans zu erwartenden Weise mit der Höhe der Tablettengabe. Welche Aussagen treffen für dieses Experiment zu?

(1) Die Placeboeffekte sind dosisabhängig.
(2) Physiologische Maße und psychologische Maße kovariieren.
(3) Die Versuchsergebnisse belegen das Prinzip individualspezifischer Reaktionsmuster.

(A) nur 1 ist richtig
(B) nur 3 ist richtig
(C) nur 1 und 2 sind richtig
(D) nur 1 und 3 sind richtig
(E) nur 2 und 3 sind richtig

1.4.15   8/94

Stichprobenfehler können in einem Experiment

(1) die Ergebnisse systematisch beeinflussen.
(2) die Ergebnisse zufällig beeinflussen.
(3) durch Doppelblindbedingungen kontrolliert werden.
(4) durch Operationalisierung kontrolliert werden.

(A) nur 1 und 2 sind richtig
(B) nur 1 und 3 sind richtig
(C) nur 2 und 4 sind richtig
(D) nur 1, 2 und 3 sind richtig
(E) nur 1, 3 und 4 sind richtig

1.4.16   3/94

Im psychologischen Experiment bezeichnet man als abhängige Variable diejenige,

(A) die vom Versuchsleiter systematisch variiert wird.
(B) deren Variation als Folge der willkürlich induzierten Bedingungen beobachtet und dokumentiert wird.
(C) die als valide gelten kann.
(D) die als intervenierende Variable neben der Versuchsbedingung einen zusätzlichen Effekt auf das Ergebnis haben kann.
(E) die als Versuchsleiter-Effekt auf das Ergebnis einwirkt.

1.4.17   3/94

Welche Eigenschaften kennzeichnen die Intervallskala **nicht**?

(A) Gleiche Abstände zwischen Skalenwerten entsprechen gleichen Abständen zwischen Merkmalsausprägungen.
(B) Sie erlaubt, Rangplätze zu bilden.
(C) Sie erlaubt, Verhältnisse zwischen Skalenwerten anzugeben (z. B. a ist doppelt so groß wie b).
(D) Sie erlaubt, „größer/kleiner-als"-Relationen abzubilden.
(E) Sie erlaubt, ein arithmetisches Mittel zu bilden.

1.4.18   3/94

Welche der folgenden Zuordnungen von Merkmalen bzw. Variablen und maximaler Skalenqualität ist **nicht** zutreffend?

(A) Geschlecht – Nominalskala
(B) Todesursache – Nominalskala
(C) Temperatur in °C – Intervallskala
(D) Reaktionszeit – Intervallskala
(E) Körpergröße – Rationalskala

1.4.19   3/94

Ein psychologisches Experiment erlaubt es, Hypothesen über kausale Zusammenhänge empirisch zu prüfen,
weil
durch systematische Variation der abhängigen Variable deren Einfluß auf die unabhängige Variable erkennbar wird.

1.4.20 / 1.4.21

Ordnen Sie den Skalen der Liste 1 die psychologischen Tests (Liste 2) zu, die diese Skalen verwenden!

Liste 1
IQ-Skala (Mittelwert:100, Standardabweichung: 15)
Z-Skala (Mittelwert: 100, Standardabweichung: 10)

Liste 2
(A) PFT (Rosenzweig)
(B) Rorschach-Test
(C) IST (Amthauer)
(D) HAWIE (Wechsler)
(E) FPI (Fahrenberg)

1.4.22

Im psychologischen Experiment werden die abhängigen Variablen (AV) systematisch variiert,
weil
durch die Variation der AV eine Kontrolle störender Einflüsse durch intermittierende Variable möglich ist.

1.4.23

Das Niveau einer Meßwertskala ist definiert durch die Anzahl der Transformationen, die diese Skala zuläßt. Welche der folgenden Reihen beschreibt die Rangfolge psychometrischer Skalen nach ihrem Niveau korrekt, beginnend mit dem höchsten Niveau?

(A) Nominalskala – Ordinalskala – Intervallskala
(B) Intervallskala – Ordinalskala – Nominalskala
(C) Ordinalskala – Nominalskala – Intervallskala
(D) Intervallskala – Nominalskala – Ordinalskala
(E) Ordinalskala – Intervallskala – Nominalskala

1.4.24

Die Aussage „Barbara ist kreativer als Gustav, aber genau so kreativ wie Sonja" unterstellt folgendes Meßniveau (Skalenart):

(A) Nominalskalenniveau
(B) Rangskalenniveau
(C) Intervallskalenniveau
(D) Verhältnisskalenniveau
(E) Keine der Antworten (A) – (D) ist richtig.

1.4.25

Welche der folgenden Aussagen sind bei den Meßwerten x, y und z auf Nominalskalenniveau erlaubt?

(1) $x \neq y; y = z$
(2) $x > y > z$
(3) $x = y - z$
(4) $x - y \cdot z$

(A) nur 1 ist richtig
(B) nur 1 und 2 sind richtig
(C) nur 1, 2 und 3 sind richtig
(D) nur 2, 3 und 4 sind richtig
(E) 1 – 4 = alle sind richtig

1.4.26

Welche der folgenden Aussagen ist bereits aus methodologischen Gründen unzulässig?

(A) Ein Viertel der Beamtengruppe hatte einen Infekt.
(B) Die Gruppe der Sonderschüler war unter der Messung mit dem HAWIE im Durchschnitt halb so intelligent wie die der Gymnasiasten.
(C) Nach der Verhaltenstherapie verbesserte sich auch die Schulleistung des Patienten im Fach Deutsch um 3 Rangplätze in seiner Klasse.
(D) Der Ruhepuls der Mitglieder der trainierten Koronargruppe war im Durchschnitt 20 % langsamer als der Ruhepuls der Infarktpatienten, die das Training verweigerten.
(E) Frauen erreichen durchschnittlich die gleichen Werte in Intelligenztests wie Männer, aber ihre Intelligenzleistungen haben eine kleinere Streuung als die der Männer.

1.4.27 / 1.4.28

Ordnen Sie den in Liste 1 genannten Variablentypen eines Experiments die ihnen entsprechende Bedeutung (Liste 2) zu!

Liste 1
unabhängige Variable
abhängige Variable

Liste 2
(A) Veränderungen im Verhalten der Versuchsperson, die unabhängig von der experimentellen Bedingung ausschließlich darauf zurückzuführen sind, daß die Person an einem Experiment teilnimmt
(B) die vom Versuchsleiter systematisch variierten Bedingungen.
(C) die Einflüsse, die der Versuchsleiter aufgrund seiner Erwartungen unbewußt auf die Versuchsperson ausübt.
(D) die unter den experimentellen Bedingungen eintretenden Verhaltensänderungen der Versuchsperson, die gemessen werden.
(E) Bedingungen des Verhaltens der Versuchsperson, die das Ergebnis des Experiments beeinflussen, jedoch nicht vom Versuchsleiter kontrolliert werden können.

1.4.29

In der ärztlichen Praxis wird der Therapie-Erfolg bei Patienten häufig nach diesen Kriterien eingeschätzt: geheilt (1), erheblich gebessert (2), gebessert (3), unverändert (4), verschlechtert (5). Die den Kriterien zugeordneten Zahlen dürfen in einer Intervallskala verrechnet werden,
weil
die den Krankheitszuständen zugeordneten Zahlen gleiche Abstände widerspiegeln.

1.4.30 / 1.4.31

Ordnen Sie jeder der Aussagen der Liste 1 das jeweils höchste Skalenniveau (Liste 2) zu, auf dem die entsprechende Merkmalsausprägung abgebildet werden kann!

Liste 1
Herr K. ist unverheiratet
B. verdient 2,3mal soviel wie ich

Liste 2
(A) Ordinalskala
(B) Intervallskala
(C) Verhältnisskala
(D) Nominalskala
(E) Ratingskala

1.4.32

Es soll geprüft werden, ob die Art des Schlafentzugs die Konzentrationsfähigkeit beeinflußt. Dazu werden 3 verschiedene Gruppen von freiwilligen Versuchspersonen nachts in einem Schlaflabor untersucht: Eine Gruppe schläft ohne Unterbrechung, eine Gruppe wird immer während der REM-Schlafphasen geweckt, eine Gruppe wird mit gleicher Häufigkeit wie die Gruppe „REM" geweckt, aber während der Non-REM-Schlafphasen. Die Versuchspersonen werden in der Reihenfolge ihrer Anmeldung abwechselnd den 3 Gruppen zugeordnet. Die Konzentrationsfähigkeit wird nach 5 Schlaflabornächten mit einem standardisierten Test geprüft.
In dieser Untersuchung

(A) stellen die 3 Stichproben die unabhängige Variable dar.
(B) ist die Bedingung „Schlaf" zur Beantwortung der Fragestellung überflüssig, da ein standardisierter Test verwendet wird.
(C) ist das Schlafverhalten die abhängige Variable.
(D) sind die Kriterien eines Experiments erfüllt.
(E) Keine der Antworten (A) – (D) trifft zu.

1.5 Felduntersuchung

1.5.a   8/99

Für ihre Studie zur Lebensqualität von Diabetikern legen die Forscher in ihrem Untersuchungsplan fest, daß für jede Person aus der Grundgesamtheit die gleiche Wahrscheinlichkeit bestehen soll, in die Auswahl aufgenommen zu werden. Welches der nachstehenden Verfahren kommt hierfür in Betracht?

(A) einfache Zufallsauswahl
(B) Klumpenauswahl
(C) Mikrozensus
(D) Panel-Verfahren
(E) Quotastichprobe

1.5.b   8/99

Im Rahmen einer Psychotherapiestudie wird ein neues Verfahren gegen ein Standardverfahren geprüft. Beim Vergleich der Therapieergebnisse in beiden Behandlungsgruppen (neue Therapie vs. Standardtherapie) ergibt sich, daß die Null-Hypothese zu verwerfen ist.

Dies bedeutet:

(A) Beide Therapien sind gleich wirksam
(B) Der beobachtete Effekt ist rein zufälliger Natur
(C) Die neue Therapie ist wirksamer als die Standardtherapie
(D) Die Standardtherapie ist wirksamer als die neue Therapie
(E) Es wurde ein Unterschied zwischen beiden Gruppen festgestellt

1.5.c   8/99

Ein Doktorand der Medizin untersucht mit einer psychologischen Testbatterie eine Stichprobe von Erwachsenen, die in der Kindheit durch Unfälle schwere Schädelverletzungen erlitten haben, auf das Vorliegen einer Persönlichkeitsstörung.
Bei diesem Vorgehen handelt es sich um eine

(A) experimentelle Studie
(B) Ex-post-facto-Studie
(C) Feldstudie
(D) Kohortenstudie
(E) prospektive Längsschnittstudie

1.5.1   3/99

Zur Untersuchung der Frage, ob starke emotionale Belastungen die Entstehung eines Typ-II-Diabetes begünstigen, werden 300 Patienten, bei denen in den letzten sechs Monaten erstmals Diabetes mellitus Typ II festgestellt wurde, nach kritischen Lebensereignissen in den vergangenen fünf Jahren befragt. Die Ergebnisse werden mit denen einer Stichprobe von 300 gesunden Personen verglichen, die der Patientengruppe nach Alter, Geschlecht, Familienstand und Beruf entspricht. Hierbei handelt es sich um eine

(A) experimentelle Querschnittsuntersuchung
(B) Fall-Kontroll-Studie
(C) Kohortenanalyse
(D) Panel-Studie
(E) Prävalenzuntersuchung

1.5.2   3/99

Es soll die Häufigkeit bestimmter, stationär behandelter Krankheiten für einen zurückliegenden Zeitraum ermittelt werden. Dazu werden die Patientenakten mehrerer Krankenhäuser ausgewertet. Die in die Studie aufgenommenen Krankenhäuser wurden mittels einer Zufallsauswahl aus allen Krankenhäusern des Landes gezogen.
Was trifft für diese Studie zu?

(A) Bei den verwendeten Daten handelt es sich um Aggregatdaten.
(B) Bei der Datenerhebung wurde ein Quotenverfahren angewendet.
(C) Der Untersuchungsplan entspricht einer Fall-Kontroll-Studie.
(D) Das Auswahlverfahren entspricht einer stratifizierten Zufallsstichprobe (geschichtete Zufallsauswahl).
(E) Es wurden Individualdaten ausgewertet.

1.5.3 3/99

Welche Aussage trifft **nicht** zu?
Fall-Kontroll-Studien zur Abklärung epidemiologischer Fragestellungen

(A) basieren auf aggregierten Daten
(B) ermöglichen es, verschiedene Risikofaktoren im Zusammenhang mit einer Krankheit zu untersuchen
(C) untersuchen auf Risiken, die zeitlich vor einem Krankheitsausbruch liegen
(D) werden für die Untersuchung von Krankheiten, die selten auftreten, eingesetzt
(E) werden für die Untersuchung von Krankheiten mit langer Latenzzeit eingesetzt

1.5.4 8/98

In einer schriftlichen Befragung über Einstellungen zum Zigarettenrauchen bei 14jährigen Schülerinnen und Schülern soll anhand sog. Beurteilungsskalen beantwortet werden (z.B. 5 Antwortmöglichkeiten von „stimme voll zu" bis „lehne ganz ab").
Welche Kombination von Dateneigenschaften liegt damit vor?

(A) Primärdaten und nominalskalierte Daten
(B) Primärdaten und ordinalskalierte Daten
(C) Sekundärdaten und intervallskalierte Daten
(D) Sekundärdaten und nominalskalierte Daten
(E) Sekundärdaten und ordinalskalierte Daten

1.5.5 8/98

Nachstehende Abbildung bezieht sich auf einen in der Feldforschung angewendeten Studientyp. Die beiden Gruppen (Erkrankte und Gesunde) werden hinsichtlich einer zeitlich vorausgegangenen Exposition (z.B. Risikofaktor) untersucht.

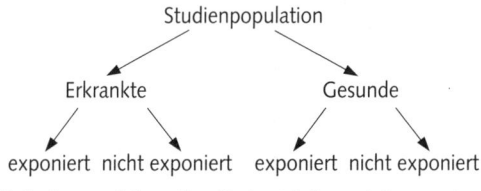

```
              Studienpopulation
              /              \
         Erkrankte         Gesunde
          /    \            /    \
   exponiert nicht exponiert exponiert nicht exponiert
```

Bei einer solchen Studie handelt es sich um eine

(A) deskriptive epidemiologische Studie
(B) Fall-Kontrollstudie
(C) Filter-Untersuchung
(D) Kohortenstudie
(E) prospektive Studie

1.5.6 3/98

Bei einer Klumpenauswahl

(A) hat der Interviewer innerhalb der ihm vorgegebenen Quoten völlige Freiheit in der Auswahl der zu untersuchenden Personen
(B) werden Untergruppen (z.B. nach Einkommen) definiert; innerhalb der Untergruppen wird eine Zufallsauswahl durchgeführt
(C) wird die Gesamtpopulation in mehrere schon vorhandene Teile (z.B. nach Wohnblöcken einer Siedlung) gegliedert, von denen einige zur Beobachtung ausgewählt werden
(D) werden die Personen einer Population nach dem Zufallsprinzip (z.B. Los, Zufallszahlengenerator) in die Stichprobe einbezogen
(E) wird die Stichprobe vom Untersucher so ausgewählt, daß sie für die Grundpopulation repräsentativ ist, ohne daß die Einheiten nach dem Zufallsprinzip ausgewählt werden

1.5.7 W! 3/98

In einer sozialepidemiologischen Studie über Zusammenhänge zwischen Sterblichkeit und Einkommen in einer Großstadt wurden einzelne Bezirke anhand des durchschnittlichen Einkommens ihrer Einwohner miteinander verglichen. Das Hauptergebnis der Studie lautete: Je niedriger das durchschnittliche Einkommen, desto höher die altersstandardisierte Sterberate.

Welche Datenart wurde in dieser Studie verwendet?

(A) Individualdaten
(B) Aggregatdaten
(C) Globaldaten
(D) Primärdaten
(E) qualitative Daten

1.5.8

Welche Aussagen zu Stichproben bzw. Stichprobenfehlern treffen zu?

(1) Mit Quotastichproben wird versucht, das Problem der Probandenausfälle durch Verweigerung zu reduzieren.
(2) Der Zugewinn der Genauigkeit einer Stichprobe wächst proportional mit dem Stichprobenumfang
(3) Bei der geschichteten Zufallsauswahl werden Untergruppen (Strata) gebildet, innerhalb derer eine Zufallsauswahl erfolgt.

(A) nur 1 ist richtig
(B) nur 2 ist richtig
(C) nur 1 und 2 sind richtig
(D) nur 1 und 3 sind richtig
(E) nur 2 und 3 sind richtig

1.5.9

Ein Mediziner verwendet in einer epidemiologischen Studie unterschiedliche Datenarten. Welche davon sind Sekundärdaten?

(1) die von ihm in seinem Labor ermittelten Daten
(2) die von ihm im Laufe eines Interviews dokumentierten Angaben
(3) die von ihm verwendeten Arbeitsunfähigkeitsdaten einer Krankenkasse
(4) sein Urteil über den Gesundheitsstatus der von ihm untersuchten Patienten
(5) die von ihm genutzten Daten in den Krankenakten einer Klinik

(A) nur 1 und 2 sind richtig
(B) nur 3 und 5 sind richtig
(C) nur 1, 4 und 5 sind richtig
(D) nur 2, 3 und 4 sind richtig
(E) nur 2, 4 und 5 sind richtig

1.5.10

Eine Gruppe von Personen, die infolge einer betrieblichen Rationalisierungsmaßnahme arbeitslos wurden, und die bei ihrer Entlassung bei guter Gesundheit waren, wird in einer medizin-soziologischen Längsschnittstudie beobachtet. Es sollen mögliche Veränderungen der Gesundheit untersucht werden. Die Studie läßt sich charakterisieren als:

(1) prospektive Kohortenstudie
(2) Studie einer exponierten Bevölkerungsgruppe
(3) Fall-Kontroll-Studie
(4) Prävalenzstudie

(A) nur 1 und 2 sind richtig
(B) nur 1 und 3 sind richtig
(C) nur 2 und 3 sind richtig
(D) nur 2 und 4 sind richtig
(E) nur 3 und 4 sind richtig

1.5.11

Welches sind die Nachteile der Querschnittanalyse im Vergleich zur Längsschnittanalyse?

(1) Selektive Stichprobenveränderung
(2) Konfundierung Alter/Generation
(3) keine individuellen Verläufe erfaßbar

(A) Keine der Aussagen 1 – 3 ist richtig
(B) nur 1 und 2 sind richtig
(C) nur 1 und 3 sind richtig
(D) nur 2 und 3 sind richtig
(E) 1 – 3 = alle sind richtig

1.5.12

Wenn in einer Längsschnittstudie die gleiche Personengruppe zu mindestens zwei verschiedenen Zeitpunkten mit den gleichen Verfahren untersucht wird, so kann es sich handeln um eine

(1) Panel-Untersuchung
(2) Kohorten-Studie
(3) prospektive Studie
(4) Fallkontrollstudie

(A) nur 1 und 3 sind richtig
(B) nur 2 und 4 sind richtig
(C) nur 1, 2 und 3 sind richtig
(D) nur 1, 3 und 4 sind richtig
(E) nur 2, 3 und 4 sind richtig

1.5.13

Welches sind die Nachteile einer Längsschnittanalyse?

(1) Es kann zu einer Vermischung (Konfundierung) von Alters- und Generationseffekten kommen.
(2) Es sind keine Angaben über intraindividuelle Entwicklungsverläufe möglich.
(3) Es stellen sich durch die wiederholte Befragung derselben Personen Testungseffekte ein (z.B. nachlassende Motivation).

(A) nur 1 ist richtig
(B) nur 2 ist richtig
(C) nur 3 ist richtig
(D) nur 1 und 2 sind richtig
(E) nur 1 und 3 sind richtig

1.5.14

Welcher Untersuchungsansatz eignet sich am besten zur Überprüfung eines vermuteten Einflusses von Persönlichkeitsvariablen auf die Entstehung von Krankheiten?

(A) retrospektive Befragung
(B) projektiver Test
(C) prospektive Längsschnittstudie
(D) psychophysiologisches Experiment
(E) klinisches Interview

1.5.15 W!

Für die Quotastichprobe kennzeichnend ist

(A) die Herstellung eines Kollektivs, das in allen interessierenden Merkmalen für die Grundgesamtheit möglichst repräsentativ ist, ohne daß eine Randomisierung erforderlich wäre
(B) die Bildung von Schichten, innerhalb derer dann eine Zufallsauswahl getroffen wird
(C) die Bildung einer möglichst repräsentativen Untersuchungseinheit mit den Verfahren der Parallelisierung und Randomisierung
(D) die geringe Anfälligkeit gegenüber systematischen Stichprobenfehlern
(E) die starke Verzerrung bei Weigerung einzelner Personen, an der Untersuchung teilzunehmen

1.5.16

Welche Auswahlmethode überläßt dem Interviewer die freie Auswahl der Befragten im Rahmen vorgegebener sozialer Kriterien?

(A) Zufallsauswahl
(B) Einzelfallverfahren
(C) Klumpenstichprobe
(D) Quotaverfahren
(E) Totalerhebung

1.5.17

In der Belegschaft eines Betriebes wird ein Bluthochdruck-Screening durchgeführt. Nach 8 Wochen werden dieselben Probanden nachuntersucht. Welche Aussagen zu dieser Studie treffen zu?

(1) Es handelt sich um eine Panel- bzw. Kohorten-Studie.
(2) Die Studie erhebt Sekundärdaten.
(3) Die Studie erhebt Individualdaten.
(4) Die Studie erhebt Globaldaten.
(5) Der Verfahrensansatz entspricht der primären Prävention.

(A) nur 1 und 2 sind richtig
(B) nur 1 und 3 sind richtig
(C) nur 1 und 4 sind richtig
(D) nur 2 und 5 sind richtig
(E) nur 3 und 5 sind richtig

1.5.18

Bei einer entwicklungspsychologischen Vergleichsstudie wurden zu einem bestimmten Zeitpunkt drei Gruppen von Versuchspersonen unterschiedlichen Alters bezüglich ihrer Intelligenzleistungen untersucht. Um welchen Typ von Studie handelt es sich?

(1) Longitudinalstudie
(2) Panelstudie
(3) Kohortenstudie

(A) Keine der Aussagen 1 – 3 ist richtig
(B) nur 2 ist richtig
(C) nur 3 ist richtig
(D) nur 1 und 2 sind richtig
(E) 1 – 3 = alle sind richtig

1.5.19 8/92

Der Anteil zufällig ausgewählter Personen ist in einer Quotastichprobe im allgemeinen höher als in einer geschichteten (stratifizierten) Stichprobe, **weil** die Untergruppen einer geschichteten (stratifizierten) Stichprobe vorab vom Untersucher festgelegt werden.

1.5.20 3/90

Welches sind die Nachteile der Längsschnittanalyse im Vergleich zur Querschnittanalyse?

(1) selektive Stichprobenveränderung
(2) Konfundierung Alter / Erhebungszeitraum
(3) langes Warten, Ausfälle

(A) keine der Aussagen 1 – 3 ist richtig
(B) nur 1 und 2 sind richtig
(C) nur 1 und 3 sind richtig
(D) nur 2 und 3 sind richtig
(E) 1 – 3 = alle sind richtig

2 Psychophysiologie

2.1 Erfassung psychophysiologischer Prozesse

2.1.1 3/99

Welche Aussage zur elektrodermalen Aktivität als Indikator für psychophysiologische Prozesse trifft **nicht** zu?

(A) Aktivierung und Hautwiderstand stehen in einer positiven korrelativen Beziehung.
(B) Das Hautleitfähigkeitsniveau (skin conductance level, SCL) ist ein Maß der basalen (tonischen) elektrodermalen Aktivität.
(C) Die Hautleitfähigkeitsreaktion (skin conductance response, SCR) spiegelt momentane (phasische) Änderungen der elektrodermalen Aktivität wider.
(D) Die Frequenz von Spontanfluktuationen ist ein Maß sympathischer Aktivierung.
(E) Mit Hilfe von Messungen der elektrodermalen Aktivität lassen sich psychophysische Zusammenhänge objektivieren.

2.1.2 8/98

In einem psychophysiologischen Experiment wird gemessen, welche körperlichen Veränderungen das Anschauen eines Horrorfilms im Vergleich zum Hören eines sphärischen Musikstücks auslöst.
Welches der nachfolgenden Ergebnisse ist unter der Bedingung Horrorfilm hypothesenwidrig?

(A) Aktivation des M. orbicularis oculi
(B) Erhöhung der Katecholaminfreisetzung
(C) Zunahme der Beta-Wellenaktivität im EEG
(D) Zunahme des Hautwiderstandes
(E) Zunahme des systolischen Blutdrucks

2.1.3 8/98

Unter Interozeption versteht man

(A) die spezifische Wahrnehmung von Schmerzreizen
(B) die Wahrnehmungen von Vorgängen innerhalb des Körpers
(C) visuelle Wahrnehmungsstörungen nach Schlafentzug
(D) Vorgänge im Bewegungsapparat
(E) eine Meßmethode zur Prüfung der kardiovaskulären Aktivität

2.1.4 8/98

Welche Aussage über die Zusammenhänge zwischen neurochemischen Zellverbänden der Formatio reticularis und psychophysischen Funktionen trifft **nicht** zu?

(A) Cholinerges System: Kontrolle des allgemeinen Bewußtseinszustandes und der Aufmerksamkeit
(B) Dopaminerges System: Kontrolle des motorischen Verhaltens und negative Beeinflußung des emotionalen Erlebens
(C) Noradrenerges System: Kontrolle des Langzeitgedächtnisses, des motorischen Lernens und positive Beeinflussung des emotionalen Erlebens
(D) Adrenerges System: initiierend für den Non-REM-Schlaf
(E) Serotonerges System: Einfluß auf Schlaf und Kontrolle der vegetativen Regulation

2.1.5 — 3/98
Welche Aussage zur elektrodermalen Aktivität trifft zu?

(A) Bei ängstlichen Personen ist die Frequenz von Spontanfluktuationen vermindert.
(B) Schweißdrüsenaktivierung erniedrigt die elektrische Leitfähigkeit der Haut.
(C) Der Hautwiderstand steigt bei Orientierungsreaktionen.
(D) Das Hautpotential repräsentiert die elektrische Schweißdrüsenaktivität.
(E) Als psychogalvanische Reaktion wird eine über längere Zeit anhaltende Erhöhung der Grundleitfähigkeit der Haut bezeichnet.

2.1.6 — 8/97
2.1.7 — 8/97

Liste 1
stimulusspezifische Reaktionsweise
individualspezifische Reaktionsweise

Liste 2
(A) intraindividuelle Reaktionsmuster auf unterschiedliche Reize
(B) interindividuelle Unterschiede im Umgang mit belastenden Ereignissen
(C) interindividuelle Unterschiede in der Wahrnehmung von Reizen
(D) gleichartige Reaktion verschiedener Individuen auf einen bestimmten emotionalen Reiz hin
(E) Auslösung einer biologisch determinierten Sequenz endokriner Reaktionen als Folge eines als bedrohlich erlebten Ereignisses

2.1.8 — 3/97
Welche Aussage über die Wahrnehmung körperinnerer Vorgänge trifft nicht zu?

(A) Wahrnehmungen aus dem Bewegungsapparat fallen in den Teilbereich der Propriozeption.
(B) Wahrnehmungen aus den inneren Organen fallen in den Teilbereich der Viszerozeption.
(C) Interozeptive Signale können von exterozeptiven Signalen überdeckt werden.
(D) Der Umgang mit interozeptiven Signalen wird maßgebend durch Lernvorgänge bestimmt.
(E) Frauen verfügen generell über eine bessere Interozeptionsfähigkeit als Männer.

2.1.9 — 8/96
Wenn sich in psychologischen Untersuchungen über die Auswirkungen von Stressoren nur eine geringe Kovariation von physiologischen und psychologischen Maßen zeigt, kommen als Gründe in Betracht:

(1) geringe Retest-Reliabilitäten von Meßgrößen
(2) unterschiedliche Latenzzeiten verschiedener autonomer Systeme
(3) individualspezifische Reaktionen

(A) nur 1 ist richtig
(B) nur 3 ist richtig
(C) nur 1 und 2 sind richtig
(D) nur 2 und 3 sind richtig
(E) 1 – 3 = alle sind richtig

2.1.10 — 3/96
Welche Aussagen zur Psychophysik treffen zu?

(1) In der klassischen Psychophysik gilt als Schmerzschwelle die Reizintensität, bei der die Versuchsperson Schmerz verspürt.
(2) Als Wahrnehmungsschwelle gilt die Reizintensität, bei der die Versuchsperson das Vorhandensein eines Reizes entdeckt.
(3) Die Toleranzschwelle bezeichnet eine subjektiv unerträgliche Reizintensität, die sich aus der Differenz zwischen Schmerzschwelle und Wahrnehmungsschwelle ergibt.

(A) nur 1 ist richtig
(B) nur 1 und 2 sind richtig
(C) nur 1 und 3 sind richtig
(D) nur 2 und 3 sind richtig
(E) 1 – 3 = alle sind richtig

2.1.11

Das Konzept der Reizspezifität (stimulus specific response) besagt, daß

(1) ein Individuum auf unterschiedliche Reize mit einem bestimmten, immer gleichen psychophysiologischen Reaktionsmuster antwortet.
(2) die Reaktionen eines Individuums auf unterschiedliche Reize durch seine wechselnden motivationalen Zustände verändert werden.
(3) Umweltreize bei unterschiedlichen Individuen gleiche stabile und spezifische psychophysiologische Reaktionsmuster hervorrufen.

(A) nur 1 ist richtig
(B) nur 2 ist richtig
(C) nur 3 ist richtig
(D) nur 1 und 2 sind richtig
(E) nur 2 und 3 sind richtig

2.1.12

Die Messung der Gehirnaktivität mit Oberflächenelektroden gibt der psychophysiologischen Forschung unmittelbaren Aufschluß über

(A) Denkinhalte.
(B) die Intelligenz des Menschen.
(C) elektrophysiologische Erregungsvorgänge der Hirnrinde.
(D) den Metabolismus des Gehirns.
(E) Aktivierungsprozesse des Zwischenhirns.

2.1.13

Das Konzept der Individualspezifität physiologischer Reaktionen besagt, daß

(1) eine Person auf verschiedene Belastungssituationen (z.B. Tod eines Angehörigen oder Verlust des Arbeitsplatzes) immer wieder eine bestimmte, für sie typische Reaktionskonfiguration (Reaktionshierarchie) zeigt.
(2) verschiedene emotionale Zustände (z.B. Angst und Wut) durch unterschiedliche Reaktionskonfigurationen charakterisiert werden können.
(3) einzelne Personen auf verschiedene Belastungssituationen unterschiedlich reagieren.
(4) verschiedene Personen auf verschiedene Belastungssituationen zuverlässig (intraindividuell stabil) eine generelle Aktivierung zeigen.

(A) nur 1 ist richtig
(B) nur 2 ist richtig
(C) nur 3 ist richtig
(D) nur 4 ist richtig
(E) nur 2 und 3 sind richtig

2.1.14

Die galvanische Hautreaktion (GHR)

(1) ist unabhängig von der Reizintensität.
(2) ist durch akustische Reize auslösbar.
(3) zeigt Aktivation an.
(4) differenziert zwischen verschiedenen Emotionsqualitäten (z.B. Freude, Zorn).

(A) nur 1 und 2 sind richtig
(B) nur 1 und 3 sind richtig
(C) nur 2 und 3 sind richtig
(D) nur 2, 3 und 4 sind richtig
(E) 1 – 4 = alle sind richtig

2.1.15

Bei der Untersuchung psycho-physischer Beziehungen sind folgende Vorgehensweisen möglich:

(1) Psychologische Vorgänge werden als abhängige Variable gemessen.
(2) Psychologische Zustände werden als unabhängige Variable vom Experimentator willkürlich hergestellt.
(3) Physiologische Vorgänge werden als abhängige Variable gemessen.
(4) Physiologische Zustände werden als unabhängige Variable vom Experimentator willkürlich manipuliert.

(A) nur 1 und 2 sind richtig
(B) nur 1 und 4 sind richtig
(C) nur 2 und 3 sind richtig
(D) nur 3 und 4 sind richtig
(E) 1 – 4 = alle sind richtig

2.1.16 — 3/87

Folgende Variablen lassen sich als Indikatoren der Aktivation verwenden:

(1) EEG-Parameter
(2) Herzfrequenz
(3) Pupillenweite
(4) elektrodermale Aktivität

(A) nur 1 und 2 sind richtig
(B) nur 1 und 4 sind richtig
(C) nur 3 und 4 sind richtig
(D) nur 1, 2 und 3 sind richtig
(E) 1 – 4 = alle sind richtig

2.1.17 — 3/86

Als subjektiver Aktivationsindikator ist am ehesten zu verwenden die

(A) Reaktionszeit (wiederholte Messung).
(B) galvanische Hautreaktion.
(C) EEG-Desynchronisation.
(D) Befindlichkeit (absolute Beurteilungsskala).
(E) Konzentrationsfähigkeit (psychologischer Test).

2.1.18 — 3/86

Eine Studentenstichprobe wird vier verschiedenen Belastungssituationen ausgesetzt. Registriert werden jeweils Pulsfrequenz, Pulsvariabilität und Hautleitfähigkeit. Der Anteil der Studenten, die in allen Situationen in der gleichen abhängigen Variable am stärksten reagieren, ist gegenüber der Zufallserwartung signifikant erhöht. Welches der nachstehenden Konzepte bzw. Prinzipien wird durch diese Untersuchung belegt?

(A) Reizspezifität
(B) Homöostase-Prinzip
(C) Symptomspezifität
(D) generelles Adaptationssyndrom (Selye)
(E) Individualspezifität

2.2 Aktivations- und Bewußtseinszustände

2.2.a — 8/99

Bestimmte Merkmale begünstigen, daß ein Ereignis als streßhaft empfunden wird. Eine Streßreaktion ist insbesondere dann zu erwarten, wenn dieses Ereignis

(A) durch eigene Anstrengungen abwendbar erscheint
(B) durch eigenes Verhalten beeinflußbar (kontrollierbar) ist
(C) eine vertraute Reizsituation darstellt
(D) hinsichtlich der Wahrscheinlichkeit seines Auftretens nicht einschätzbar ist
(E) vorhersehbar und von kurzer Dauer ist

2.2.b — 8/99

Die Schlafarchitektur des körperlich gesunden Menschen kann durch verschiedene Faktoren gestört werden. Dazu gehört **nicht**:

(A) abendlicher Alkoholkonsum
(B) Depression
(C) Einnahme von Schlafmitteln (Barbiturate)
(D) Pseudoinsomnie
(E) Schichtarbeit

2.2.c — 8/99

Zu den Komponenten kognitiv-verhaltenstherapeutischer Verfahren der Schmerzkontrolle zählt **nicht**:

(A) Analyse schmerzauslösender oder -aufrechterhaltender Bedingungen
(B) Einübung imaginativer Techniken (z.B. Vorstellung schmerzinkompatibler Situationen)
(C) Erlernen von Entspannungstechniken
(D) schmerzkontingente Darbietung sozialer Verstärker beim Auftreten von Schmerzen
(E) Selbstinstruktionstraining (Einübung ermutigender Selbstverbalisierung)

Aktivations- und Bewußtseinszustände 2.2

2.2.d 8/99
2.2.e 8/99

Ordnen Sie den Merkmalen einzelner Schlafphasen (Liste 1) das jeweils dazu passende Stadium (Einteilung nach Dement und Kleitman) aus Liste 2 zu!

Liste 1
größte Wahrscheinlichkeit, daß nach dem Wecken aus diesem Stadium heraus Träume erinnert werden
höchster Anteil langsamer Delta-Wellen

Liste 2
(A) REM-Stadium
(B) Stadium 1
(C) Stadium 2
(D) Stadium 3
(E) Stadium 4

2.2.f 8/99
2.2.g 8/99

Ordnen Sie den in Liste 1 aufgeführten Streßreaktionen (entsprechend dem Modell von Henry) die dominierenden neuroendokrinen Hormonausschüttungen der Liste 2 zu!

Liste 1
Furcht
Depression/Unterordnung

Liste 2
(A) Adrenalin ↑
(B) Noradrenalin → + Testosteron ↑
(C) Cortisol ↑ + Testosteron ↑
(D) Cortisol ↓ + Testosteron ↓
(E) Cortisol ↑ + Testosteron ↓

2.2.h W! 8/99

Welche Sachverhalte subsumiert die Streßtheorie (nach Lazarus und Mitarbeitern) unter die „primäre Bewertung (appraisal)" einer Situation bzw. eines Ereignisses?
Die Bewertung:
(1) „Die Situation ist belastend".
(2) „Die Situation ist günstig".
(3) „Das Ereignis ist irrelevant".
(4) „Die Situation ist mit meinen Mitteln nicht zu bewältigen".

(A) nur 1 ist richtig
(B) nur 1 und 4 sind richtig
(C) nur 2 und 3 sind richtig
(D) nur 1, 2 und 3 sind richtig
(E) nur 1 – 4 = alle sind richtig

2.2.1 3/99

Im EEG eines Patienten ist überwiegend Theta-Aktivität zu erkennen. Auf welchen Zustand kann daraus geschlossen werden?

(A) desorganisiert, Kontrollverlust
(B) mäßige Aktivation
(C) entspannter Wachzustand
(D) Einschlafstadium
(E) Tiefschlaf

2.2.2 3/99

Ein Patient zeigte am Tage plötzliche Schlafattacken in einer Dauer von wenigen Sekunden bis zu einer halben Stunde.
Auf welche Schlafstörung weist dieses Leitsymptom hin?

(A) idiopathische Insomnie
(B) Narkolepsie
(C) Pseudoinsomnie
(D) Schlaflähmung
(E) sekundäre Insomnie

2.2.3 3/99

An der Schmerzverarbeitung sind verschiedene Komponenten beteiligt. Welche ist zutreffend gekennzeichnet?

(A) Die affektive Komponente gibt Auskunft über die Intensität und Einwirkungsdauer.
(B) Die kognitive Komponente bezieht sich auf die Bewertung der nozizeptiven Information.
(C) Die motorische Komponente kennzeichnet die durch den Schmerzreiz hervorgerufenen Reaktionen des autonomen Systems.
(D) Die sensorische Komponente informiert über den Grad des Unlusterlebnisses.
(E) Die vegetative Komponente drückt sich in der reflektorisch ausgelösten Schutz- und Fluchtreaktion aus.

2.2.4 3/99
Auf ein unerwartetes akustisches Signal hin kann eine Orientierungsreaktion ausgelöst werden. Was gehört **nicht** zu den dabei beobachteten Veränderungen?

(A) Anstieg des Muskeltonus
(B) Auslösung von Fluchtverhalten
(C) Desynchronisation im EEG
(D) erhöhte Sensitivität für die betroffenen Sinnesmodalitäten
(E) Zunahme der Pulsfrequenz

2.2.5 3/99
Zu den Komponenten kognitiv-verhaltenstherapeutischer Verfahren der Schmerzkontrolle zählt **nicht**:

(A) Analyse schmerzauslösender oder -aufrechterhaltender Bedingungen
(B) Aufdecken und Durcharbeiten frühkindlicher Traumen
(C) Einübung imaginativer Techniken (z.B. Vorstellung schmerzinkompatibler Situationen)
(D) Modifikation subjektiv erlebter Schmerzintensität mit Hilfe erlernter Bewältigungstechniken
(E) Selbstinstruktionstraining (Einübung ermutigender Selbstverbalisierungen)

2.2.6 8/98
Wenn eine Person sich mit geschlossenen Augen im entspannten Wachzustand befindet und dann die Augen öffnet, um sich einem Außenreiz zuzuwenden, kann man im Spontan-EEG meist folgende Veränderung beobachten:

(A) Auftreten von Komplexen (aus zwei oder mehreren Wellen), die sich deutlich vom Hintergrund abheben
(B) Hervortreten einer sensorisch evozierten Potentialschwankung
(C) Wechsel der Frequenz von ca. 8-13 Hz auf ca. 13-30 Hz
(D) Wechsel des Frequenzspektrums vom α-Band ins δ-Band
(E) Zunahme der Amplitude

2.2.7 8/98
Welcher der folgenden Vorgänge gehört **nicht** zu den physiologischen Komponenten der Orientierungsreaktion?

(A) Adaptation
(B) elektrodermale Aktivität
(C) Herzaktivität
(D) hirnelektrische Aktivität
(E) Vasomotorik

2.2.8 8/98
Nach totalem Schlafentzug (1 bis 2 Nächte) kommt es in der ersten Schlaf-Erholungsnacht zu einer

(1) Zunahme der Tiefschlafanteile
(2) Zunahme der REM-Schlafanteile
(3) Verlängerung der Gesamtschlafzeit
(4) Zunahme der Leichtschlafanteile

(A) nur 1 und 2 sind richtig
(B) nur 1 und 3 sind richtig
(C) nur 1 und 4 sind richtig
(D) nur 2 und 3 sind richtig
(E) nur 2 und 4 sind richtig

2.2.9 3/98
Aktivation ist beschreibbar anhand folgender Dimensionen:

(1) Gerichtetheit
(2) Intensität
(3) Adaptation
(4) Valenz (Bewertungsaspekt)

(A) nur 2 und 3 sind richtig
(B) nur 1, 2 und 3 sind richtig
(C) nur 1, 2 und 4 sind richtig
(D) nur 1, 3 und 4 sind richtig
(E) nur 2, 3 und 4 sind richtig

2.2.10 3/98
2.2.11 3/98

Ordnen Sie den in Liste 1 genannten Aktivationszuständen das entsprechende EEG-Muster aus Liste 2 zu!

Liste 1

Tiefschlaf: stark reduzierte Reizverarbeitung, keine Reaktion

sehr starke Aktivation: Kontrollverlust, geringe Leistungsfähigkeit

Liste 2
- (A) Alpha- und Theta-Aktivität
- (B) desynchron, hochfrequentes Beta-Band, niedrige Amplitude
- (C) isoelektrische Aktivität mit großen langsamen Wellen
- (D) Schlafspindeln häufig zu beobachten
- (E) Theta-Wellen, Delta-Wellen ≥ 50 %

2.2.12 3/98

Zu den experimentell erfaßbaren Dimensionen der Psychomotorik gehören:

(1) Muskelkraft
(2) Zielgenauigkeit
(3) Reaktionszeit
(4) visuomotorische Koordinationsfähigkeit

- (A) nur 1 und 3 sind richtig
- (B) nur 2 und 3 sind richtig
- (C) nur 3 und 4 sind richtig
- (D) nur 1, 2 und 4 sind richtig
- (E) 1 – 4 = alle sind richtig

2.2.13 8/97

Zu den Reizmerkmalen, die das Auftreten einer Streßreaktion begünstigen, gehören:

(1) Neuheit
(2) Unkontrollierbarkeit
(3) Unvorhersagbarkeit

- (A) nur 2 ist richtig
- (B) nur 3 ist richtig
- (C) nur 1 und 2 sind richtig
- (D) nur 1 und 3 sind richtig
- (E) 1 – 3 = alle sind richtig

2.2.14 8/97

Einer zirkadianen Rhythmik unterliegen beim Menschen:

(1) Katecholamin-Ausscheidung im Harn
(2) Rektaltemperatur
(3) REM-NREM-Zyklen
(4) Reaktionsgeschwindigkeit bei psychomotorischen Leistungen

- (A) nur 2 ist richtig
- (B) nur 4 ist richtig
- (C) nur 1, 2 und 4 sind richtig
- (D) nur 1, 3 und 4 sind richtig
- (E) nur 2, 3 und 4 sind richtig

2.2.15 8/97

REM-Schlafphasen

(1) sind gekennzeichnet durch langsame EEG-Wellen mit hoher Amplitude
(2) zeigen beim alten Menschen eine geringere Phasendauer als beim Kleinkind
(3) nehmen im Laufe der Nacht in ihrer Dauer zu
(4) gehen mit einer Tonuserhöhung der Haltemuskulatur einher

- (A) nur 1 und 2 sind richtig
- (B) nur 1 und 3 sind richtig
- (C) nur 2 und 3 sind richtig
- (D) nur 2 und 4 sind richtig
- (E) nur 3 und 4 sind richtig

2.2.16 8/97

Die Peniserektion während des REM-Schlafes kann zur differentialdiagnostischen Abklärung organisch versus psychisch bedingter Erektionsstörungen verwendet werden,
weil
im Schlaf die physiologische Erregung der Genitalorgane des Mannes in der Regel nicht mit bewußten sexuellen Empfindungen einhergeht.

2.2.17   8/97

Welche der therapeutischen Verfahren werden in der psychologischen Schmerztherapie angewandt?

(1) Entspannungsverfahren
(2) Biofeedback
(3) kognitive Verhaltenstherapie
(4) operante Verfahren

(A) nur 1 ist richtig
(B) nur 1 und 2 sind richtig
(C) nur 2 und 4 sind richtig
(D) nur 1, 2 und 3 sind richtig
(E) 1 – 4 = alle sind richtig

2.2.18   8/97

In einer Schmerzklinik wird ein Patient einer Schmerzmittelentwöhnungstherapie unterzogen. Welche der nachfolgenden Maßnahmen ist nach lerntheoretischen Prinzipien kontraproduktiv?

(A) Der Patient erhält ab seiner Aufnahme Schmerzmittel nicht in festgelegten Abständen, sondern nur bei Äußerung von Schmerzen.
(B) Das Pflegepersonal kümmert sich angemessen um den Patienten, „überhört" aber, wenn er über Schmerzen klagt.
(C) Dem Patienten wird nahegelegt, sich auch bei Schmerzen physisch und intellektuell zu beschäftigen.
(D) Der Patient erhält nach und nach immer weniger Schmerzmittel.
(E) Dem Patienten wird mitgeteilt, daß er nach und nach immer weniger Schmerzmittel erhält. Man sagt ihm aber nicht, ab wann und wie wenig.

2.2.19   8/97

Ein Student empfindet den Geruch im Situsraum zu Beginn des Kurses als unangenehm. Nach einiger Zeit nimmt er den Geruch nicht mehr wahr. Diesen Effekt bezeichnet man in der Sinnesphysiologie und Wahrnehmungspsychologie als

(A) Adaptation
(B) Akkomodation
(C) Assimilation
(D) Extinktion
(E) Transduktion

2.2.20   8/97

Der Tod des Ehepartners ist ein kritisches Lebensereignis, das

(1) bei plötzlichem Eintritt in der Regel mit geringeren psychischen Reaktionen einhergeht als nach Tod infolge einer chronischen Erkrankung
(2) zu einer Schwächung des Immunsystems führen kann
(3) das Suizidrisiko erhöht
(4) das Mortalitätsrisiko in den ersten Jahren nach Eintritt des Ereignisses nicht erhöht

(A) nur 1 und 2 sind richtig
(B) nur 1 und 3 sind richtig
(C) nur 1 und 4 sind richtig
(D) nur 2 und 3 sind richtig
(E) nur 2 und 4 sind richtig

2.2.21   3/97

Eine 24jährige Patientin mit Substanzabhängigkeit in der Vorgeschichte wird wegen chronischer Schlafstörungen an ein Schlaflabor zur Erstellung eines Schlafprofils überwiesen. Das dort abgeleitete EEG zeigt nach 90minütiger Schlafdauer eine Phase, die wie folgt charakterisiert ist:
Niedrige schnelle Aktivität mit β-Spindeln („Schlafspindeln"); gelegentliches Auftreten von K-Komplexen.
In welchem Schlafstadium wird sich die Patientin am ehesten befinden?

(A) (Wieder-)Einschlafstadium (Stadium 1 nach Kleitman)
(B) leichter Schlaf (Stadium 2 nach Kleitman)
(C) mittlerer Schlaf (Stadium 3 nach Kleitman)
(D) Tiefschlaf (Stadium 4 nach Kleitman)
(E) REM-Schlaf (paradoxer Schlaf)

2.2.22   3/97

Wird eine Person aus einer REM-Schlafphase geweckt, dann kann sie eher zusammenhängende (lebhafte) Träume wiedergeben als nach dem Erwachen aus dem Non-REM-Schlaf,
weil
in „paradoxen" Schlafphasen die Weckbarkeit leichter ist als beim „orthodoxen" Schlaf.

2.2.23

Welche Aussagen zur Coping-Theorie von Lazarus treffen zu?

(1) Die Theorie betont den kognitiven Aspekt der Streß-Reaktion.
(2) Die Theorie bietet einen Erklärungsansatz für Belastungsverarbeitung bei Krankheit.
(3) Die primäre Bewertung (primary appraisal) umfaßt eine Bewertung der verfügbaren Bewältigungsmaßnahmen.

(A) nur 2 ist richtig
(B) nur 3 ist richtig
(C) nur 1 und 2 sind richtig
(D) nur 2 und 3 sind richtig
(E) 1 – 3 = alle sind richtig

2.2.24

Welche Aussagen zu „Life events" (kritische Lebensereignisse) treffen zu?

(1) Kritische Lebensereignisse sind Stressoren.
(2) Verstärkte Neuanpassungserfordernisse als Folge kritischer Lebensereignisse erhöhen das Krankheitsrisiko.
(3) Die individuelle Vulnerabilität bei Life-event-Belastung läßt sich anhand eines Punktsummenindexes voraussagen.

(A) nur 1 ist richtig
(B) nur 3 ist richtig
(C) nur 1 und 2 sind richtig
(D) nur 1 und 3 sind richtig
(E) nur 2 und 3 sind richtig

2.2.25

Zu den bei der Orientierungsreaktion beobachtbaren physiologischen Veränderungen gehören **nicht**:

(A) Unterbrechung bisheriger motorischer Aktivitäten
(B) Gefäßveränderungen
(C) Zunahme der α-Aktivität im EEG
(D) Anstieg des Muskeltonus
(E) Abnahme des Hautwiderstandes

2.2.26

Welcher der folgenden Aussagen über den Zusammenhang zwischen Leistung und Aktivation nach der Yerkes-Dodson-Regel treffen zu?

(1) Je höher die Aktivation, um so größer die Leistung.
(2) Je geringer die Aktivation, um so größer die Leistung.
(3) Es besteht kein Zusammenhang zwischen Aktivationsgrad und Leistung.
(4) Hohe und geringe Aktivation führen zu einer hohen Leistung, während mittlere Aktivation eine geringere Leistung hervorruft.

(A) Keine der Aussagen 1 – 4 ist richtig.
(B) nur 1 ist richtig
(C) nur 2 ist richtig
(D) nur 3 ist richtig
(E) nur 1, 2 und 4 sind richtig

2.2.27

Wenn ein zunächst neuartiger Reiz nach mehrfacher Darbietung schließlich keine Reaktion mehr auslöst, so bezeichnet man das als

(A) Adaptation.
(B) Assimilation.
(C) Habituation.
(D) Konditionierung.
(E) Extinktion.

2.2.28

An der Schmerzverarbeitung sind verschiedene Komponenten beteiligt. Welche ist zutreffend gekennzeichnet?

(A) Die sensorische Komponente informiert über den Grad des Unlusterlebnisses.
(B) Die kognitive Komponente bezieht sich auf die Bewertung der nozizeptiven Information.
(C) Die motorische Komponente kennzeichnet die durch den Schmerzreiz hervorgerufenen Reaktionen des autonomen Systems.
(E) Die vegetative Komponente drückt sich in der reflektorisch ausgelösten Schutz- und Fluchtreaktion aus.

2.2.29 8/96

Auf ein unerwartetes akustisches Signal hin kann eine Orientierungsreaktion ausgelöst werden. Welche der folgenden physiologischen Veränderungen ist bei dieser Reaktion **nicht** zu beobachten?

(A) erhöhte Sensitivität für die betroffene Sinnesmodalität
(B) Anstieg des Muskeltonus
(C) Desynchronisation im EEG
(D) allgemeine Erhöhung der lokomotorischen Aktivität
(E) Zunahme der Pulsfrequenz

2.2.30 8/96

Welche Aussagen über den REM-Schlaf treffen zu?

(1) Die REM-Phasen werden mit zunehmender Schlafdauer kürzer.
(2) In den Non-REM-Phasen wird andersartig und seltener geträumt als in den REM-Phasen.
(3) Im Erholungsschlaf nach REM-Schlafentzug wird der versäumte REM-Schlaf fast vollständig nachgeholt.
(4) REM-Schlafentzug führt zu einem eher hyperaktiven, labilen Wachzustand.

(A) nur 2 ist richtig
(B) nur 1 und 3 sind richtig
(C) nur 2 und 4 sind richtig
(D) nur 1, 2 und 4 sind richtig
(E) 1 – 4 = alle sind richtig

2.2.31 W! 8/96

Welche Aussagen zu kritischen Lebensereignissen (life-events) treffen zu?

(1) Sie können sowohl negativ als auch positiv bewertete Lebensereignisse umfassen.
(2) Sie sind eine Gruppe psychosozialer Stressoren.
(3) Sie erfordern eine Neuanpassung der Person an die Situation.
(4) Sie erweisen sich als besonders belastend, wenn ihr Eintritt mit hoher Wahrscheinlichkeit erwartet werden kann.

(A) nur 1, 2 und 3 sind richtig
(B) nur 1, 2 und 4 sind richtig
(C) nur 1, 3 und 4 sind richtig
(D) nur 2, 3 und 4 sind richtig
(E) 1 – 4 = alle sind richtig

2.2.32 8/96

Aus Tierversuchen weiß man, daß zerebrale Elektrostimulation bestimmter Hirnareale ein so hohes Maß an Wohlbefinden auslöst, daß die Tiere schnell lernen, sich diese elektrischen Reize durch Hebeldruck selbst zu applizieren, wenn man ihnen eine entsprechende Sonde implantiert. Welche Aussagen zu derartigen Autostimulationen treffen zu?

(1) Hirnareale, deren Autostimulation Wohlbefinden auslöst, sind besonders reich an dopaminergen Neuronen.
(2) Die Verabreichung eines Dopamin-Antagonisten erhöht die Autostimulation.
(3) Hirnareale, deren Autostimulation Wohlbefinden auslöst, enthalten in hoher Konzentration Endorphine.

(A) nur 2 ist richtig
(B) nur 3 ist richtig
(C) nur 1 und 2 sind richtig
(D) nur 1 und 3 sind richtig
(E) nur 2 und 3 sind richtig

2.2.33 8/96

EEG-Desynchronisation

(1) ist ein physiologisches Merkmal des paradoxen Schlafes.
(2) bedeutet Verschwinden von Beta-Wellen und Auftreten von Alpha-Aktivität im EEG.
(3) tritt im Schlafstadium 4 (Tiefschlaf) auf.

(A) nur 1 ist richtig
(B) nur 2 ist richtig
(C) nur 3 ist richtig
(D) nur 1 und 2 sind richtig
(E) nur 2 und 3 sind richtig

2.2.34

Das generelle Adaptationssyndrom beschreibt

(1) ein transaktionales Streßkonzept.
(2) die Anpassung an veränderte Lebensumstände im Sinne der Life-Event-Forschung.
(3) die Abfolge von Alarmreaktion, Widerstandsphase und Erschöpfungsphase.
(4) die Abfolge von Kampf- und Fluchtverhalten in Notfallsituationen.

(A) nur 1 ist richtig
(B) nur 2 ist richtig
(C) nur 3 ist richtig
(D) nur 1 und 4 sind richtig
(E) nur 2 und 3 sind richtig

2.2.35

Die Habituation gehört zu den assoziativen Lernprozessen,
weil
es bei der Habituation nach wiederholter Darbietung eines Reizes zu einer Intensivierung oder Erleichterung der Reaktion kommt.

2.2.36

Kritische Lebensereignisse weisen dann eine hohe negative Valenz als Ursache für psychische Krisen auf, wenn folgende Attribute eines Ereignisses vorliegen:

(1) geringe Kontrollierbarkeit mit großer Unerwünschtheit
(2) geringe Vorhersagbarkeit bei hoher Relevanz
(3) früher biographischer Einschnitt

(A) Keine der Aussagen 1 – 3 ist richtig
(B) nur 1 ist richtig
(C) nur 1 und 2 sind richtig
(D) nur 2 und 3 sind richtig
(E) 1 – 3 = alle sind richtig

2.2.37

Folgende Vorgehensweisen gehören zum Repertoire operanter Verfahren der Schmerztherapie:

(1) schmerzkontingente statt zeitkontingente Medikation (nach Bedarf statt nach Zeitschema)
(2) Nicht-Beachtung des Schmerzverhaltens durch den Therapeuten
(3) Entwicklung von Plänen für die körperliche Aktivierung der Patienten
(4) schmerzkontingente Zuwendung

(A) nur 1 ist richtig
(B) nur 2 ist richtig
(C) nur 1 und 4 sind richtig
(D) nur 2 und 3 sind richtig
(E) nur 3 und 4 sind richtig

2.2.38

Welche Aussagen über den Schlaf von Gesunden treffen zu?

(1) Am meisten wird gegen Ende der gesamten Schlafperiode geträumt.
(2) Nach Traumdeprivation von einigen Nächten nimmt der Anteil des REM-Schlafs am Gesamtschlaf in den nachfolgenden Erholungsnächten ab.
(3) Eine REM-Phase im ersten Nachtdrittel dauert durchschnittlich ca. 35 Minuten.

(A) nur 1 ist richtig
(B) nur 3 ist richtig
(C) nur 1 und 2 sind richtig
(D) nur 2 und 3 sind richtig
(E) 1 – 3 = alle sind richtig

2.2.39

Psychogenetische Schmerzkonzepte erklären den körperlichen Schmerz durch folgende Mechanismen:

(1) Sühne für erlebte Schuld
(2) Kompensation eines Verlustes
(3) Dekonditionierung der vertebralen Muskulatur
(4) Schmerz-Muskelspannungs-Schmerz-Zirkel
(5) Verstärkung von Schonverhalten

(A) nur 1 und 2 sind richtig
(B) nur 1 und 4 sind richtig
(C) nur 2 und 5 sind richtig
(D) nur 3 und 4 sind richtig
(E) nur 3 und 5 sind richtig

2.2.40 8/95
Dem generellen Adaptationssyndrom nach Seyle entsprechend ist der Mensch im Widerstandsstadium bei der Bewältigung neuer Anforderungen besonders belastbar,
weil
mit dem Anstieg der Cortisolausschüttung eine Energiemobilisierung verbunden ist.

2.2.41 8/95
Welche physiologischen Veränderungen sind kennzeichnend für die Orientierungsreaktion?

(1) Auftreten von Deltawellen im EEG
(2) Erhöhung der Reizschwelle für visuelle und auditive Reize
(3) Tonuserhöhung der Muskulatur
(4) Erhöhung der Hautleitfähigkeit

(A) nur 1 ist richtig
(B) nur 1 und 2 sind richtig
(C) nur 3 und 4 sind richtig
(D) nur 1, 2 und 4 sind richtig
(E) nur 1, 3 und 4 sind richtig

2.2.42 8/95
Die Entspannungstechnik der progressiven Muskelrelaxation ist ein wirksames Verfahren im Rahmen der psychophysiologischen Therapie chronischer Schmerzen,
weil
bei chronischen Schmerzzuständen eine lineare Beziehung zwischen muskulärer Verspannung und Schmerz besteht.

2.2.43 8/95
Streßreaktionen sind bei unerwarteten negativen Ereignissen generell geringer als bei erwarteten,
weil
bei erwarteten negativen Ereignissen bereits im Vorfeld Streßreaktionen auftreten können.

2.2.44 8/95
Welche Aussagen über Schmerz treffen zu?

(1) Bei einer Gewebsschädigung sind Schmerzintensität und Ausmaß der Freisetzung von „Schmerzstoffen" eng miteinander gekoppelt.
(2) Schmerzerleben wird durch die wahrgenommene Kontrollmöglichkeit beeinflußt.
(3) Zur klinischen Erfassung der Schmerzintensität können Adjektivskalen und visuelle Analogskalen herangezogen werden.
(4) Die Schmerzschwelle ist stärker durch kulturelle als durch biologische Bedingungen bestimmt.

(A) nur 1 und 2 sind richtig
(B) nur 1 und 3 sind richtig
(C) nur 2 und 3 sind richtig
(D) nur 2 und 4 sind richtig
(E) nur 3 und 4 sind richtig

2.2.45 8/95
Welche Sachverhalte subsumiert die Streßtheorie (nach Lazarus und Mitarbeitern) unter die „primäre Bewertung (appraisal)" einer Situation bzw. eines Ereignisses? Die Bewertung:

(1) „Die Situation ist belastend".
(2) „Die Situation ist günstig".
(3) „Das Ereignis ist irrelevant".
(4) „Die Situation ist mit meinen Mitteln nicht zu bewältigen".

(A) nur 1 ist richtig
(B) nur 1 und 4 sind richtig
(C) nur 2 und 3 sind richtig
(D) nur 1, 2 und 3 sind richtig
(E) 1 – 4 = alle sind richtig

2.2.46 3/95
Welche Aussage über den Schlafentzug trifft zu?

(A) In der ersten Nacht des Erholungsschlafs nach totalem Schlafentzug kommt es zunächst zu einem verstärkten Nachholen des REM-Schlafs.
(B) Der verlorene Tiefschlaf wird nach totalem Schlafentzug nicht nachgeholt.

(C) Bei partiellem Schlafentzug (Verkürzung der Gesamtschlafzeit z. B. von acht auf sechs Stunden) über mehrere Tage bleibt die Tiefschlafdauer unverändert.
(D) Nach langem REM-Schlaf-Entzug werden etwa 60 % der verlorenen REM-Schlaf-Dauer im Erholungsschlaf kompensiert.
(E) Schlafentzug verstärkt die Symptome der endogenen Depression.

2.2.47

Welche Aussage trifft **nicht** zu?
Der zirkadiane Rhythmus des Menschen

(A) geht beim Ausbleiben äußerer Zeitgeber nach kurzer Zeit verloren.
(B) wird durch tagesperiodische Außenfaktoren (z. B. Tageslänge) synchronisiert.
(C) äußert sich in Schwankungen der Körpertemperatur.
(D) beeinflußt die Ausschüttung von Steroidhormonen.
(E) ist Ursache von Störungen des Wach-Schlaf-Rhythmus nach Flugreisen über mehrere Zeitzonen hinweg.

2.2.48

Zu den Komponenten kognitiv-verhaltenstherapeutischer Verfahren der Schmerzkontrolle zählt **nicht**:

(A) Analyse schmerzauslösender oder -aufrechterhaltender Bedingungen
(B) Erlernen von Entspannungstechniken
(C) Einübung imaginativer Techniken (z.B. Vorstellung schmerzinkompatibler Situationen)
(D) Selbstinstruktionstraining (Einübung ermutigender Selbstverbalisierungen)
(E) schmerzkontingente Darbietung sozialer Verstärker beim Auftreten von Schmerzen

2.2.49

Welche Aussagen über zirkadiane Rhythmen beim Menschen treffen zu?

(1) Die menschliche Tagesperiodik ist eine passive Reaktion auf die Periodik der Umwelt.
(2) Ein zentraler Schrittmacher für zirkadiane Rhythmen liegt im Nucleus suprachiasmaticus des Hypothalamus.
(3) Unter „zirkadian" versteht man eine etwa 12stündige Rhythmusphase.
(4) Der REM-NREM-Zyklus ist ein zirkadianer Rhythmus.

(A) nur 2 ist richtig
(B) nur 1 und 2 sind richtig
(C) nur 1, 3 und 4 sind richtig
(D) nur 2, 3 und 4 sind richtig
(E) 1 – 4 = alle sind richtig

2.2.50

Habituation

(1) kann als einfacher Lernprozeß interpretiert werden.
(2) führt zum Widerstandsstadium.
(3) bezeichnet eine Reaktionsabschwächung.
(4) erfolgt auf wiederholt dargebotene identische Reize.
(5) zeigt sich beim Auftreten eines neuen Reizes.

(A) nur 1 und 2 sind richtig
(B) nur 1, 3 und 4 sind richtig
(C) nur 1, 3 und 5 sind richtig
(D) nur 2, 3 und 4 sind richtig
(E) 1 – 5 = alle sind richtig

2.2.51

Auf der Grundlage der Gate-Control-Theorie wurden drei psychologische Funktionssysteme beschrieben, die für den Prozeß der Schmerzerfahrung von Bedeutung sind:

(1) das dynamisch-aktive System
(2) das sensorisch-diskriminative System
(3) das affektiv-motivationale System
(4) das phasisch-dimensionale System
(5) das kognitiv-evaluative System

(A) nur 1, 2 und 4 sind richtig
(B) nur 1, 3 und 5 sind richtig
(C) nur 2, 3 und 4 sind richtig
(D) nur 2, 3 und 5 sind richtig
(E) nur 3, 4 und 5 sind richtig

2.2.52

Welche Aussage zum Schlafentzug trifft **nicht** zu?

(A) In der ersten Erholungsnacht nach totalem Schlafentzug wird vor allem Tiefschlaf nachgeholt.
(B) Selektiver REM-Schlafentzug führt in den nachfolgenden Erholungsnächten zur vollständigen Kompensation der REM-Schlafdauer.
(C) Auch bei über längere Zeit andauerndem partiellem Schlafentzug (z.B. vom 8 auf 5 Stunden) ist Auftreten massiver psychophysischer Beeinträchtigungen unwahrscheinlich.
(D) Die Erlebnis- und Verhaltensänderungen nach mehrtätigem totalem Schlafentzug sind reversibel.
(E) Der partielle Schlafentzug der zweiten Nachthälfte kann bei depressiven Patienten die Symptomatik vorübergehend bessern.

2.2.53

Welche Aussage trifft **nicht** zu?
Folgende Methoden können sich im Sinne der Verhaltensmedizin als sinnvoll für die Durchbrechung eines Angst(Erwartung)-Spannung-Schmerz-Zyklus erweisen:

(A) Einübung mentaler Bewältigungsfertigkeiten
(B) Anleitung zur Erkennung schmerzauslösender oder -intensivierender Bedingungen
(C) konsequente Zuwendung der Aufmerksamkeit des Pflegepersonals bzw. des Therapeuten bei Schmerzäußerungen
(D) Erlernen muskulärer Relaxation
(E) Hinwendung zu aufmerksamkeitsfordernden Tätigkeiten

2.2.54

Untersuchungen zur Schmerzempfindlichkeit an verschiedenen Bevölkerungsgruppen zeigen, daß

(1) die Schmerzschwelle im höheren Alter zunimmt (ansteigt).
(2) ängstliche Personen eine höhere Schmerzsensibilität aufweisen als weniger ängstliche.
(3) häufig Patienten mit psychiatrisch gesicherter Depression auch über Schmerzen klagen.

(A) nur 1 ist richtig
(B) nur 2 ist richtig
(C) nur 3 ist richtig
(D) nur 1 und 3 sind richtig
(E) 1 – 3 = alle sind richtig

2.2.55

Welche Aussagen über kritische Lebensereignisse treffen zu?

(1) „Life-event-Skalen" zur Beurteilung des Gefährdungsgrades durch kritische Lebensereignisse messen auf dem Niveau einer Rationalskala.
(2) „Life-event-Skalen" dienen vorrangig der Einschätzung der individuellen Vulnerabilität nach Eintritt eines bestimmten kritischen Lebensereignisses.
(3) Zu den persönlichen Ressourcen zur Bewältigung kritischer Lebensereignisse zählen internale Kontrollüberzeugungen und Erfolgserwartung.

(A) nur 1 ist richtig
(B) nur 2 ist richtig
(C) nur 3 ist richtig
(D) nur 1 und 3 sind richtig
(E) nur 2 und 3 sind richtig

2.2.56

Die nachstehende Abbildung zeigt EEG-Signale bestimmter Bewußtseinszustände.

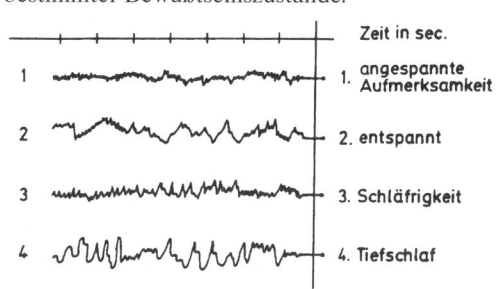

```
Zeit in sec.
1 ~~~~~~~~  1. angespannte Aufmerksamkeit
2 ~~~~~~~~  2. entspannt
3 ~~~~~~~~  3. Schläfrigkeit
4 ~~~~~~~~  4. Tiefschlaf
```

Welche EEG-Signale sind den Bewußtseinszuständen korrekt zugeordnet?

(A) nur 1 und 2 sind richtig
(B) nur 1 und 3 sind richtig
(C) nur 2 und 4 sind richtig
(D) nur 1, 3 und 4 sind richtig
(E) nur 2, 3 und 4 sind richtig

2.2.57

Beim Allgemeinen Adaptationssyndrom nach Selye unterscheidet man drei Phasen der Streßreaktion. Welche der folgenden Reihen beschreibt ihre zeitliche Abfolge korrekt?

(A) Alarm – Erschöpfung – Widerstand
(B) Widerstand – Alarm – Erschöpfung
(C) Erschöpfung – Alarm – Widerstand
(D) Alarm – Widerstand – Erschöpfung
(E) Widerstand – Erschöpfung – Alarm

2.2.58

Der REM-Schlaf

(1) nimmt, bezogen auf die Gesamtschlafdauer, mit steigendem Lebensalter anteilmäßig zu.
(2) ist durch absinkenden Muskeltonus bis hin zu einem vollständigen Tonusverlust der Haltemuskulatur gekennzeichnet.
(3) tritt im Verlauf der Nacht in zunehmend kürzeren Phasen auf.
(4) weist gegenüber dem Non-REM-Schlaf charakteristische Veränderungen der muskulären und autonom-vegetativen Aktivität auf.

(A) nur 2 und 4 sind richtig
(B) nur 1, 2 und 3 sind richtig
(C) nur 1, 2 und 4 sind richtig
(D) nur 1, 3 und 4 sind richtig
(E) nur 2, 3 und 4 sind richtig

2.2.59

Das Streßkonzept nach H. Selye beruht auf der Annahme, daß die unter Streß auftretenden physiologischen Anpassungsreaktionen

(A) konfliktspezifisch sind
(B) unspezifisch sind
(C) individualspezifisch sind
(D) reaktionsspezifisch sind
(E) situationsspezifisch sind

2.2.60

Der Schlaf wird in verschiedene Schlafstadien unterteilt. Eines dieser Stadien bilden die REM-Phasen. In diesem Stadium kommt es typischerweise zu:

(1) Erektionen von Penis und Klitoris
(2) erniedrigtem Tonus der Haltemuskulatur
(3) Traumaktivität
(4) Auftreten von Schlafspindeln

(A) nur 3 ist richtig
(B) nur 3 und 4 sind richtig
(C) nur 1, 2 und 3 sind richtig
(D) nur 1, 2 und 4 sind richtig
(E) nur 2, 3 und 4 sind richtig

2.2.61

Welche Maßnahmen kommen für eine Schmerzreduktion in Betracht?

(1) Information durch den Arzt über Art und Ausmaß der zu erwartenden Schmerzen
(2) Vermittlung von Techniken der Aufmerksamkeitslenkung
(3) Möglichkeiten der Situationskontrolle für den Patienten
(4) Vermittlung von Entspannungstechniken
(5) Maßnahmen der Angstminderung

(A) nur 1 ist richtig
(B) nur 1 und 3 sind richtig
(C) nur 1, 3 und 4 sind richtig
(D) nur 3, 4 und 5 sind richtig
(E) 1 – 5 = alle sind richtig

2.2.62

Der Vorgang, daß sich eine Reaktion auf einen zunächst neuartigen Reiz bei wiederholter Darbietung kontinuierlich abschwächt, läßt sich kennzeichnen als

(A) bedingte Reaktion
(B) Habituation
(C) Adaptation
(D) Extinktion
(E) respondente Konditionierung

2.2.63

Welche Aussage über kritische Lebensereignisse trifft **nicht** zu?

(A) Sie gehen überdurchschnittlich häufig dem Ausbruch von Krankheiten voraus.
(B) Sie fordern dem Individuum Anpassungsleistungen ab, bei deren Mißlingen psychosomatische Störungen die Folge sein können.
(C) Sowohl positiv als auch negativ bewertete Lebensereignisse können sich auf den Gesundheitszustand eines Individuums auswirken.
(D) Die gesundheitlichen Auswirkungen kritischer Lebensereignisse hängen von den individuell verfügbaren Bewältigungsmechanismen ab.
(E) „Life-event-Skalen", die kritische Lebensereignisse in einer Rangreihe ordnen, ermöglichen eine Einschätzung der individuellen Widerstandsfähigkeit von Personen nach Eintritt eines solchen Ereignisses.

2.2.64

Zahlreiche Körperfunktionen verändern ihre Zustände in einem Rhythmus von ca. 24 Stunden. Welche Aussagen über diese biologischen Rhythmen treffen zu?

(1) Sie werden zirkadiane Rhythmen genannt.
(2) Zu den Rhythmen im Takt von ca. 24 Stunden gehören auch die Rektaltemperatur und die Katecholamin-Ausschüttung.
(3) Der zeitliche Verlauf dieser Rhythmen steht unter der Kontrolle zentraler Schrittmacher.
(4) Werden Personen von äußeren Zeitgebern isoliert, dann folgen die biologischen Rhythmen überwiegend einem freilaufenden Rhythmus von ca. 23 Stunden.

(A) nur 1 und 3 sind richtig
(B) nur 1 und 4 sind richtig
(C) nur 1, 2 und 3 sind richtig
(D) nur 2, 3 und 4 sind richtig
(E) 1 – 4 = alle sind richtig

2.2.65

Während des „REM-Schlaf"-Zustandes sind folgende physiologischen Veränderungen zu beobachten:

(1) Puls- und Blutdruckschwankungen
(2) Erektion des Penis bzw. der Klitoris
(3) schnelle, konjugierte Augenbewegungen
(4) Hemmung des Muskeltonus
(5) EEG-Wellen hoher Amplitude

(A) nur 1, 3 und 5 sind richtig
(B) nur 2, 4 und 5 sind richtig
(C) nur 1, 2, 3 und 4 sind richtig
(D) nur 2, 3, 4 und 5 sind richtig
(E) 1 – 5 = alle sind richtig

2.2.66 3/93

Der REM-Schlaf wird auch als paradoxer Schlaf bezeichnet,
weil
es im REM-Schlaf zu einer Dissoziation verschiedener Körperfunktionen (Herabsetzung des Skelettmuskeltonus, Erhöhung der EEG-Aktivität) kommt.

2.2.67 3/93

Ein Infarkt-Patient erzählt seiner Frau: „Ein Student hat für seine Forschung zu seiner Doktorarbeit mich gebeten, einen Fragebogen auszufüllen, wo eine Menge von Vorkommnissen wie Heirat, Scheidung, Tod, Schulden aufgeführt waren. Ich mußte diejenigen ankreuzen, die sich in den letzten 2 Jahren bei mir ereignet haben." Um welches Forschungsinstrument handelt es sich?

(A) Fragebogen zur Laientheorie des Patienten
(B) Freiburger Persönlichkeitsinventar
(C) Skala zum sozialen Netzwerk
(D) ein Fragebogen für lernpsychologische Bedingungsmodelle
(E) eine Skala zu sogenannten „live events"

2.2.68 3/93

Prüfen Sie bitte folgende Aussagen zum Schmerzempfinden bzw. zur Schmerztoleranz:

(1) Schmerzempfindungen sind stärker ausgeprägt, wenn gleichzeitig eine depressive Verstimmung vorliegt.
(2) Angst vor Schmerzen ist mit einer Verstärkung des Schmerzerlebens verbunden.
(3) Die Schmerztoleranz steigt, wenn Eintritt, Art, Dauer und Ausmaß der Schmerzen genau vorhersagbar sind.
(4) Männer zeigen eine geringere Schmerztoleranz als Frauen.

(A) nur 1 und 2 sind richtig
(B) nur 2 und 3 sind richtig
(C) nur 3 und 4 sind richtig
(D) nur 1, 2 und 3 sind richtig
(E) nur 2, 3 und 4 sind richtig

2.2.69 3/93

Welche der folgenden Aussagen über Streß und Stressoren treffen zu?

(1) Situationsdefinitionen sind Bestandteil des psychosozialen Stresses.
(2) Die drei Stadien des Streßgeschehens sind (nach Selye): Alarmphase, Widerstandsphase, Erschöpfungsstadium.
(3) Ob ein Ereignis einen psychosozialen Stressor darstellt, hängt von der Wahrnehmung des einzelnen ab.
(4) Durch Coping können die psychischen und physiologischen Auswirkungen von Stressoren verändert werden.

(A) nur 1 und 4 sind richtig
(B) nur 2 und 3 sind richtig
(C) nur 1, 3 und 4 sind richtig
(D) nur 2, 3 und 4 sind richtig
(E) 1 – 4 = alle sind richtig

2.2.70 8/92

Prüfen Sie folgende Aussagen zum REM-Schlaf:

(1) Während der REM-Schlafphasen kommt es wiederholt zu einem Wechsel zwischen Salven schneller Augenbewegungen und Intervallen, in denen keine solchen Bewegungen auftreten.
(2) Der Anteil des REM-Schlafes am Gesamtschlaf im mittleren Erwachsenenalter liegt bei etwa 20 %.
(3) Träume, die während des REM-Schlafes auftreten, unterscheiden sich in ihrer Qualität von Träumen anderer Schlafphasen.
(4) Die Dauer der REM-Schlafphasen nimmt im Verlauf des normalen Nachtschlafes zu.

(A) nur 1 und 2 sind richtig
(B) nur 2 und 4 sind richtig
(C) nur 3 und 4 sind richtig
(D) nur 2, 3 und 4 sind richtig
(E) 1 – 4 = alle sind richtig

2.2.71

Welche der folgenden Aussagen trifft **nicht** zu?

(A) Die Schmerztoleranz nimmt mit steigendem Lebensalter zu.
(B) Personen mit hohen Angstwerten haben eine erhöhte Schmerzsensibilität.
(C) Depression und chronischer Schmerz sind häufig miteinander assoziiert.
(D) Es gilt als gesichert, daß Frauen eine niedrigere Schmerzschwelle haben als Männer.
(E) Das Schmerzverhalten kann durch Modelllernen verändert werden.

2.2.72

Wichtige Lebensereignisse (life events)

(1) gehen mit einem erhöhten Risiko für nachfolgende psychische und physische Erkrankungen einher.
(2) sind nur, wenn sie mit unangenehmen Erlebnissen verbunden sind, psychosomatisch wirksam.
(3) haben in life-event-Skalen das gleiche Punktgewicht.

(A) nur 1 ist richtig
(B) nur 1 und 2 sind richtig
(C) nur 1 und 3 sind richtig
(D) nur 2 und 3 sind richtig
(E) 1 – 3 = alle sind richtig

2.2.73

Welche Reaktionen, bzw. Zustände sind Bestandteil des allgemeinen Adaptationssyndroms nach Selye?

(1) Alarmreaktion
(2) Plateauphase
(3) Widerstandsphase
(4) Rückbildungsphase
(5) Erschöpfungsphase

(A) nur 1, 2 und 3 sind richtig
(B) nur 1, 3 und 5 sind richtig
(C) nur 1, 4 und 5 sind richtig
(D) nur 2, 3 und 4 sind richtig
(E) nur 2, 4 und 5 sind richtig

2.2.74

Welche der folgenden Aussagen zum REM-Schlaf trifft **nicht** zu?

(A) Nach seinem selektiven Entzug folgt ein kompensatorischer Rebound.
(B) Es kommt zu Penis- bzw. Klitorisreaktionen.
(C) Er nimmt in der zweiten Nachthälfte ab.
(D) Er wird durch bestimmte Schlafmittel verkürzt.
(E) Er wird als paradoxer Schlaf bezeichnet.

2.2.75

Welche Aussagen über Schmerz treffen zu?

(1) In unserem Kulturkreis haben Männer häufig eine höhere Schmerztoleranz als Frauen.
(2) Schmerzintensität und Ausmaß der Gewebeschädigung sind direkt proportional zueinander.
(3) Schmerzerleben wird durch die wahrgenommene Kontrollmöglichkeit beeinflußt.
(4) Die Schwelle für Schmerzempfindungen ist intraindividuell veränderlich.

(A) nur 1, 2 und 3 sind richtig
(B) nur 1, 2 und 4 sind richtig
(C) nur 1, 3 und 4 sind richtig
(D) nur 2, 3 und 4 sind richtig
(E) 1 – 4 = alle sind richtig

2.2.76

Zu den Komponenten der Orientierungsreaktion gehört **nicht**:

(A) Zunahme der Hautleitfähigkeit
(B) generelle Tonuserhöhung der Skelettmuskulatur
(C) Respirationssteigerung
(D) Einsetzen von Alpha-Rhythmus
(E) Vasokonstriktion in der Peripherie

2.2.77

Welche Beziehung ist mit der Regel von Yerkes und Dodson gemeint?

(A) die lineare Beziehung zwischen Aktivation und Leistung
(B) die lineare Beziehung zwischen Aktivation und Habituation
(C) die lineare Beziehung zwischen Vigilanz und Leistung
(D) die umgekehrt u-förmige Beziehung zwischen Habituation und Aktivation
(E) die umgekehrt u-förmige Beziehung zwischen Aktivation und Leistung

2.2.78

Welche Aussagen zur Schmerzwahrnehmung treffen zu? Die Stärke des erlebten Schmerzes

(1) hängt ab von der subjektiven Bewertung der Bedrohlichkeit der Schmerzursache.
(2) hängt ab von der Kontrollorientierung des betroffenen Individuums (internal vs. external).
(3) hängt ab von sozialen und ethnischen Normen, die im Zuge der Sozialisation erlernt wurden.
(4) spiegelt das Ausmaß der schmerzverursachenden Gewebsschädigung wider.

(A) nur 1 ist richtig
(B) nur 1, 2 und 3 sind richtig
(C) nur 1, 2 und 4 sind richtig
(D) nur 2, 3 und 4 sind richtig
(E) 1 – 4 = alle sind richtig

2.2.79

Welche Aussage zum Schmerz trifft **nicht** zu?

(A) Der Primärschmerz wird als stechend-hell erlebt.
(B) Der zweite Schmerz des Oberflächenschmerzes wird als dumpf erlebt.
(C) Der Tiefenschmerz hat in etwa die gleiche Erlebnisqualität wie der Primärschmerz.
(D) Beim Schmerzerleben ist, verglichen mit anderen Sinnesempfindungen, eine Adaptation erschwert.
(E) Schmerzverhalten kann aufgrund operanter Konditionierung ausgebildet werden.

2.2.80

Nach ununterbrochenem Wachsein bis zu 36 Stunden lassen sich in der Regel folgende Veränderungen beobachten:

(1) im EEG eine Reduzierung des Alpha-Wellenanteils zugunsten des Theta- und Delta-Wellenbereichs
(2) Erhöhung akustischer Wahrnehmungsschwellen
(3) halluzinatorische Episoden
(4) Verminderung der Gedächtnisleistung

(A) nur 3 und 4 sind richtig
(B) nur 1, 2 und 3 sind richtig
(C) nur 1, 2 und 4 sind richtig
(D) nur 1, 3 und 4 sind richtig
(E) 1 – 4 = alle sind richtig

2.2.81

Während der REM-Phasen des Schlafes ist die Skelettmuskulatur weitgehend entspannt,
weil
REM-Phasen nur während des Tiefschlafes vorkommen.

2.2.82

Welche Aussage(n) über die Auswirkungen von Medikamenten- bzw. Alkoholeinnahme auf den Schlaf trifft (treffen) zu?

(1) Durch die meisten Barbiturat-Schlafmittel wird der REM-Schlaf verkürzt.
(2) Unter Alkoholeinfluß erfolgt in der ersten Nacht eine Zunahme der REM-Phasen, in den folgenden Nächten eine Reduktion.
(3) Alkoholiker im Delir verbringen 20–40 % ihrer Schlafzeit in REM-Phasen.

(A) nur 1 ist richtig
(B) nur 2 ist richtig
(C) nur 3 ist richtig
(D) nur 1 und 2 sind richtig
(E) nur 2 und 3 sind richtig

2.2.83   8/88

Welche Aussagen über Habituation und Adaptation treffen zu?

(1) Habituation bezeichnet die Abschwächung einer Reaktion bei Wiederholung eines gleich stark bleibenden Reizes.
(2) Die Abschwächung einer Reaktion auf einen kontinuierlich gleich stark bleibenden Reiz wird als Adaptation bezeichnet.
(3) Der physiologischen Reaktionsdämpfung bei der Habituation entspricht auch eine parallele psychologische Reaktionsdämpfung.
(4) Der physiologischen Reaktionsdämpfung bei der Adaptation entspricht auch eine parallele psychologische Reaktionsdämpfung.

(A) nur 1 und 2 sind richtig
(B) nur 1 und 3 sind richtig
(C) nur 2 und 4 sind richtig
(D) nur 1, 3 und 4 sind richtig
(E) 1 – 4 = alle sind richtig

2.2.84   3/87

Welche Aussage trifft **nicht** zu?
Die Orientierungsreaktion des Organismus geht einher mit

(A) einer Erniedrigung sensorischer Schwellen.
(B) einer Veränderung der hirnelektrischen Aktivität (Wach-EEG).
(C) einem für die jeweilige Reizmodalität spezifischen Reaktionsmuster.
(D) spezifischen motorischen Reaktionen der Skelettmuskulatur.
(E) einer Konstriktion von Hautgefäßen.

2.2.85   8/86

Ein Schafhirte machte sich einen Spaß daraus, alle paar Tage in sein Dorf zu laufen und „der Wolf kommt" zu rufen. Wenn die Dorfbewohner dann zu Hilfe eilten, stellte sich der Notruf als unbegründet heraus. Nach einiger Zeit reagierten sie dann nicht mehr auf die Hilferufe.
Diese Verhaltensänderung der Dorfbewohner läßt sich am ehesten vergleichen mit dem psychophysiologischen Vorgang der

(A) Aktivation.
(B) Adapatation.
(C) Habituation.
(D) Vigilanz.
(E) Perseveration.

3 Emotion und Motivation

3.1 Emotion

3.1.a   8/99

Primäre Emotionen (Basis-Emotionen) gelten als angeborene Reaktionsmuster, die in fast allen menschlichen Kulturen beobachtet werden können.
Welche der folgenden Emotionen ist **nicht** primär?

(A) Depression
(B) Ekel
(C) Freude
(D) Überraschung
(E) Wut

3.1.1   8/98

Zu den Basisemotionen gehört **nicht**:

(A) Angst
(B) Ekel
(C) Freude
(D) Neid
(E) Trauer

3.1.2   8/98

Welche Aussage trifft **nicht** zu?
Zur Emotionstherapie nach Schachter und Singer gehören folgende Komponenten:

(A) emotionales Erlebnis
(B) kognitive Bewertungsprozesse
(C) peripher-physiologische Erregung
(D) Kontrollüberzeugung
(E) Wahrnehmung

3.1.3   3/97

Welche Aussagen zur Psychologie der Emotionen treffen zu?

(1) Den spezifischen Gefühlsqualitäten entsprechen jeweils spezifische physiologische Reaktionsmuster.
(2) Durch Sozialisationserfahrungen differenzieren sich Lust- und Unlustempfindungen in der menschlichen Entwicklung weiter aus.
(3) Der mimische Emotionsausdruck wird durch Nachahmung in der frühen Kindheit erworben.
(4) Die Verbalisierung emotionaler Erlebnisinhalte kann bei der Krisenintervention genutzt werden.

(A) nur 1 und 2 sind richtig
(B) nur 1 und 3 sind richtig
(C) nur 2 und 3 sind richtig
(D) nur 2 und 4 sind richtig
(E) nur 3 und 4 sind richtig

3.1.4   3/94

Die bewertende Verknüpfung unspezifischer physiologischer Erregung mit spezifischen situativen Hinweisreizen ist Grundlage

(A) der Attributionstheorie von Heider et al.
(B) der kognitiven Gefühlstheorie von Schachter-Singer.
(C) der ontogenetischen Entwicklung sog. Basis-Emotionen.
(D) biologischer Aggressionstheorien.
(E) sekundärer (erlernter) Motive.

3.2 Motivation

3.2.a 8/99

Ein hungriger neugeborener Säugling zeigt spontan rhythmische Kopfbewegungen, was auch als Kopfpendeln bezeichnet wird. Mit diesem Verhalten strebt er an, die mütterliche Brustwarze zu erreichen, mit dem Mund fest zu umschließen und zu saugen.
Das Suchverhalten des Säuglings wird mit folgendem Begriff am zutreffendsten erfaßt:

(A) angeborener Auslösungsmechanismus
(B) Appetenzverhalten
(C) Kindchenschema
(D) Leerlaufhandlung
(E) Übersprungshandlung

3.2.b 8/99

Ein Arzt vermeidet es, mit einem Patienten über die möglichen Komplikationen bei einer bevorstehenden Operation zu sprechen. Als er von einem Kollegen darauf hingewiesen wird, meint er, daß der Patient das ohnehin nicht wissen wolle.

Welcher Abwehrmechanismus kommt im Verhalten des Arztes am ehesten zum Ausdruck?

(A) Projektion
(B) Rationalisierung
(C) Reaktionsbildung
(D) Verleugnung
(E) Verschiebung

3.2.c 8/99

In einer autobiographischen Anmerkung eines Arztes, der unter den körperlichen Folgen seiner Nicotinsucht massiv leidet, heißt es:
„Seither bin ich meiner Gewohnheit oder meinem Laster treu geblieben und meine, daß ich der Cigarre eine große Steigerung meiner Arbeitsfähigkeit und eine Erleichterung meiner Selbstbeherrschung zu danken habe. Vorbild war mir mein Vater, der ein starker Raucher war und bis in sein einundachtzigstes Lebensjahr blieb."

Welchem der nachstehenden Konzepte entspricht die hier gezeigte Strategie, sich Argumente so zurechtzulegen, daß innere Spannungen, die aus der Beibehaltung eines als schädlich erkannten Verhaltens entstehen, reduziert werden?

(A) Identifikation mit einer lebensgeschichtlich wichtigen Person
(B) Modell-Lernen
(C) orale Fixierung
(D) Theorie der kognitiven Dissonanz
(E) Reaktionsbildung

3.2.d 8/99

Ein Patient auf einer psychiatrischen Station erzählt dem Arzt, daß er in seinem Beruf gemobbt wurde. Er sei darauf in eine andere Abteilung des Betriebs versetzt worden, in der er sich wohl fühlte. Nach drei Tagen habe er dann erfahren, daß er wegen Betriebskonkurs entlassen werde. Beim Arzt sagt er: „Ich bin total unfähig in meinem Beruf."
Welche Attributionsdimensionen treffen auf diese Aussage zu?

(A) external – global
(B) external – spezifisch
(C) internal – global
(D) internal – spezifisch
(E) internal – variabel

3.2.e 8/99

Nach dem Actor-Observer-Ansatz vermindert sich die Gefahr von Fehlattribuierungen im zwischenmenschlichen Bereich, wenn eine Person

(A) bei anderen Personen minimale Konsistenz voraussetzt
(B) die Betrachterperspektive (Beobachter/Handelnder) zu wechseln in der Lage ist
(C) gegenüber anderen Personen vorzugsweise dispositionelle Attribuierungen vornimmt
(D) sehr häufig Selbstattribuierungen vornimmt
(E) sehr selten Selbstattribuierungen vornimmt

3.2 Motivation

3.2.1 3/99

Die Tendenz von Personen, sich schwere Aufgaben auszuwählen sowie die Verursachung ungünstiger Ergebnisse sich selbst zuzuschreiben, wird am treffendsten bezeichnet als:

(A) Frustration
(B) kognitive Dissonanz
(C) locus of control
(D) Mißerfolgsmotivation
(E) Reaktanz

3.2.2 3/99

Der psychoanalytischen Lehre gemäß verhindern Abwehrmechanismen das Eindringen unerwünschter oder gefährlicher Impulse in das Bewußtsein. Als besonders geeignete Technik zur Überwindung dieser Barriere gilt in der psychoanalytischen Behandlung die freie Assoziation. Gegen welchen Abwehrmechanismus richtet sich diese Technik in erster Linie?

(A) Isolierung
(B) Konversion
(C) Verdrängung
(D) Verleugnung
(E) Verschiebung

3.2.3 3/99

Eine Mutter, die ihr geliebtes Kind nach schwerer Krankheit verloren hat, beschreibt die belastenden Maßnahmen zur Lebenserhaltung des Kindes ohne erkennbare emotionale Beteiligung. Dieses Verhalten läßt sich am besten erklären durch den Abwehrmechanismus der

(A) Isolierung
(B) Rationalisierung
(C) Reaktionsbildung
(D) Verdrängung
(E) Verleugnung

3.2.4 3/99

Der Attributionsstil depressiver und subdepressiver Menschen, die ihren negativen Erfahrungen Ursachen zuschreiben, entspricht häufig einer Konstellation, die als pessimistischer Attributionsstil bezeichnet wird. Ein solcher Attributionsstil läßt sich anhand folgender Merkmale kennzeichnen:

(A) external – global – variabel
(B) external – spezifisch – variabel
(C) internal – global – stabil
(D) internal – global – variabel
(E) internal – spezifisch – stabil

3.2.5 W! 3/99

Prüfen Sie bitte folgende ethologische Aussagen zum Saugverhalten des Neugeborenen:

(1) Die Kopfpendelbewegungen des hungrigen Neugeborenen stellen ein Appetenzverhalten dar.
(2) Der Flaschensauger ist ein Schlüsselreiz für einen angeborenen Auslösemechanismus.
(3) Attrappen (z.B. der in den Mund eingeführte Finger) lösen Saugen als Leerlaufhandlung aus.

(A) nur 1 ist richtig
(B) nur 2 ist richtig
(C) nur 1 und 2 sind richtig
(D) nur 1 und 3 sind richtig
(E) nur 2 und 3 sind richtig

3.2.6 8/98

Im Anamnesegespräch stellen Sie fest, daß die Patientin dazu neigt, sich Argumente so zurechtzulegen, daß innere Spannungen, die aus der Beibehaltung eines als schädlich anerkannten Verhaltens entstehen, reduziert werden.
Mit welchem psychologischen Konzept läßt sich das Verhalten der Patientin am besten erklären?

(A) Abwehrmechanismus der Reaktionsbildung
(B) Dissmulationstendenz
(C) internaler Attributionsstil
(D) Konzept der kognitiven Dissonanz
(E) Wahrnehmungsabwehr (im sozialpsychologischen Sinn)

3.2.7 8/98

Nach dem Tod eines krebskranken Patienten äußert der behandelnde Arzt: „Der Patient hätte mit Chemotherapie, die er aber verweigerte, bessere Überlebenschancen gehabt."
Welcher Attributionsstil ist hierbei erkennbar?

(A) external, global
(B) external, spezifisch
(C) internal, spezifisch
(D) internal, stabil
(E) internal, variabel

3.2.8 8/98

Eine Person ist sich sicher, daß ihre Willenskraft ausreicht, eine ihrer Gesundheit abträgliche Gewohnheit abstellen zu können. Die darin zum Ausdruck kommende Überzeugung, mit seinem eigenen Verhaltensrepertoire in einer bestimmten Situation erfolgreich sein zu können, wird bezeichnet als

(A) dispositioneller Optimismus
(B) intrinsische Motivation
(C) Selbstverstärkung
(D) Selbstwirksamkeitserwartung
(E) Volition

3.2.9 8/98

Eine 82jährige Patientin wird mehrere Tage wegen Herzrhythmusstörungen im Krankenhaus behandelt. Obwohl sie sich vor dem Krankenhausaufenthalt noch alleine in ihrem Haushalt versorgen konnte, ist sie im Krankenhaus nicht mehr in der Lage, selbständig ihre Mahlzeit einzunehmen. Organisch gibt es für diesen Rückgang der Leistungsfähigkeit und Autonomie keine Erklärung. Welcher Abwehrmechanismus liegt am ehesten vor?

(A) Reaktionsbildung
(B) Regression
(C) Verdrängung
(D) Verleugnung
(E) Verschiebung

3.2.10 8/98

Bei einer Paartherapie schildert zunächst der Mann die Probleme aus seiner Sicht. Auf die anschließende Frage des Therapeuten an die Frau, wie sie die Probleme sehe, verläßt diese wortlos den Raum und muß sich übergeben. Welcher Abwehrprozeß erklärt diese Reaktion am besten?

(A) Konversion
(B) Reaktionsbildung
(C) Regression
(D) Verschiebung
(E) Wendung gegen das Selbst

3.2.11 8/98

Bei einem Abwehrmechanismus der Verschiebung

(A) erfolgt statt der Befriedigung des ursprünglichen Bedürfnisses eine Ersatzbefriedigung
(B) richtet sich der Handlungsimpuls auf eine andere Person als ursprünglich gemeint
(C) richtet sich der Handlungsimpuls, der ursprünglich gegen eine andere Person gerichtet war, gegen die eigene Person
(D) wird der angstauslösende Handlungsimpuls durch einen anderen ersetzt
(E) wird die spontane Bedürfnisbefriedigung zugunsten einer späteren verzögert

3.2.12 8/98

Ein Patient, der zunächst nur Angst vor dem Geräusch des Zahnbohrers entwickelt hat, bekommt nach einiger Zeit weitere Ängste. Welche der folgenden Ängste läßt sich aus lernpsychologischer Sicht am besten durch das Prinzip der Reizgeneralisierung erklären?
Die Angst vor

(A) dem Geruch der Praxis
(B) dem Kittel des Zahnarztes
(C) dem Weg zum Zahnarzt
(D) den Geräuschen anderer Bohrer
(E) Zahnschmerzen

3.2.13

Die Theorie der kognitiven Dissonanz hat eine Reihe von Strategien identifiziert, mit deren Hilfe Personen das Aufrechterhalten gesundheitsschädigenden Verhaltens (z.B. Zigarettenrauchens) rechtfertigen.
Dazu zählt **nicht**:

(A) Betonung des Körpers als Gebrauchswert
(B) Kosten-Nutzen-Abwägung
(C) selektive Informationsbewertung
(D) Vergleich mit drastischeren Gefahren
(E) Zurückweisen persönlicher Konsequenzen

3.2.14

Innerhalb der Leistungsmotivation können die Motive „Hoffnung auf Erfolg" und „Furcht vor Mißerfolg" unterschieden werden.

Erfolgsorientierte Kinder

(A) setzen sich häufig zu hohe Ziele
(B) kommen eher aus unteren sozialen Schichten
(C) setzen sich häufig zu niedrige Ziele, um eine hohe Erfolgswahrscheinlichkeit sicherzustellen
(D) haben meistens eine erhöhte Furcht vor Mißerfolgen
(E) setzen sich ihre Ziele so, daß Erfolgswahrscheinlichkeit realistisch ist

3.2.15 W!

Ein starker Raucher mit chronischer Bronchitis reagiert ängstlich auf ein Gespräch mit seinem Arzt, in dem dieser ihn eindringlich vor den gesundheitlichen Folgeschäden des Rauchens warnt. Eine vom Arzt ausgehändigte Broschüre mit weiteren Informationen zum Thema wird von ihm ungelesen zur Seite gelegt.

Welchem Konzept der Angstverarbeitung entspricht das Verhalten des Patienten?

(A) Repression/Sensitization
(B) Frustration/Aggression
(C) kognitive Umstrukturierung
(D) Reaktionsbildung
(E) Kausalattribution

3.2.16

Nach dem Actor-Observer-Ansatz vermindert sich die Gefahr von Fehlattribuierungen im zwischenmenschlichen Bereich, wenn eine Person

(A) sehr selten Selbstattribuierungen vornimmt
(B) sehr häufig Selbstattribuierungen vornimmt
(C) gegenüber anderen Personen vorzugsweise dispositionelle Attribuierungen vornimmt
(D) bei anderen Personen minimale Konsistenz voraussetzt
(E) die Betrachterperspektive (Beobachter/Handelnder) zu wechseln in der Lage ist

3.2.17

Eine schwerkranke Patientin hat laut Aussage des behandelnden Arztes eine eingeschränkte Lebenserwartung, wenn sie sich auf die konventionelle Therapie verläßt. Als Alternative steht ein risikoreicher Eingriff mit belastenden Nebenwirkungen offen, welcher die Krankheit heilen kann.

In welchem Konflikt befindet sich die Patientin, die sich zwischen relativem Wohlbefinden mit begrenzter Lebenserwartung und extremer psychophysischer Belastung mit Heilungschance entscheiden muß?

(A) Ambivalenzkonflikt
(B) doppelter Ambivalenz-Konflikt
(C) Appetenz-Appetenz-Konflikt
(D) Appetenz-Aversions-Konflikt
(E) Aversions-Aversions-Konflikt

3.2.18

Die Streßtheorie nach Lazarus et al. subsumiert unter „sekundärer Bewertung (appraisal)" folgende Situationseinschätzungen:

(1) „Die Situation überfordert meine Möglichkeiten".
(2) „Die Situation ist gefährlich".
(3) „Die Situation ist herausfordernd".
(4) „Die Situation ist mit eigenen Mitteln zu bewältigen".

(A) nur 1 und 2 sind richtig
(B) nur 1 und 3 sind richtig
(C) nur 1 und 4 sind richtig
(D) nur 2 und 3 sind richtig
(E) nur 2 und 4 sind richtig

3.2.19

Ein angelernter Arbeiter reagiert auf die Einladung, an einer Vorsorgeuntersuchung teilzunehmen, mit der Antwort: „Ich fühle mich stark und gesund genug, um meine Aufgaben zu erfüllen. Wozu soll ich das mitmachen? Krankheiten kommen ohnehin eines Tages wie Schicksalsschläge." Diese Auffassung ist ein Beispiel für

(1) externale gesundheitliche Kontrollüberzeugung
(2) internale gesundheitliche Kontrollüberzeugung
(3) die Definition körperlicher Gesundheit als „Gebrauchswert"
(4) die Definition körperlicher Gesundheit als „Symbolwert"

(A) nur 2 ist richtig
(B) nur 1 und 3 sind richtig
(C) nur 1 und 4 sind richtig
(D) nur 2 und 3 sind richtig
(E) nur 2 und 4 sind richtig

3.2.20

Ein kleines Kind, für das seine feindseligen Wünsche gegen seinen Bruder eine Quelle der Angst sind, verhält sich in folgender Weise: Bei einem Streit wird es erst zornig, dann zerstört es das Lieblingsspielzeug seines Bruders.
In diesem Verhalten kommt am ehesten folgender Abwehrmechanismus zum Ausdruck:

(A) Isolierung
(B) Projektion
(C) Reaktionsbildung
(D) Verleugnung
(E) Verschiebung

3.2.21

In welcher Abfolge wirken die Komponenten einer Instinkthandlung zwischen der initialen Triebspannung und der Endhandlung gemäß nachstehendem Schema zusammen?

Triebspannung → ..... → Endhandlung

(A) → AAM → Appetenzverhalten → Schlüsselreiz →
(B) → AAM → Schlüsselreiz → Appetenzverhalten →
(C) → Appetenzverhalten → Schlüsselreiz- AAM →
(D) → Schlüsselreiz → AAM → Appetenzverhalten →
(E) → Schlüsselreiz → Appetenzverhalten → AAM →

3.2.22

Sich selbst erfüllende Prophezeiungen

(1) werden mit Attributionsprozessen erklärt
(2) können sich insbesondere im Doppelblindversuch als Fehlerquelle auswirken
(3) stellen einen sozialpsychologischen Beeinflussungsmechanismus dar
(4) sind besonders häufig in asymmetrischen Interaktionsbeziehungen beobachtet worden

(A) nur 1 und 2 sind richtig
(B) nur 2 und 3 sind richtig
(C) nur 1, 3 und 4 sind richtig
(D) nur 2, 3 und 4 sind richtig
(E) 1 – 4 = alle sind richtig

3.2.23

Im Copingmodell von Lazarus bezieht sich die primäre Bewertung eines Stressors auf

(A) die Auswahl von Bewältigungsmaßnahmen
(B) die Bewertung eines Stressors als irrelevant, als angenehm-positiv oder als belastend
(C) die problemorientierte Streßbewältigung
(D) die emotionsregulierende Streßbewältigung
(E) Keine der Aussagen A – D trifft zu.

3.2.24

Welche Interpretation der folgenden graphischen Darstellung zur Stärke der Aufsuchen- und Meiden-Tendenz (nach Miller) trifft zu?

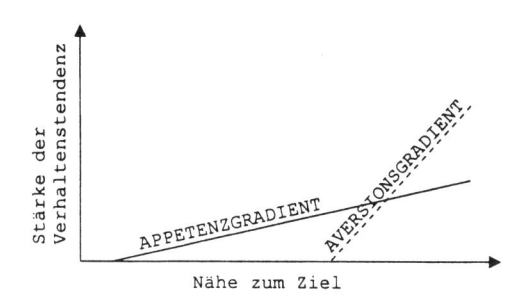

(A) Der Zustand maximaler Konfliktstärke entsteht im oberen Endpunkt des Aversionsgradienten.
(B) Der Zustand maximaler Konfliktstärke entsteht im Schnittpunkt der beiden Gradienten.
(C) Es kommt nicht zum Konflikt, weil der Aversionsgradient steiler verläuft als der Appetenzgradient.
(D) Es kommt nicht zum Konflikt, weil eine der beiden Verhaltenstendenzen sich durchsetzt.
(E) Keine der Aussagen A – D trifft zu.

3.2.25

Ein Raucher begründet seinen Entschluß, trotz starker gesundheitlicher Gefährdung nicht mit dem Rauchen aufhören zu wollen, damit, daß er in seinem Beruf stets sehr konzentriert sein müsse.
Der psychoanalytischen Theorie zufolge kommt für dieses Verhalten vorrangig folgender Abwehrmechanismus in Betracht:

(A) Isolierung
(B) Rationalisierung
(C) Reaktionsbildung
(D) Verleugnung
(E) Verschiebung

3.2.26

Ein Arzt ringt sich nach langem Überlegen zögerlich dazu durch, einem Patienten, der ihm persönlich eher etwas unsympathisch ist, einen sehr riskanten Eingriff zu empfehlen, weil er keine andere Möglichkeit mehr sieht, dem Patienten zu helfen. Nach erfolgreichem Eingriff stellt der Arzt fest, daß ihm der Patient eigentlich doch sehr sympathisch ist und daß es ihm sehr leid getan hätte, wenn der Eingriff gerade bei diesem Patienten mißlungen wäre.
Diese Einstellungsänderung läßt sich motivationspsychologisch am besten erklären als

(A) Attribution
(B) Gegenübertragung
(C) Minderung der kognitiven Dissonanz
(D) Lernen am Erfolg
(E) positive Identifikation

3.2.27

Ein niedergelassener Arzt sieht sich gelegentlich zu Verordnungen veranlaßt, die seinen wissenschaftlichen Überzeugungen nicht voll entsprechen, von denen er aber annimmt, daß sie im Einzelfall dem Patienten hilfreich sein könnten.
Mit welchem der nachstehenden Begriffe läßt sich ein solcher Widerspruch und ein daraus resultierendes Gefühl der Unzufriedenheit am zutreffensten erfassen?

(A) Attributionsfehler
(B) kognitive Dissonanz
(C) Neurotizismus
(D) Reaktionsbildung
(E) Verlust an Kontrollüberzeugung

3.2.28

Nachdem der Arzt bei einem Patienten eine koronare Herzkrankheit festgestellt hat, tritt dieser einer Koronarsportgruppe in seiner Region bei, bemüht sich um eine vernünftige Ernährung und ist regelmäßig in angemessenem Umfang körperlich aktiv.
Er bewältigt seine Krankheit durch

(1) Sublimation.
(2) Bagatellisierung.
(3) Reaktionsbildung.
(4) Projektion.
(5) Dissimulation.

(A) Keine der Aussagen 1 – 5 ist richtig
(B) nur 3 ist richtig
(C) nur 4 ist richtig
(D) nur 1, 3 und 4 sind richtig
(E) 1 – 5 = alle sind richtig

3.2.29 3/97

Ein 28jähriger Patient mit einer chronischen Hautkrankheit bekommt wegen eines neuen „Schubs" ein Cortisonpräparat verordnet. Er weiß aus Erfahrung, daß ihm solche Präparate im akuten Stadium helfen. Andererseits hat er aber viel über Nebenwirkungen der Cortisone gehört und hat nun Schwierigkeiten, sich zu entscheiden. Aufgrund der vorliegenden Information läßt sich der Konflikt am besten klassifizieren als:

(A) Appetenz-Appetenz-Konflikt
(B) Appetenz-Aversions-Konflikt
(C) Aversions-Aversions-Konflikt
(D) Es-Ich-Konflikt
(E) Ich-Überich-Konflikt

3.2.30 8/96

Wie Menschen innere und äußere Geschehnisse wahrnehmen, welchen Sinn sie ihnen beimessen und welche Erklärungen sie für die Ursache von Verhalten anführen, ist vorrangig Gegenstand

(A) der Attributionstheorie
(B) des Behaviorismus
(C) der Gestalttheorie
(D) psychoanalytischer Persönlichkeitsmodelle
(E) faktorenanalytischer Persönlichkeitsmodelle

3.2.31 8/96

Welche der folgenden Aussagen über das aus der vergleichenden Verhaltensforschung bekannte Phänomen der Prägung trifft **nicht** zu?

(A) Prägung bewirkt eine sehr stabile Verhaltensänderung.
(B) Durch Prägung erworbenes Verhalten ist nur schwer modifizierbar.
(C) Prägung erfolgt in einer zeitlich begrenzten sensiblen Phase.
(D) Prägung verläuft ohne die für Lernprozesse erforderliche Übung.
(E) Prägung ist eine Sonderform der Habituation.

3.2.32 8/96

Zu den vier Hauptformen des Coping im Krankheitsfall gehört (gehören) nach Cohen und Lazarus **nicht**:

(A) Suche nach Informationen
(B) Wahrnehmung der Ernsthaftigkeit der Erkrankung
(C) sofortiges Handeln, ohne viel zu überlegen
(D) Nichthandeln, Vermeiden von Aktivitäten
(E) intrapsychische Reaktionen

3.2.33 8/96
3.2.34 8/96

Ordnen Sie jedem der in Liste 1 genannten Abwehrmechanismen die zutreffende Definition aus Liste 2 zu!

Liste 1
Verdrängung
Verleugnung

Liste 2
(A) Abwehr nicht-akzeptabler Es-Impulse durch Blockierung des Zugangs zum Bewußtsein
(B) Abwehr nicht-akzeptabler Es-Impulse durch Umleitung auf sozial höher bewertete Ziele
(C) Abwehr nicht-akzeptabler äußerer Realität durch Blockierung des Zugangs zum Bewußtsein
(D) Abwehr nicht-akzeptabler Triebregungen durch Verkehrung ins Gegenteil
(E) Abwehr nicht-akzeptabler äußerer Realität durch Rückfall auf überwundene Entwicklungsstufen

3.2.35 3/96

Unter externaler Attribuierung versteht man

(A) die Erinnerung an räumliche Umgebungsbedingungen.
(B) eine taktile Stimulierung.
(C) eine Form der Ursachenzuschreibung für ein Ereignis.
(D) eine Form der positiven Verstärkung.
(E) die Wirkung äußerer Störreize.

3.2.36 3/96

In der psychoanalytischen Theorie versteht man unter dem Abwehrmechanismus der Projektion, daß

(A) eine Person sich mit jemandem identifiziert, vor dem sie eigentlich Angst hat.
(B) eigene unerwünschte Triebregungen anderen unterstellt werden.

(C) unerwünschte Triebregungen ins Unbewußte verdrängt werden.
(D) Eigenschaften einer Person, die man gut kennt, auf eine fremde Person übertragen werden, die ihr äußerlich ähnlich sieht.
(E) Triebregungen, die als bedrohlich erlebt werden, in einer Form befriedigt werden, die gesellschaftlich akzeptabel ist.

Liste 1
▶ „Ich hätte nicht Arzt werden sollen."
▶ „Bei einem Glioblastom gibt es eben keine Überlebenschance."

Liste 2
(A) internal-variabel-global
(B) external-stabil-spezifisch
(C) internal-stabil-spezifisch
(D) external-variabel-spezifisch
(E) internal-stabil-global

3.2.37   3/96
Ein an Diabetes mellitus leidender Patient erkundigt sich bei seinem Arzt danach, ob er die Blutzuckermessungen auch selbst durchführen könne. Der Arzt befürchtet, daß der Patient dann seltener in seine Praxis kommen wird und rät mit der vorgeschobenen Begründung ab, daß die Selbstmessungen zu ungenau seien. Nach dem Gespräch gelangt der Arzt zu der Überzeugung, daß der Patient ohnehin zu unzuverlässig für eine Selbstmessung sei. Dieser intrapsychische Prozeß läßt sich am besten erklären mit folgendem Konzept:

(A) kognitive Dissonanz
(B) Verschiebung
(C) Intrarollenkonflikt
(D) Kontrollüberzeugung
(E) Reaktionsbildung

3.2.41   8/95
Eine Person raucht stark, obwohl sie weiß, daß Rauchen eine der Hauptursachen für Lungenkrebs ist. Die damit verbundene kognitive Dissonanz läßt sich reduzieren durch

(1) Verleugnen vorhandener Informationen
(2) Verfälschen vorhandener Informationen
(3) Hinzufügen neuer Informationen
(4) Änderung des Verhaltens

(A) nur 4 ist richtig
(B) nur 1 und 2 sind richtig
(C) nur 1 und 3 sind richtig
(D) nur 1, 3 und 4 sind richtig
(E) 1 – 4 = alle sind richtig

3.2.38   8/95
Subjektive Erklärungskonzepte für die Gründe und Ursachen beobachteter Ereignisse auf der Grundlage von Erfahrungen und Bewertungen des jeweiligen Beobachters bezeichnet man als

(A) internale Kontrollüberzeugung.
(B) Selbstwirksamkeitserwartung.
(C) Abschwächungsprinzipien.
(D) Attributionsschemata.
(E) Fehlattribuierungen.

3.2.42   8/95
Ein Patient, der schnell gesunden will, hat große Sorge vor möglichen Nebenwirkungen eines von seinem Arzt sehr empfohlenen Medikamentes. Die zwiespältigen Kognitionen des Patienten lassen sich mit folgenden Begriffen kennzeichnen:

(1) Appetenz-Appetenz-Konflikt
(2) Appetenz-Aversions-Konflikt
(3) Intra-Rollenkonflikt
(4) Aversions-Aversions-Konflikt
(5) kognitive Dissonanz

(A) nur 1 und 3 sind richtig
(B) nur 2 und 5 sind richtig
(C) nur 3 und 4 sind richtig
(D) nur 4 und 5 sind richtig
(E) nur 1, 3 und 5 sind richtig

3.2.39   8/95
3.2.40   8/95
Ordnen Sie den Ursachenerklärungen eines Arztes für das von ihm erlebte therapeutische Versagen (Liste 1) die zutreffenden Attributionsdimensionen (Liste 2) zu!

3.2.43

Nach einem Repressions-Sensitizations-Konzept gibt es intraindividuell stabile (für eine Person typische) Tendenzen, mit Angst in bestimmter Weise umzugehen. Auf den ärztlichen Umgang mit Patienten vor einer Operation läßt sich das Konzept folgendermaßen übertragen:

(1) Sensitizers und Repressors suchen vor der Operation gleichermaßen Informationen, verarbeiten sie aber verschieden.
(2) Sensitizers schützen sich vor dem Gefühl des Kontrollverlustes durch hoch vigilante Aufmerksamkeit.
(3) Repressors schützen sich vor dem Gefühl des Kontrollverlustes durch eine aufklärungs-unterdrückende Haltung.

(A) Keine der Aussagen 1 – 3 ist richtig.
(B) nur 1 ist richtig
(C) nur 2 ist richtig
(D) nur 3 ist richtig
(E) nur 2 und 3 sind richtig

3.2.44

Welchem Abwehrmechanismus im psychoanalytischen Sinn entspricht der Reim von Ch. Morgenstern „Weil, so schließt er messerscharf, nicht sein kann, was nicht sein darf" am ehesten?

(A) Reaktionsbildung
(B) Verschiebung
(C) Verleugnung
(D) Identifikation
(E) Projektion

3.2.45

Welche Aussagen sind der Theorie der kognitiven Dissonanz von Festinger zufolge richtig?

(1) Die meisten Menschen ändern eher ihr Verhalten als Einstellungen, die ihnen wichtig geworden sind.
(2) Eine zunächst abgelehnte Handlung wird im nachhinein als positiv bewertet, wenn man sich freiwillig darauf eingelassen hat.
(3) Gesundheitsschädliches Verhalten läßt sich wirksamer mit furchtauslösenden Appellen abstellen als durch Appelle, die die positiven Konsequenzen des veränderten Verhaltens hervorheben.
(4) Informationen, die im Einklang mit der eigenen Einstellung stehen, werden bevorzugt zur Kenntnis genommen.

(A) nur 1 ist richtig
(B) nur 2 ist richtig
(C) nur 1 und 3 sind richtig
(D) nur 2 und 4 sind richtig
(E) nur 1, 2 und 4 sind richtig

3.2.46

Folgende Konfliktarten können nach Lewin und Miller unterschieden werden:

(1) Aversions-Aversions-Konflikt
(2) Appetenz-Appetenz-Konflikt
(3) doppelter Appetenz-Aversions-Konflikt
(4) Ambivalenzkonflikt

(A) nur 1 und 2 sind richtig
(B) nur 3 und 4 sind richtig
(C) nur 1, 2 und 3 sind richtig
(D) nur 1, 2 und 4 sind richtig
(E) 1 – 4 = alle sind richtig

3.2.47

Welche der nachfolgenden Handlungen bzw. Phänomene werden den Coping-Stilen zugerechnet?

(1) Informationssuche
(2) sozialer Rückzug
(3) kognitive Umbewertung
(4) Fatalismus

(A) nur 1 ist richtig
(B) nur 1, 2 und 3 sind richtig
(C) nur 1, 3 und 4 sind richtig
(D) nur 2, 3 und 4 sind richtig
(E) 1 – 4 = alle sind richtig

3.2.48

Die Neigung mancher Personen, bei der Lösung aktueller Probleme Strategien beizubehalten, die sich zwar bei früheren, ähnlich gelagerten Problemen als erfolgreich erwiesen haben, es jetzt jedoch nicht mehr sind, bezeichnet man als

(A) Rigidität.
(B) Perseveration.
(C) Reaktanz.
(D) proaktive Hemmung.
(E) Regression.

3.2.49 8/94

Ein adipöser Jugendlicher glaubt, sein Eßverhalten nicht unter Kontrolle bringen zu können, „weil seine Mutter nicht vernünftig kocht". Die Kontrollüberzeugung dieses Jugendlichen ist ein Beispiel für:

(A) internale Kausalattribution
(B) externale Kausalattribution
(C) kognitive Umstrukturierung
(D) erlernte Hilflosigkeit
(E) Wahrnehmungsabwehr

3.2.50 8/94

Ein Patient mit Alkoholproblemen erinnert sich im Anamnesegespräch: „Als ich 15 war, bot der Großvater mir ein Glas Wein an. Ich war damals überzeugter Alkoholgegner, aber ehe ich reagieren konnte, sagte Mutter: „Nein, bitte nicht. Ich bin so froh, daß der Junge nicht in die Fußstapfen seines Vaters tritt und keinen Alkohol mag." „Ich fühlte irgendwie Wut aufkommen und nahm das Glas an."
Mit welchem psychologischen Konzept läßt sich die damalige Reaktion des Patienten am besten erklären?

(A) Frustrationsintoleranz
(B) Reaktanz
(C) paradoxe Intention
(D) Kollusion
(E) Mißerfolgsmotivation

3.2.51 8/94

Das Lächeln des Säuglings (exogenes Lächeln)

(1) wird durch operante Lernprozesse beeinflußt.
(2) wird aus ethologischer Sicht durch Schlüsselreize über einen angeborenen Auslösemechanismus (AAM) hervorgerufen.
(3) ist wesentliches Element des kindlichen Bindungsverhaltens.

(A) nur 1 ist richtig
(B) nur 2 ist richtig
(C) nur 1 und 3 sind richtig
(D) nur 2 und 3 sind richtig
(E) 1 – 3 = alle sind richtig

3.2.52 3/94

Der primäre Krankheitsgewinn bei der Konversion besteht

(A) in der Reduzierung konfliktbedingter psychischer Spannung.
(B) in der Entlastung von der Verantwortung für die körperlichen Begleitsymptome.
(C) in der Entlastung von Alltagsverpflichtungen.
(D) in der vermehrten Zuwendung von Angehörigen.
(E) im vermehrten Bemühen der Ärzte.

3.2.53 8/93

Verleugnung ist ein Abwehrmechanismus, der

(1) im Frühstadium lebensbedrohender Erkrankungen eine rechtzeitige Erkennung verhindern kann.
(2) bei der Mitteilung der Diagnose einer lebensbedrohenden Erkrankung auftreten kann.
(3) zur Aufrechterhaltung der psychischen Stabilität im Akutstadium einer lebensbedrohenden Erkrankung hilfreich sein kann.
(4) in späteren Stadien lebensbedrohender Erkrankungen die Krankheitsverarbeitung fördert.

(A) nur 2 ist richtig
(B) nur 1 und 3 sind richtig
(C) nur 1, 2 und 3 sind richtig
(D) nur 1, 3 und 4 sind richtig
(E) nur 2, 3 und 4 sind richtig

3.2.54

Im Alter von 6 Wochen kann bei einem Kind Lächeln ausgelöst werden, indem man in seinem Blickfeld eine Pappe bewegt, auf der zwei Punkte als Augen und ein Balken als Mund aufgezeichnet sind.
In der Terminologie der Verhaltensforschung wird der Reiz, der das Lächeln auslöst, bezeichnet als

(A) bedingter Reiz.
(B) Schlüsselreiz.
(C) konsumatorischer Reiz.
(D) diskriminativer Reiz.
(E) nicht-konditionierter Reiz.

3.2.55

Während eines Klinikaufenthaltes nach einem schweren Motorradunfall entwickelt ein 25jähriger Mann eine psychisch bedingte Enuresis (Bettnässen) und kann nur noch bei Licht einschlafen. Mit welchem Begriff läßt sich die Reaktion des Mannes am besten beschreiben?

(A) Introspektion
(B) Regression
(C) Dissimulation
(D) Introjektion
(E) Projektion

3.2.56

Ängstliche Aufmerksamkeit und Verleugnung sind die entgegengesetzten Pole eines Konstrukts, das sich auf die Auseinandersetzung mit bedrohlich empfundenen Reizen bezieht.
Welches der nachfolgenden Begriffspaare kennzeichnet dieses Konstrukt?

(A) Typ-A- vs. Typ-B-Verhalten
(B) internale vs. externale Kontrollüberzeugung
(C) Sensitizer-Repressor
(D) Erfolgs- vs. Mißerfolgsorientierung
(E) Extraversion-Introversion

3.2.57

Eine vom Nachtdienst überanstrengte Krankenschwester reagiert auf Patientenwünsche zunehmend gereizt. Gleichzeitig hat sie den Eindruck, daß sie es momentan mit überdurchschnittlich vielen aggressiven Patienten zu tun habe. Sofern es sich hierbei um eine Form der Abwehr (im Sinne der Psychoanalyse) handelt, kommt als Mechanismus in Betracht:

(A) Reaktionsbildung
(B) Projektion
(C) Verleugnung
(D) Identifikation
(E) Verschiebung

3.2.58

Der Abwehrmechanismus der Verleugnung

(1) dient dazu, unangenehme Affekte zu verhindern oder abzuschwächen.
(2) deutet auf eine undifferenzierte Überhöhung des Selbstbildes hin.
(3) besteht in einer unbewußten Orientierung an einer wichtigen anderen Person.
(4) führt kurzfristig zu einer psychischen Stabilisierung.
(5) ist nach der Theorie der Psychoanalyse eine Ich-Leistung.

(A) nur 1, 2 und 3 sind richtig
(B) nur 1, 3 und 4 sind richtig
(C) nur 1, 4 und 5 sind richtig
(D) nur 2, 4 und 5 sind richtig
(E) nur 3, 4 und 5 sind richtig

3.2.59

Welche Aussage trifft **nicht** zu?
Wenn ein Arzt eigene, für ihn nicht akzeptable Motive Patienten unterstellt,

(A) handelt es sich im Sinne der Psychoanalyse um einen Abwehrmechanismus.
(B) handelt es sich im Sinne der Psychoanalyse um eine Projektion.
(C) resultiert für den Arzt im Sinne der Psychoanalyse eine Reduktion des Konfliktdrucks.
(D) entspricht dies einer iatrogenen Fixierung im Sinne Freuds.
(E) resultiert ein systematischer Beurteilungsfehler.

3.2.60 8/93

Harlow zog junge Affen isoliert von ihren Artgenossen auf. Zwei verschiedene Mutterattrappen dienten der Befriedigung ihrer Nahrungs- und Kontaktbedürfnisse. Eine Attrappe war weich verkleidet, die andere war aus Draht, spendete aber Milch. Die Untersuchungsergebnisse zeigten, daß

(A) der natürliche Reifungsprozeß die experimentellen Effekte überlagerte und daß sich die Isolierung daher kaum auf die Entwicklung der Tiere auswirkte.
(B) die Tiere im angstvoll-erregten Zustand die nicht-nährende, aber weiche Mutterattrappe vorzogen.
(C) die Tiere die Nahrung spendende Draht-Attrappe bevorzugten.
(D) die Tiere an sozialer Deprivation zugrunde gingen.
(E) die Wahl der Attrappe vom Geschlecht des Tieres bestimmt wurde.

3.2.61 W! 3/93

Mit dem Begriffspaar „Repression/Sensitisation" wird erfaßt:

(A) das beunruhigende bzw. erleichternde Gefühl nach zwanghaften Erlebnissen
(B) die Tendenz, Gefahren zu verleugnen bzw. mögliche Gefahren besonders wachsam wahrzunehmen
(C) die Tendenz, sich gegenüber gesellschaftlichen Randgruppen intolerant bzw. einfühlend zu verhalten
(D) die Tendenz, sich unterdrückender bzw. liebevoller Erziehungsstrategien gegenüber Kindern zu bedienen
(E) die Tendenz, Meinungen von Gruppenmitgliedern zu unterdrücken bzw. sie zu fördern

3.2.62 3/93

Die Tendenz von Personen, sich schwere Aufgaben auszuwählen sowie die Verursachung ungünstiger Ergebnisse sich selbst zuzuschreiben, wird am treffendsten bezeichnet als:

(A) Frustration
(B) Reaktanz
(C) Mißerfolgsmotivation
(D) locus of control
(E) kognitive Dissonanz

3.2.63 3/93
3.2.64 3/93
3.2.65 3/93

Ordnen Sie den Abwehrmechanismen aus Liste 1 die ihnen entsprechenden Verhaltensweisen aus Liste 2 zu!

Liste 1
Konversion
Verschiebung
Reaktionsbildung

Liste 2
(A) Trotzverhalten des Kindes
(B) Abwehr eines Impulses durch Mobilisierung eines gegenteiligen Impulses (bei strengem Überich)
(C) Wahrnehmung eigener Fehler und Schwächen bei anderen Personen
(D) Umsetzung unverträglicher Affekte in körperliche Symptome
(E) Abreaktion von Affekten und Motiven an Ersatzobjekten

3.2.66 8/92

Welche Aussage trifft **nicht** zu?
Homöostatische Motive sind

(A) Motive, denen ein physiologischer Mangelzustand zugrunde liegt.
(B) Sexualtrieb, Neugierde und Betätigungsdrang.
(C) biologische Motive, die beim Menschen jedoch durch Lernprozesse und kulturelle Faktoren beeinflußt werden können.
(D) Motive, die dazu beitragen, das innere Milieu des Organismus aufrechtzuerhalten.
(E) Motive, die im wesentlichen als angeboren gelten.

3.2.67

Die Kontrollüberzeugungen einer Person, die glaubt, eigenes schwer steuerbares Verhalten (z.B. Rauchen) unter Kontrolle bringen zu können, weil sie das eigene „Schicksal" in die Hand nehmen will, gelten als

(A) internal kausal attribuiert.
(B) external kausal attribuiert.
(C) kognitiv rigide.
(D) extrinsisch motiviert.
(E) Keine der Aussagen (A) – (D) trifft zu.

3.2.68

Wenn ein 3 Monate altes Kind lächelt, dann tut es dies meist beim Anblick eines menschlichen Gesichts. Für dieses frühe Lächeln gilt:

(1) Das Gesicht ist in ethnologischer Sicht ein Schlüsselreiz.
(2) Das Lächeln läßt sich auch durch eine Gesichtsattrappe auslösen.
(3) Das Lächeln erscheint nur in der sog. prägsamen Phase.
(4) Das Lächeln erscheint nur beim Anblick eines lächelndes Gesichts (Imitationslernen).
(5) Das Lächeln stellt ein Appetenzverhalten dar.

(A) nur 1 und 2 sind richtig
(B) nur 2 und 3 sind richtig
(C) nur 1, 2 und 5 sind richtig
(D) nur 1, 3 und 5 sind richtig
(E) nur 1, 3, 4 und 5 sind richtig

3.2.69

Der Abwehrmechanismus der Sublimierung ist eine Form von Konversion elementarer Triebregungen,
weil
bei der Sublimierung sexuelle Regungen von ihren ursprünglichen Zielen abgelenkt und in Form höherwertiger Leistungen wissenschaftlicher, künstlerischer und altruistischer Art befriedigt werden können.

3.2.70

Welche Aussage über Abwehrmechanismen im psychoanalytischen Sinne trifft **nicht** zu?

(A) Zwischen Verdrängen und Verleugnen bestehen fließende Übergänge.
(B) Abwehrmechanismen können dazu dienen, die Integrität der Persönlichkeit zu erhalten.
(C) Abwehrmechanismen sind eine Indikation zu psychotherapeutischer Behandlung.
(D) Bei manchen Fällen von Verdrängung treten keine Symptome auf.
(E) Beim Abwehrmechanismus der Projektion werden eigene, unerwünschte Impulse anderen Menschen zugeschrieben.

3.2.71

Menschen geraten gelegentlich in Situationen, in denen sie meinen, etwas tun zu müssen, von dessen Richtigkeit sie nicht überzeugt sind. Daraus resultiert:

(A) Neurotizismus
(B) kognitive Dissonanz
(C) erlernte Hilflosigkeit
(D) ein Appetenz-Appetenz-Konflikt
(E) Verlust an Kontrollüberzeugung

3.2.72

Ein Herzinfarktpatient unterzieht sich im Anschluß an einen Klinikaufenthalt einer Rehabilitationsmaßnahme. Zu den verordneten Behandlungsmaßnahmen zählen u.a. zunächst gering belastende Bewegungsübungen. Das Personal beobachtet, daß der Patient immer wieder versucht, die vorgegebene Leistungsgrenze deutlich zu überschreiten, obwohl er mit diesem Verhalten ein Rezidiv riskiert. Mit welchem Abwehrmechanismus läßt sich das Verhalten des Patienten am besten erklären?

(A) Identifikation
(B) Projektion
(C) Verschiebung
(D) Reaktionsbildung
(E) Sublimierung

3.2.73

Lächeln kann beim jungen Säugling ausgelöst werden, wenn vor dessen Augen eine Pappscheibe rhythmisch bewegt wird, auf der in Augenabstand zwei sich deutlich vom Grund abhebende Kreise aufgezeichnet sind. Wie nennt man diese das Lächeln auslösende Reizkonfiguration?

(A) angeborener Auslösemechanismus
(B) Schlüsselreiz
(C) Appetenzsignal
(D) Erbkoordination
(E) Reflexreiz

3.2.74

Im Copingmodell von Lazarus bezieht sich die primäre Bewertung eines Stressors auf

(A) die Auswahl von Bewältigungsmaßnahmen.
(B) die Bewertung eines Stressors als irrelevant, als angenehm-positiv oder als belastend.
(C) die problemorientierte Streßbewältigung.
(D) die emotionsregulierende Streßbewältigung.
(E) Keine der Aussagen (A) – (D) trifft zu.

3.2.75

Erwin ist ein guter Schüler. Jeden Nachmittag verbringt er 3 – 4 Stunden mit seinen Vorbereitungen für die Schule. Er empfindet wenig Vergnügen bei seinen Hausarbeiten, aber er zwingt sich zu dieser Tätigkeit, weil nach seiner Ansicht diese Anstrengungen für seine guten schulischen Leistungen mitverantwortlich sind.
Mit welchem Konstrukt kann die Haltung von Erwin am besten erklärt werden?

(A) internale Attribution
(B) Extraversion
(C) Kontingenz
(D) primäre Motivation
(E) Lernen am Modell

3.2.76

Ein Student erklärt sich sein Scheitern in einer Prüfung damit, daß er am Prüfungstag vor Aufregung nicht richtig ausgeschlafen gewesen sei. Welche Art der Kausalattribution liegt hier vor?

(A) internal, stabil
(B) internal, instabil
(C) external, stabil
(D) external, instabil
(E) spezifisch, stabil

3.2.77

Welche Aussagen über Übersprungshandlungen treffen zu?

(1) Übersprungshandlungen können auftreten, wenn gleichzeitig verschiedene Schlüsselreize wahrgenommen werden, von denen jeder einen anderen angeborenen Auslösemechanismus anspricht.
(2) Übersprungshandlungen treten beim Menschen nur ausnahmsweise auf.
(3) Wenn bestimmte Übersprungshandlungen regelmäßig in ganz bestimmten Konfliktsituationen auftreten, können sie zu Ausdrucksbewegungen ritualisiert sein.

(A) nur 1 ist richtig
(B) nur 2 ist richtig
(C) nur 3 ist richtig
(D) nur 1 und 3 sind richtig
(E) nur 2 und 3 sind richtig

3.2.78

Ordnen Sie bitte die folgenden Elemente der triebpsychologischen Reaktionsketten nach der Reihenfolge ihres Auftretens!

(1) Beendigung der konsumatorischen Aktivität
(2) Nachlassen der Triebspannung
(3) konsumatorisches Verhalten
(4) Appetenzverhalten unter Triebspannung
(5) Spannungsreduktion (als Verstärker)

(A) 1–2–3–4–5
(B) 2–4–1–3–5
(C) 4–3–2–5–1
(D) 4–3–5–1–2
(E) 4–5–2–1–3

3.2.79

Nach Maslow entwickeln sich altersabhängig Motive im Sinne einer Bedürfnishierarchie. Ordnen Sie die unter 1 – 4 genannten Motive so, daß sie in ihrer relativen Bedeutsamkeit der psychischen Entwicklung entsprechen:

(1) Bedürfnis nach Sicherheit
(2) Bedürfnis nach Geltung und Wertschätzung
(3) Bedürfnis nach Selbstverwirklichung
(4) physiologische Bedürfnisse

(A) 1–4–2–3
(B) 1–4–3–2
(C) 4–1–2–3
(D) 4–2–1–3
(E) 4–1–3–2

3.2.80

Rhythmische Kopfbewegungen des Neugeborenen (Kopfpendeln) bei Berührung seiner Mundpartie lassen sich als Teil eines Appetenzverhaltens klassifizieren,
weil
das Kopfpendeln des Säuglings bei Berührung der Mundpartie mit zunehmender Sättigung abnimmt.

3.3 Spezifische Emotionen und Motivationen

3.3.a

Kübler-Ross hat fünf Stadien der Auseinandersetzung mit dem Sterben beschrieben, die in einer charakteristischen Abfolge durchlaufen werden (Phasenmodell). Sie beginnen mit Nicht-wahrhaben-wollen (Phase 1) und enden schließlich mit der Annahme des eigenen Todes (Phase 5).
Für die dazwischen liegenden Phasen gilt nach diesem Modell folgende Reihenfolge:

(A) → Depression → Zorn → Verhandeln
(B) → Depression → Verhandeln → Zorn
(C) → Verhandeln → Depression → Zorn
(D) → Zorn → Depression → Verhandeln
(E) → Zorn → Verhandeln → Depression

3.3.b

Welche Aussage trifft **nicht** zu?
Wenn Menschen dazu neigen, sich unkontrollierbare negative Ereignisse internal, stabil und global zu erklären,

(A) erleben sie verstärkt persönliche Hilflosigkeit
(B) erleben sie verstärkt universale Hilflosigkeit (Fatalismus)
(C) haben sie einen pessimistischen Attributionsstil
(D) sind Einbrüche des Selbstwertgefühls zu erwarten
(E) sind sie gefährdet, depressiv zu werden

3.3.1   W!

Zu den sexuellen Funktionsstörungen zählt **nicht**:

(A) Ejaculatio praecox
(B) Fetischismus
(C) funktionelle Dyspareunie
(D) sexuelle Aversion
(E) Vaginismus

3.3.2

Als Panikstörung (wiederholte Panikattacken) bezeichnet man eine Form der Angst,

(1) die „aus heiterem Himmel" hereinbricht, d.h. die Attacken sind nicht vorhersehbar
(2) die sich auf spezifische Situationen bezieht
(3) die sich auf spezifische Objekte bezieht
(4) die oft in Ruhesituationen, abends oder nachts auftritt

(A) nur 2 ist richtig
(B) nur 3 ist richtig
(C) nur 4 ist richtig
(D) nur 1 und 4 sind richtig
(E) nur 2 und 3 sind richtig

3.3.3

Erlernte Hilfosigkeit

(1) geht einher mit emotionalen, motivationalen und kognitiven Defiziten
(2) geht einher mit einer Nettodepletion des Noradrenalingehalts im ZNS
(3) ist ein der Depression ähnliches psychophysiologisches Syndrom, das nach spezifischem, traumatischem Kontrollverlust auftritt

(A) nur 1 ist richtig
(B) nur 3 ist richtig
(C) nur 1 und 2 sind richtig
(D) nur 2 und 3 sind richtig
(E) 1 – 3 = alle sind richtig

3.3.4

Zu den sexuellen Funktionsstörungen zählt **nicht**:

(A) Dyspareunie
(B) Vaginismus
(C) homosexuelle Orientierung
(D) Libidoverlust
(E) Ejaculatio praecox

3.3.5

Zu den häufig unterschiedlichen Phasen der Trauerreaktion zählt **nicht**:

(A) eine durch Schock, Gefühle der Betäubung und Abgestumpftheit gekennzeichnete Phase
(B) Phase der Sehnsucht
(C) Phase der Desorganisation und Verzweiflung
(D) Ablösephase (Reorganisation)
(E) Rationalisierungs- und Bilanzierungsphase

3.3.6

Als sexuelle Funktionsstörung wird **nicht** bezeichnet

(A) das Ausbleiben der Befriedigung durch störende Umgebungsvariablen
(B) Erektionsstörungen infolge gesteigerter Erwartungshaltung
(C) nachorgastische Verstimmungen und Mißempfindungen im Genitalbereich
(D) reduzierte Appetenz im Sinne von Lustlosigkeit (Libidoverlust)
(E) verkürzte und abgeschwächte Phasen des sexuellen Erregungszyklus

3.3.7

Welche der folgenden Symptome und Verhaltensmerkmale signalisieren ein präsuizidales Syndrom?

(1) Konzentrationsstörungen
(2) Einengung (passiver Rückzug auf sich selbst) und Autoaggression
(3) Selbstmordphantasien
(4) Selbstmordankündigung

(A) nur 2 und 3 sind richtig
(B) nur 1, 2 und 3 sind richtig
(C) nur 1, 2 und 4 sind richtig
(D) nur 1, 3 und 4 sind richtig
(E) nur 2, 3 und 4 sind richtig

3.3.8   8/97

Welche Aussage zu Aggression bzw. Aggressivität trifft **nicht** zu?

(A) Bei hoher Aggressivität können viele Situationen den Charakter von Hinweisreizen für aggressives Verhalten haben.
(B) Der Aggressor kann seine Aggressionen gegen sich selbst richten.
(C) Die Aufrechterhaltung aggressiven Verhaltens kann lerntheoretisch über den Mechanismus der Selbstverstärkung erklärt werden.
(D) Die lerntheoretisch orientierte Aggressionsforschung hat die Katharsishypothese (langfristiger Abbau von Aggressivität durch gezielte Gelegenheiten zur Abreaktion) bestätigt.
(E) Instrumentelle Aggression kann mit prosozialen Motiven einhergehen.

3.3.9   8/97

Ein Patient mit einer Spinnenphobie übt eine Entspannungstechnik ein. Er wird in entspanntem Zustand aufgefordert, sich eine Spinne vorzustellen. Dann betrachtet er eine gemalte Spinne, danach ein Photo einer Spinne und schließlich eine lebende Spinne. In jeder dieser zunächst angstauslösenden Situationen entspannt er sich solange, bis sich die Angst auf ein erträgliches Maß reduziert.
Diese therapeutische Vorgehensweise bezeichnet man als

(A) Aversionstherapie
(B) Lernen am Erfolg
(C) operantes Konditionieren
(D) Reizüberflutungstherapie
(E) systematische Desensibilisierung

3.3.10   8/97

Die kognitive Trias (negative Selbsteinschätzung, negative Sicht der Umwelt und der Zukunft) erklärt nach Beck die Entstehung und Aufrechterhaltung von

(A) Angststörungen
(B) depressiven Störungen
(C) Psychosen
(D) Süchten
(E) Zwangsstörungen

3.3.11   3/97

Welche der folgenden Angaben über Suizidhandlungen treffen zu?

(1) Es töten sich mehr Männer als Frauen.
(2) Suizidversuche kommen bei Frauen häufiger vor als bei Männern.
(3) Bei älteren Menschen ist der Anteil vollendeter Suizide an der Zahl der Suizidhandlungen größer als bei jüngeren Menschen.
(4) Verheiratete Personen versuchen und vollenden Suizid seltener als unverheiratete.

(A) nur 4 ist richtig
(B) nur 2 und 4 sind richtig
(C) nur 1, 2 und 3 sind richtig
(D) nur 2, 3 und 4 sind richtig
(E) 1 – 4 = alle sind richtig

3.3.12   W!   8/96

Welche der folgenden, bei Sterbenden zu beobachtenden Reaktionen gehören zu den fünf Stadien des Abschiednehmens nach Kübler-Ross?

(1) Abwehr (Nicht-wahrhaben-wollen)
(2) Feilschen (Verhandeln)
(3) Trauern (Depression)
(4) Sich-aufbäumen (Zorn)

(A) nur 3 ist richtig
(B) nur 1 und 3 sind richtig
(C) nur 2 und 4 sind richtig
(D) nur 1, 2 und 4 sind richtig
(E) 1 – 4 = alle sind richtig

3.3.13

Wenn eine Person wegen einer konkreten, unmittelbar drohenden Gefahr beunruhigt ist, bezeichnet man dies als

(1) Panikattacke.
(2) Zustandsangst (state anxiety).
(3) Realangst.
(4) neurotische Angst.
(5) Furcht.

(A) nur 1 ist richtig
(B) nur 2 und 3 sind richtig
(C) nur 1, 4 und 5 sind richtig
(D) nur 2, 3 und 5 sind richtig
(E) nur 2, 4 und 5 sind richtig

3.3.14

Bei phobischen Ängsten sind verhaltenstherapeutische Methoden der Desensibilisierung und Reizüberflutung in der Regel ungeeignet,
weil
phobische Ängste alsbald einer Extinktion unterliegen, wenn die Konfrontation mit der angstauslösenden Situation vermieden wird.

3.3.15

Welche sind die Attributionsdimensionen, aufgrund derer die Person nach der Theorie der erlernten Hilflosigkeit ihre Kontrollüberzeugung entwickelt?

(1) internal vs. external
(2) strukturiert vs. unstrukturiert
(3) global vs. spezifisch
(4) stabil vs. variabel

(A) nur 1 und 2 sind richtig
(B) nur 2 und 4 sind richtig
(C) nur 1, 2 und 3 sind richtig
(D) nur 1, 3 und 4 sind richtig
(E) 1 – 4 = alle sind richtig

3.3.16

Die wiederholte Erfahrung von Hilflosigkeit führt zum Syndrom der erlernten Hilflosigkeit, das sich auch experimentell erzeugen läßt. Versuchstiere, die wiederholt unkontrollierbarem Schock ausgesetzt waren,

(1) zeigen keine zielgerichtete Aktivität mehr.
(2) können nur verzögert aktives Vermeidungsverhalten lernen.
(3) sind aggressiver als zuvor.
(4) weisen neurobiochemische Veränderungen auf, wie sie ähnlich auch beim depressiven Syndrom gefunden werden können.

(A) nur 1 und 3 sind richtig
(B) nur 2 und 3 sind richtig
(C) nur 1, 2 und 4 sind richtig
(D) nur 1, 3 und 4 sind richtig
(E) nur 2, 3 und 4 sind richtig

3.3.17

Die Katharsishypothese zur Aggression besagt, daß

(A) die aggressivem Verhalten nachfolgende Reaktion emotionaler Spannung zu einer Verstärkung aggressiven Verhaltens führt.
(B) aggressives Handeln aus dem ihm innewohnenden Lustgewinn ausgeübt wird.
(C) Angst durch aggressives Handeln unter Kontrolle gebracht werden kann.
(D) das Ausagieren aggressiver Tendenzen zu einer Reduktion der Bereitschaft zu aggressivem Handeln führt.
(E) beobachtete Personen, die mit aggressivem Verhalten Erfolg hatten, dann eher nachgeahmt werden, wenn deutlich wird, daß ihnen das Verhalten Spaß bereitet.

3.3.18 8/95
Bei der verhaltenstherapeutischen Behandlung einer Agoraphobie (Platzangst) kommen u. a. die Methoden der systematischen Desensibilisierung und der Reizüberflutung zur Anwendung.
Welche Aussagen zu diesen Methoden treffen zu?

(1) Die systematische Desensibilisierung geht von der Erkenntnis aus, daß Entspannung und Angst nicht miteinander vereinbar sind.
(2) Die Reizüberflutung geht davon aus, daß sich die physiologischen Angstreaktionen erschöpfen müssen, um die Angst zu überwinden.
(3) Beide Therapieformen basieren auf der Erkenntnis, daß Angstvermeidung die effektivste Methode zur Behandlung von Phobien ist.
(4) Bei beiden Methoden wird eine zuvor erstellte Angsthierarchie übungstherapeutisch „abgearbeitet".

(A) nur 1 ist richtig
(B) nur 3 ist richtig
(C) nur 1 und 2 sind richtig
(D) nur 1 und 3 sind richtig
(E) nur 2 und 4 sind richtig

3.3.19 3/95
Welche Aussage zur Theorie der gelernten Hilflosigkeit nach Seligman trifft **nicht** zu?

(A) Das Phänomen der gelernten Hilflosigkeit kann man auch bei Tieren finden.
(B) Gelernte Hilflosigkeit geht einher mit einem veränderten Katecholaminspiegel.
(C) Das Erleben von Hilflosigkeit führt auf Dauer zu gesteigerter Aggressivität.
(D) Die Erfahrung der Unkontrollierbarkeit ist eine notwendige Voraussetzung für gelernte Hilflosigkeit.
(E) Die Erfahrung, ein aversives Ereignis nicht kontrollieren zu können, senkt die Motivation, es kontrollieren zu wollen.

3.3.20 3/95
Zu den sexuellen Funktionsstörungen (genital-physiologische Funktionen) gehören:

(1) Exhibitionismus
(2) Dyspareunie
(3) Homosexualität
(4) Vaginismus
(5) Voyeurismus

(A) nur 1 und 2 sind richtig
(B) nur 1 und 5 sind richtig
(C) nur 2 und 4 sind richtig
(D) nur 3 und 4 sind richtig
(E) nur 3 und 5 sind richtig

3.3.21 8/94
Welche Aussagen über Homosexualität bei Männern treffen zu?

(1) Die meisten hatten ihr erstes partnerbezogenes Sexualerlebnis mit einem männlichen Partner gehabt.
(2) Der erste homosexuelle Kontakt reicht aus, eine bereits bestehende heterosexuelle Praxis zu beenden.
(3) In der Mehrzahl der Fälle werden Jüngere von erheblich Älteren verführt.

(A) nur 1 ist richtig
(B) nur 2 ist richtig
(C) nur 1 und 2 sind richtig
(D) nur 1 und 3 sind richtig
(E) 1 – 3 = alle sind richtig

3.3.22 8/94
Scham wird im Kontext der psychoanalytischen Theorie als Reaktionsbildung auf den Wunsch des Kindes, sich zur Schau zu stellen, interpretiert. Welche der Aussagen sind innerhalb dieses Modells richtig?

(1) Scham entsteht durch die Abwehr exhibitionistischer Wünsche.
(2) Die Schamreaktion ist ein intrapsychischer Abwehrmechanismus.
(3) Exhibitionismus ist ein intrapsychischer Abwehrmechanismus.

(A) nur 1 ist richtig
(B) nur 2 ist richtig
(C) nur 3 ist richtig
(D) nur 1 und 2 sind richtig
(E) nur 1 und 3 sind richtig

3.3.23   8/94
Bei der Angstform, die „wie aus heiterem Himmel" hereinbricht und für deren Auslösung Störungen biochemischer Regulationsprozesse oder unbewußt bleibende Kognitionen diskutiert werden, handelt es sich um

(A) Furcht.
(B) phobische Angst.
(C) Panikattacke (frei flottierende Angst).
(D) Angstbereitschaft (trait anxiety).
(E) existentielle Angst.

3.3.24   8/94
Die sog. „erlernte Hilflosigkeit" ist zurückzuführen auf:

(1) Mißerfolgsmotivation
(2) Nicht-Kontrollierbarkeit der situativen Bedingungen
(3) Fluchtverhalten
(4) Depressionen

(A) nur 1 ist richtig
(B) nur 2 ist richtig
(C) nur 1 und 3 sind richtig
(D) nur 2 und 4 sind richtig
(E) nur 3 und 4 sind richtig

3.3.25   3/94
Eine starke Angst vor ganz spezifischen Situationen (z. B. vor hohen Türmen, vor Spinnen, vor geschlossenen Räumen) nennt man

(A) existentielle Angst.
(B) phobische Angst.
(C) frei flottierende Angst.
(D) Panikattacke.
(E) Realangst.

3.3.26   8/93
Die wiederholte Erfahrung, einem aversiven Reiz nicht ausweichen zu können (fehlende Kontrolle über die Situation), führte im Tierexperiment zu einem Verhalten, das als Modell gilt für

(A) erlernte Hilflosigkeit
(B) kognitive Dissonanz
(C) Aggressionsbereitschaft
(D) Frustrationstoleranz
(E) Reaktanz

3.3.27   3/93
Es ist empirisch gut belegt, daß die sexuelle Empfindungsfähigkeit der Frau zum Eisprung hin stark absinkt,
weil
die Orgasmusfähigkeit der Frau eng mit der Höhe des Östrogenspiegels korreliert ist.

3.3.28   3/93
Frustrationstoleranz

(1) zeigt sich im Verzicht auf ausweichendes Verhalten.
(2) bezeichnet die Fähigkeit, die Frustrationen anderer zu verstehen.
(3) bezeichnet die Fähigkeit, unvermeidliche Einschränkungen ohne Gefährdung des Wohlbefindens zu verarbeiten.
(4) bezeichnet den Zustand kurz vor Ausbruch einer aggressiven Reaktion.
(5) führt zu mehr oder weniger abgestumpften Reaktionen.

(A) nur 1 ist richtig
(B) nur 2 ist richtig
(C) nur 3 ist richtig
(D) nur 1 und 3 sind richtig
(E) nur 4 und 5 sind richtig

3.3.29 / 3.3.30

Ordnen Sie den Angstphänomenen der Liste 1 die Erklärungen in Liste 2 zu!

Liste 1
Vermeidungsverhalten
Ängstlichkeit

Liste 2
(A) trait anxiety – im Sinne einer Prädisposition
(B) Zwangshandlung
(C) kurzfristig angstmindernde, langfristig Angst aufrechterhaltende Umwegreaktion
(D) unlustbetonte, situationsbezogene Befindlichkeit
(E) frei flottierende, ungerichtete Angst

3.3.31

Welche der folgenden Aussagen zum Begriff „Frustration" ist **nicht** zutreffend?

(A) Frustration entsteht bei Blockierung zielgerichteten Verhaltens.
(B) Frustration kann – unabhängig von als frustrierend erlebten Bedingungen – spontan auftreten.
(C) Als Reaktion auf Frustration können aggressive und regressive Verhaltensweisen auftreten.
(D) Frustration kann zu depressiven Reaktionen führen.
(E) In Folge von Frustrationen kann es zu einer Änderung im Problemlöseverhalten kommen.

3.3.32

Furcht ist eine

(A) Realangst.
(B) Ängstlichkeit.
(C) Phobie.
(D) leichte Angstneurose.
(E) bewußte Vermeidungsstrategie.

3.3.33

Welche Reaktion (nach Kübler-Ross) ist bei Sterbenden im allgemeinen zu Beginn ihrer Auseinandersetzung mit dem Tod zu beobachten?

(A) Aufbegehren gegen das Schicksal
(B) Abschied-nehmen-wollen
(C) Nicht-wahrnehmen-wollen
(D) Wut gegenüber den gesunden Anderen
(E) Sichfügen

3.3.34

Das Konzept der Selbstaufgabe (giving up) umfaßt nach Engel und Schmale ein differenziertes Muster von Gefühlen. Das Gefühl der Hoffnungslosigkeit ist in diesem Konzept Bestandteil der Selbstaufgabe eines Patienten,
weil
nach diesem Konzept ein Patient, der sich hoffnungslos fühlt, andere für seine Lage verantwortlich macht.

3.3.35

Welche Sexualstörungen können sowohl beim Mann als auch bei der Frau eintreten?

(1) Libidostörungen
(2) Orgasmusstörungen
(3) Störungen in der sexuellen Erregungsphase
(4) schmerzhafte Mißempfindungen während oder nach dem Koitus

(A) nur 1 ist richtig
(B) nur 2 ist richtig
(C) nur 1 und 3 sind richtig
(D) nur 1, 2 und 3 sind richtig
(E) 1 – 4 = alle sind richtig

3.3.36

In der Expositionsbehandlung nach aufgetretener Angstattacke soll möglichst rasch die angsterregende Situation wieder aufgesucht werden,
weil
ängstliche Individuen dazu neigen, Vermeidungsstrategien zu entwickeln, die die Aufrechterhaltung von Angst begünstigen.

3.3.37
Welche Aussage trifft **nicht** zu?
Erlernte Hilflosigkeit

(A) entsteht aus wiederholter Erfahrung der Kontingenz von Verhalten und Konsequenzen.
(B) ist ein Konzept, das im Mittelpunkt einer gleichnamigen Theorie der Depressionsgenese steht.
(C) entsteht aus der wiederholten Erfahrung, daß die Konsequenzen des eigenen Verhaltens nicht kontrollierbar sind.
(D) besteht in der Erwartung, daß eine Konsequenz von den eigenen willentlichen Reaktionen unabhängig ist.
(E) senkt die Motivation, Kontrolle über aversive Ereignisse ausüben zu wollen.

3.3.38
Scham

(1) ist eine Unlustreaktion, die häufig in Zusammenhang mit Verletzungen der Intimsphäre auftritt.
(2) ist eine der genuin menschlichen Emotionen.
(3) kann als Reaktionsbildung in Bezug auf den Wunsch, sich zu zeigen, verstanden werden.

(A) Keine der Aussagen 1 – 3 ist richtig.
(B) nur 1 ist richtig
(C) nur 1 und 2 sind richtig
(D) nur 1 und 3 sind richtig
(E) 1 – 3 = alle sind richtig

3.3.39
Negative Bewertungen der Homosexualität können entstehen aus:

(1) Feindseligkeit gegenüber Minderheiten
(2) Abwehr eigener homosexueller Empfindungen
(3) Verwerfung nichtreproduktiver Sexualität
(4) weltanschaulichen Vorstellungen über eine „normale" Sexualität

(A) nur 1 und 2 sind richtig
(B) nur 1 und 3 sind richtig
(C) nur 3 und 4 sind richtig
(D) nur 1, 3 und 4 sind richtig
(E) 1 – 4 = alle sind richtig

3.3.40
Die Angstreaktionen eines Patienten sind an ein konkretes Objekt bzw. an eine konkrete Situation gebunden, aber sie stehen objektiv in keinem angemessenen Verhältnis zur auslösenden Bedingung. Diese Konstellation wird am ehesten gekennzeichnet als

(A) Angstneurose.
(B) Ängstlichkeit (trait anxiety).
(C) Zustandsangst (state anxiety).
(D) Phobie.
(E) Panikattacke.

3.3.41
Welche der folgenden Bedingungen bzw. Verhaltensweisen unterstützen Angst oder erhalten sie aufrecht?

(1) Neuheit, Fremdheit (unbekannter Lärm, plötzliches Licht)
(2) Bedrohung (Gefahr, Einengung)
(3) Vermeidung (Absagen von Prüfungen, Flucht vor Tieren)

(A) Keine der Antworten 1 – 3 ist richtig
(B) nur 2 ist richtig
(C) nur 1 und 2 sind richtig
(D) nur 2 und 3 sind richtig
(E) 1 – 3 = alle sind richtig

3.3.42   **3/87**
3.3.43   **3/87**
3.3.44   **3/87**

Ordnen Sie bitte jedem der Angstphänomene der Liste 1 die entsprechende Bezeichnung bzw. Definition (Liste 2) zu!

Liste 1
Realangst
Individuelle Angstbereitschaft
Objektbezogene neurotische Angstreaktion

Liste 2
(A) Angstüberflutung
(B) Phobie
(C) Ängstlichkeit im Sinne einer Persönlichkeitseigenschaft
(D) Verstärkungsreaktion nach Bestrafung
(E) Furcht in objektiv bedrohlicher Lage

4 Lernen und Gedächtnis

4.1 Gedächtnis

4.1.a 8/99
Ein gestürzter Motorradfahrer kann auf Nachfrage von Unfallzeugen, die ihm zur Hilfe eilen, sagen, wie er heißt und woher er kommt. Er kann sich jedoch nicht daran erinnern, wie es zu dem Unfall kam.
Diese Gedächtnisstörung läßt sich erklären als

(A) Aphasie
(B) Extinktion
(C) Perseveration
(D) retroaktive Hemmung
(E) retrograde Amnesie

4.1.1 3/99
Ein Jahr nach einem schweren Autounfall mit mehrwöchiger Bewußtlosigkeit und ärztlicher Diagnose eines schweren Schädelhirntraumas kommt der Patient zur neuropsychologischen Diagnostik.
Es wurde u.a. festgestellt, daß der Patient unfähig ist, bestimmte Gegenstände zu erkennen und zu benennen, obwohl er sie beschreiben konnte.
Wie nennt man diese Störung?

(A) Agnosie
(B) Amnesie
(C) Konfabulation
(D) motorische Aphasie
(E) Perseveration

4.1.2 8/98
Ein Patient mit einer Stirnhirnschädigung wird zunächst gebeten, einige Kreise zu zeichnen und erhält dann die Anweisung, mit Rechtecken fortzufahren. Der Patient, der die Anweisung verstanden hat und wiederholen kann, malt weiterhin Kreise.
Welche Beeinträchtigung liegt hier wahrscheinlich vor?

(A) Agnosie
(B) Amnesie
(C) negativer Transfer
(D) Perseveration
(E) proaktive Hemmung

4.1.3 3/98
Ein Student, der sich auf die Prüfung vorbereitet, arbeitet einige Lehrbuchkapitel durch und ist sich sicher, die wichtigsten Inhalte behalten zu haben. Nach Durcharbeiten des darauffolgenden Kapitels bemerkt er, daß er von den vorherigen Kapiteln bereits wichtige Inhalte wieder vergessen hat.

Welche Form der Beeinträchtigung der Erinnerungsfähigkeit liegt vor?

(A) anterograde Amnesie
(B) retrograde Amnesie
(C) proaktive Hemmung
(D) retroaktive Hemmung
(E) Verdrängung

4.1.4 3/97
Peter, sieben Jahre, stürzte mit dem Fahrrad, zog sich eine Platzwunde am Kopf zu und kam verwirrt nach Hause. Er wurde zur Untersuchung und Beobachtung in ein Krankenhaus aufgenommen. Als seine Großmutter ihn zwei Tage später besucht, möchte er am liebsten wieder nach Hause. Im Krankenhaus sei es zu langweilig. An den Unfallhergang kann er sich nicht mehr erinnern. Welche Gedächtnisstörung ist am wahrscheinlichsten?

(A) infantile Amnesie
(B) retrograde Amnesie
(C) negativer Transfer
(D) proaktive Hemmung
(E) Verdrängung

4.1.5　　　　　　　　　　　8/92

Ein neuer Lernstoff beeinträchtigt das Behalten eines zuvor gelernten Stoffes.
Diese Interferenz wird bezeichnet als

(A) proaktive Hemmung.
(B) retroaktive Hemmung.
(C) retrograde Amnesie.
(D) assoziative Hemmung.
(E) Zerfall von Gedächtnisspuren.

4.1.6　　　　　　　　　　　3/92

Wenn eine Person nach dem Erlernen von Vokabeln anschließend ähnlich lautende Vokabeln lernt und deshalb die neuen Vokabeln weniger gut behalten kann als die alten, dann ist dies

(A) eine Kontextspezifizierung.
(B) eine retroaktive Hemmung.
(C) anterograde Amnesie.
(D) eine proaktive Hemmung.
(E) eine Extinktion.

4.1.7　　　　　　　　　　　3/91

Proaktive Hemmung

(1) bezeichnet die Hemmung einer Reaktion durch eine andere, mit ihr inkompatible Reaktion (z.B. Hemmung einer Angstreaktion durch Entspannung).
(2) ist eine auf dem Prinzip der Interferenz beruhende Beeinträchtigung der Gedächtnisleistung.
(3) bezeichnet einen Gedächtnisausfall für Ereignisse, die unmittelbar auf einen Schock oder ein Hirntrauma folgen.
(4) ist dadurch charakterisiert, daß das Behalten eines Lerninhalts durch einen vorangegangenen Lernvorgang beeinträchtigt wird.

(A) nur 1 ist richtig
(B) nur 2 ist richtig
(C) nur 4 ist richtig
(D) nur 2 und 4 sind richtig
(E) nur 2, 3 und 4 sind richtig

4.2 Lernen

4.2.a　　　　　　　　　　　8/99

Tierexperimentelle Untersuchungen haben gezeigt, daß mit Hilfe intrazerebraler Belohnungsreize (Stimulierung bestimmter Areale im Hypothalamus) eine selektive Verlangsamung der Herzfrequenz erlernt werden kann.
Bei dem zugrunde liegenden Lernprozeß handelt es sich um

(A) Konditionierung höherer Ordnung
(B) positive Verstärkung
(C) Reizdiskrimination
(D) Reizgeneralisierung
(E) sekundäre Verstärkung

4.2.b　　　　　　　　　　　8/99

Für einen Patienten, der unter einer Phobie leidet, wird vom Therapeuten und Patienten gemeinsam eine abgestufte Abfolge zunehmend angstbesetzter Situationen erarbeitet. Später wird der Patient angeleitet, sich die einzelnen angstauslösenden Situationen vorzustellen, wobei mit der am wenigsten ängstigenden angefangen wird.
Diese Vorgehensweise ist charakteristisch für:

(A) kognitive Umstrukturierung
(B) paradoxe Intention
(C) Reizüberflutung
(D) Streßimpfung
(E) systematische Densensibilisierung

4.2.c　　　　　　　　　　　8/99

In einer psychiatrischen Klinik werden erwünschte Verhaltensweisen wie regelmäßige Medikamenteneinnahme oder Reduktion von aggressivem Verhalten mit Gutscheinen, die vom Pflegepersonal zugeteilt werden, belohnt. Die Gutscheine können für Privilegien wie Ausgang, Wochenendurlaub oder ähnliches eingelöst werden.
Auf welchem Lernprinzip basiert diese Interventionsstrategie?

(A) aversive Konditionierung
(B) Diskriminationslernen
(C) klassische Konditionierung
(D) Modellernen
(E) operante Konditionierung

4.2.d 8/99

Bei der Aufrechterhaltung neurotischer Beschwerden spielt oft Erwartungsangst eine entscheidende Rolle. Durch Meiden der ängstigenden Situation werden die Patienten daran gehindert, die Erfahrung zu machen, daß die befürchteten Konsequenzen nicht notwendig eintreten und daß die Ängste inadäquat sind.
Ein verhaltenstherapeutisches Vorgehen, das sich hier als besonders wirksam erwiesen hat, ist

(A) Aversionstherapie
(B) Biofeedback
(C) instrumentelles Konditionieren
(D) systematische Desensibilisierung
(E) Verstärkerentzug

4.2.e 8/99

Systematische Densensibilisierung, Psychoanalyse und Gesprächspsychotherapie sollen hinsichtlich ihrer Effektivität bei der Behandlung objektbezogener Phobien überprüft werden. Dazu werden phobische Patienten nach dem Zufallsprinzip in drei entsprechende Therapiegruppen aufgeteilt. Vor und nach der Behandlungsperiode wird gemessen, wie weit sich die Patienten dem phobischen Objekt zu nähern wagen.
Welche Aussage zu dieser Untersuchung trifft **nicht** zu?

(A) Das Ausmaß der Annäherung an das Objekt stellt die abhängige Variable dar
(B) Die Kriterien eines Experiments sind erfüllt
(C) Die Phobie ist als unabhängige Variable aufzufassen
(D) Es ist eine Operationalisierung des Ausmaßes der Phobie erfolgt
(E) Es wurde eine Randomisierung durchgeführt

4.2.f 8/99

Welches Indikationsgebiet ist für eine Modifikation nach der Biofeedback-Methode **am wenigsten** geeignet?

(A) Bruxismus
(B) chronische Hautveränderungen
(C) erhöhter Muskeltonus
(D) Migräne
(E) Spannungskopfschmerz

4.2.1 3/99

In einem Lernexperiment wird ein konditionierter Reiz mit einem zweiten, neutralen Reiz gepaart dargeboten. Nach mehreren Durchgängen vermag der zweite Stimulus die konditionierte Reaktion auszulösen.
Dieser Vorgang entspricht einer

(A) Konditionierung höherer Ordnung
(B) operanten Verstärkung
(C) Orientierungsreaktion
(D) Reizdiskriminierung
(E) Reizgeneralisierung

4.2.2 3/99

Die Eltern eines Vorschulkindes halten ihr Kind zum regelmäßigen Zähneputzen an, indem sie eine schmerzhafte Behandlung beim Zahnarzt in Erinnerung rufen, wenn das Kind das Zähneputzen vergißt.
Auf welche Weise lernt das Kind, seine Zähne regelmäßig zu putzen?

(A) durch Bestrafung
(B) durch Identifikation
(C) durch positive Verstärkung
(D) durch sekundäre Verstärkung
(E) durch Vermeidung negativer Konsequenzen

4.2.3 3/99

Manche Eltern sind überzeugt, daß sie die Lernmotivation ihres Schulkindes durch finanzielle Zuwendungen bzw. Abzug vom Taschengeld verbessern können. Nach welchem Lernprinzip handeln sie?

(A) klassische Konditionierung
(B) Lernen durch Eigensteuerung
(C) Lernen am Modell
(D) operante Konditionierung
(E) stellvertretende Verstärkung

4.2.4 3/99

Eine Person mit Angst vor Menschenansammlungen begibt sich innerhalb der Therapie in ein überfülltes Kaufhaus und verläßt dieses erst nach einer Abschwächung der Angstreaktion.
Um welche verhaltenstherapeutische Behandlungsmethode handelt es sich?

(A) Biofeedback
(B) kognitive Therapie
(C) Modell-Lernen
(D) Reizüberflutung
(E) systematische Desensibilierung

4.2.5 3/99

In welchem der nachstehenden Fälle handelt es sich **nicht** um ein Beispiel für die Anwendung der Biofeedback-Methode?

(A) Ein anhaltender Summton schaltet sich in dem Augenblick ab, wenn der Blutdruck der Versuchsperson unter einen definierten Grenzwert absinkt.
(B) Ein Pulsmeßgerät wird an einen Computer angeschlossen, und die Versuchsperson trainiert, durch willkürliche Veränderung der Pulsfrequenz, Einfluß auf die Bewegung eines Objekts auf dem Bildschirm zu nehmen.
(C) Eine Epilepsie-Patientin lernt, durch Kontrolle des Alpha-Rhythmus (mit Hilfe des EEG) ihre Krampfpotentiale zu unterdrücken.
(D) Im Rahmen einer Behandlung des Spannungskopfschmerzes lernt der Patient die willentliche Entspannung von Muskelgruppen unter Einsatz des EMG.
(E) In einem Lernexperiment erhält die Versuchsperson für jede falsche Antwort einen milden, aber unangenehmen Elektroschock.

4.2.6 3/99

Zu den nicht-assoziativen Formen des Lernens zählen:

(1) Sensitivierung
(2) Habituation
(3) Modell-Lernen
(4) Lernen am Erfolg

(A) nur 1 und 2 sind richtig
(B) nu 1 und 4 sind richtig
(C) nur 2 und 3 sind richtig
(D) nur 2 und 4 sind richtig
(E) nur 3 und 4 sind richtig

4.2.7 8/98

Die Stabilität (Löschungsresistenz) von abergläubischem Verhalten kann lerntheoretisch erklärt werden durch

(A) verbale Konditionierung
(B) Reizgeneralisierung
(C) kontinuierliche Verstärkung
(D) Reizdiskriminierung
(E) intermittierende Verstärkung

4.2.8 8/98

In einem Trainingsprogramm zum Abbau von aggressivem Verhalten bei Kindern werden in den Trainingsphasen nicht-aggressive Verhaltensweisen in Gruppen geübt. Dabei wird ein sogenanntes Token-Programm eingesetzt, bei dem die Kinder für erwünschte Verhaltensveränderungen Punkte erhalten. Gesammelte Punkte können in einen Preis (z.B. Kinobesuch) eingetauscht werden. Das Token-Programm basiert auf

(A) Diskriminationslernen
(B) klassischer Konditionierung
(C) Konditionierung höherer Ordnung
(D) Lernen am Modell
(E) operanter Konditionierung

4.2.9 8/98

Eine Wissenschaftlerin unternimmt Konditionierungsexperimente an Hunden. Nachdem sie häufiger gebissen wurde, entwickelt sie eine Aversion gegen Hunde. Ein Kollege erklärt ihr, daß er einen sehr lieben und völlig harmlosen Hund besitze. Er werde den Hund mitbringen. Sie könne ihn so lange streicheln, bis sich ihre Aversion abgeschwächt habe. Nachdem die Wissenschaftlerin häufiger den Kollegen mit dem Hund in seinem Labor aufgesucht hatte und nicht gebissen wurde, schwächte sich die Aversion trotzdem nicht ab. Stattdessen stellte sie fest, daß ihr der Kollege zunehmend unsympathisch wurde.
Die Abneigung gegen den Kollegen läßt sich lerntheoretisch erklären als

(A) Konditionierung höherer Ordnung
(B) Reaktionsgeneralisation
(C) Reizdiskrimination
(D) Reizgeneralisation
(E) Verhaltensformung (shaping und chaining)

4.2.10 8/98

Ein besonders ängstlicher 9jähriger Junge geht innerlich widerwillig, aber äußerlich folgsam in Begleitung seiner Mutter zum Zahnarzt. Als er im Warteraum eine Patientin mit schmerzverzerrtem Gesicht aus dem Arztzimmer kommen sieht, macht er seiner Mutter erst leise, dann immer erregter klar, daß er nicht behandlungsbereit ist. Ihr ist die Szene so peinlich, daß sie den Arztbesuch abbricht. Welches Element der Verhaltensgleichung SOR-KC (S = Stimulus, O = Organismus, R = Reaktion, K = Kontingenz, C = Konsequenz) nach Kanfer ist im Hinblick auf den Jungen **falsch** beschrieben?

(A) Die Anwesenheit der Mutter im Warteraum ist die Auslösebedingung für sein Problemverhalten (S).
(B) Seine allgemeine Ängstlichkeit fördert das Abwehrverhalten (O).
(C) Sein Problemverhalten drückt sich in lautem Protest aus (R).
(D) Er hat schon wiederholt die Erfahrung gemacht, daß die Mutter seinen öffentlichen Protest nicht erträgt und dann nachgibt (K).
(E) Das Verlassen der Zahnarztpraxis reduziert seine Angst und verstärkt das problematische Verhalten (C).

4.2.11 3/98

In einem Lernexperiment wird ein konditionierter Reiz zusammen mit einem zweiten neutralen Reiz dargeboten. Nach mehreren Durchgängen vermag dieser zweite Stimulus die konditionierte Reaktion auszulösen.

Um welchen Vorgang handelt es sich bei diesem Experiment?

(A) Konditionierung höherer Ordnung
(B) operante Verstärkung
(C) Reizgeneralisierung
(D) Stimuluskontrolle
(E) Verhaltensformung (shaping of behavior)

4.2.12 3/98

Welcher lerntheoretische Begriff beschreibt nach dem S-O-R-K-C-Modell (Verhaltensanalyse) die ablehnende Haltung eines Angehörigen eines Schmerzpatienten nach dessen andauerndem Klageverhalten?

(A) klassische Konditionierung
(B) Organismusvariable
(C) verbale Dekonditionierung
(D) Konsequenzen des Verhaltens
(E) Löschung

4.2.13

Nachdem ein Kind schmerzhafte Erfahrungen mit medizinischem Personal in weißen Kitteln gemacht hat, weigert es sich unter Anzeichen starker Ängste, in den Supermarkt zu gehen, weil das Personal dort ebenfalls weiße Kittel trägt.

Die Dauerhaftigkeit derartiger phobischer Ängste vor Situationen, die nicht bedrohlich sind, wird aus lerntheoretischer Sicht damit erklärt, daß

(A) das Vermeidungsverhalten infolge der damit verbundenen Angstreduktion positiv verstärkt wird
(B) das Vermeidungsverhalten infolge der damit verbundenen Angstreduktion negativ verstärkt wird
(C) Reaktionen auf sehr belastende Erfahrungen keiner Extinktion unterliegen
(D) ein negativer Transfer stattgefunden hat
(E) die Neubelebung der Ängste beim Anblick weißer Kittel die Angstreaktion auf den ursprünglich neutralen Reiz im Sinne einer klassischen Konditionierung verfestigt

4.2.14

Welche Aussage zu Konditionierungsprozessen trifft **nicht** zu?

(A) Verstärkerpläne beschreiben die Kontingenz zwischen Verhalten und Verstärkung.
(B) Beim Quotenplan wird jede Reaktion generell verstärkt.
(C) Abergläubisches Verhalten kann durch intermittierende Verstärkung erklärt werden.
(D) Bei der Reizgeneralisierung kann ein konditioniertes Verhalten auch durch Reize ausgelöst werden, die dem konditionierten Reiz ähnlich sind.
(E) Kontinuierliche Verstärkung führt rascher zum angestrebten Verhalten als intermittierende Verstärkung.

4.2.15

Welche Aussagen zur klassischen Konditionierung treffen zu?

(1) Allergische Reaktionen sind klassisch konditionierbar.
(2) Biofeedback zur Beeinflussung psychologischer Prozesse basiert auf der klassischen Konditionierung.
(3) Geschmacksabneigung ist klassisch konditionierbar.

(A) nur 2 ist richtig
(B) nur 1 und 2 sind richtig
(C) nur 1 und 3 sind richtig
(D) nur 2 und 3 sind richtig
(E) 1 – 3 = alle sind richtig

4.2.16

Ein Patient, der an chronischen Schmerzen leidet, gewöhnt sich eine Schonhaltung an, durch die die Schmerzempfindungen reduziert werden.

Die Beibehaltung dieser Schonhaltung ist aus lerntheoretischer Sicht zurückzuführen auf

(1) einen bedingten Reflex
(2) eine negative Verstärkung
(3) operantes Konditionieren
(4) eine Habituation

(A) nur 1 und 3 sind richtig
(B) nur 1 und 4 sind richtig
(C) nur 2 und 3 sind richtig
(D) nur 2 und 4 sind richtig
(E) nur 3 und 4 sind richtig

4.2.17

Welche beiden Prozesse spielen bei Modellernen nach Bandura eine besondere Rolle?

(1) primäre Verstärkung
(2) Aquisition
(3) Prompting
(4) Verhaltensausführung (Performanz)
(5) Verhaltensformung (shaping of behavior)

(A) nur 1 und 2 sind richtig
(B) nur 1 und 3 sind richtig
(C) nur 2 und 4 sind richtig
(D) nur 3 und 5 sind richtig
(E) nur 4 und 5 sind richtig

4.2.18

In einem Tierexperiment wurde die Injektion einer immunsuppressiven Substanz mit der oralen Gabe einer süß schmeckenden Lösung (Saccharin) kombiniert. Bei erneuter Gabe der Saccharinlösung wurde eine verminderte Antikörperproduktion auf ein zuvor injiziertes Antigen festgestellt.
Nach diesem Experiment ist die Saccharinlösung

(A) Verstärker
(B) unkonditionierter Reiz
(C) neutraler Reiz
(D) konditionierter Reiz
(E) diskriminativer Stimulus

4.2.19

Die Extinktion einer klassisch konditionierten Furcht wird, dem Prinzip des klassischen Konditionierens entsprechend, verhindert durch

(A) Bestrafung
(B) Gegenkonditionierung
(C) primäre Verstärkung
(D) Stimuluskontrolle
(E) wiederholte, gleichzeitige Paarung des unkonditionierten mit dem konditionierten Reiz

4.2.20

Einem alkoholkranken Patienten wurde (mit Einwilligung) sein gewohntes alkoholisches Getränk zusammen mit einem starken Emetikum verabreicht, was Übelkeit und Erbrechen zur Folge hatte. Nach mehrfacher, kontrollierter Wiederholung dieses Vorgangs genügte bereits der Anblick eines alkoholischen Getränks, um Brechreiz auszulösen.

Auf welchem der nachfolgenden Prinzipien basiert dieser Versuch einer Behandlung des Alkoholismus?

(A) klassische Konditionierung
(B) Löschung (Extinktion)
(C) Modell-Lernen
(D) operante Konditionierung
(E) Reizüberflutung

4.2.21

Das Verhaltensmodell von Kanfer („SORKC") umfaßt fünf Bestimmungsstücke als Grundlage eines Lernvorganges.
Welches ist **falsch** beschrieben?

(A) S (Stimulus) bezeichnet die äußere oder innere Reizsituation.
(B) O (Organismus) bezeichnet die individuellen biologischen und lerngeschichtlichen Ausgangsbedingungen.
(C) R (Reaktion) bezeichnet das beobachtbare Antwortverhalten.
(D) K (Kontingenz) bezeichnet den zeitlichen Abstand zwischen S und R.
(E) C (Konsequenz) bezieht sich auf die Abhängigkeit des Verhaltens von Erfolg und Mißerfolg.

4.2.22
4.2.23

Die Blasen- und Darmkontrolle eines Kleinkindes kann als bedingter Reflex beschrieben werden. Ordnen Sie den Vorgängen der Liste 1 die zugehörigen Mechanismen der Liste 2 zu!

Liste 1
Harn- und Stuhldrang
Kontrolle der Blasen- und Darmentleerung

Liste 2
(A) unbedingte Reaktion
(B) bedingte Reaktion
(C) Verstärkung
(D) unbedingter Reiz
(E) bedingter Reiz

4.2.24

Welche Aussagen über das Modell-Lernen treffen zu?

(1) Stellvertretende Verstärkung der Modellpersonen begünstigt den Lernprozeß.
(2) Eine positive Beziehung zur Modellperson ist eine notwendige Voraussetzung des Modell-Lernens.
(3) Beim Modell-Lernen muß die Modellperson direkt beobachtbar sein.

(A) nur 1 ist richtig
(B) nur 2 ist richtig
(C) nur 3 ist richtig
(D) nur 1 und 2 sind richtig
(E) nur 2 und 3 sind richtig

4.2.25

Sowohl beim klassischen als auch beim operanten Konditionieren kann eine Verhaltensänderung erfolgen durch:

(1) Extinktion
(2) Internalisation
(3) Reizdiskrimination
(4) Reizgeneralisation
(5) Verhaltensformung (shaping)

(A) nur 1, 2 und 4 sind richtig
(B) nur 1, 2 und 5 sind richtig
(C) nur 1, 3 und 4 sind richtig
(D) nur 1, 4 und 5 sind richtig
(E) nur 2, 3 und 4 sind richtig

4.2.26

Die Extinktion einer klassisch konditionierten Furcht wird begünstigt durch:

(A) Flucht- oder Vermeidungsverhalten
(B) erneute Konfrontation mit dem unkonditionierten Stimulus
(C) Änderung der Verstärkungskontingenzen
(D) Bestrafung
(E) Aufhebung der Koppelung von konditioniertem und unkonditioniertem Stimulus

4.2.27

Ein dreijähriges Kind, das sich in der Praxis zunächst unauffällig verhält, bekommt eine schmerzhafte Spritze. Es beginnt heftig zu weinen und den Arzt von sich zu stoßen. Eine Woche später schreit es bereits unmittelbar, nachdem es das Behandlungszimmer des Arztes betritt, laut los. Lerntheoretisch läßt sich das Verhalten des Kindes erklären durch:

(A) klassische Konditionierung
(B) operante Konditionierung
(C) Lernen am Modell
(D) negative Verstärkung
(E) Prägung

4.2.28

Ein Schmerzpatient berichtet:
„In der Klinik sollte ich dann lernen, die Schläfenschlagader eng zu stellen. Sie haben mir eine Art Sensor an der Schläfe angelegt. Auf dem Bildschirm sah man dann die Schlagader als Balken. Ich mußte versuchen, den Balken schmäler zu machen. Das hat schließlich auch funktioniert, wenn ich mir vorgestellt habe, durch einen ganz engen Tunnel zu fahren."
Welches Verfahren wurde hier angewendet?

(A) autogenes Training
(B) Biofeedback
(C) Propriozeptionstraining
(D) Selbstinstruktionstraining
(E) Sensitivitätstraining

4.2.29

Eine junge Frau, die jedesmal bei Begegnung mit Hunden in panische Angst verfällt, begibt sich in Therapie. Sie wird trainiert, sich in einen Zustand angenehmer Entspannung zu versetzen. In diesem Zustand soll sie sich dann nach Anweisung des Therapeuten angstauslösende Situationen vorstellen, wobei in den Sitzungen mit der am wenigsten angstbesetzten Situation begonnen wird. Um welches therapeutische Verfahren handelt es sich?

(A) Aversionstherapie
(B) Diskriminationstraining
(C) kognitive Umstrukturierung
(D) Reizüberflutung
(E) systematische Desensibilisierung

4.2.30 3/97

Das Prinzip der „reziproken Hemmung" (J. Wolpe)

(1) behindert das Einprägen von Lernmaterial.
(2) begründet einen verhaltenstherapeutischen Behandlungsansatz.
(3) wird zur Angstreduktion genutzt.
(4) erklärt soziales Meidungsverhalten.

(A) nur 1 und 2 sind richtig
(B) nur 1 und 3 sind richtig
(C) nur 2 und 3 sind richtig
(D) nur 2 und 4 sind richtig
(E) nur 3 und 4 sind richtig

4.2.31 8/96

Eine Bestrafung bezeichnet man in der Lernpsychologie häufig auch als negative Verstärkung,
weil
die negative Verstärkung die Auftretenswahrscheinlichkeit unerwünschter Verhaltensweisen mindert.

4.2.32 8/96

Bei phobischen Ängsten sind die verhaltenstherapeutischen Methoden der Desensibilisierung und Reizüberflutung in der Regel ungeeignet,
weil
phobische Ängste alsbald einer Extinktion unterliegen, wenn die Konfrontation mit der angstauslösenden Situation vermieden wird.

4.2.33 8/96

Welche Angaben über das Biofeedback treffen zu?

(1) Es erfolgt unter Zuhilfenahme von Apparaturen, die Veränderungen körperlicher Prozesse mittels visueller oder auditiver Signale darstellen.
(2) Es wird zur Rückmeldung der Muskelaktivität in der Schmerztherapie eingesetzt.
(3) Es wird zur Rückmeldung der Muskelaktivität bei Entspannungsverfahren eingesetzt.
(4) Es eignet sich für die gezielte Veränderung hirnelektrischer Aktivitäten.

(A) nur 4 ist richtig
(B) nur 1 und 3 sind richtig
(C) nur 2 und 4 sind richtig
(D) nur 1, 2 und 3 sind richtig
(E) 1 – 4 = alle sind richtig

4.2.34 W! 8/96

Welche der folgenden Komponenten ist **nicht** Teil einer verhaltenstherapeutischen Diagnostik?

(A) die Analyse einer Motivierung zur Verhaltensänderung
(B) die Definition des Zielverhaltens
(C) die Beobachtung des zu verändernden Verhaltens
(D) der Nachweis des intrapsychischen Konflikts, der die Ursache des zu verändernden Verhaltens ist
(E) die Prüfung der Konsequenzen, die die Verhaltensänderung nach sich zieht

4.2.35 8/96

Wenn ein zunächst neuartiger Reiz nach mehrfacher Darbietung schließlich keine Reaktion mehr auslöst, so bezeichnet man das als

(A) Adaptation.
(B) Assimilation.
(C) Habituation.
(D) Konditionierung.
(E) Extinktion.

4.2.36 3/96

Sowohl bei der klassischen als auch bei der operanten Konditionierung können auftreten:

(1) Reizgeneralisation
(2) Reizdiskrimination
(3) Extinktion

(A) nur 1 ist richtig
(B) nur 2 ist richtig
(C) nur 1 und 2 sind richtig
(D) nur 2 und 3 sind richtig
(E) 1 – 3 = alle sind richtig

4.2.37 3/96
Das Lernen durch Beobachtung (Modell-Lernen) ist abhängig von

(1) der Attraktivität des Modells.
(2) der Erfolgs- und Wirksamkeitserwartung des Lernenden.
(3) den Konsequenzen, die das beobachtete Verhalten in der Umgebung zur Folge hat.
(4) der psychophysischen Aktivierung des Beobachters.

(A) nur 2 ist richtig
(B) nur 1 und 2 sind richtig
(C) nur 1 und 3 sind richtig
(D) nur 1, 2 und 4 sind richtig
(E) 1 – 4 = alle sind richtig

4.2.38 W! 3/96
Bei einem Säugling führt ein Training der Blasenkontrolle (operantes Konditionieren) in der Regel nicht zum Erfolg,
weil
Konditionieren beim Säugling noch nicht möglich ist.

4.2.39 3/96
Die Stabilität und die Steigerung von Phobien sind aus lerntheoretischer Sicht durch Vermeidungverhalten erklärbar,
weil
Vermeidungs- oder Fluchtverhalten durch Reduktion der ängstlichen Erregung negativ verstärkt wird.

4.2.40 3/96
Zu den Grundannahmen sozialkognitiver Lerntheorien gehört **nicht**, daß

(A) das Verhalten von Menschen aus frühkindlich geprägten Persönlichkeitsmerkmalen zu erklären ist.
(B) Verhaltensänderungen eine Folge einer Interaktion von Mensch und Umwelt sind.
(C) das gegenwärtige Verhalten eines Individuums als Endprodukt der Erfahrungen, die es in seiner Vergangenheit gemacht hat, betrachtet wird.
(D) die neuen Erfahrungen eines Individuums in seinen Erfahrungsschatz integriert werden
(E) das Individuum positive Verstärker aktiv und zielorientiert aufsucht.

4.2.41 3/96
Welcher Verstärkungsplan führt zu dem stabilsten Lernerfolg?

(A) kontinuierliche Verstärkung
(B) fixierter Quotenplan
(C) fixierter Intervallplan
(D) Kombination zwischen fixiertem Quoten- und fixiertem Intervallplan
(E) variabler Intervallplan

4.2.42 3/96
In einem Tierexperiment wurde die Injektion einer immunsuppressiven Substanz mit der oralen Gabe einer süß schmeckenden Lösung (Saccharin) kombiniert. Bei erneuter Gabe der Saccharinlösung wurde eine verminderte Antikörperproduktion auf ein zuvor injiziertes Antigen festgestellt. Nach diesem Experiment ist die Saccharinlösung

(A) Verstärker.
(B) unkonditionierter Reiz.
(C) neutraler Reiz.
(D) konditionierter Reiz.
(E) diskriminativer Stimulus.

4.2.43 3/96
Welche Aussage über Verstärker und Verstärkung trifft **nicht** zu?

(A) Primäre Verstärker sind Reize, die elementare Bedürfnisse befriedigen.

(B) Sekundäre Verstärker sind Reize, die durch eine konditionierte Beziehung mit primären Verstärkern ihre verhaltenssteuernde Wirkung erhalten.
(C) Sekundäre Verstärkung erfolgt durch kurzzeitigen Entzug eines dauerhaft aversiven Reizes.
(D) Die verstärkende Wirkung von Reizen hängt von ihrer subjektiven Valenz ab.
(E) Die verstärkende Wirkung von Reizen hängt von der zeitlichen und räumlichen Beziehung zwischen Reaktion und Konsequenz ab.

4.2.44

Bei der verhaltenstherapeutischen Behandlung einer Agoraphobie (Platzangst) kommen u.a. die Methoden der systematischen Desensibilisierung und der Reizüberflutung zur Anwendung.
Welche Aussagen zu diesen Methoden treffen zu?

(1) Die systematische Desensibilisierung geht von der Erkenntnis aus, daß Entspannung und Angst nicht miteinander vereinbar sind.
(2) Die Reizüberflutung geht davon aus, daß sich die physiologischen Angstreaktionen erschöpfen müssen, um die Angst zu überwinden.
(3) Beide Therapieformen basieren auf der Erkenntnis, daß Angstvermeidung die effektivste Methode zur Behandlung von Phobien ist.
(4) Bei beiden Methoden wird eine zuvor erstellte Angsthierarchie übungstherapeutisch „abgearbeitet".

(A) nur 1 ist richtig
(B) nur 3 ist richtig
(C) nur 1 und 2 sind richtig
(D) nur 1 und 3 sind richtig
(E) nur 2 und 4 sind richtig

4.2.45

Ein diagnostisches Verfahren der Verhaltenstherapie ist die Verhaltensanalyse.
In der Verhaltensanalyse wird – der Lerntheorie folgend – gefragt nach:

(1) auslösenden Stimuli für Verhalten
(2) organismischen Bedingungen für Verhalten
(3) psychodynamischen Ursachen von Verhalten
(4) verstärkenden Konsequenzen für Verhalten
(5) Kontingenzen zwischen auslösenden Stimuli und Verhalten

(A) nur 2 und 4 sind richtig
(B) nur 1, 3 und 5 sind richtig
(C) nur 1, 2, 4 und 5 sind richtig
(D) nur 1, 3, 4 und 5 sind richtig
(E) 1 – 5 = alle sind richtig

4.2.46

Im Rahmen eines operanten Therapieprogramms wird das Klagen des Patienten über Schmerzen nicht beachtet, wohl aber bekommt der Patient Zuwendung, wenn er die im Therapieplan vorgesehenen Aktivitäten ausführt.
Den Prinzipien des Lernens am Erfolg entsprechend wird das Schmerzverhalten des Patienten hierdurch

(A) negativ verstärkt.
(B) gelöscht.
(C) bestraft.
(D) positiv verstärkt.
(E) umstrukturiert.

4.2.47

Welcher Verstärkerplan ist am besten geeignet, eine rasche und dauerhafte Verhaltensänderung zu bewirken?

(A) eine ausschließlich kontinuierliche Verstärkung
(B) eine ausschließlich intermittierende Verstärkung
(C) zuerst intermittierende, dann kontinuierliche Verstärkung
(D) zuerst kontinuierliche, dann intermittierende Verstärkung
(E) Keine der Aussagen (A) – (D) trifft zu.

4.2.48   8/95

Die Bereitschaft zur Befolgung ärztlicher Anweisungen (compliance) wird aus lerntheoretischer Sicht durch Konditionierungsvorgänge beeinflußt. Negative Verstärkung der compliance kann erfolgen durch:

(A) Reduktion der krankheitsbedingten Beschwerden infolge der angeordneten Maßnahmen
(B) Minderung des sekundären Krankheitsgewinns
(C) Minderung des primären Krankheitsgewinns
(D) Entzug von ärztlicher Zuwendung bei mangelnder Kooperationsbereitschaft des Patienten
(E) Entzug sekundärer Verstärker

4.2.49   3/95

Der Umstand, daß ein Spieler, der in der Anfangsphase hin und wieder Gewinne erzielen konnte, auch dann nicht aufhören kann, nachdem er größere Verluste erlitten hat, läßt sich aus lerntheoretischer Sicht erklären als Folge von:

(A) negativem Transfer
(B) negativer Verstärkung
(C) Konditionierung höherer Ordnung
(D) Verhaltenskettenbildung
(E) intermittierender Verstärkung

4.2.50   3/95

Welche der folgenden Vorgehensweisen gehören zum Repertoire der Verhaltenstherapie?

(1) Reizüberflutung
(2) systematische Desensibilisierung
(3) Biofeedback
(4) Modell-Lernen

(A) nur 1 und 3 sind richtig
(B) nur 2 und 3 sind richtig
(C) nur 2 und 4 sind richtig
(D) nur 1, 2 und 3 sind richtig
(E) 1 – 4 = alle sind richtig

4.2.51   8/94

Welche Aussagen über Bestrafung treffen zu?

(1) Durch das Ausbleiben der unerwünschten Handlungen als Folge der Bestrafung wird der Strafende in seinem Verhalten verstärkt. Die Wahrscheinlichkeit zu strafen nimmt dadurch zu.
(2) Bestrafung kann bei Kindern mit Zuwendungsdefizit zu einer Zunahme der Wahrscheinlichkeit führen, das bestrafte Verhalten erneut zu zeigen.
(3) Werden Kinder körperlich gezüchtigt, steigt die Wahrscheinlichkeit, daß sie aufgrund der eigenen leidvollen Erfahrungen bereit sind, auf die Anwendung körperlicher Gewalt gegenüber anderen zu verzichten.
(4) Bestrafung ist nach der Theorie des operanten Lernens eine wirksame Methode zum schrittweisen Aufbau erwünschten Verhaltens (Verhaltensformung).

(A) nur 1 ist richtig
(B) nur 3 ist richtig
(C) nur 1 und 2 sind richtig
(D) nur 1 und 3 sind richtig
(E) nur 3 und 4 sind richtig

4.2.52   8/94

Von einer Konditionierung höherer Ordnung spricht man bei einer konditionierten Reaktion, die

(A) nach einer Pause im Prozeß der Extinktion als spontane Erholung auftritt.
(B) durch einen zweiten neutralen Reiz hervorgerufen wird, falls dieser neutrale Reiz mit dem konditionierten Reiz gekoppelt wird.
(C) aufgrund der Ähnlichkeit eines neutralen Reizes mit dem konditionierten Reiz auftritt.
(D) als Folge der Verstärkung einer konditionierten Reaktion auftritt.
(E) auf eine Reizdiskriminierung bei operanten Lernprozessen zurückzuführen ist.

4.2.53 8/94

Therapieerfolge durch Biofeedback können mit dem Prinzip der operanten Konditionierung erklärt werden,
weil
beim Biofeedback die Rückmeldung einer erfolgreichen Veränderung von Körperfunktionen einen positiven Verstärker für den Patienten darstellen kann.

4.2.54 3/94

Ein Patient begibt sich in Behandlung wegen seiner Spannungskopfschmerzen. Die Behandlungsmethode sieht folgendermaßen aus: Dem Patienten werden Elektroden am M. frontalis angebracht. Über ein Meßgerät wird die Muskelspannung gemessen. Die Höhe der Muskelspannung wird dann auf einem Fernsehbild in Form eines Balkens sichtbar gemacht. Der Patient bekommt die Aufgabe, den Balken zu verkleinern, wobei dies eine Verringerung seiner Muskelspannung bedeutet. Welches Verfahren wird hier angewendet?

(A) systematische Desensibilisierung
(B) Biofeedback
(C) Reizüberflutung (flooding)
(D) progressive Muskelentspannung nach Jacobson
(E) Gegenkonditionierung

4.2.55 3/94

Häufig dient die Bestrafung als Mittel zur Verhaltenskontrolle oder Verhaltensmodifikation. Welche unerwünschten Nebenwirkungen können dabei auftreten?

(1) Es kommt neben der Abschwächung des unerwünschten Verhaltens auch zu einer generellen Dämpfung des gesamten Aktivitätsbereichs, dem das Verhalten zuzuordnen ist („artefizielles Defizit").
(2) Die bestrafte Person neigt zur Nachahmung des Verhaltens der strafenden Person (Übernahme strafender Modelle).
(3) Der Bestrafte fühlt sich im Mittelpunkt der Aufmerksamkeit und neigt dazu, dieses Verhalten häufiger zu zeigen („Kritikfalle").

(4) Konstante Bestrafung verliert mit der Zeit ihre gezielte Wirkung (Strafreiz-Progression).

(A) nur 1 und 2 sind richtig
(B) nur 2 und 4 sind richtig
(C) nur 1, 2 und 4 sind richtig
(D) nur 1, 3 und 4 sind richtig
(E) 1 – 4 = alle sind richtig

4.2.56 3/94

Die Wirksamkeit eines Verstärkers hängt ab von

(1) der Regelmäßigkeit der Verstärkung.
(2) dem Motivationsniveau.
(3) dem zeitlichen Abstand zwischen Verhalten und Einsetzen des Verstärkers.

(A) nur 1 ist richtig
(B) nur 1 und 2 sind richtig
(C) nur 1 und 3 sind richtig
(D) nur 2 und 3 sind richtig
(E) 1 – 3 = alle sind richtig

4.2.57 3/94

Von negativer Verstärkung spricht man, wenn als Folge eines Verhaltens ein

(A) im allgemeinen als positiv erlebter Reiz negativ bewertet wird.
(B) als negativ erlebter Reiz einsetzt.
(C) als negativ erlebter Reiz aufhört.
(D) als positiv erlebter Reiz aufhört.
(E) im allgemeinen als negativ erlebter Reiz positiv bewertet wird.

4.2.58 3/94

Zu den reversiblen Formen der Verhaltensänderung wird **nicht** gerechnet?

(A) operante Konditionierung
(B) Lernen durch Einsicht
(C) Lernen am Modell
(D) Prägung
(E) klassische Konditionierung

4.2.59 8/93
Welche Aussage trifft **nicht** zu? Die verhaltenstherapeutische Methode der Reizüberflutung

(A) ist indiziert zur Behandlung extremer Angstreaktionen.
(B) soll so durchgeführt werden, daß ein Vermeidungsverhalten während der Therapie nicht auftreten kann.
(C) arbeitet mit der Darbietung intensiver Angststimuli.
(D) hat zum Ziel, konditionierte Angstreize und Angstreaktionen zu entkoppeln.
(E) findet ihre lerntheoretische Begründung im Prinzip des Modell-Lernens.

4.2.60 8/93
Welcher Begriff ist **nicht** Bestandteil der Verhaltensgleichung von Kanfer („SORKC")?

(A) Kontingenz
(B) Selbstkontrolle
(C) Stimulus
(D) Reaktion
(E) Konsequenz

4.2.61 3/93
Eine unter kontinuierlicher Verstärkung gelernte Verhaltensweise ist resistenter gegen Löschung als eine unter intermittierender Verstärkung gelernte,
weil
bei kontinuierlicher Verstärkung häufiger belohnt wird als bei intermittierender Verstärkung.

4.2.62 3/93
Kennzeichnend für unregelmäßige Verstärkung im Unterschied zu kontinuierlicher Verstärkung bei sonst gleichen Bedingungen ist

(A) der schnellere Erwerb einer Verhaltensweise.
(B) ein länger anhaltender Lernerfolg.
(C) eine Tendenz zur Reizgeneralisation.
(D) das Auftreten von „abergläubischem Verhalten".
(E) die Entstehung experimentell erzeugter Konflikte.

4.2.63 3/93
Wenn ein Kind die Hand von einem heißen Gegenstand bei der Berührung ruckartig zurückzieht, handelt es sich um

(1) eine Übersprungshandlung.
(2) eine bedingte Reaktion.
(3) konditioniertes Verhalten.
(4) eine unbedingte Reaktion.

(A) nur 2 ist richtig
(B) nur 4 ist richtig
(C) nur 1 und 2 sind richtig
(D) nur 1 und 3 sind richtig
(E) nur 2 und 3 sind richtig

4.2.64 3/93
Verhaltensforschung durch schrittweise Annäherung (shaping of behavior)

(1) beruht auf dem Prinzip der operanten Konditionierung.
(2) dient dem Erlernen von Verhaltenssequenzen.
(3) setzt ein Lernen am Modell voraus.

(A) nur 1 ist richtig
(B) nur 1 und 2 sind richtig
(C) nur 1 und 3 sind richtig
(D) nur 2 und 3 sind richtig
(E) 1 – 3 = alle sind richtig

4.2.65 3/93
4.2.66 3/93
Eine Mutter stellt fest, daß ihre 4jährige Tochter plötzlich stottert, obgleich sie früher fließend gesprochen hat. Dieses Verhalten tritt ausschließlich in solchen Situationen auf, in denen das Kind sehr aufgeregt ist.
Ordnen Sie den Verhaltensweisen der Liste 1 lernpsychologische Prinzipien der Liste 2 zu!

Liste 1
Die Mutter „überhört" bewußt das Stottern. Jedesmal, wenn die Tochter aufgeregt ist und dennoch fließend spricht, wird sie gelobt und bekommt einen Bonbon.

Liste 2
(A) Übung
(B) Löschung/Extinktion
(C) Interferenz
(D) Verstärkung
(E) Operationalisierung

(C) nur 1 und 2 sind richtig
(D) nur 2 und 3 sind richtig
(E) nur 3 und 4 sind richtig

4.2.67

Strafe (z.B. Tadel durch einen Lehrer) vor einer Gruppe kann bei der bestraften Person (z.B. einem Schüler) eine der Intention des Bestrafenden entgegengesetzte Wirkung hervorrufen,
weil
Strafe Zuwendung und positive Verstärkung bedeuten kann, das bestrafte Verhalten erneut zu zeigen.

4.2.68

Tritt ein Verhalten als Folge einer Konsequenz häufiger auf, so kann es sich ausschließlich um eine positive Verstärkung gehandelt haben,
weil
nach der Theorie des operanten Konditionierens die Auftretenswahrscheinlichkeit eines Verhaltens durch positive Verstärkung erhöht wird.

4.2.69

Das Erlernen und die Löschung (Extinktion) eines Verhaltens sind abhängig von der Regelmäßigkeit der Verstärkung.
Regelmäßige Verstärkung jedes erwünschten Verhaltens bewirkt im Vergleich zu unregelmäßiger Verstärkung unter sonst gleichen Bedingungen

(1) schnelleren Lernzuwachs nach Aufhören der positiven Verstärkung.
(2) schnellere Extinktion nach Aufhören der positiven Verstärkung.
(3) schnelleren Lernzuwachs während der positiven Verstärkung.
(4) schnelleren Lernzuwachs nach Aufhören der negativen Verstärkung.

(A) nur 2 ist richtig
(B) nur 4 ist richtig

4.2.70

Eine negative Verstärkung erfolgt über

(A) Bestrafung unerwünschten Verhaltens.
(B) Wegfall einer Belohnung.
(C) Förderung von Verhaltensweisen, die negativ eingeschätzt werden.
(D) Gegenkonditionierung.
(E) Wegfall aversiver Reize.

4.2.71

Welches Verfahren der Verhaltensmodifikation kommt ohne physiologische Messungen **nicht** aus?

(A) systematische Desensibilisierung
(B) Biofeedback
(C) autogenes Training
(D) progressive Muskelentspannung
(E) Transaktionsanalyse

4.2.72

Beim operanten Konditionieren entsteht ein Lernerfolg nur durch positive Verstärkung,
weil
negative Verstärkung zu einer Verringerung der Auftretenswahrscheinlichkeit des betreffenden Verhaltens führt.

4.2.73

In der Expositionsbehandlung nach aufgetretener Angstattacke soll möglichst rasch die angsterregende Situation wieder aufgesucht werden,
weil
ängstliche Individuen dazu neigen, Vermeidungsstrategien zu entwickeln, die die Aufrechterhaltung von Angst begünstigen.

4.2.74 3/91

Einige Patienten reagieren auf den Blütenstaub von Rosen mit Asthmaanfällen. Wenn bei einem solchen Patienten bereits der Anblick einer künstlichen Rose einen Asthmaanfall provoziert, sind folgende lerntheoretische Interpretationen möglich:

(1) Der Blütenstaub kann als unbedingter Reiz betrachtet werden.
(2) Die künstliche Rose kann als unbedingter Reiz betrachtet werden.
(3) Der Blütenstaub verursacht eine bedingte Reaktion.
(4) Auf die künstliche Rose wird mit einer bedingten Reaktion geantwortet.

(A) nur 1 ist richtig
(B) nur 4 ist richtig
(C) nur 1 und 3 sind richtig
(D) nur 1 und 4 sind richtig
(E) nur 2 und 4 sind richtig

4.2.75 W! 3/90
4.2.76 W! 3/90
4.2.77 W! 3/90

Ordnen Sie den Vorgängen des operanten Konditionierens (Liste 1) den jeweils zutreffenden Begriff aus Liste 2 zu!

Liste 1
▶ Einsetzen einer angenehmen Konsequenz: Verhalten tritt häufiger auf
▶ Einsetzen einer unangenehmen Konsequenz: Verhalten tritt seltener auf; es bleibt ein „Rest" des unerwünschten Verhaltens.
▶ Aufhören eines Strafreizes durch Einführung eines neuen Verhaltens: das ursprüngliche Verhalten wird seltener, das neue Verhalten häufiger

Liste 2
(A) positive Verstärkung
(B) negative Verstärkung
(C) Löschung
(D) Bestrafung
(E) Habituation

4.2.78 8/88

Vermeidungslernen ist

(A) identisch mit Lernen von Fluchtreaktionen.
(B) die Löschungsgeschwindigkeit von Lernvorgängen.
(C) ein klassisch konditionierter Lernvorgang.
(D) eine Verhaltensänderung, die die Wahrscheinlichkeit von Belohnung herabsetzt.
(E) eine Verhaltensänderung, die die Wahrscheinlichkeit einer Bestrafung herabsetzt.

5 Persönlichkeit

5.1 Persönlichkeitsmodelle

5.1.a 8/99

Dem „klassischen IQ" und dem „Abweichungs-IQ" ist gemeinsam, daß

(A) die Abweichung des Intelligenzalters vom Lebensalter bestimmt wird
(B) die Leistung in Relation zur altersspezifischen Varianz gemessen wird
(C) sie auf eine altersbezogene Normierung Bezug nehmen
(D) sie auf Verhältnisskalen abgebildet werden
(E) von einer proportionalen Beziehung zwischen Intelligenzleistung und Lebensalter ausgegangen wird

5.1.b 8/99

Entsprechend dem Persönlichkeitsmodell von H.J. Eysenck trifft auf Menschen mit hohen Neurotizismuswerten **nicht** zu:

(A) Sie leiden häufiger an Ängsten als Menschen mit niedrigen Testwerten
(B) Sie neigen unter Streßbedingungen zur Entwicklung von Fehlanpassungen
(C) Sie sind empfindlicher gegenüber Schmerzen als Menschen mit niedrigen Testwerten
(D) Sie sind durch belastende Ereignisse leicht zu irritieren
(E) Unter ihnen findet man mehr Introvertierte als Extrovertierte

5.1.1 3/99

Eine Theorie der Intelligenz beschreibt 7 intellektuelle Primärfaktoren:
Umgang mit Zahlen, Sprachverständnis, Raumvorstellung, Gedächtnis, schlußfolgerndes Denken, Wortflüssigkeit, Auffassungsgeschwindigkeit.
Bei dieser Theorie handelt es sich um:

(A) Cattells Theorie der Intelligenzstruktur
(B) Generalfaktorentheorie (Spearman)
(C) Intelligenzmodell nach Guilford
(D) Intelligenzmodell nach Jäger
(E) Multiple Faktorentheorie (Thurstone)

5.1.2 3/99

In der Persönlichkeitsforschung heißt die theoretische Auffassung, die davon ausgeht, daß individuelle Differenzen im Verhalten und Erleben sowohl auf persönliche Eigenschaften als auch auf aktuale Umfeldeinflüsse zurückzuführen seien:

(A) Aktionismus
(B) Individualismus
(C) Interaktionismus
(D) Prädispositionismus
(E) Situationismus

5.1.3 8/98

Es wurde ein Verhaltensmuster bekannt, das wie folgt charakterisiert werden kann: Hastige Sprechweise, selbstgesetzter Zeitdruck, Ungeduld, erhöhtes Kontrollbedürfnis vor allem in Konkurrenzsituationen, Irritierbarkeit und erhöhtes Potential für Feindseligkeit und Ärger. Diese Beschreibung trifft am besten zu auf

(A) das Konstrukt Extraversion (Eysenck)
(B) das Typ-A-Verhalten (Friedman und Rosenman)
(C) den analen Charakter (im Sinne der Psychoanalyse)
(D) den Typus des Repressors (im Sinne des Sensitizer/Repressor-Konzepts)
(E) die autoritäre Persönlichkeit (Adorno)

5.1.4   8/98
Welche Aussagen zum Über-Ich sind dem Strukturmodell der Psychoanalyse zufolge zutreffend?

(1) Das Über-Ich enthält vorbewußte Anteile
(2) Das Über-Ich kann zur Quelle unbewußter Selbstbestrafungstendenzen werden.
(3) Das Über-Ich enthält die internalisierten Moralvorstellungen und Normen der Eltern
(4) Das Über-Ich erzeugt Angst-Abwehrmechanismen zur Verdrängung unerwünschter Triebimpulse

(A) nur 4 ist richtig
(B) nur 1 und 3 sind richtig
(C) nur 1 und 4 sind richtig
(D) nur 1, 2 und 3 sind richtig
(E) nur 2, 3 und 4 sind richtig

5.1.5   3/98
Der Instanz des „Ich" sind nach psychoanalytischer Theorie zuzuordnen:

(1) internalisierte Normen der Primärgruppe
(2) Abwehrmechanismen
(3) Primärprozesse
(4) Wahrnehmung der inneren Realität

(A) nur 1 ist richtig
(B) nur 2 ist richtig
(C) nur 4 ist richtig
(D) nur 1 und 3 sind richtig
(E) nur 2 und 4 sind richtig

5.1.6   W!   3/98
Eysenck konnte folgende Grunddimensionen der Persönlichkeit auf faktorenanalytischem Wege gewinnen:

(1) emotionale Stabilität versus emotionale Labilität
(2) Realismus versus Psychotizismus
(3) Zyklothymie versus Schizothymie
(4) Extraversion versus Introversion

(A) nur 3 ist richtig
(B) nur 1 und 2 sind richtig
(C) nur 1, 2 und 4 sind richtig
(D) nur 1, 3 und 4 sind richtig
(E) 1 – 4 = alle sind richtig

5.1.7   8/97
Ein Psychoanalytiker stellt im diagnostischen Gespräch bei einem Patienten besondere Ausprägungen in den folgenden Persönlichkeitszügen fest: fordernde Haltung, Empfindlichkeit, leichte Irritierbarkeit. Außerdem beschreibt sich der Patient als starker Raucher.
Welchem Charaktertypus sind diese Persönlichkeitszüge zuzuordnen?

(A) der analen Persönlichkeit
(B) der genitalen Persönlichkeit
(C) der hysterischen Persönlichkeit
(D) der oralen Persönlichkeit
(E) der phallischen Persönlichkeit

5.1.8   8/97
Das Modell der Persönlichkeit nach Eysenck basiert auf folgenden bipolaren Persönlichkeitsdimensionen:

(A) gehemmt vs. reizbar und emotional labil vs. stabil
(B) aktiv vs. passiv und gehemmt vs. offen
(C) manisch vs. depressiv und extravertiert vs. introvertiert
(D) extravertiert vs. introvertiert und emotional labil vs. stabil
(E) aktiv vs. passiv und extravertiert vs. introvertiert

5.1.9   3/97
Das Zweifaktorenmodell der menschlichen Intelligenz setzt sich aus einem Generalfaktor und aus mehreren spezifischen Faktoren zusammen,
weil
bei der Intelligenz zwischen dem hypothetischen Konstrukt und der beobachtbaren Intelligenzleistung zu unterscheiden ist.

5.1.10   3/97
Ein Intelligenzquotient (Abweichungs-IQ) ist

(1) ein Maß für das maximale intellektuelle Leistungsvermögen.

(2) ein Kennwert für die aktuelle geistige Leistungsfähigkeit.
(3) eine Maßzahl für die relative Position eines Individuums in seiner Altersgruppe.

(A) nur 1 ist richtig
(B) nur 2 ist richtig
(C) nur 3 ist richtig
(D) nur 2 und 3 sind richtig
(E) 1 – 3 = alle sind richtig

5.1.11 3/97
Welche Aussagen über Persönlichkeitsmodelle treffen zu?

(1) Persönlichkeitsmodelle beziehen sich entweder auf angeborene oder auf erworbene Verhaltensdispositionen.
(2) Statistische Persönlichkeitsmodelle setzen die Existenz überdauernder Verhaltensdispositionen voraus.
(3) Statistische Persönlichkeitsmodelle erklären die Formung von Persönlichkeitsstrukturen durch das Reiz-Reaktions-Schema.

(A) nur 1 ist richtig
(B) nur 2 ist richtig
(C) nur 3 ist richtig
(D) nur 1 und 2 sind richtig
(E) nur 1 und 3 sind richtig

5.1.12 8/96
Welche Aussagen über das „Es" sind dem Strukturmodell der Psychoanalyse zufolge richtig?

(1) Das „Es" ist das Reservoir unkoordinierter Triebregungen.
(2) Das „Es" entwickelt sich in der phallischen Phase der psychosexuellen Entwicklung.
(3) Das „Es" entwickelt Abwehrmechanismen gegen die Anforderungen des „Über-Ich".
(4) Die Inhalte des „Es" sind unbewußt.

(A) nur 1 ist richtig
(B) nur 3 ist richtig
(C) nur 1 und 4 sind richtig
(D) nur 2, 3 und 4 sind richtig
(E) 1 – 4 = alle sind richtig

5.1.13 8/96
Welche Aussagen zum Über-Ich sind dem Strukturmodell der Psychoanalyse zufolge zutreffend?

(1) Das Über-Ich enthält vorbewußte Anteile.
(2) Das Über-Ich kann zur Quelle unbewußter Selbstbestrafungstendenzen werden.
(3) Das Über-Ich enthält die internalisierten Moralvorstellungen und Normen der Eltern.
(4) Das Über-Ich erzeugt Angst-Abwehrmechanismen zur Verdrängung unerwünschter Triebimpulse.

(A) nur 4 ist richtig
(B) nur 1 und 3 sind richtig
(C) nur 1 und 4 sind richtig
(D) nur 1, 2 und 3 sind richtig
(E) nur 2, 3 und 4 sind richtig

5.1.14 8/96
In der Psychoanalyse wird als Behandlungsziel postuliert:

(1) Stärkung des Ich
(2) Stärkung des Über-Ich
(3) Reduzierung der unbewußten Anteile der Persönlichkeit

(A) nur 1 ist richtig
(B) nur 2 ist richtig
(C) nur 1 und 3 sind richtig
(D) nur 2 und 3 sind richtig
(E) 1 – 3 = alle sind richtig

5.1.15 8/96
Personen unterschiedlichen Alters mit gleichen Testleistungen in einem Intelligenztest (HAWIE) haben den gleichen IQ,
weil
der Abweichungs-IQ (HAWIE) eine Maßzahl für die relative Position eines Individuums in seiner Altersgruppe darstellt.

5.3.16

Ein Patient erzielt in einem Intelligenztest einen Prozentrang-Wert von 50. Das bedeutet, daß von 100 zufällig ausgewählten, vergleichbaren Personen etwa die Hälfte ein schlechteres oder gleich gutes Ergebnis erzielen würde. Der entsprechende Wert auf der IQ-Skala (HAWIE) lautet:

(A) 50
(B) 75
(C) 100
(D) 125
(E) 150

5.1.17

Der Situationismus stellt eine umweltorientierte Auffassung der Differentiellen Psychologie dar, **weil** der Situationismus individuelle Differenzen im Verhalten und Erleben sowohl auf persönliche Eigenschaften als auch auf aktuelle Umfeldeinflüsse zurückzuführen sucht.

5.1.18

Welche Aussagen über den Intelligenzquotienten (IQ in der Normierung entsprechend HAWIE bzw. HAWIK) treffen zu?

(1) Im Kindes- und Jugendalter steigt der IQ mit steigendem Lebensalter.
(2) Einem Wert von 100 auf der IQ-Skala entspricht ein Prozentrang von 50.
(3) Die Hälfte der Bevölkerung hat IQ-Werte zwischen 85 und 115.
(4) Personen unterschiedlichen Alters mit gleichen Testleistungen haben den gleichen IQ.

(A) nur 1 ist richtig
(B) nur 2 ist richtig
(C) nur 2 und 3 ist richtig
(D) nur 2 und 4 sind richtig
(E) nur 3 und 4 sind richtig

5.1.19

Welche Zuordnung von Persönlichkeitstheoretikern und Persönlichkeitsmodellen trifft **nicht** zu?

(A) Kretschmer – Konstitutionstypologie
(B) Kelly – Schichtentheorie
(C) Piaget – kognitive Persönlichkeitstheorie
(D) Eysenck – empirische Persönlichkeitstheorie
(E) Lersch – phänomenologische Persönlichkeitstheorie

5.1.20

Nach psychoanalytischer Auffassung bewirkt eine Fixierung auf die phallische Phase der psychosexuellen Entwicklung die Herausbildung folgender Persönlichkeitseigenschaft:

(A) sado-masochistische Neigungen
(B) innerer Zwang zum Konkurrieren
(C) verstärkter Drang nach Ordnung und Sauberkeit
(D) Geiz und autoritäre Charaktereigenschaften
(E) künstlerische Interessen

5.1.21

Vater (50 Jahre) und Sohn (16 Jahre) nehmen an einem Intelligenztest (HAWIE) teil. Der Vater erzielt einen Intelligenzquotienten (IQ) von 115, der Sohn von 118. Welche Aussagen werden durch diese Testergebnisse gerechtfertigt?

(1) Der Sohn ist intelligenter als der Vater, da er trotz seines jungen Alters einen vergleichbaren IQ erzielt.
(2) Der Vater ist intelligenter als der Sohn, da er trotz seines höheren Alters einen vergleichbaren IQ erzielt.
(3) Vater und Sohn sind beide überdurchschnittlich intelligent.

(A) Keine der Aussagen 1 – 3 sind richtig
(B) nur 2 ist richtig
(C) nur 3 ist richtig
(D) nur 1 und 3 sind richtig
(E) nur 2 und 3 sind richtig

5.1.22 8/95

Dem Persönlichkeitsmodell von Eysenck zufolge weisen Personen mit einem hohen Ausprägungsgrad von Neurotizismus auch eine erhöhte Introversion auf,
weil
emotionale Labilität und Introversion Persönlichkeitszüge sind, die auf eine gemeinsame Grunddimension zurückgeführt werden können.

5.1.23 3/95

Zu den Grunddimensionen der Persönlichkeit, die H.J. Eysenck auf faktorenanalytischem Weg gewinnen konnte, zählt:

(A) Extraversion versus Intraversion
(B) Repression versus Sensitivierung
(C) Verdrängung versus Überkompensation
(D) Neurasthenie versus Psychasthenie
(E) Zyklothymie versus Schizothymie

5.1.24 3/95

Ein IQ von 140 entspricht einer doppelt so hohen Intelligenz wie ein IQ von 70,
weil
die Intelligenz auf dem Niveau einer Rationalskala gemessen wird.

5.1.25 3/95

Welche der folgenden Konzepte sind Bestandteile des topographischen Modells der Psychoanalyse nach Sigmund Freud?

(1) Unbewußtes
(2) Vorbewußtes
(3) Bewußtes
(4) kollektives Unbewußtes

(A) nur 1 ist richtig
(B) nur 1 und 2 sind richtig
(C) nur 1 und 3 sind richtig
(D) nur 1, 2 und 3 sind richtig
(E) 1 – 4 = alle sind richtig

5.1.26 3/95

Personen, die einen ständigen inneren Zwang zum Wettkampf verspüren, und die das Gefühl haben, nie unterliegen zu dürfen und überall erster sein zu müssen, werden nach der psychoanalytischen Persönlichkeitstypologie bezeichnet als

(A) orale Persönlichkeit.
(B) anal-sadistische Persönlichkeit.
(C) anal-retentive Persönlichkeit.
(D) phallische Persönlichkeit.
(E) genitale Persönlichkeit.

5.1.27 8/94

Der Instanz des „Ich" sind nach psychoanalytischer Theorie zuzuordnen:

(1) internalisierte Normen der Primärgruppe
(2) Abwehrmechanismen
(3) Verdrängtes
(4) Wahrnehmung der inneren Realität

(A) nur 1 ist richtig
(B) nur 2 ist richtig
(C) nur 4 ist richtig
(D) nur 1 und 3 sind richtig
(E) nur 2 und 4 sind richtig

5.1.28 8/94

Das Strukturmodell der Psychoanalyse

(1) beschreibt das Ineinanderwirken von Sexualtrieb und Todestrieb.
(2) beschreibt das Es, Ich und Über-Ich als Instanzen der Persönlichkeit.
(3) beschreibt die orale, anale und phallische Persönlichkeit.
(4) ist Grundlage für die Beschreibung von Konflikten zwischen Es, Ich und Über-Ich.

(A) nur 1 ist richtig
(B) nur 3 ist richtig
(C) nur 2 und 4 sind richtig
(D) nur 1, 2 und 4 sind richtig
(E) nur 2, 3 und 4 sind richtig

Persönlichkeit

5.1.29 8/94
Welche der folgenden Aussagen über den Intelligenzquotienten (HAWIE) treffen zu?

(1) Ungefähr ein Drittel der Bevölkerung hat IQ-Werte zwischen 85 und 100.
(2) Unabhängig vom Alter erhalten Personen mit gleichen Testleistungen auch gleiche IQ-Werte.
(3) Ein Proband mit IQ 85 erreicht 85 % der durchschnittlichen Intelligenzleistung der betreffenden Vergleichspopulation.

(A) nur 1 ist richtig
(B) nur 2 ist richtig
(C) nur 3 ist richtig
(D) nur 1 und 2 sind richtig
(E) nur 2 und 3 sind richtig

5.1.30 3/94
Zu dem Bündel von Merkmalen, die nach Eysenck die Persönlichkeitsdimension Neurotizismus kennzeichnen, gehört **nicht**:

(A) Schlaflosigkeit
(B) Minderwertigkeitsgefühle
(C) Verschlossenheit
(D) Ängstlichkeit
(E) Launenhaftigkeit

5.1.31 3/94
Für die Bestimmung des Intelligenzquotienten mit einem Wechsler-Test (HAWIE oder HAWIK) benötigt man folgende Informationen über den Probanden:

(1) Lebensalter
(2) Entwicklungsalter
(3) Schulbildung

(A) nur 1 ist richtig
(B) nur 2 ist richtig
(C) nur 1 und 2 sind richtig
(D) nur 2 und 3 sind richtig
(E) 1 – 3 = alle sind richtig

5.1.32 8/93
Welche der nachfolgenden Theorien wurden auf faktorenanalytischer Grundlage entwickelt?

(1) die lernpsychologische Persönlichkeitstheorie nach Bandura
(2) das Strukturmodell der Psychoanalyse nach Freud
(3) Extraversion-Introversion und Neurotizismus nach Eysenck
(4) die Körperbautypen nach Kretschmer
(5) das Eigenschaftsmodell nach Cattell

(A) Keine der Aussagen 1 – 5 ist richtig
(B) nur 5 ist richtig
(C) nur 1 und 2 sind richtig
(D) nur 2 und 4 sind richtig
(E) nur 3 und 5 sind richtig

5.1.33 8/93
Welche der folgenden Aussagen ist bereits aus methodologischen Gründen unzulässig?

(A) Ein Viertel der Beamtengruppe hatte einen Infekt.
(B) Die Gruppe der Sonderschüler war unter der Messung mit dem HAWIE im Durchschnitt halb so intelligent wie die der Gymnasiasten.
(C) Nach der Verhaltenstherapie verbesserte sich auch die Schulleistung des Patienten im Fach Deutsch um 3 Rangplätze in seiner Klasse.
(D) Der Ruhepuls der Mitglieder der trainierten Koronargruppe war im Durchschnitt 20 % langsamer als der Ruhepuls der Infarktpatienten, die das Training verweigerten.
(E) Frauen erreichen durchschnittlich die gleichen Werte in Intelligenztests wie Männer, aber ihre Intelligenzleistungen haben eine kleinere Streuung als die der Männer.

5.1.34 3/93
Welche Aussage über das psychoanalytische Strukturmodell trifft **nicht** zu?

(A) Das Über-Ich entwickelt sich in erster Linie dadurch, daß die Ermahnungen, Gebote und Verbote der Eltern verinnerlicht werden.

(B) Das Es charakterisiert den Triebbereich der Person.
(C) Das Es wehrt die Triebimpulse mit Hilfe der Abwehrmechanismen ab.
(D) Das Über-Ich ist Träger des Ich-Ideals, dem das Ich nachstrebt.
(E) Das Ich repräsentiert das Realitätsprinzip.

5.1.35 3/93

Die Vorstellung, daß sich Intelligenz aus einem Generalfaktor und mehreren spezifischen Faktoren zusammensetzt, liegt zugrunde

(A) dem Primärfaktorenmodell (Thurstone)
(B) der Faktorenanalyse
(C) dem Zweifaktorenmodell (Spearman)
(D) dem Anlage-Umwelt-Modell
(E) dem Intelligenz-Struktur-Modell (Guilford)

5.1.36 8/92

Welche der nachstehend genannten Testnormierungen ist in der Abbildung **nicht** richtig dargestellt?

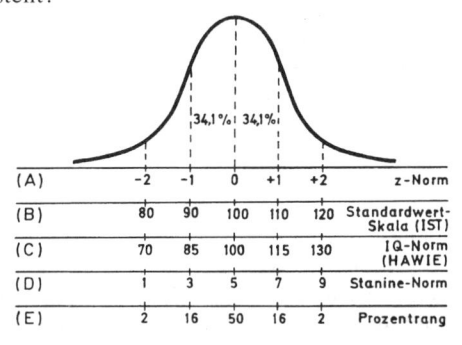

(A)	-2	-1	0	+1	+2	z-Norm
(B)	80	90	100	110	120	Standardwert-Skala (IST)
(C)	70	85	100	115	130	IQ-Norm (HAWIE)
(D)	1	3	5	7	9	Stanine-Norm
(E)	2	16	50	16	2	Prozentrang

5.1.37 8/92

Das Konzept der Dynamik psychischer Energien gehört zu den theoretischen Grundlagen

(A) des psychoanalytischen Persönlichkeitsmodells.
(B) des statistischen Persönlichkeitsmodells von Eysenck.
(C) psychopathologischer Typologien (Schneider).
(D) kognitiver Entwicklungsmodelle (Piaget).
(E) konstitutionstypologischer Ansätze.

5.1.38 8/92

Die Definition des Intelligenzquotienten als „Intelligenzalter geteilt durch Lebensalter" ist für die Intelligenzmessung Erwachsener unangemessen,
weil
die Intelligenzleistung Erwachsener nicht proportional zum Lebensalter ansteigt.

5.1.39 8/92

Welche der folgenden Aussagen über den Intelligenzquotienten (HAWIE) treffen zu?

(1) Ungefähr zwei Drittel der Bevölkerung haben IQ-Werte zwischen 85 und 115.
(2) Der durchschnittliche altersnormierte IQ beträgt 100.
(3) Personen unterschiedlichen Alters mit gleichen Testleistungen haben den gleichen IQ.

(A) nur 1 ist richtig
(B) nur 2 ist richtig
(C) nur 3 ist richtig
(D) nur 1 und 2 sind richtig
(E) nur 1 und 3 sind richtig

5.1.40 3/92

Der „phallische" Charaktertyp im Sinne Freuds zeichnet sich aus durch

(1) den Drang nach Beherrschung von Menschen und Objekten.
(2) die Tendenz, sich verwöhnen zu lassen.
(3) die Tendenz, Rivalitätskämpfe auszutragen.
(4) Pedanterie.

(A) nur 1 ist richtig
(B) nur 1 und 3 sind richtig
(C) nur 2 und 4 sind richtig
(D) nur 1, 2 und 3 sind richtig
(E) 1 – 4 = alle sind richtig

5.1.41 3/92
Welche Leistung gehört **nicht** zu Thurstones „primären Intelligenzfaktoren"?

(A) Rechenfertigkeit (number)
(B) motorische Koordination (motor coordination)
(C) Gedächtnis (memory)
(D) logisches Denken (reasoning)
(E) Wortflüssigkeit (verbal fluency)

5.1.42 3/92
Nach der Generalfaktortheorie (Zweifaktorentheorie) der Intelligenz

(1) sind die s-Faktoren voneinander unabhängig.
(2) errechnet sich der Gesamt-IQ aus der Höhe des g-Faktors.
(3) wird jede Intelligenzleistung durch den g-Faktor und durch einen oder mehrere s-Faktoren erklärt.

(A) nur 1 ist richtig
(B) nur 2 ist richtig
(C) nur 3 ist richtig
(D) nur 1 und 2 sind richtig
(E) nur 1 und 3 sind richtig

5.1.43 3/92
Ein Patient erreicht in einem Intelligenztest (HAWIE) einen Prozentrangwert von 2. Auf der IQ-Skala entspricht das einem Wert von ca.

(A) 19
(B) 25
(C) 40
(D) 55
(E) 70

5.1.44 3/91
Welche Aussage trifft **nicht** zu?
Die Konstitutionstypologie von Kretschmer

(A) stellt Zusammenhänge zwischen Körperbautypen und psychischen Störungen her.
(B) stellt Zusammenhänge zwischen Körperbautypen und psychischen Eigenschaften her.
(C) berücksichtigt die Altersabhängigkeit in der Ausprägung der Körperbautypen.
(D) geht davon aus, daß hinsichtlich bestimmter Persönlichkeitseigenschaften zwischen Normalen und Psychotikern keine qualitativen, sondern graduell quantitative Unterschiede bestehen.
(E) unterscheidet zwischen leptosomen, athletischen und pyknischen Typen.

5.1.45 3/91
Welche Aussage über psychoanalytische Persönlichkeitsmodelle trifft zu?

(A) Lernvorgänge spielen in der psychoanalytischen Theorie der Persönlichkeitsentwicklung keine Rolle.
(B) Die Persönlichkeitsentwicklung wird in der frühen Kindheit vollständig festgelegt.
(C) Triebunterdrückung führt mit großer Sicherheit zu Fehlentwicklung der Persönlichkeit.
(D) Die psychoanalytische Charaktertypologie wird mit den besonderen Bedingungen frühkindlicher Entwicklungsphasen in Verbindung gebracht.
(E) Die psychoanalytische Charaktertypologie ist die Grundlage für die Typologie psychopathischer Persönlichkeiten im Sinne von K. Schneider.

5.1.46   8/90

Der Korrelationskoeffizient von Intelligenzleistungen zweieiiger Zwillinge liegt unter r = 1,
weil
die Intelligenzleistungen zweieiiger Zwillinge im Durchschnitt stärker differieren als die eineiiger Zwillinge.

5.1.47   3/90

Welche Aussage trifft **nicht** zu? Ein Intelligenzstrukturtest, der entsprechend der Theorie der multiplen Faktoren (Thurstone) konstruiert ist, erhält Skalen zu folgenden Intelligenzfaktoren:

(A) flüssige Intelligenz (fluid intelligence)
(B) Gedächtnis (memory)
(C) Wahrnehmungsgeschwindigkeit (perceptual speed)
(D) logisches Denken (reasoning)
(E) Sprachverständnis (verbal comprehension)

5.1.48   3/88

Welche Aussage(n) über den Intelligenzquotienten (Abweichungs-IQ im Sinne von Wechsler) trifft (treffen) zu?

(1) Der IQ gibt die Abweichungen von Intelligenzalter und Lebensalter an.
(2) Der IQ erlaubt es, einem Individuum einen Prozentrangplatz in seiner statistischen Bezugsgruppe zuzuweisen.
(3) Ein einmal ermittelter IQ bleibt lebenslang konstant.
(4) Der IQ erfaßt das Verhältnis von erworbenem Anteil der Intelligenz zu angeborenen Anteilen.

(A) nur 1 ist richtig
(B) nur 2 ist richtig
(C) nur 3 ist richtig
(D) nur 1 und 2 sind richtig
(E) nur 2 und 4 sind richtig

5.2 Systematische Verhaltensdifferenzen

5.2.1   3/96

Unter externaler Attribuierung versteht man

(A) die Erinnerung an räumliche Umgebungsbedingungen.
(B) eine taktile Stimulierung.
(C) eine Form der Ursachenzuschreibung für ein Ereignis.
(D) eine Form der positiven Verstärkung.
(E) die Wirkung äußerer Störreize.

6 Entwicklung

6.1 Entwicklungspsychologische Methoden und Modelle

6.1.a   8/99

Ein Junge führt seine Kopfschmerzen darauf zurück, daß er sich zuvor sehr über seinen Bruder geärgert hat. Dies ist ein Beispiel für ein Krankheitskonzept in einem bestimmten kognitiven Entwicklungsstadium nach Piaget.
Um welches Entwicklungsstadium handelt es sich?

(A) sensumotorisches System
(B) Stadium des vorbegrifflich-symbolischen Denkens
(C) Stadium des anschaulichen Denkens
(D) konkret-operationales Stadium
(E) formal operationales Stadium

6.1.b   8/99

Nach der Theorie von Kohlberg treffen Kinder ab zehn Jahren (Erreichung von Stufe 3 der Entwicklung des moralischen Urteils) ihre Entscheidungen in moralischen Konfliktsituationen überwiegend

(A) auf der Grundlage physischer Konsequenzen, die auf ein Verhalten folgen
(B) durch Verfolgung eigener Interessen
(C) nach dem impliziten Verständnis von richtigem und falschem Verhalten
(D) unter altruistischen Gesichtspunkten
(E) unter dem Aspekt, den Erwartungen anderer an die eigene Rolle gerecht zu werden

6.1.c   8/99

Nach J. Piaget lassen sich die Entwicklungsphasen des Kindes anhand bestimmter kognitiver Fähigkeiten und Leistungen charakterisieren.
Welche davon sind kennzeichnend für die Phase des konkret-operationalen Denkens?

(1) Das Kind begreift, daß äußere Objekte unabhängig von seiner Wahrnehmung existieren
(2) Das Kind schreibt auch unbelebten Objekten Leben und Willen zu
(3) Das Kind wird fähig zu Denkoperationen, die sich durch Reversibilität auszeichnen
(4) Das Kind erwirbt den Invarianzbegriff
(5) Das Kind erlebt die eigene aktuelle Sichtweise als einzig mögliche (egozentrisches Denken).

(A) nur 1 und 2 sind richtig
(B) nur 1 und 3 sind richtig
(C) nur 2 und 5 sind richtig
(D) nur 3 und 4 sind richtig
(E) nur 4 und 5 sind richtig

6.1.1   3/99

Im Religionsunterricht wird dieses moralische Problem behandelt:

Ein Vater hat eine todkranke Tochter, die nur durch eine vom amerikanischen Chirurgen beherrschte Operation gerettet werden kann. Niemand ist bereit, dem Vater das Geld zu leihen oder gar zu schenken. Darf er in diesem Fall einen Betrug in seiner Firma begehen, um sich das Geld zu beschaffen?
Ute argumentiert, der Vater dürfe es nicht tun, weil seine Firma ihn nur für seine Arbeit bezahlen müsse, aber keine Verpflichtung habe, für seine Familie zu sorgen.
Auf welcher Stufe moralischer Urteilsentwicklung (nach Kohlberg) argumentiert Ute?

(A) heteronome Moral
(B) naiv-instrumentelle Orientierung
(C) Gegenseitigkeit persönlicher Beziehungen
(D) universale Geltung des sozialen Systems
(E) jenseits des sozialen Systems

6 Entwicklung

6.1.2 3/99

Ein kleiner Junge ist an einer Grippe erkrankt und muß seit drei Tagen im Bett liegen. Er behauptet, daß der Schnee ihm seine Erkältung „gemacht habe". Welchem kognitiven Entwicklungsstadium nach Piaget entspricht dieses kindliche Verhalten?

(A) sensomotorisches Stadium
(B) präoperationales Stadium
(C) konkret-operationales Stadium
(D) formal-operationales Stadium
(E) hypothetisch-deduktives Stadium

6.1.3 3/99

Welche der folgenden Entwicklungsaufgaben (nach Havighurst) würde ein Kind von 5 bis 6 Jahren noch überfordern?

(A) Erlernen von Scham
(B) emotionale Bindung an die Eltern
(C) Beherrschen der eigenen Geschlechtsrolle
(D) kognitive Unterscheidung zwischen „richtig" und „falsch"
(E) Körperausscheidungen kontrollieren

6.1.4 8/98

Ein kleiner Junge spielt mit einem Bauklötzchen. Er betrachtet das Bauklötzchen, schüttelt es, klopft damit auf den Boden, steckt es in den Mund und wirft es in die Luft.
Welchem kognitiven Entwicklungsstadium nach Piaget entspricht dieses kindliche Verhalten?

(A) sensomotorisches Stadium
(B) voroperationales Stadium (vorbegrifflich-symbolisches Denken)
(C) konkret-operationales Stadium
(D) formal-operationales Stadium
(E) kombinatorisch-systemisches Stadium

6.1.5 8/98

Welche Fähigkeiten des Gehirns werden mit dem Begriff der neuronalen Plastizität erfaßt?

(1) die Zunahme von Neuronen nach Lernen
(2) die Tatsache, daß sich das Gehirn auf veränderte Bedingungen anpassen kann
(3) die Reorganisation von peripheren und zentralen Funktionszentren nach Läsionen
(4) die multiple Funktionskontrolle durch das gleichzeitige Zusammenwirken verschiedener Areale

(A) nur 1 und 3 sind richtig
(B) nur 1 und 4 sind richtig
(C) nur 2 und 3 sind richtig
(D) nur 2 und 4 sind richtig
(E) nur 3 und 4 sind richtig

6.1.6 3/98

Ein Kind erlebt seine Krankheit häufig als Bestrafung oder Folge von Bösesein, z.B. könnte ein an Windpocken erkranktes Kind die Vorstellung haben, daß es krank wurde, weil es heimlich die Gesichtscreme der Mutter benutzt hatte.

Welcher Stufe der kognitiven Entwicklung nach J. Piaget ist diese kindliche Krankheitsvorstellung zuzuordnen?

(A) sensomotorische Stufe
(B) Stufe des präoperationalen Denkens
(C) Stufe des konkret-operationalen Denkens
(D) Stufe des formal-operationalen Denkens
(E) Stufe der instrumentellen Wechselseitigkeit

6.1.7 3/98

Kleine Kinder erleben zunächst nur solche Personen und Gegenstände als existent, die sie sehen. Erst später lernen sie, daß beispielsweise Personen, die den Raum verlassen haben oder Spielsachen, die im Schrank verschlossen sind, trotzdem weiter existent sind.
Nach J. Piaget wird diese Fähigkeit

(1) als Objektpermanenz bezeichnet
(2) auf der präoperativen Stufe der kognitiven Entwicklung erworben
(3) als kognitive Repräsentation bezeichnet
(4) bis zum zweiten Lebensjahr erworben

(A) nur 2 ist richtig
(B) nur 3 ist richtig
(C) nur 1 und 4 sind richtig
(D) nur 2 und 3 sind richtig
(E) nur 3 und 4 sind richtig

6.1.8 3/98

Welche der folgenden Aussagen über Entwicklungsstadien treffen auf die Theorie der psychosexuellen Entwicklung nach Freud zu?

(1) Die Phasen folgen regelhaft aufeinander.
(2) Die nächsthöhere Phase wird nicht erreicht, wenn die vorausgehende Phase nicht störungsfrei bewältigt wird.
(3) Die Art und Weise, in der ein Kind auf die spezifischen Probleme einer bestimmten Entwicklungsphase reagiert, prägt seine spätere Persönlichkeit.

(A) nur 2 ist richtig
(B) nur 3 ist richtig
(C) nur 1 und 2 sind richtig
(D) nur 1 und 3 sind richtig
(E) nur 2 und 3 sind richtig

6.1.9 8/97

Ab einem bestimmten Entwicklungsalter begreift das Kind, daß Gegenstände und Personen auch dann noch existieren, wenn sie aus seinem Blickfeld verschwunden sind (Objektpermanenz).
Welches Entwicklungsstadium nach Piaget hat das Kind bis zu diesem Zeitpunkt erreicht?

(A) sensumotorische Intelligenz
(B) vorbegrifflich-symbolisches Denken
(C) anschauliches Denken
(D) konkretes Denken
(E) formales Denken

6.1.10 8/97

Welche der folgenden Aussagen über Entwicklungsstadien treffen auf die Theorie der kognitiven Entwicklung von Piaget zu?

(1) Die Entwicklungsstadien folgen regelhaft aufeinander.
(2) Das nächsthöhere Entwicklungsstadium wird nicht erreicht, wenn die vorausgehende Phase nicht bewältigt wird.
(3) Die Art und Weise, in der ein Kind auf die spezifischen Konflikte eines bestimmten Entwicklungsstadiums reagiert, prägt seine spätere Persönlichkeit.

(A) nur 2 ist richtig
(B) nur 3 ist richtig
(C) nur 1 und 2 sind richtig
(D) nur 1 und 3 sind richtig
(E) nur 2 und 3 sind richtig

6.1.11 3/97

Ein bestimmte Flüssigkeitsmenge wird von einem hohen, schmalen Gefäß in ein niedriges, breites Gefäß umgefüllt. Ein Kind, das diesen Umfüllvorgang beobachtet, meint, das zweite Gefäß enthalte nun weniger Flüssigkeit.
Welchem Stadium der kognitiven Entwicklung nach Piaget ist das Kind zuzuordnen?

(A) sensomotorische Intelligenz
(B) vorbegrifflich-symbolisches Denken
(C) anschauliches Denken
(D) konkretes Denken
(E) formales Denken

6.1.12 3/97

Eine nicht gestörte Entwicklung in der oralen Phase schließt (nach Erikson) ab mit dem Erwerb

(A) Selbstkontrolle.
(B) Frustrationstoleranz.
(C) Urvertrauen.
(D) Liebesfähigkeit.
(E) Autonomie.

6.1.13　8/96

Welche Aussage trifft **nicht** zu? Die formal-operationale Entwicklungsstufe nach Piaget

(A) beginnt etwa im Alter von 12 Jahren.
(B) ist die Stufe, die der konkret-operationalen Entwicklungsstufe folgt.
(C) ist die zeitlich letzte Stufe in der Entwicklung des Denkens.
(D) ist die Stufe, in der das Kind erstmals zu Denkvorgängen fähig ist, die sich durch Reversibilität auszeichnen.
(E) ist die Stufe, in der das Kind fähig wird, systematisch Hypothesen zu bilden und lernt, durch logische Schlüsse auf die Folgerichtigkeit seines Denkens zu vertrauen.

6.1.14　8/96

In welcher Phase der kindlichen Entwicklung wird das Urvertrauen im Sinne Eriksons gebildet?

(A) Latenzphase
(B) orale Phase
(C) phallische Phase
(D) anale Phase
(E) ödipale Phase

6.1.15　3/96

Zu den Stadien der Entwicklung der kindlichen Intelligenz nach Piaget gehört **nicht**

(A) sensomotorische Intelligenz.
(B) vorbegrifflich-symbolisches Denken.
(C) konvergentes Denken.
(D) anschauliches Denken.
(E) formal-operationales Denken.

6.1.16　3/96

Unter positiver ödipaler Konstellation versteht man

(1) die Werbung eines Kindes um den gleichgeschlechtlichen Elternteil.
(2) die Werbung eines Kindes um den gegengeschlechtlichen Elternteil.
(3) das Rivalisieren eines Kindes mit dem gegengeschlechtlichen Elternteil.
(4) das Rivalisieren eines Kindes mit dem gleichgeschlechtlichen Elternteil.

(A) nur 1 ist richtig
(B) nur 3 ist richtig
(C) nur 4 ist richtig
(D) nur 1 und 3 sind richtig
(E) nur 2 und 4 sind richtig

6.1.17　8/95
6.1.18　8/95

Ordnen Sie den Entwicklungsstufen nach Piaget in Liste 1 die für diese Phasen spezifischen Fähigkeiten aus Liste 2 zu!

Liste 1
Stufe des konkreten Denkens
Stufe des formalen Denkens

Liste 2
(A) Generierung von Hypothesen
(B) Verständnis von Beziehungen in Raum und Zeit
(C) Reversibilität von Denkoperationen
(D) Transduktionsschlüsse
(E) Umgang mit Symbolen

6.1.19　8/94

In welcher der nachstehend aufgeführten Phasen der psychosexuellen Entwicklung führt nach Erikson eine gestörte Entwicklung zu grundlegendem Mißtrauen in soziale Beziehungen?

(A) orale Phase
(B) anale Phase
(C) ödipale Phase
(D) Latenzphase
(E) genitale Phase

6.1.20   8/94
6.1.21   8/94

Ordnen Sie den Altersangaben in Liste 1 die entsprechenden Stadien der kognitiven Entwicklung nach Piaget in Liste 2 zu!

Liste 1
0 – 2 Jahre
4 – 7 Jahre

Liste 2
(A) konkretes Denken
(B) sensumotorische Intelligenz
(C) formales Denken
(D) anschauliches Denken
(E) vorbegrifflich-symbolisches Denken

6.1.22   W!   3/94
6.1.23   W!   3/94

Ordnen Sie den Altersgruppen aus Liste 1 die entsprechenden Stadien der kognitiven Entwicklung nach Piaget aus Liste 2 zu!

Liste 1
2 – 4 Jahre
4 – 7 Jahre

Liste 2
(A) anschauliches Denken
(B) sensumotorische Periode
(C) konkret-logische Operationen
(D) formal-logische Operationen
(E) vorbegrifflich-symbolisches Denken

6.1.24   3/93

Typisch für das kindliche Denken zwischen dem 2. und 4. Lebensjahr ist nach Piaget

(A) die Fähigkeit zur Abstraktion.
(B) die Fähigkeit zur analytisch-synthetischen Begriffsbildung.
(C) das vorbegrifflich-symbolische Denken.
(D) die Beherrschung logischer Operationen.
(E) das anschauliche Denken.

6.1.25   8/92

Welche Reihenfolge der Entwicklungsphasen trifft im Sinne des psychoanalytischen Modells zu?

(A) Latenzphase, phallische Phase, anale Phase
(B) phallische Phase, Latenzphase, anale Phase
(C) anale Phase, Latenzphase, phallische Phase
(D) anale Phase, phallische Phase, Latenzphase
(E) Latenzphase, anale Phase, phallische Phase

6.1.26   3/90

Jürgen geht in die Grundschule. Nach der Schule streift er mit Klaus, Tobi und anderen Jungen durch sein Stadtviertel, spielt Fußball oder lungert einfach mit ihnen auf dem Spielplatz herum. Unter Freunden ist seine Sprache vulgär. „Scheiße" ist bei ihm jedes dritte Wort. Er ißt wie ein Scheunendrescher. Er liebt und bewundert seine Mutter. Mädchen seines Alters sind für ihn so gut wie nicht vorhanden. Er findet sie einfach blöd.
In welcher Phase seiner psychosexuellen Entwicklung befindet sich Jürgen?

(A) in der analen Phase
(B) in der Latenzphase
(C) in der phallischen Phase
(D) in der oralen Phase
(E) in der ödipalen Phase

6.1.27   3/90

Welche Stufe der Triebentwicklung wird nach psychoanalytischer Auffassung in der Pubertät erreicht?

(A) anale Phase
(B) genitale Phase
(C) orale Phase
(D) phallische Phase
(E) keine der Phasen (A) – (D)

6.2 Lebensabschnitte

6.2.1   3/99

Kommt es im Alter zu einem Abbau der mentalen Leistungsfähigkeit, so äußert sich dies eher in einer Beeinträchtigung einzelner intellektueller Fähigkeiten als in einem globalen Intelligenzabbau.
In welchem der nachfolgenden Bereiche ist am ehesten mit einem Abbau zu rechnen?

(A) Allgemeinwissen
(B) fluide Intelligenz
(C) kulturell relevantes Wissen
(D) Sprachverständnis
(E) Wortschatz

6.2.2   3/97

Als „Underachiever" sind Schüler zu bezeichnen,

(A) deren Schulleistungen schlechter sind, als es nach ihren Ergebnissen in Begabungstests zu erwarten wäre.
(B) die aus unteren sozialen Schichten stammen.
(C) die Intelligenztestbefunde aufweisen, die unter dem Niveau ihrer Schulleistungen liegen.
(D) die ihr Intelligenzdefizit durch Anstrengungsbereitschaft wettmachen.
(E) die ein überhöhtes Selbstbild im Hinblick auf die eigene Begabung haben.

6.2.3   8/96

Welche Aussagen zu Änderungen der Intelligenz im höheren Lebensalter treffen zu?

(1) Kristalline Intelligenz (z.B. Wortschatz, Allgemeinwissen) unterliegt im Vergleich zur fluiden Intelligenz (z.B. Abstraktion, Analogien bilden) einem stärker ausgeprägten Altersabbau.
(2) Die Intelligenzentwicklung im Alter unterliegt dem Einfluß psychischer und sozialer Faktoren.
(3) Die Defizithypothese besagt, daß etwa im 6. Lebensjahrzehnt ein genereller Intelligenzabfall beginnt.

(A) nur 1 ist richtig
(B) nur 2 ist richtig
(C) nur 1 und 2 sind richtig
(D) nur 1 und 3 sind richtig
(E) 1 – 3 = alle sind richtig

6.2.4   3/96

Kritische Lebensereignisse weisen dann eine hohe negative Valenz als Ursache für psychische Krisen auf, wenn folgende Attribute eines Ereignisses vorliegen:

(1) geringe Kontrollierbarkeit mit großer Unerwünschtheit
(2) geringe Vorhersagbarkeit bei hoher Relevanz
(3) früher biographischer Einschnitt

(A) Keine der Aussagen 1 – 3 ist richtig
(B) nur 1 ist richtig
(C) nur 1 und 2 sind richtig
(D) nur 2 und 3 sind richtig
(E) 1 – 3 = alle sind richtig

6.2.5   8/95

Die intellektuelle Lern- und Leistungsfähigkeit im höheren Erwachsenenalter (jenseits des 60. Lebensjahres)

(1) zeigt eine ausgeprägte interindividuelle Variabilität.
(2) unterliegt einem biologisch begründbaren Abbau in allen kognitiven Bereichen.
(3) läßt eher eine Abnahme der kristallinen Intelligenz als eine Abnahme der fluiden Intelligenz erwarten.

(A) nur 1 ist richtig
(B) nur 2 ist richtig
(C) nur 3 ist richtig
(D) nur 1 und 2 sind richtig
(E) nur 1 und 3 sind richtig

6.2.6 3/95

Die meisten Kinder beginnen mit der Bildung von Zweiwortsätzen im Alter von

(A) 5 – 6 Monaten
(B) 8 – 9 Monaten
(C) 1 bis 1½ Jahren
(D) 1½ bis 2 Jahren
(E) 2 – 3 Jahren

6.2.7 3/94

Welche der folgenden Fähigkeiten werden vom Säugling bis zum Ende des ersten Lebensjahres beherrscht?

(1) Fähigkeit, das menschliche Gesicht differenziert wahrzunehmen
(2) Fähigkeit, den Gesichtsausdruck zur Kommunikation mit Erwachsenen absichtsvoll zu verändern
(3) Fähigkeit zur Unterscheidung zwischen Primärpersonen und Fremden

(A) nur 1 ist richtig
(B) nur 2 ist richtig
(C) nur 1 und 2 sind richtig
(D) nur 1 und 3 sind richtig
(E) 1 – 3 = alle sind richtig

6.2.8 3/92

Die typischen Angstreaktionen eines Kindes von ca. acht Monaten (Acht-Monats-Angst) werden ausgelöst durch

(1) ungewohnte Umgebung.
(2) unbekannte Person.
(3) erzieherische Strafe.
(4) Reizüberflutung.

(A) nur 1 ist richtig
(B) nur 2 ist richtig
(C) nur 1 und 2 sind richtig
(D) nur 1, 2 und 3 sind richtig
(E) 1 – 4 = alle sind richtig

6.2.9 3/92

Kinder zeigen häufig während eines stationären Krankenhausaufenthalts Verhaltensauffälligkeiten. Dieses Risiko wird durch verschiedene Faktoren modifiziert.
Welche Aussage hierzu trifft **nicht** zu?

(A) Nach dem 4. Lebensjahr treten Verhaltensauffälligkeiten seltener auf.
(B) Kinder ohne Trennungserfahrungen sind besonders gefährdet.
(C) Eine besondere Gefährdung besteht für Kinder im 1. Lebenshalbjahr.
(D) Unbeschränkte Besuchszeiten für die Eltern vermindern das Risiko.
(E) Eine vor der Krankenhausaufnahme bestehende Verhaltensstörung erhöht das Risiko.

6.2.10 8/89

Überprüfen Sie bitte die nachfolgende Aussage:
„Durch Vertrauensverlust des Säuglings in die Stabilität und Zuverlässigkeit seiner physischen und sozialen Umgebung entsteht eine Haltung, die durch Verschlossenheit und Mißtrauen gegenüber Mitmenschen gekennzeichnet ist."
Welche Haltung wird durch diese Aussage am ehesten gekennzeichnet?

(A) schizoide Haltung
(B) depressive Haltung
(C) zwanghafte Haltung
(D) phallische Haltung
(E) ödipale Haltung

6.3 Sozialisation

6.3.a   8/99

In der Sozialisationsforschung wurden graduelle Unterschiede der Erziehungsziele zwischen verschiedenen Sozialschichten gefunden.
Welche Aussage zu solchen Unterschieden trifft **nicht** zu?

(A) Gegenüber der sozialen Unterschicht findet man in der sozialen Mittelschicht häufiger eine Förderung altersangemessener autonomer Entscheidungen
(B) Gegenüber der sozialen Unterschicht findet man in der sozialen Mittelschicht tendenziell eine Bevorzugung personaler Kontrollstrategien
(C) Im Vergleich zur Mittelschicht finden sich in der sozialen Unterschicht öfter die Erziehungsziele Gehorsam und Regelbefolgung
(D) Im Vergleich zur sozialen Unterschicht findet sich in der sozialen Mittelschicht öfter Liebesentzug als Sanktionsform
(E) Im Vergleich zur sozialen Unterschicht findet sich in der sozialen Mittelschicht tendenziell eine Bevorzugung positionaler Kontrollstrategien bei kindlichen Regelverstößen

6.3.1   3/98

Zu den Bedingungen einer erfolgreichen Verinnerlichung von Leistungsmotivation im Prozeß der Sozialisation gehört (gehören) **nicht**

(A) die Fähigkeit, eine unmittelbare Bedürfnisbefriedigung aufzuschieben
(B) die Fähigkeit, selbstgesetzte Ziele zu verfolgen
(C) moralische Urteilsfähigkeit auf der Stufe der heteronomen Moral
(D) positive Erfahrungen des Modell-Lernens
(E) positive Erfahrungen der Selbstwirksamkeit

6.3.2   3/96

In der Sozialisationsforschung wurden graduelle Unterschiede der Erziehungsziele zwischen verschiedenen Sozialschichten gefunden.
Welche Aussage zu solchen Unterschieden trifft **nicht** zu?

(A) Im Vergleich zur Mittelschicht finden sich in der sozialen Unterschicht öfter die Erziehungsziele Gehorsam und Regelbefolgung.
(B) Im Vergleich zur sozialen Unterschicht findet sich in der sozialen Mittelschicht öfter Liebesentzug als Sanktionsform.
(C) Im Vergleich zur sozialen Unterschicht findet sich in der sozialen Mittelschicht öfter Sanktionierung von Verhaltenskonsequenzen als Disziplinierungsmaßnahme.
(D) Gegenüber der sozialen Unterschicht findet man in der sozialen Mittelschicht tendenziell eine Bevorzugung personaler Kontrollstrategien.
(E) Gegenüber der sozialen Unterschicht findet man in der sozialen Mittelschicht häufiger eine Förderung altersangemessener autonomer Entscheidungen.

6.3.3   3/94

Als charakteristisch für die Erziehungsziele von Eltern aus der sozialen Unterschicht werden die Orientierung an folgenden Leitbildern beschrieben:

(1) Gehorsam
(2) Selbständigkeit
(3) Ordnung
(4) Eigenverantwortung
(5) Toleranz

(A) nur 1 und 2 sind richtig
(B) nur 1 und 3 sind richtig
(C) nur 1 und 5 sind richtig
(D) nur 2 und 3 sind richtig
(E) nur 3 und 4 sind richtig

6.3.4   8/93

Welche Merkmale gehören nach Bernstein zum elaborierten Sprach-Code der Mittelschicht?

(1) komplexe Satzkonstruktion
(2) differenzierte Verbalisierung von Handlungsabsichten
(3) knappe Anweisungen
(4) stereotyper Gebrauch des Vokabulars

(A) nur 1 ist richtig
(B) nur 3 ist richtig
(C) nur 1 und 2 sind richtig
(D) nur 2 und 3 sind richtig
(E) nur 3 und 4 sind richtig

6.3.5   3/93

Im Laufe der Sozialisation werden vermittelt:

(1) Fertigkeiten
(2) gesellschaftliches Wissen
(3) kulturelle Werte
(4) gesellschaftliche Normen
(5) schichtspezifische Sprachcodes

(A) nur 2 und 4 sind richtig
(B) nur 1, 3 und 4 sind richtig
(C) nur 2, 3 und 5 sind richtig
(D) nur 1, 2, 3 und 4 sind richtig
(E) 1 – 5 = alle sind richtig

6.3.6   3/89

Mit primärer Sozialisation ist gemeint:

(1) der Erwerb sozialer Fähigkeiten und Fertigkeiten in den ersten Lebensjahren in der Kernfamilie
(2) die Aktivitäten des Kindes in der peer group
(3) die Phase vom Schuleintritt des Kindes bis zum Schulabschluß
(4) die Entwicklung der moralischen Urteilsfähigkeit des Kindes

(A) nur 1 ist richtig
(B) nur 2 ist richtig
(C) nur 3 ist richtig
(D) nur 4 ist richtig
(E) nur 1 und 2 sind richtig

7 Soziales Verhalten

7.1 Soziale Wahrnehmung und Personenwahrnehmung

7.1.1 W! 3/98
Nach dem Konzept der Wahrnehmungsabwehr (perceptual defense) entstehen experimentell feststellbare Wahrnehmungsverzögerungen als Folge

(A) von Reizüberflutung
(B) unangenehmer oder tabuisierter Reize
(C) widersprüchlicher Reizinformation
(D) monotoner Reizdarbietung
(E) perspektivischer Verzerrung

7.1.2 8/96
Konflikte, die auf anhaltenden Diskrepanzen zwischen den eigenen Verhaltensstandards und der Selbstbewertung des eigenen Verhaltens beruhen, können reduziert werden durch

(1) Wahrnehmungsabwehr.
(2) positive Selbstverbalisationen.
(3) Veränderung der eigenen Standards.

(A) nur 1 ist richtig
(B) nur 2 ist richtig
(C) nur 3 ist richtig
(D) nur 1 und 2 sind richtig
(E) 1 – 3 = alle sind richtig

7.1.3 3/91
Soziale Wahrnehmung bedeutet

(A) Übereinstimmung der Wahrnehmung mehrerer Personen.
(B) gezielte Beobachtung des Gruppenverhaltens.
(C) Beeinflussung von Wahrnehmung durch Motivationen und Einstellungen.
(D) Diagnostik von Gruppenstrukturen.
(E) Keine der Aussagen (A) – (D) trifft zu.

7.2 Kommunikation

7.2.a 8/99
Die Situation des „double bind", die auch für die Arzt-Patient-Beziehung relevant ist, geht von einem Widerspruch zwischen der Inhalts- und der Beziehungsebene in der Kommunikation aus. Welche der folgenden Bedingungen muß nach dem „double bind"-Konzept darüber hinaus noch für die handelnden Personen erfüllt sein?

(A) affektive Neutralität
(B) Direktivität
(C) emotionale Abhängigkeit einer Person von der anderen
(D) mangelnde Empathie einer Person
(E) soziale Nähe zwischen den Personen

7.2.1 W!! 8/98
Welche Aussage trifft **nicht** zu?
Die Doppel-Bindung (Beziehungsfalle) ist gekennzeichnet durch:

(A) eine asymmetrische Interaktion
(B) Abhängigkeit des einen Partners vom anderen
(C) Fehlen von Kommunikation
(D) paradoxe Gebote
(E) Auswegslosigkeit der Situation

7.2.2   3/98

Die Doppelbindungstheorie beschreibt eine spezielle Verknüpfung von kommunikativen und metakommunikativen Variablen in einer Gesprächssituation.

Welche Aspekte sind konstitutiv für diese Theorie?

(1) Ausweglosigkeit der Situation
(2) paradoxe Kommunikationsmuster
(3) Interrollenkonflikt
(4) Generationskonflikt

(A) nur 2 ist richtig
(B) nur 1 und 2 sind richtig
(C) nur 1, 2 und 3 sind richtig
(D) nur 1, 2 und 4 sind richtig
(E) nur 1, 3 und 4 sind richtig

7.2.3   3/97

Durch welche Merkmale ist die Situation einer „Doppelbindung" charakterisiert?

(1) durch eine asymmetrische Beziehung der Interaktionspartner
(2) durch eine Diskrepanz zwischen Inhalts- und Beziehungsaspekt der Kommunikation
(3) durch die Möglichkeit, das Feld verlassen zu können

(A) nur 2 ist richtig
(B) nur 1 und 2 sind richtig
(C) nur 1 und 3 sind richtig
(D) nur 2 und 3 sind richtig
(E) 1 – 3 = alle sind richtig

7.2.4   W!   3/96

Welche Aussagen über die als „double bind" bezeichnete Situation zwischen zwei Kommunikationspartnern treffen zu?
„Double bind" ist eine Situation, in der

(1) beide Partner eine symmetrische Beziehung zueinander haben.
(2) einer der Partner nicht entfliehen kann.
(3) von dem einen Partner zwei Gebote ausgehen, die im Widerspruch zueinander stehen.
(4) einer der beiden Partner offen sadistische Persönlichkeitszüge trägt.

(A) nur 1 und 2 sind richtig
(B) nur 1 und 4 sind richtig
(C) nur 2 und 3 sind richtig
(D) nur 2 und 4 sind richtig
(E) nur 1, 2 und 3 sind richtig

7.2.5   8/95

Bei Double-Bind-Situationen liegt typischerweise ein Intra-Rollenkonflikt vor,
weil
in einer Double-Bind-Situation einander widersprechende Handlungsaufforderungen an eine Person gerichtet werden.

7.2.6   8/93

Bestimmte konflikthafte Kommunikationssituationen, in denen u.a. widersprüchliche Aufforderungen deutlich werden, bezeichnet man als Doppel-Bindungs-Situationen,
weil
es sich bei der Doppel-Bindungs-Situation in aller Regel um die Beziehung einer Person zu zwei anderen (z.B. Vater und Mutter) handelt.

7.2.7   3/91

Nonverbale Kommunikation

(1) dient oft der Verdeutlichung verbaler Kommunikation.
(2) ist identisch mit dem Beziehungsaspekt von Kommunikation.
(3) ist dasselbe wie Metakommunikation.
(4) kann in Widerspruch zu verbaler Kommunikation stehen.

(A) Keine der Aussagen 1 – 4 ist richtig.
(B) nur 1 und 4 sind richtig
(C) nur 2 und 3 sind richtig
(D) nur 1, 3 und 4 sind richtig
(E) 1 – 4 = alle sind richtig

7.2.8

Welche der folgenden Aussagen zählen zu den Watzlawickschen Axiomen über Kommunikation und Metakommunikation?

(1) Jede Mitteilung hat einen Inhalts- und einen Beziehungsaspekt.
(2) Man kann nicht **nicht** kommunizieren.
(3) Kommunikation ist immer symmetrisch.
(4) Nonverbale Kommunikation ist paradoxe Kommunikation.

(A) nur 1 und 2 sind richtig
(B) nur 1 und 3 sind richtig
(C) nur 2 und 4 sind richtig
(D) nur 2, 3 und 4 sind richtig
(E) 1 – 4 = alle sind richtig

7.3 Einstellungen

7.3.1

Welche Aussage zum Selbstkonzept trifft **nicht** zu?

(A) Differenzen zwischen Selbstbild und erzieherisch vermitteltem Sollbild können Anlaß zu Resignation sein.
(B) Übereinstimmung von Selbst- und Idealbild wird als Maß der Selbstzufriedenheit benutzt.
(C) Das Fremdbild erlaubt verläßliche Rückschlüsse auf das Selbstbild.
(D) Zwischen Selbstkonzept und gesundheitlichen Beschwerden besteht ein Zusammenhang.
(E) Das Selbstkonzept hat eine Kontrollfunktion in der Person-Umwelt-Beziehung.

7.3.2

In einem Krankenhaus kommt es zu Kooperationsproblemen zwischen den einzelnen Berufsgruppen (Ärzte, Pflege, Verwaltung). Den Leitungspersonen wird in gemeinsamen Besprechungen deutlich, daß die Vorstellungen über berufliche Zielsetzungen und Orientierungen der drei Gruppen sehr unterschiedlich sind. Darüber hinaus hat jede der drei Gruppen Vorstellungen über berufliche Ziele der jeweils anderen beiden Gruppen, die nicht mit deren Selbstverständnis übereinstimmen.

Mit welchen beiden Begriffen lassen sich diese Vorstellungen über berufliche Orientierungen am besten kennzeichnen?

(1) Autostereotyp
(2) Heterostereotyp
(3) Kollusion
(4) Wahrnehmungsabwehr

(A) nur 1 und 2 sind richtig
(B) nur 1 und 3 sind richtig
(C) nur 1 und 4 sind richtig
(D) nur 2 und 3 sind richtig
(E) nur 3 und 4 sind richtig

7.3.3

Die Einstellungen zur eigenen Person (Selbstkonzept) werden beeinflußt durch

(1) das erzieherisch vermittelte Sollbild
(2) körperliche Behinderungen
(3) das individuell angestrebte Idealbild
(4) das von anderen rückgemeldete Fremdbild

(A) nur 1 und 4 sind richtig
(B) nur 3 und 4 sind richtig
(C) nur 1, 2 und 3 sind richtig
(D) nur 1, 3 und 4 sind richtig
(E) 1 – 4 = alle sind richtig

7.3.4 3/97

Relativ überdauernde, durch Lernprozesse geformte komplexe Systeme von Anschauungen, Meinungen und Überzeugungen, die das Verhalten beeinflußen, nennt man

(A) soziale Wahrnehmung.
(B) Prägung.
(C) Motivationen.
(D) Einstellungen.
(E) Fähigkeiten.

7.3.5 W! 3/96

Welche der folgenden Aussagen über Einstellungen treffen zu?

(1) Einstellungen haben eine kognitive und affektive Komponente.
(2) Mit Einstellungen verbindet sich eine Verhaltenstendenz.
(3) Einstellungen sind stark vereinfachte, überakzentuierte kognitive Schemata.
(4) Einstellungen legen Verhaltensweisen fest.
(5) Verhaltensweisen einer Person können ihre Einstellung beeinflussen.

(A) nur 1 und 4 sind richtig
(B) nur 3 und 4 sind richtig
(C) nur 3 und 5 sind richtig
(D) nur 1, 2 und 5 sind richtig
(E) nur 3, 4 und 5 sind richtig

7.3.6 3/95

Die in einer Gruppe entwickelten Stereotype haben meistens eine destabilisierende Wirkung auf den Gruppenzusammenhalt,
weil
Stereotype vereinfachte und oft verzerrte Bilder von Angehörigen einer Gruppe liefern.

7.3.7 W! 8/94

Welche Mechanismen können bei der Herausbildung von Stereotypen eine Rolle spielen?

(1) Identifikation
(2) Projektion
(3) Sublimierung
(4) Generalisierung

(A) nur 1 und 2 sind richtig
(B) nur 1 und 3 sind richtig
(C) nur 2 und 4 sind richtig
(D) nur 3 und 4 sind richtig
(E) nur 1, 2 und 4 sind richtig

7.3.8 8/93

Bei einer kognitiven Dissonanz wird die Person eher ihr Verhalten als ihre Einstellung ändern,
weil
Änderungen der Einstellung leichter zu erreichen sind, wenn zuvor das Verhalten geändert wurde.

7.3.9 8/92

Die Neigung, bei der Beurteilung anderer Menschen auf Stereotype zurückzugreifen, ist von dem Ausmaß sozialer Distanz abhängig,
weil
soziale Distanz eine Voraussetzung für eine affektneutrale Beurteilung ist.

7.3.10 8/87

Relativ starre, für bestimmte Situationen charakteristische Handlungsmuster, die einem Ereignis (z.B. ein Fest) Bedeutung verleihen und es symbolisch überhöhen, werden am besten gekennzeichnet als

(A) anankastisches Verhalten
(B) Konformität
(C) reaktive Interaktion
(D) Ritual
(E) stereotypes Verhalten

7.4 Interaktion in Gruppen

7.4.1 3/99
Bei einem Wahrnehmungsexperiment, bei dem zu möglichst genauem Urteilen aufgefordert wird, gibt eine zuvor instruierte Mehrheit von Teilnehmern krasse Fehlurteile ab. Die Versuchspersonen sollen dadurch den Eindruck erhalten, die Mehrheit sage die Wahrheit. Nach einigem Zögern schließt sich eine Versuchsperson dem offensichtlichen Fehlurteil an.
Welcher der nachfolgenden Begriffe bzw. welches Konzept läßt sich am besten zur Deutung dieses Phänomens heranziehen?

(A) Abschwächungsprinzip
(B) Aufwertungsprinzip
(C) fundamentaler Attributionsfehler
(D) Rollenbelastung (role strain)
(E) soziale Konformität

7.4.2 3/98
Welche der folgenden Handlungen, die Mitglieder eines sozialen Netzwerkes vornehmen, lassen sich dem Begriff der „sozialen Unterstützung" zuordnen?

(1) finanzielle Hilfe
(2) emotionale Zuwendung
(3) Anerkennung äußern
(4) Informationen geben
(5) bei Arbeitsüberlastung einspringen

(A) nur 1 ist richtig
(B) nur 2 ist richtig
(C) nur 2 und 3 sind richtig
(D) nur 1, 4 und 5 sind richtig
(E) 1 – 5 = alle sind richtig

7.4.3 8/97
Merkmale sozialen Rückhalts (social support) sind:

(1) Wertschätzung, Zuwendung
(2) Ratgeben, Information austauschen
(3) materielle Hilfeleistung
(4) sozialstaatliche Absicherung gegen existentielles Risiko

(A) nur 2 und 4 sind richtig
(B) nur 3 und 4 sind richtig
(C) nur 1, 2 und 3 sind richtig
(D) nur 1, 2 und 4 sind richtig
(E) nur 2, 3 und 4 sind richtig

7.4.4 3/97
7.4.5 3/97
Ordnen Sie den Interaktionssequenzen aus Liste 1 die richtigen Beispiele aus Liste 2 zu!

Liste 1
Pseudokontingenz
asymmetrische Kontingenz

Liste 2
(A) direktives ärztliches Gespräch mit Patienten
(B) formalisierter Austausch von Stellungnahmen, „Aneinandervorbeireden"
(C) Plauderei, „Small-Talk"
(D) Diskussion und Verhandlung
(E) Streit, Auseinandersetzung

7.4.6 8/96
Soziale Netzwerke werden anhand der folgenden Merkmale beschrieben:

(1) Stabilität der Beziehungen
(2) Anzahl der Beteiligten (Größe)
(3) Reziprozität der Beziehungen
(4) Qualität der Beziehungen

(A) nur 1 und 4 sind richtig
(B) nur 1, 2 und 3 sind richtig
(C) nur 1, 3 und 4 sind richtig
(D) nur 2, 3 und 4 sind richtig
(E) 1 – 4 = alle sind richtig

7.4.7 3/96
Wenn eine bestimmte Gruppe für eine Person eine Bezugsgruppe (im Sinne der Soziologie) bildet, dann gilt definitionsgemäß:

(1) Die betreffende Person gehört dieser Gruppe an.
(2) Die betreffende Person bezieht von der Gruppe Unterstützung
(3) Die betreffende Person identifiziert sich mit den Normen und Werten der Gruppe.
(4) Die betreffende Person vergleicht sich (und andere) mit den Standards der Gruppe

(A) nur 2 und 4 sind richtig
(B) nur 3 und 4 sind richtig
(C) nur 1, 2 und 3 sind richtig
(D) nur 1, 3 und 4 sind richtig
(E) 1 – 4 = alle sind richtig

7.4.8 3/94
Welche Aussage zur Soziometrie (soziometrisches Wahlverhalten nach Moreno) trifft zu?

(A) Sie ermittelt die soziale Distanz zwischen unterschiedlichen Statuslagen.
(B) Sie untersucht die Beliebtheit der Mitglieder in einer Gruppe.
(C) Sie untersucht die sozialen Beziehungen in einer Gesellschaft.
(D) Sie ermittelt formelle Beziehungen in einer Gruppe.
(E) Sie ermittelt die Rollenkonflikte in einer Organisation.

7.4.9 8/93
Bei der quantitativen Analyse der gegenseitigen Beziehungen des Pflegepersonals einer Krankenhausstation im Hinblick auf Beliebtheit, Gleichgültigkeit oder Ablehnung

(1) handelt es sich um eine soziometrische Untersuchung.
(2) werden die Untersuchungsergebnisse oft in Form eines Diagramms dargestellt.
(3) kann das Ausmaß der Gruppenkohäsion ermittelt werden.

(A) nur 2 ist richtig
(B) nur 3 ist richtig
(C) nur 1 und 3 sind richtig
(D) nur 2 und 3 sind richtig
(E) 1 – 3 = alle sind richtig

7.4.10 8/93
Soziometrische Wahlverhalten geben Auskunft über

(A) die Arbeitsziele einer Gruppe.
(B) die informelle Struktur einer Gruppe.
(C) die Intrarollenkonflikte der Mitglieder einer Gruppe.
(D) die Schichtzugehörigkeit der Mitglieder einer Gruppe.
(E) die sozialen Wertvorstellungen in einer Gruppe.

7.4.11 8/92
Zum sozialen Rückhalt (social support) gewährenden „sozialen Netzwerk" werden typischerweise gerechnet:

(1) Familie
(2) Verwandtschaft
(3) Nachbarn
(4) Kollegen/innen
(5) Krankenversicherung

(A) nur 1 und 2 sind richtig
(B) nur 1, 2 und 3 sind richtig
(C) nur 3, 4 und 5 sind richtig
(D) nur 1, 2, 3 und 4 sind richtig
(E) 1 – 5 = alle sind richtig

7.4.12 8/91
Welche Aussagen über die Disengagementtheorie treffen zu?

(1) Disengagement bedeutet unter anderem die Einschränkung von physischen und sozialen

Aktivitäten und die Abgabe von Verantwortung an Jüngere.
(2) Disengagement erleichtert den Prozeß der Sinnfindung für das zurückliegende Leben.
(3) Disengagement ist mit sozialem Rückzug und Isolation gleichzusetzen.

(A) nur 1 ist richtig
(B) nur 1 und 2 sind richtig
(C) nur 1 und 3 sind richtig
(D) nur 2 und 3 sind richtig
(E) 1 – 3 = alle sind richtig

7.4.13 3/88
Einer Person werden aufgrund eines bestimmten Merkmales (z. B. einer Behinderung) Eigenschaften zugeschrieben, die sie zutiefst diskreditieren. Dieser Vorgang wird am besten gekennzeichnet als eine:

(A) Rollenzuschreibung
(B) Stereotypisierung
(C) gesellschaftlich bedingte Wahrnehmung
(D) soziale Stigmatisierung
(E) Projektion

7.4.14 3/88
Das Divergenz-Theorem der Gruppendynamik bezieht sich auf

(A) eine oft zu beobachtende Rollendifferenzierung in Kleingruppen.
(B) die langsame Auseinanderentwicklung von Ehepartnern.
(C) die Differenzierung der faktoriellen Strukturen der Intelligenz.
(D) das systematische Auseinanderklaffen von Anspruch und Leistung in früher zentrierten Arbeitsgruppen.
(E) einen Aversions-Aversions-Konflikt innerhalb von experimentellen Diskussionsgruppen.

7.5 Soziale Norm

7.5.a W! 8/99
Wenn das überwiegend praktizierte sexuelle Verhalten (z.B. vorehelicher Sexualverkehr) nicht mit dem erwünschten Verhalten übereinstimmt, dann liegt eine Dissoziation vor zwischen

(A) Funktionsnorm und statistischer Norm
(B) Idealnorm und Funktionsnorm
(C) Idealnorm und statistischer Norm
(D) moralisch-ethischer Bewertung und Idealnorm
(E) sozialer Bewertung und Idealnorm

7.5.1 3/99
Ein älterer Patient klagt über sein schlechtes gesundheitliches Befinden, insbesondere über Schmerzen in den Gelenken. Der Arzt meint hierzu, daß dies in seinem Alter „normal" sei und versucht, den Patienten zu beruhigen. Auf welchen Bezugsmaßstab bezieht sich der Arzt?

(A) funktionale Norm
(B) Idealnorm
(C) Rollennorm
(D) soziale Norm
(E) statistische Norm

7.5.2 3/99
Ein Mann, dessen Gesicht durch eine große Narbe entstellt ist und der dadurch immer wieder Ablehnung erfährt, zieht sich immer stärker aus dem gesellschaftlichen Leben zurück, gibt schließlich seinen Beruf auf und verläßt seine Familie.
Mit welchem der nachstehenden Begriffe läßt sich dieser sich eskalierende Prozeß am spezifischsten kennzeichnen?

(A) Anomie
(B) Reaktionsbildung
(C) Rollenverlust
(D) sekundäre Devianz
(E) universale Hilflosigkeit

7.5.3 3/99

Zu den Kennzeichen sozialer Normen gehört **nicht**:

(A) Aneignung durch soziales Lernen (Sozialisation)
(B) Erwartung ihrer Geltung bei Adressatengruppen
(C) Sanktionierbarkeit normabweichenden Verhaltens
(D) Typisierung von Verhaltenserwartungen in definierten Situationen
(E) Verhaltensanpassung an jeweilige Erfordernisse einer Situation

7.5.4 8/98

Ein Kind hat gelernt, sich lästigen Anordnungen stets zu fügen, auch wenn es dabei von niemandem beaufsichtigt wird.
Mit welchen beiden der nachfolgenden Begriffe läßt sich die Herausbildung eines solchen Verhaltens am besten erfassen?

(A) Gewissensbildung und Stereotypisierung
(B) Gewissensbildung und Verhaltenskonvergenz
(C) Sozialisation und Stereotypisierung
(D) Sozialisation und Verinnerlichung von Normen
(E) Verhaltenskonvergenz und Verinnerlichung von Normen

7.5.5 8/98

Es ist bekannt, daß nur ein geringer Prozentsatz der berechtigten Mitglieder der Gesetzlichen Krankenversicherung an sogenannten Vorsorgeuntersuchungen teilnimmt. Wenn, wie in diesem Fall, das tatsächlich praktizierte Verhalten nicht mit dem gesellschaftlich erwünschten Verhalten übereinstimmt, dann liegt eine Dissoziation vor zwischen

(A) Funktionsnorm und statistischer Norm
(B) Funktionsnorm und individuellen Gesundheitsüberzeugungen
(C) Idealnorm und Funktionsnorm
(D) Idealnorm und statistischer Norm
(E) individuellen Gesundheitsüberzeugungen und schichtspezifischem Gesundheitsverhalten

7.5.6 8/98

Chronische Krankheit kann als eine Form sozialer Abweichung interpretiert werden.
Welche der folgenden Aussagen treffen hierfür zu?

(1) Die dauerhafte Einnahme der Krankenrolle durch eine Person kann eine Form „primärer Devianz" darstellen.
(2) Die dauerhafte Einnahme der Krankenrolle durch eine Person kann eine Form „sekundärer Devianz" darstellen.
(3) Als Folge ärztlicher Diagnose und Behandlung kann beim Patienten sekundäre Devianz entstehen.
(4) Die Erfahrung der Stigmatisierung infolge einer chronischen Erkrankung kann das Entstehen sekundärer Devianz begünstigen.

(A) nur 1 ist richtig
(B) nur 2 und 3 sind richtig
(C) nur 1, 2 und 3 sind richtig
(D) nur 1, 3 und 4 sind richtig
(E) 1 – 4 = alle sind richtig

7.5.7 W! 8/97

Ein Jugendlicher wird aufgrund delinquenten Verhaltens mehrfach bestraft. Als Folge solcher Erfahrungen verfestigt sich sein abweichendes Verhalten.
Wie lautet der zutreffende Begriff für diesen sich eskalierenden Prozeß abweichenden Verhaltens?

(A) Reaktionsbildung
(B) primäre Devianz
(C) sekundäre Devianz
(D) Nonkonformität
(E) Rollendistanz

7.5.8 W! 8/97

Welche Aussage über „soziale Sanktionen" trifft **nicht** zu?

(A) Sie tragen zur Geltung sozialer Normen bei.
(B) Sie haben die Funktion der Konformitätsherstellung.
(C) Sie begrenzen das ungehemmte Ausleben menschlicher Antriebe und Bedürfnisse.
(D) Positive Sanktionen sind positive Verstärker im Sinne des operanten Konditionierens.
(E) Negative Sanktionen bewirken eine negative Verstärkung im Sinne des operanten Konditionierens.

7.5.9 3/97

Normenkonformes Verhalten kann beruhen auf

(1) der Antizipation positiver Sanktionen
(2) der Internalisierung sozialer Normen
(3) der Orientierung an einer Bezugsgruppe
(4) Identifizierung mit einer Rolle

(A) nur 1 und 2 sind richtig
(B) nur 1, 2 und 4 sind richtig
(C) nur 1, 3 und 4 sind richtig
(D) nur 2, 3 und 4 sind richtig
(E) 1 – 4 = alle sind richtig

7.5.10 8/96

Ein Mann, dessen Gesicht durch eine große Narbe entstellt ist und der dadurch immer wieder Ablehnung erfährt, zieht sich immer stärker aus dem gesellschaftlichen Leben zurück, gibt schließlich seinen Beruf auf und verläßt seine Familie. Mit welchem der nachfolgend genannten Begriffe läßt sich dieser Prozeß kennzeichnen?

(1) sekundäre Abweichung
(2) Reaktionsbildung
(3) Stigmatisierungserfahrung

(A) nur 1 ist richtig
(B) nur 1 und 2 sind richtig
(C) nur 1 und 3 sind richtig
(D) nur 2 und 3 sind richtig
(E) 1 – 3 = alle sind richtig

7.5.11 3/96

Welche Aussage trifft **nicht** zu? Soziale Normen

(A) werden durch positive und negative Sanktionen gesichert.
(B) sind unabhängig vom sozialen Kontext gültig.
(C) sind Verhaltenserwartungen.
(D) spiegeln Verhaltensregelmäßigkeiten wider.
(E) sind soziokulturellem Wandel unterworfen.

7.5.12 8/95

Wenn das überwiegend praktizierte sexuelle Verhalten (z.B. vorehelicher Sexualverkehr) nicht mit dem erwünschten Verhalten übereinstimmt, dann liegt eine Dissoziation vor zwischen

(A) Idealnorm und statistischer Norm.
(B) Funktionsnorm und statistischer Norm.
(C) sozialer Bewertung und Idealnorm.
(D) Idealnorm und Funktionsnorm.
(E) moralisch-ethischer Bewertung und Idealnorm.

7.5.13 W! 3/95

Welche Aussage über soziale Normen trifft **nicht** zu?

(A) Die Einhaltung von Normen wird durch Sanktionen geregelt.
(B) Normen erzeugen Verhaltenskonvergenz bei den Mitgliedern der Gruppe, in der sie gelten.
(C) Handlungen, die internalisierte soziale Normen verletzen, können Schuldgefühle hervorrufen.
(D) Normen sind Vorschriften, die für alle Mitglieder eines Kulturkreises in gleicher Weise gültig sind.
(E) Normeneinhaltung kann external oder internal sanktioniert werden.

7.5.14 8/94

Bei einem Wahrnehmungsexperiment, bei dem zu möglichst genauem Urteilen aufgefordert wird, gibt eine zuvor instruierte Mehrheit von Teilnehmern krasse Fehlurteile ab. Die Versuchspersonen sollen dadurch den Eindruck erhalten, die Mehrheit sage die Wahrheit. Nach einigem Zögern schließt sich eine Versuchsperson dem offensichtlichen Fehlurteil an. Welcher der nachfolgenden Begriffe, bzw. welches Konzept läßt sich **nicht** zur Deutung dieses Phänomens heranziehen?

(A) Gruppendruck
(B) kognitive Dissonanz
(C) Konformitätsdruck
(D) sekundäre Devianz
(E) soziale Wahrnehmung

7.5.15 3/94

Die Aussage „Ärzte sollen bei ihrer Arbeit im Krankenhaus weiße Kittel tragen" stellt ein Beispiel für den folgenden soziologischen Tatbestand dar:

(A) soziale Rolle
(B) soziale Sanktion
(C) soziale Norm
(D) soziales Statussymbol
(E) soziale Differenzierung

7.5.16 8/93

Soziale Normen verlieren an Geltung (Akzeptanz, Beachtung), wenn Abweichungen von der Norm nicht mehr sanktioniert werden,
weil
die Geltung sozialer Normen von der Verinnerlichung von Verhaltensgeboten unabhängig ist.

7.5.17 8/93

Welche Aussagen über Wirkungen sozialer Normen treffen zu? Sie

(1) beeinflussen das Fremdbild einer Person.
(2) beeinflussen das Selbstbild einer Person.
(3) kanalisieren menschliche Antriebe.
(4) können zu primären Motiven werden.
(5) beeinflussen menschliche Affekte.

(A) nur 1 ist richtig
(B) nur 2 und 4 sind richtig
(C) nur 1, 3 und 4 sind richtig
(D) nur 1, 2, 3 und 5 sind richtig
(E) 1 – 5 = alle sind richtig

7.5.18 3/93

Welche der folgenden Aussagen zur Devianz treffen zu?

(1) Devianz bezeichnet Verhaltensweisen, die mit geltenden Werten und Normen nicht übereinstimmen.
(2) Devianz bedeutet Rollendistanzierung wie z. B. eine gewisse Souveränität des Rollenträgers gegenüber seiner Rolle.
(3) Sekundäre Devianz ist das Ergebnis eines sich eskalierenden Prozesses zwischen abweichendem Verhalten einerseits und gesellschaftlicher Reaktion hierauf andererseits. Sie äußert sich z. B. als Auflehnung gegen Maßnahmen sozialer Kontakte bis hin zur Übernahme einer devianten Rolle.

(A) nur 1 ist richtig
(B) nur 2 ist richtig
(C) nur 3 ist richtig
(D) nur 1 und 3 sind richtig
(E) nur 2 und 3 sind richtig

7.5.19 8/92

Negative Sanktionen

(1) haben eine handlungssteuernde Funktion
(2) sind ein Mittel der Konformitätserzeugung
(3) sind ein Mechanismus der sozialen Kontrolle
(4) werden stets von äußeren Instanzen oder von anderen Personen verhängt

(A) nur 1 und 4 sind richtig
(B) nur 2 und 3 sind richtig
(C) nur 1, 2 und 3 sind richtig
(D) nur 1, 2 und 4 sind richtig
(E) 1 – 4 = alle sind richtig

7.5.20 3/92

Welche der folgenden Konzepte kommen zur Erklärung der Steuerung menschlichen Erlebens und Handelns in Frage?

(1) Reaktanz
(2) sekundäre Devianz
(3) soziale Institution
(4) soziale Kontrolle
(5) Internalisierung

(A) nur 4 und 5 sind richtig
(B) nur 1, 2 und 4 sind richtig
(C) nur 1, 3 und 5 sind richtig
(D) nur 1, 2, 3 und 5 sind richtig
(E) 1 – 5 = alle sind richtig

7.5.21 3/92

Zu den Grundlagen normenkonformen Verhaltens zählt **nicht**:

(A) Orientierung an äußeren Sanktionen
(B) Normen-Internalisierung
(C) Reaktanz
(D) Orientierung an einer Bezugsgruppe
(E) Geltung von Institutionen

7.6 Soziale Rolle

7.6.a 8/99

Die Tatsache, daß sich das Handeln des Arztes auf verschiedene Bezugsgruppen wie Berufsstand, Patienten, nichtärztliche Mitarbeiter etc. erstrecken kann, wird mit folgendem soziologischen Begriff erfaßt:

(A) Rollenidentifikation
(B) Rollenschöpfung
(C) Rollensektor
(D) Rollensequenz
(E) Statusinkonsistenz

7.6.1 3/99

Welche der folgenden Situationen beinhaltet die notwendige Voraussetzung für einen Intra-Rollenkonflikt?

(A) Der Selbstanspruch des Arztes widerspricht einigen Rollenerwartungen seines Berufs.
(B) Die Familie des Arztes und seine Berufskollegen richten an einen Arzt widersprüchliche Erwartungen.
(C) Ein Patient richtet an einen Arzt widersprüchliche Erwartungen.
(D) Patienten einerseits und Pflegeperson andererseits richten an einen Arzt widersprüchliche Erwartungen.
(E) Zwei verschiedene Patienten richten an denselben Arzt widersprüchliche Erwartungen.

7.6.2 8/98

Welche Aussagen zu Intra-Rollenkonflikten treffen zu?

(1) Sie sind eine Folge sozialer Differenzierung
(2) Sie resultieren aus einander widersprechenden Verhaltenserwartungen von Bezugsgruppen
(3) Sie sind verursacht durch die persönlichen Besonderheiten der Rollenpartner
(4) Sie resultieren daraus, daß eine Person gleichzeitig Träger mehrerer Rollen ist.
(5) Sie resultieren typischerweise aus Widersprüchen zwischen Inhalts- und Beziehungsaspekt von Handlungsaufforderungen an einen Rollenträger

(A) nur 3 ist richtig
(B) nur 5 ist richtig
(C) nur 1 und 2 sind richtig
(D) nur 1 und 4 sind richtig
(E) nur 2 und 4 sind richtig

7.6.3   8/97

Ein Intra-Rollenkonflikt ist charakterisiert durch

(A) widersprüchliche Verhaltenserwartungen einer Person an den Inhaber einer sozialen Position
(B) Unvereinbarkeit zwischen eigenen Rollenvorstellungen und den Verhaltenserwartungen aus dem role-set (Rollensatz)
(C) widersprüchliche Rollenerwartungen in den verschiedenen Sektoren einer Rolle
(D) unvereinbare Verhaltensziele eines Positionsinhabers
(E) widersprüchliche Rollenerwartungen zwischen zwei verschiedenen Rollen eines Rollenträgers

7.6.4   3/97

Welche der nachfolgenden Angaben trifft auf den Begriff der „Rollendistanz" zu?

(A) die soziale Distanz zwischen zwei Rollen
(B) die soziale Distanz zwischen zwei Rollenträgern
(C) schichtspezifische Verhaltenserwartungen an den Träger einer sozialen Rolle
(D) der Grad der Verschiedenartigkeit zweier Rollen
(E) die Distanzierung von einigen Aspekten der eigenen Rolle, z. B. durch Ironie

7.6.5   8/96

Welche Aussage zu den wichtigen soziologischen Grundbegriffen trifft **nicht** zu?

(A) Soziale Rollen stellen „Bündel" sozialer Normen dar, welche sich auf bestimmte Personenkategorien oder Positionen beziehen.
(B) Als Intra-Rollenkonflikte werden widersprüchliche Anforderungen bezeichnet, die sich auf eine Person in ihrer Eigenschaft als Inhaberin zweier unterschiedlicher Positionen (z. B. als Berufstätige und als Mutter) beziehen.
(C) Soziale Normen sind Verhaltensregeln, deren Geltung durch innere oder äußere soziale Kontrolle garantiert wird.
(D) Negative Sanktionen bilden den wichtigsten Gradmesser der Geltung eines Normensystems.
(E) Rollennormen, die von einer Bezugsgruppe an einen bestimmten Adressatenkreis gesendet werden, bilden einen Rollensektor.

7.6.6   8/96

Ein Mitglied einer Profession gibt einem Klienten gegenüber zu erkennen, bestimmte Aspekte seines Berufs albern zu finden und mokiert sich darüber. Dieses Verhalten ist ein Beispiel für:

(A) soziale Distanz
(B) Rollendistanz
(C) kognitive Dissonanz
(D) Rollenkonflikt
(E) sekundäre Devianz

7.6.7   3/96

Ein Arzt sieht sich widersprüchlichen Erwartungen einiger seiner Patienten einerseits und seiner eigenen Berufsgruppe andererseits gegenüber. Er möchte die Patienten nicht enttäuschen und zugleich die Normen seiner Berufsgruppe nicht verletzen. Welche der nachfolgenden Begriffe treffen auf die Situation des Arztes zu?

(1) Inter-Rollenkonflikt
(2) Intra-Rollenkonflikt
(3) Appetenz-Appetenz-Konflikt
(4) Aversions-Aversions-Konflikt

(A) nur 1 ist richtig
(B) nur 2 ist richtig
(C) nur 3 ist richtig
(D) nur 2 und 3 sind richtig
(E) nur 2 und 4 sind richtig

7.6.8   W!   8/95

Welche der folgenden Aussagen zur Rollentheorie trifft zu?

(A) Der Begriff sozialer Status ist definiert als Bündel von Verhaltenserwartungen, die an

den Inhaber einer gesellschaftlichen Rolle gerichtet sind.
(B) Von Rollendistanz wird gesprochen, wenn sich Inhaber sozialer Rollen hinsichtlich ihres Status unterscheiden.
(C) Der Platz, den ein Individuum im sozialen Gefüge einnimmt, wird als formelle Rolle bezeichnet, sofern damit eine soziale Wertung verbunden ist.
(D) Zu einem Intra-Rollenkonflikt kann es kommen, wenn sich der Träger einer Rolle unvereinbaren Rollenerwartungen der Bezugsgruppen ausgesetzt sieht.
(E) Keine der Aussagen (A) – (D) trifft zu.

7.6.9 8/95
Welche Aussagen zu Intra-Rollenkonflikten treffen zu?

(1) Sie sind eine Folge sozialer Differenzierung.
(2) Sie resultieren aus einander widersprechenden Verhaltenserwartungen von Bezugsgruppen.
(3) Sie sind verursacht durch die persönlichen Besonderheiten der Rollenpartner.
(4) Sie resultieren daraus, daß eine Person gleichzeitig Träger mehrerer Rollen ist.
(5) Sie resultieren typischerweise aus Widersprüchen zwischen Inhalts- und Beziehungsaspekt von Handlungsaufforderungen an einen Rollenträger.

(A) nur 3 ist richtig
(B) nur 5 ist richtig
(C) nur 1 und 2 sind richtig
(D) nur 1 und 4 sind richtig
(E) nur 2 und 4 sind richtig

7.6.10 8/94
Welche der folgenden Situationen beinhaltet die notwendige Voraussetzung für einen Intra-Rollenkonflikt?

(A) Ein Patient richtet an einen Arzt widersprüchliche Erwartungen.
(B) Zwei verschiedene Patienten richten an denselben Arzt widersprüchliche Erwartungen.
(C) Patienten einerseits und Pflegeperson andererseits richten an einen Arzt widersprüchliche Erwartungen.
(D) Die Familie des Arztes und seine Berufskollegen richten an einen Arzt widersprüchliche Erwartungen.
(E) Der Selbstanspruch des Arztes widerspricht einigen Rollenerwartungen seines Berufs.

7.6.11 8/94
Welche Wirkungen (Funktionen) haben soziale Rollen?

(1) Sie erhöhen die Erwartbarkeit des Verhaltens anderer.
(2) Sie steuern das Verhalten von Positionsinhabern.
(3) Sie bieten Orientierungssicherheit für Positionsinhaber.
(4) Sie begrenzen die individuelle Variationsbreite des Handelns.
(5) Sie leisten einen Beitrag zur Entwicklung der soziokulturellen Persönlichkeit.

(A) nur 2 und 4 sind richtig
(B) nur 1, 3 und 5 sind richtig
(C) nur 1, 2, 3 und 4 sind richtig
(D) nur 2, 3, 4 und 5 sind richtig
(E) 1 – 5 = alle sind richtig

7.6.12 8/93
Welche Konflikte beziehen sich primär auf Verhaltenserwartungen, die von der Gesellschaft an das Individuum herangetragen werden?

(1) Inter-Rollenkonflikte
(2) Intra-Rollenkonflikte
(3) Appetenz-Aversions-Konflikte

(A) nur 1 ist richtig
(B) nur 3 ist richtig
(C) nur 1 und 2 sind richtig
(D) nur 1 und 3 sind richtig
(E) 1 – 3 = alle sind richtig

7.6.13 3/93

In welchen der folgenden Situationen ist der Arzt einem Intra-Rollenkonflikt ausgesetzt?

(1) Eine Selbsthilfegruppe fordert den Arzt auf, zu den therapeutischen Verordnungen eines anderen Arztes Stellung zu nehmen.
(2) Ein Schwerkranker bittet den Arzt, von weiteren therapeutischen Maßnahmen abzusehen.
(3) Ein Patient teilt dem Arzt mit, daß das von ihm verordnete Medikament unwirksam war.

(A) nur 1 ist richtig
(B) nur 3 ist richtig
(C) nur 1 und 2 sind richtig
(D) nur 1 und 3 sind richtig
(E) nur 2 und 3 sind richtig

7.6.14 W! 8/92

Bei welchem der folgenden Beispiele ist zu erwarten, daß Interrollenkonflikte auftreten?

(1) berufstätige Hausfrau und Mutter
(2) Arzt, der gleichzeitig in der Patientenversorgung und als Gutachter tätig ist
(3) Psychotherapeut, der seinen Sohn in Behandlung nimmt
(4) Wechselschichtarbeiter, der eine strenge Diät verordnet bekommt

(A) nur 1 ist richtig
(B) nur 2 ist richtig
(C) nur 2 und 3 sind richtig
(D) nur 2 und 4 sind richtig
(E) nur 1, 3 und 4 sind richtig

7.6.15 8/92

Welche der folgenden Aussagen zur „sozialen Rolle" treffen zu?

(1) Rollenkonflikte sind eine mögliche Ursache von rollenbedingtem Streß.
(2) Rollendistanz ist eine Form sozialer Distanz.
(3) Inter-Rollenkonflikte, z. B. zwischen Patientenrolle und Arbeitnehmerrolle, können die Compliance des Patienten beeinträchtigen.

(A) nur 2 ist richtig
(B) nur 3 ist richtig
(C) nur 1 und 2 sind richtig
(D) nur 1 und 3 sind richtig
(E) nur 2 und 3 sind richtig

7.6.16 3/92

Welche Aussagen über die Rolle des Sündenbocks treffen zu?

(1) Die Sündenbockrolle ist eine formelle Rolle.
(2) Die Sündenbockrolle entsteht, weil die Gruppe die kollektive Verantwortung für die Folgen ihres Handelns nicht übernehmen will.
(3) Ein Gruppenmitglied wird häufig zum Sündenbock gemacht, wenn die Gruppe eine Vereitelung von Gruppenzielen erfährt.
(4) Die Gruppe projiziert die Schuld für ihr Versagen auf den Sündenbock.

(A) nur 4 ist richtig
(B) nur 2 und 3 sind richtig
(C) nur 3 und 4 sind richtig
(D) nur 1, 2 und 3 sind richtig
(E) nur 2, 3 und 4 sind richtig

7.7 Institution

7.7.1 W! 3/99
Welche der folgenden Aussagen über „soziale Institutionen" treffen zu?

(1) Sie regeln grundlegende Probleme bzw. Erfordernisse einer Gesellschaft.
(2) Sie sind definiert als Bündel von Verhaltenserwartungen, die an eine soziale Position gerichtet sind.
(3) Der Begriff soziale Institution ist gleichbedeutend mit sozialer Organisation
(4) Sie sind Bestandteil der sozialen Ordnung

(A) nur 1 und 4 sind richtig
(B) nur 2 und 4 sind richtig
(C) nur 1, 2 und 3 sind richtig
(D) nur 1, 2 und 4 sind richtig
(E) nur 1, 3 und 4 sind richtig

7.7.2 3/97
Welche Aussage über „totale Institution" (nach Goffman) trifft **nicht** zu?

(A) Es handelt sich dabei um bestimmte Arten von Organisationen.
(B) Allen Mitgliedern der Institution wird die gleiche Behandlung zuteil und alle müssen die gleiche Tätigkeit gemeinsam verrichten.
(C) Die sonst übliche Trennung zwischen Arbeits-, Wohn- und Freizeitbereich ist aufgehoben.
(D) Die verschiedenen erzwungenen Tätigkeiten werden in einem einzigen rationalen Plan vereinigt.
(E) Es handelt sich jeweils um einen Komplex normativer Regelungs- und Beziehungsmuster, die grundlegende Aspekte des menschlichen Zusammenlebens in einer Gesellschaft ordnen.

7.7.3 3/94
Durch welche Merkmale sind „totale Institution" (nach E. Goffmann) charakterisiert?

(1) Unterwerfung unter eine einzige Autorität
(2) Aufhebung der sonst üblichen Trennung von Arbeits-, Lebens- und Freizeitbereich
(3) keine informellen Beziehungen zwischen den Mitgliedern
(4) mehr oder minder starke Isolation der Mitglieder von der Umwelt

(A) nur 1 ist richtig
(B) nur 2 und 4 sind richtig
(C) nur 1, 2 und 4 sind richtig
(D) nur 1, 3 und 4 sind richtig
(E) 1 – 4 = alle sind richtig

7.7.4 W! 8/92
Institutionen weisen in soziologischer Sicht unter anderem folgende Aspekte auf:

(1) Es handelt sich um Normenkomplexe, die auf die Lösung grundlegender Probleme bzw. Erfordernisse einer Gesellschaft gerichtet sind.
(2) Sie ordnen das Geflecht der sozialen Beziehungen und Rollen.
(3) Sie regeln die Zuordnung der Machtpositionen und die Verteilung der sozialen Belohnungen.
(4) Sie sind identisch mit Organisationen.

(A) nur 1 und 3 sind richtig
(B) nur 1 und 4 sind richtig
(C) nur 2 und 3 sind richtig
(D) nur 1, 2 und 3 sind richtig
(E) nur 2, 3 und 4 sind richtig

8 Gesundheits- und Krankheitsverhalten

8.1 Erklärungsmodelle von Krankheit und Kranksein

8.1.1

Fünf Klassen mit Schülerinnen und Schülern des 8. Schuljahres veranstalten einen Wettbewerb darüber, welche von ihnen die höchste Nichtraucherquote zum Ende des Schuljahres erzielt. Zwischenergebnisse werden in der Schülerzeitung regelmäßig veröffentlicht, und als Belohnung steht eine Klassenfahrt ins Ausland in Aussicht.
An welchem Konzept, bzw. Modell gesundheitsfördernden Verhaltens orientiert sich dieses Vorgehen?

(A) Health-Belief-Modell
(B) Konzept der sekundären Prävention
(C) Konzept struktureller Prävention
(D) Modell der Kompetenzerwartung (Selbstwirksamkeit)
(E) Modell des sozialen Vergleichsprozesses

8.1.2

Fünf Klassen mit Schülerinnen und Schülern des 8. Schuljahres veranstalten einen Wettbewerb darüber, welche von ihnen die höchste Nichtraucherquote zum Ende des Schuljahres erzielt. Zwischenergebnisse werden in der Schülerzeitung regelmäßig veröffentlicht, und als Belohnung steht eine Klassenfahrt ins Ausland in Aussicht.
An welchen Modellen gesundheitsfördernden Verhaltens orientiert sich dieses Vorgehen?

(1) Modell der Kompetenzerwartung (self efficacy)
(2) Modell des sozialen Vergleichsprozesses
(3) Health-Belief-Modell

(A) nur 1 ist richtig
(B) nur 2 ist richtig
(C) nur 3 ist richtig
(D) nur 1 und 2 sind richtig
(E) nur 1 und 3 sind richtig

8.2 Prävention

8.2.a

Die Bereitschaft zum präventiven Verhalten wird dem Health-Belief-Modell zufolge durch mehrere Bedingungen beeinflußt.
Dazu gehört **nicht**:

(A) die wahrgenommene Gefährlichkeit der Krankheit
(B) die wahrgenommene Mißachtung des präventiven Verhaltens im sozialen Umfeld
(C) die wahrgenommene persönliche Gefährdung durch Krankheit
(D) die wahrgenommene Wirksamkeit des präventiven Verhaltens
(E) die wahrgenommenen Barrieren, die dem präventiven Verhalten entgegenstehen

8.2.b
8.2.c

Ordnen Sie den beiden Präventionsarten der Liste 1 das jeweils zutreffende Beispiel aus Liste 2 zu!

Liste 1
sekundäre Prävention
tertiäre Prävention

Liste 2
(A) Ausschaltung von Vektoren
(B) Identifikation von Risikopersonen
(C) Krankheitsfrüherkennung
(D) Senkung von Risikoverhalten
(E) Verhinderung von Folgeschäden und einer Rezidivbildung

8.2.1 W! 3/99

Welche der folgenden Variablen gehört **nicht** zu den Bestimmungsfaktoren für gesundheitsbezogenes Verhalten nach dem Health-Belief-Modell?

(A) der Glaube an die Effektivität und den Nutzen einer bestimmten Handlung
(B) die Einschätzung der Ernsthaftigkeit oder Gefährlichkeit einer Erkrankung
(C) die Qualität des sozialen Netzwerkes und die Verfügbarkeit professioneller Hilfe
(D) die subjektive Einschätzung der eigenen Anfälligkeit gegenüber einer bestimmten Krankheit
(E) die subjektive Einschätzung der physischen, psychischen, finanziellen oder sonstigen Kosten, die mit einer Handlung verbunden sind

8.2.2 3/98
8.2.3 3/98
8.2.4 3/98

Ordnen Sie jeder der drei Formen der Prävention der Liste 1 ein entsprechendes Beispiel der Liste 2 zu!

Liste 1
primäre Prävention
sekundäre Prävention
tertiäre Prävention

Liste 2
(A) frühzeitiges Erkennen einer Krankheit
(B) Vermeidung einer Exposition gegenüber kanzerogenen Noxen
(C) regelmäßiger Gebrauch von Schlafmitteln bei Nervosität
(D) Kontrolle des Blutbildes von Leukämiepatienten in Vollremission
(E) ärztliches Gespräch zur Aufklärung über tolerierbare Therapienebenwirkungen

8.2.5 8/97

Welche Angaben zum Typ-A-Verhalten treffen zu?

(1) ein Verhaltensstil, der als Risikofaktor für Krebserkrankungen kennzeichnend ist
(2) Orientierung an einer hohen Leistungsnorm
(3) ein hohes Aktivitätsniveau
(4) Neigung zu liebenswürdigem Kommunikationsverhalten
(5) Vernachlässigung von gesundheitserhaltenden Aktivitäten

(A) nur 1 ist richtig
(B) nur 1 und 4 sind richtig
(C) nur 2, 3 und 5 sind richtig
(D) nur 2, 3, 4 und 5 sind richtig
(E) 1 – 5 = alle sind richtig

8.2.6 W! 8/97

Nach dem Health-Belief-Modell hängt die Bereitschaft zu präventivem Verhalten ab von

(1) der Bewertung der Gefährlichkeit der Krankheit
(2) der Bewertung der persönlichen Gefährdung durch die Krankheit
(3) der Einschätzung der Wirksamkeit des präventiven Verhaltens
(4) den wahrgenommenen Barrieren, die dem präventiven Verhalten entgegenstehen

(A) nur 4 ist richtig
(B) nur 1 und 2 sind richtig
(C) nur 3 und 4 sind richtig
(D) nur 1, 2 und 3 sind richtig
(E) 1 – 4 = alle sind richtig

8.2.7 8/97

Im folgenden sind den Formen der Prävention jeweils Maßnahmen gegenübergestellt.
Welche Zuordnung ist **nicht** zutreffend?

(A) primäre Prävention –
Maßnahmen der Gesundheitsförderung
(B) primäre Prävention –
Maßnahmen zur Krankheitsverhütung durch Veränderung gesundheitlich ungünstiger Verhaltensweisen
(C) sekundäre Prävention –
Krankheitsverhütung durch Veränderung gesundheitlich ungünstiger Lebensbedingungen

(D) sekundäre Prävention –
Maßnahmen der Früherkennung von Krankheiten und anschließende Behandlung
(E) tertiäre Prävention –
Maßnahmen zur Verhütung von Rückfällen oder Folgeschäden bei bereits manifester Erkrankung

8.2.8 W! 3/97

Maßnahmen der primären Prävention psychischer Störungen zielen darauf ab, die Inzidenz derartiger Störungen zu verringern,
weil
Früherkennungsmaßnahmen frühzeitige Interventionen ermöglichen und damit eine Chronifizierung von psychischen Störungen verhindern können.

8.2.9 8/96

Welche Aussagen zur Inanspruchnahme ärztlicher Leistungen treffen zu?

(1) Je belastender der eigene Gesundheitszustand, desto höher ist die Inanspruchnahme
(2) Zwischen der Zahl niedergelassener Ärzte pro Einwohner und der Höhe der Inanspruchnahme von Ärzten besteht kein Zusammenhang.
(3) Je höher die Selbstbeteiligung bei Versicherten, desto geringer ist die Inanspruchnahme.
(4) Je höher das Lebensalter, desto höher ist die Inanspruchnahme.
(5) Der Zusammenhang zwischen sozialer Schicht und Häufigkeit der Inanspruchnahme ist schwächer ausgeprägt als der Zusammenhang zwischen sozialer Schicht und der Qualität der ärztlichen Versorgung.

(A) nur 1 ist richtig
(B) nur 1 und 4 sind richtig
(C) nur 1, 2 und 5 sind richtig
(D) nur 2, 3 und 4 sind richtig
(E) nur 1, 3, 4 und 5 sind richtig

8.2.10 3/96

Beispiele für sekundäre Prävention sind:

(1) Raucherentwöhnungskurs
(2) Rezidivprophylaxe
(3) Krebsfrüherkennung
(4) Impfung (aktive Immunisierung)

(A) nur 3 ist richtig
(B) nur 4 ist richtig
(C) nur 1 und 2 sind richtig
(D) nur 2 und 4 sind richtig
(E) nur 3 und 4 sind richtig

8.2.11 8/95

Primäre Prävention zielt darauf ab,

(1) die Inzidenzraten psychischer und physischer Erkrankungen zu senken.
(2) an Maßnahmen zur Früherkennung von Krankheiten teilzunehmen.
(3) Schutzfaktoren ausfindig zu machen und zu verstärken.
(4) möglichst frühzeitige Krisenintervention einzuleiten.

(A) nur 1 und 2 sind richtig
(B) nur 1 und 3 sind richtig
(C) nur 2 und 4 sind richtig
(D) nur 2, 3 und 4 sind richtig
(E) 1 – 4 = alle sind richtig

8.2.12 8/95

Zu den Merkmalen des sog. Typ A (als Konzept für Koronargefährdung) zählen:

(1) Verausgabungsbereitschaft
(2) Kontrollambitionen
(3) Kooperationsbereitschaft
(4) euphorische Stimmungslage
(5) Verantwortungsbereitschaft

(A) nur 2 und 4 sind richtig
(B) nur 1, 2 und 3 sind richtig
(C) nur 1, 2 und 5 sind richtig
(D) nur 1, 3 und 5 sind richtig
(E) 1 – 5 = alle sind richtig

8.2.13　3/95
Zu den strukturellen primärpräventiven Maßnahmen zählen:

(1) Einrichtung von Rehabilitationszentren
(2) Verbot des Alkoholverkaufs in Autobahnraststätten
(3) flächendeckende Einführung von Früherkennungsuntersuchungen

(A) nur 1 ist richtig
(B) nur 2 ist richtig
(C) nur 3 ist richtig
(D) nur 1 und 2 sind richtig
(E) 1 – 3 = alle sind richtig

8.2.14　8/94
Welche Aspekte beeinflussen dem Health-Belief-Modell zufolge die Bereitschaft zu präventivem Verhalten?

(1) die Erkennbarkeit des Nutzens der vorbeugenden Maßnahme
(2) das Wissen um die Ernsthaftigkeit von Erkrankungen
(3) die Einschätzung des subjektiven Risikos

(A) nur 3 ist richtig
(B) nur 1 und 2 sind richtig
(C) nur 1 und 3 sind richtig
(D) nur 2 und 3 sind richtig
(E) 1 – 3 = alle sind richtig

8.2.15　3/93
Im „Health-Belief-Modell" werden subjektive Überzeugungen aufgeführt, die darüber mitbestimmen, ob eine Person ein präventives Verhalten zeigt oder nicht.
Nicht Bestandteil dieses Erklärungsansatzes ist die Überzeugung von

(A) der Anfälligkeit der Krankheit gegenüber.
(B) der Gefährlichkeit der Krankheit.
(C) dem Nutzen des präventiven Verhaltens.
(D) der Überwindbarkeit der Barrieren für präventives Handeln.
(E) der sozialen Erwünschtheit präventiven Verhaltens.

8.2.16　8/92
„Vorsorgeuntersuchungen" (screening) fallen unter den Begriff „primäre Prävention",
weil
primäre Prävention die Erkennung von Krankheiten im asymptomatischen Frühstadium zum Ziel hat.

8.2.17　8/92
Welcher der nachfolgenden Faktoren hat entsprechend dem Health-Belief-Modell den **geringsten** Einfluß auf die Inanspruchnahme medizinischer Maßnahmen?

(A) wahrgenommene Bedrohlichkeit von Symptomen
(B) objektiver Schweregrad einer Krankheit
(C) erwartete Wirksamkeit medizinischer Hilfe
(D) Gesundheitsmotivation und Vorerfahrungen
(E) Bilanzierung des subjektiven Nutzens gegenüber möglichen „Kosten" (z.B. unliebsame Verhaltensänderungen)

8.2.18　3/92
Was oder wer wird mit dem Begriff „under-utilizer" gekennzeichnet?

(A) eine Person, die ohne medizinisch ersichtlichen Grund einen Arzt aufsucht
(B) eine Person mit Krankheitsanzeichen, die einen Arzt nicht oder aber erst zu einem sehr späten Zeitpunkt, wenn die Krankheit bereits fortgeschritten ist, aufsucht
(C) eine bestimmte Kategorie von Medikamenten
(D) ein Patient, der die ihm verordneten Medikamente nicht gemäß der ärztlichen Anordnung einnimmt
(E) Keine der Aussagen (A) – (D) trifft zu.

8.2.19   8/90

Welche der folgenden Aussagen zur Prävention treffen zu?

(1) „Primäre Prävention" bezeichnet Maßnahmen zur Förderung der Gesundheit sowie zur Krankheitsverhütung
(2) „Sekundäre Prävention" bezeichnet Maßnahmen zur Verhütung der Herausbildung von Risikofaktoren.
(3) „Tertiäre Prävention" bezeichnet Maßnahmen der Krankheitsfrüherkennung und nachfolgenden Behandlung.

(A) nur 1 ist richtig
(B) nur 2 ist richtig
(C) nur 1 und 2 sind richtig
(D) nur 2 und 3 sind richtig
(E) 1 – 3 = alle sind richtig

8.3 Krankheitsverhalten

8.3.a   8/99

Der Prozeß des Krankheitsverhaltens beschreibt verschiedene Stadien des Verhaltens einer Person, die sich krank fühlt oder die von ihrer Umwelt als krank angesehen wird.
Dieser Prozeß beginnt mit:

(A) Entlastung von Rollenverpflichtungen
(B) Selbstmedikation (aufgrund der Laienätiologie)
(C) Übergang in die Patientenrolle
(D) Wahrnehmung von Beschwerden (Symptomen)
(E) Zuweisung zum professionellen System

8.3.b   8/99

Ein 50jähriger Patient stellt beim Wasserlassen fest, daß Blutspuren in seinem Urin enthalten sind. Anstatt sofort den Arzt in Anspruch zu nehmen, sagt er sich, dies sei wohl auf einen Sturz zurückzuführen, den er vor drei Wochen erlitten hat und bleibt zu Hause.

Dieses Verhalten wir bezeichnet als

(A) Aktivierung der Laienätiologie
(B) Aktivierung des Laienzuweisungssystems
(C) Aktivierung internaler Kontrollüberzeugung
(D) Reaktionsbildung
(E) sekundäre Devianz

8.3.1   3/99

Eine Krebspatientin ist der Ansicht, daß ihre Erkrankung zwar „Schicksal" sei, daß sie aber nicht nur durch die Chemotherapie, sondern vor allem durch die Veränderung ihres Lebensstils und gesunde Ernährung wieder gesund werden wird.
Die Erwartungen im Hinblick auf die Auswirkungen der Veränderungen des Lebensstils und der Ernährung sind ein Beispiel für:

(A) externale Attribution
(B) internale Kontrollüberzeugungen
(C) primäre Prävention
(D) Rationalisierung
(E) sekundären Krankheitsgewinn

8.3.2   8/98

Ob beim Auftreten gesundheitlicher Beschwerden ein Arzt aufgesucht wird, oder ob zunächst abgewartet oder eine Selbstbehandlung mit Hausmitteln versucht wird, hängt oftmals von Empfehlungen aus dem persönlichen Umfeld des Betroffenen (z.B. Freunde, Kollegen, Verwandte) ab.
Mit welchem Begriff wird dieser Sachverhalt am treffendsten erfaßt?

(A) hilfesuchendes Verhalten
(B) Laienätiologie
(C) Laienzuweisungssystem
(D) Patientenkarriere
(E) Symptomaufmerksamkeit

8.3.3 3/98
Welche mögliche Folge des chronischen Alkoholkonsums eines alkoholkranken Patienten zählt zum sekundären Krankheitsgewinn?

(A) Das subjektive Wohlbefinden erhöht sich unter Alkohol kurzfristig.
(B) Der Patient bekommt Zuwendung von verständnisvollen Helfern.
(C) Der Patient verspürt unter Alkohol weniger Ängste.
(D) Die Entzugssymptome verschwinden bei erneutem Alkoholkonsum.
(E) Die kurzfristigen, als angenehm empfundenen Konsequenzen des Trinkens werden zum negativen Verstärker.

8.3.4 3/97
Dem Konzept des „Health locus of control" entsprechend haben generalisierte Erwartungen einen Einfluß auf das Krankheitsverhalten. Sie beziehen sich u. a. auf

(1) die Überzeugung des Individuums, seine Probleme lösen zu können.
(2) die Überzeugung, das Schicksal selbst kontrollieren zu können.
(3) die Erwartungshaltung, selbst wenig zur Genesung beitragen zu können.
(4) situationsabhängige Einflüsse auf den Krankheitsverlauf.

(A) nur 1 und 3 sind richtig
(B) nur 2 und 4 sind richtig
(C) nur 3 und 4 sind richtig
(D) nur 1, 2 und 3 sind richtig
(E) nur 2, 3 und 4 sind richtig

8.3.5 3/97
Für Koronarpatienten ist eine Verbesserung der interozeptiven Wahrnehmung äußerst bedeutsam,
weil
Koronarpatienten dazu neigen, ihre kardiovaskuläre Belastung zu überschätzen.

8.3.6 8/96
Welche der folgenden Aussagen zum Krankheitsverhalten treffen zu?

(1) Frauen zeigen sich im Vergleich zu Männern in gesundheitlichen Belangen weniger informiert.
(2) Konsultationen im Laiensystem ist ein Stadium im Prozeß des Krankheitsverhaltens.
(3) Zu allen Stadien des Krankheitsverhaltens gehört die Inanspruchnahme eines Arztes/einer Ärztin.

(A) nur 1 ist richtig
(B) nur 2 ist richtig
(C) nur 3 ist richtig
(D) nur 1 und 2 sind richtig
(E) nur 1 und 3 sind richtig

8.3.7 8/95
Ein Student, der mit den Prüfungsvorbereitungen in Verzug gerät, erleidet zwei Wochen vor der Prüfung chronische Kopfschmerzen, die eine weitere Vorbereitung unmöglich machen. Daß er sich nach eingetretener Krankheit von der Prüfung abmelden kann, ohne sich Selbstvorwürfe machen zu müssen, ist ein Beispiel für

(A) kognitive Dissonanz
(B) primären Krankheitsgewinn
(C) sekundären Krankheitsgewinn
(D) Aversions-Aversions-Konflikt
(E) Symptomverschiebung

8.3.8 W! 8/95
Dem Begriff „Laienätiologie" (einschließlich der daraus resultierenden Behandlungserwartungen) entsprechen folgende Beispiele:

(1) Eine Hausfrau rät ihrer Nachbarin, im Frühjahr eine „Blutreinigungskur" zu machen.
(2) Ein Patient mit endogenem Ekzem sieht die Ursache seines Leidens in der „Verseuchung unserer Nahrungsmittel".
(3) Das Auftreten einer bisher nicht bekannten Krankheit wird von vielen Menschen persönlicher Schuld zugeschrieben.

(4) Ein Patient entwickelt aufgrund schlechter persönlicher Erfahrungen eine arztaverse Einstellung.

(A) nur 1 und 2 sind richtig
(B) nur 1 und 3 sind richtig
(C) nur 1, 2 und 3 sind richtig
(D) nur 2, 3 und 4 sind richtig
(E) 1 – 4 = alle sind richtig

8.3.9 3/95

Eine vereinsamte Bewohnerin eines Altersheimes wird nach einem leichten Schlaganfall von ihren Bekannten und Verwandten wieder häufiger besucht.
Welcher der folgenden Begriffe umschreibt den vergleichsweise positiven Aspekt dieser neuen Situation?

(A) Gruppensolidarität
(B) Gruppenkohäsion
(C) positive Verstärkung
(D) primärer Krankheitsgewinn
(E) sekundärer Krankheitsgewinn

8.3.10 8/94

Zu den psychosozialen Schutzfaktoren gegenüber Krankheit, die unter dem Begriff „sozialer Rückhalt" (social support) zusammengefaßt werden, zählen:

(A) Annahme von Herausforderungen und Überzeugung von der Kontrollierbarkeit der Umwelt
(B) Neigung zu optimistischer Situations-, Handlungs- und Ergebniseinschätzung
(C) externaler, stabiler Attributionsstil
(D) entspannter Lebensstil im Sinne des Typ-B-Verhaltens
(E) emotionale Zuwendung durch nahestehende Personen

8.3.11 8/94

Primärer Krankheitsgewinn besteht nach psychoanalytischer Auffassung in dem Gewinn, der z. B. dann entsteht, wenn

(A) ein Patient mit chronischen Schmerzen eine Rente zugesprochen bekommt.
(B) ein krankes Kind von den Eltern besonders liebevoll umsorgt wird.
(C) eine Patientin aufgrund einer Oberschenkelfraktur von einer ungeliebten Arbeitsstelle fernbleiben darf.
(D) als Folge eines intrapsychischen Konfliktes eine körperliche Symptomatik entsteht und die Aufmerksamkeit dadurch von den Konflikten abgelenkt wird.
(E) eine Patientin interessierte Zuhörer findet, wenn sie von ihrer Erkrankung erzählt.

8.3.12 3/94

Die Alltagsvorstellungen, die sich Patientinnen und Patienten über Krankheitsursachen bilden, werden bezeichnet als:

(1) Laienzuweisungssystem
(2) Laienätiologie
(3) Health Belief Modell

(A) nur 2 ist richtig
(B) nur 3 ist richtig
(C) nur 1 und 2 sind richtig
(D) nur 1 und 3 sind richtig
(E) 1 – 3 = alle sind richtig

8.3.13 3/94

In der Medizinsoziologie wird häufig zwischen Gesundheitsverhalten und Krankheitsverhalten unterschieden. Zum Krankheitsverhalten zählen folgende Aktivitäten:

(1) Beteiligung an Maßnahmen der Primärprävention
(2) Selbstmedikation
(3) Bagatellisierung empfundener Beschwerden
(4) verzögerte Inanspruchnahme ärztlicher Hilfe
(5) Befragen des Arztes über die Vermeidung von Herz-Kreislauf-Risikofaktoren nach einer Fernsehsendung

(A) nur 2 ist richtig
(B) nur 1, 3 und 4 sind richtig
(C) nur 2, 3 und 4 sind richtig
(D) nur 1, 2, 3 und 5 sind richtig
(E) nur 2, 3, 4 und 5 sind richtig

8.3.14 — 8/93

Welche Aussagen über die Krankenversorgung im Laiensystem treffen zu?

(1) Weit über die Hälfte aller Vorkommnisse mangelnden körperlichen Wohlbefindens werden nicht von Ärzten versorgt.
(2) Zum Laiensystem zählen neben den Angehörigen des Kranken auch Nachbarn, Freunde und weitere Bezugspersonen.
(3) Laienhilfe kann sowohl professionelle medizinische Hilfe ergänzen als auch mit ihr konkurrieren.

(A) nur 2 ist richtig
(B) nur 1 und 2 sind richtig
(C) nur 1 und 3 sind richtig
(D) nur 2 und 3 sind richtig
(E) 1 – 3 = alle sind richtig

8.3.15 — 8/93

Welche der folgenden Handlungen sind dem Begriff „Krankheitsverhalten" zuzuordnen?

(1) Aufsuchen eines Arztes bei verspürten Beschwerden
(2) Informationssammlung im primären Netzwerk über die Bedeutung von empfundenen Beschwerden
(3) Selbstmedikation
(4) Nichtbefolgung ärztlicher Verordnungen

(A) nur 1 und 4 sind richtig
(B) nur 2 und 3 sind richtig
(C) nur 1, 2 und 3 sind richtig
(D) nur 1, 3 und 4 sind richtig
(E) 1 – 4 = alle sind richtig

8.3.16 — 8/92

Welches der nachstehenden Beispiele fällt **nicht** unter den Begriff „sekundärer Krankheitsgewinn"?

(A) Entlastung von Alltagspflichten
(B) emotionale Zuwendung durch Dritte
(C) innere Entlastung in einem neurotischen Konflikt durch Symptombildung
(D) Übernahme der mit der Krankenrolle verbundenen Vorteile
(E) Rücksichtnahme der Angehörigen aufgrund krankheitsbedingter Regression

8.3.17 — 8/87

Zu den Elementen des Krankheitsverhaltens zählt **nicht**:

(A) Symptomwahrnehmung
(B) Gegenübertragung
(C) Entscheidung für oder gegen eine Behandlung
(D) Coping
(E) Symptombewertung

8.4 Krankenrolle

8.4.1 — 3/99

Welchen Aspekt der Krankenrolle (nach T. Parsons) unterstellt der Slogan „Aids kriegt man nicht, AIDS holt man sich!" als auf AIDS-Kranke **nicht** zutreffend?

(A) daß AIDS-Kranke für ihren Zustand entschuldigt sind
(B) daß AIDS-Kranke mit dem zuständigen Arzt kooperieren müssen
(C) daß AIDS-Kranke sich um die Wiederherstellung ihrer Gesundheit bemühen müssen
(D) daß AIDS-Kranke von ihren sozialen Rollenverpflichtungen befreit sind
(E) daß die Krankheit AIDS abweichendes Verhalten im soziologischen Sinne ist

8.4.2 — 3/96

Ein starker Raucher hält sich nicht an den Rat seines Hausarztes, das Rauchen aufzugeben. Welche Gründe können hierbei wirksam sein?

(1) dem ärztlichen Rat entgegengesetzte Normen einer Mitgliedschaftsgruppe des Patienten
(2) dem ärztlichen Rat entgegengesetzte Normen einer Bezugsgruppe des Patienten
(3) geringe Zukunftsorientierung des Patienten
(4) die Annahme einer ungünstigen Aufwand-Nutzen-Beziehung durch den Patienten im Sinne des Health-Belief-Modells

(A) nur 1 und 4 sind richtig
(B) nur 2 und 3 sind richtig
(C) nur 1, 3 und 4 sind richtig
(D) nur 2, 3 und 4 sind richtig
(E) 1 – 4 = alle sind richtig

8.4.3 — 8/86

Aus der Krankenrolle nach Parsons resultiert die Verpflichtung zum Aufsuchen ärztlicher Hilfe und die zeitweilige Entpflichtung von Alltagsaufgaben. Dieser Anspruch gilt für alle somatischen Krankheiten mit gleicher Verbindlichkeit
weil
sich die Krankenrolle nach Parsons auf normative gesellschaftliche Erwartungen bezieht.

8.5 Krankheitsverarbeitung

8.5.1 — 8/98

Die Versuche, die verschiedenen Formen individueller Krankheitsbewältigung zu ordnen, haben zur Beschreibung von drei abgrenzbaren Copingmustern geführt: Bewältigung durch Handeln, durch kognitive Prozesse, durch intrapsychische Prozesse.

Den intrapsychisch-emotionalen Prozessen ist zuzuordnen:

(A) Altruismus (für andere etwas tun)
(B) Kompensation (ablenkende Wunscherfüllung)
(C) Resignation
(D) Wut ausleben
(E) Zupacken (z.B. aktive Informtionssuche)

8.5.2 — 3/97

Ein Patient verhält sich während seines stationären Krankenhausaufenthaltes scheinbar so, wie man es dort von ihm erwartet. Er ist ein „guter Patient". Nach einiger Zeit bemerken die Schwestern allerdings, daß er heimlich auf der Toilette raucht und verordnete Medikamente zum Teil verschwinden läßt. Was drückt sein Verhalten am ehesten aus?

(A) Regression
(B) Hilflosigkeit
(C) Krankheitsgewinn
(D) Reaktanz
(E) Resignation

8.5.3 — 3/96

Ein Patient steht kurz vor einer Operation. In einem Aufklärungsgespräch will ihn der Chirurg über den Eingriff informieren. Doch der Patient unterbricht ihn mit den Worten: „Lassen Sie es gut sein, Herr Doktor, ich will nichts hören. Was ich nicht weiß, macht mich nicht heiß".
Das Verhalten des Patienten kann mit folgenden Begriffen erfaßt werden:

(1) Dissimulation
(2) Verdrängung
(3) Sensitivierung
(4) Sublimation

(A) Keine der Aussagen 1 – 4 ist richtig.
(B) nur 1 und 3 sind richtig
(C) nur 2 und 3 sind richtig
(D) nur 3 und 4 sind richtig
(E) nur 1, 2 und 4 sind richtig

8.5.4 3/93

Gesundheitsselbsthilfegruppen können unter ihren Mitgliedern wechselseitig folgende Leistungen erbringen:

(1) Informationsvermittlung über Krankheit und Krankheitsfolgen
(2) Informationsvermittlung über Behandlungsmethoden
(3) psychische Unterstützung
(4) Stützung des Selbstwertgefühls
(5) Stabilisierung der personalen und sozialen Identität

(A) nur 1 und 2 sind richtig
(B) nur 3, 4 und 5 sind richtig
(C) nur 1, 2, 3 und 4 sind richtig
(D) nur 1, 2, 3 und 5 sind richtig
(E) 1 – 5 = alle sind richtig

8.5.5 3/91

Ob Informationen über eine bevorstehende Operation angstreduzierend oder angsterregend auf den Patienten wirken, ist abhängig von

(1) der Art der Informationsvermittlung.
(2) der Intensität der präoperativen Ängste.
(3) dem individuellen Stil der Angstbewältigung.

(A) nur 1 ist richtig
(B) nur 1 und 2 sind richtig
(C) nur 1 und 3 sind richtig
(D) nur 2 und 3 sind richtig
(E) 1 – 3 = alle sind richtig

9 Arzt-Patient-Beziehung

9.1 Arztrolle

9.1.a 8/99

Welche Aussage trifft **nicht** zu?
Zu den soziologischen Merkmalen einer Berufsgruppe, die, wie die Ärzteschaft, als „Profession" bezeichnet wird, zählen:

(A) Expertenwissen
(B) gewerkschaftliche Organisationsform
(C) kollegiale Eigenkontrolle
(D) monopolartiges Leistungsangebot
(E) hohes Maß an beruflicher Autonomie

9.1.b 8/99

An der gesetzlich festgelegten Sicherstellung der ärztlichen Behandlung von Patienten nehmen im Rahmen der kassenärztlichen Versorgung folgende Gruppen teil:

(1) Ärzte im öffentlichen Gesundheitsdienst
(2) Betriebsärzte
(3) Krankenhausärzte
(4) niedergelassene Ärzte

(A) nur 1 und 3 sind richtig
(B) nur 1 und 4 sind richtig
(C) nur 2 und 3 sind richtig
(D) nur 2 und 4 sind richtig
(E) nur 3 und 4 sind richtig

9.1.1 3/99

Zur Beschreibung der sozialen Distanz zwischen einem Patienten und seinem behandelnden Arzt werden folgende Faktoren herangezogen:

(1) die soziale Herkunft des Arztes
(2) die Unterschiede in der Sprache zwischen Arzt und Patient
(3) der Altersunterschied zwischen Arzt und Patient
(4) der Familienstand des Patienten

(A) nur 1 und 2 sind richtig
(B) nur 1 und 3 sind richtig
(C) nur 2 und 3 sind richtig
(D) nur 2 und 4 sind richtig
(E) nur 3 und 4 sind richtig

9.1.2 W! 3/98

Welcher der folgenden Begriffe zählt **nicht** zu den Rollenerwartungen, die nach Parsons die Arztrolle kennzeichnen?

(A) affektive Neutralität
(B) universale Hilfsbereitschaft
(C) emotionale Stabilität
(D) funktionale Spezifität
(E) Kollektivitätsorientierung

9.1.3 8/97

Unter dem Begriff der sozialen Distanz in der Arzt-Patient-Beziehung versteht man

(1) das Ignorieren emotionaler Bedürfnisse des Patienten unter den institutionalen Zwängen des Medizinbetriebes.
(2) den Altersunterschied zwischen Arzt und Patient, wobei die soziale Distanz mit der Altersdifferenz wächst.
(3) die Einkommensunterschiede zwischen Arzt und Patient, wobei dies vor allem auf Privatpatienten zutrifft.
(4) die Unterschiede in der sozialen Herkunft, der aktuellen Schichtzugehörigkeit, des Sprachcodes und der medizinischen Kompetenz zwischen Arzt und Patient.

(A) nur 1 ist richtig
(B) nur 4 ist richtig
(C) nur 2 und 3 sind richtig
(D) nur 1, 2 und 4 sind richtig
(E) nur 2, 3 und 4 sind richtig

9.1.4 W! 8/97

Ein HIV-Infizierter erzählt von seinen Erfahrungen mit einem Arzt: „Dr. D. war tüchtig, er wußte über die körperliche Seite von AIDS alles. Ich habe niemals den Eindruck gehabt, daß er etwas gegen mich hatte, weil ich schwul bin und mir den Infekt gefangen habe. Er hat mich auch nie über meine Sexualpraktiken ausgefragt. Aber nachdem ich meine HIV-Infektion in der Stadt bekanntgemacht hatte, hat er abgelehnt, mich weiterzubehandeln. Er begründete das damit, daß sonst viele seiner Patienten wegbleiben würden und seine Praxis Schaden nähme."
Gegen welche Anforderungen der Arztrolle (nach Parsons) verstieß Dr. D.?

(1) universalistische Einstellung
(2) funktionelle Spezifität
(3) affektive Neutralität
(4) Kollektivitätsorientierung (Altruismus)
(5) technische Kompetenz

(A) nur 2 ist richtig
(B) nur 3 ist richtig
(C) nur 1 und 4 sind richtig
(D) nur 1, 3 und 4 sind richtig
(E) nur 2, 3 und 5 sind richtig

9.1.5 W! 3/97

Welche Aussage trifft **nicht** zu? Der Prozeß der Professionalisierung des ärztlichen Berufsstandes in den vergangenen 100 Jahren läßt sich anhand folgender Sachverhalte beschreiben:

(A) Sicherstellung eines in akademischer Aus- und Weiterbildung erworbenen Expertenwissens und -könnens
(B) kollegiale Eigenkontrolle ärztlicher Tätigkeiten
(C) staatlich sanktionierte Konkurrenz zwischen ärztlichen und nichtärztlichen Leistungsanbietern
(D) funktionale Differenzierung ärztlicher Tätigkeitsfelder
(E) Prestige- und Einkommensvorteile gegenüber nichtärztlichen Leistungsanbietern

9.1.6 8/95

Gegen welche Rollenerwartung im Sinne des Konzepts von Parsons verstößt ein Arzt, der seine Patienten auch in weltanschaulichen Fragen berät?

(A) affektive Neutralität
(B) Universalismus
(C) funktionale Spezifität
(D) Kollektivitätsorientierung
(E) gegen keine der unter (A) – (D) genannten Rollenerwartungen

9.1.7 8/94

Eine Patientin bittet den von ihr wegen einer gynäkologischen Früherkennungsuntersuchung aufgesuchten Gebietsarzt für Gynäkologie, ihre in jüngster Zeit wieder vermehrt auftretenden Asthmaanfälle mitzubehandeln. Gegen welche ärztlichen Rollennormen (nach Parsons) verstößt ein Gynäkologe, der sich dazu bereit und dafür zuständig erklärt?

(1) affektive Neutralität
(2) Kollektivitätsorientierung
(3) funktionale Spezifität
(4) universalistische Einstellung

(A) nur 1 ist richtig
(B) nur 3 ist richtig
(C) nur 2 und 4 sind richtig
(D) nur 1, 3 und 4 sind richtig
(E) nur 2, 3 und 4 sind richtig

9.1.8 3/93

Empathie widerspricht beim Arzt-Patient-Gespräch der gesellschaftlichen Erwartung „affektiver Neutralität" an den Arzt (Parsons),
weil
Empathie zu einer Ungleichbehandlung von Patienten führt.

9.1.9 3/93

Die Verhaltenserwartungen fachliche Kompetenz, kollektive Orientierung, universalistische Haltung und affektive Neutralität bestimmen nach Parsons die Arztrolle.

Welche der folgenden Situationen sind gemeint, wenn von affektiver Neutralität des Arztes gesprochen wird?

(1) In einem Streit zwischen Krankenschwester und Patientenangehörigen versucht er zu vermitteln.
(2) Vom Patienten gefragt, ob es schlimm um ihn stehe, antwortet er mit der Gegenfrage, ob die Schmerzen sehr stark seien.
(3) Den auf Station verhaßten, nörgelnden Patienten behandelt er sachlich, ohne seine persönliche Antipathie zu zeigen.

(A) Keine der Aussagen 1 – 3 trifft zu.
(B) nur 1 ist richtig
(C) nur 2 ist richtig
(D) nur 3 ist richtig
(E) 1 – 3 = alle sind richtig

9.1.10   8/89
Die Arztrolle

(1) setzt sich aus mehreren Rollensektoren zusammen.
(2) umfaßt positionsspezifische Erwartungen.
(3) ist eine zugeschriebene Rolle.
(4) ist in ihrer Ausgestaltung dem soziokulturellen Wandel unterworfen.

(A) nur 1 und 3 sind richtig
(B) nur 2 und 4 sind richtig
(C) nur 1, 2 und 4 sind richtig
(D) nur 2, 3 und 4 sind richtig
(E) 1 – 4 = alle sind richtig

9.1.11   8/87
Welche der folgenden Aussagen über „Profession" treffen zu?

(1) Wenn ein Beruf über eine berufspolitische Organisation verfügt, hat er ein Merkmal von Professionen.
(2) Eine Profession verfügt über die Autonomie zu bestimmen, was wissenschaftlich akzeptable Praktiken ihrer Berufsausübung sind.
(3) Eine Profession kontrolliert selbst den Inhalt ihrer Arbeit.
(4) Eine Profession kann den Arbeitsinhalt anderer Berufe kontrollieren.
(5) Am Krankenpflegeberuf lassen sich professionelle und nichtprofessionelle Merkmale feststellen.

(A) nur 1 und 5 sind richtig
(B) nur 1, 2 und 3 sind richtig
(C) nur 2, 3 und 4 sind richtig
(D) nur 1, 2, 3 und 4 sind richtig
(E) 1 – 5 = alle sind richtig

9.2 Interaktion

9.2.a   8/99
Wenn Patienten dem Arzt gegenüber mit stereotypen Wiederholungen eines lebensgeschichtlich früher (meist frühkindlich) erworbenen unbewußten Erwartungsverhaltens reagieren, so wird dieser Interaktionsprozeß bezeichnet als

(A) Identifikation
(B) Konversion
(C) Projektion
(D) Übertragung
(E) Verschiebung

9.2.b   8/99
Welche Aussage trifft **nicht** zu?
Iatrogene Fixierung

(A) beruht auf Fehlorientierungen durch das Laiensystem
(B) kann beitragen, daß Krankheitssymptome aufrecht erhalten werden
(C) kann eine hypochondrische Entwicklung einleiten
(D) kann einen Versuch des Patienten darstellen, psychogene Krankheitsprozesse nicht vor sich selbst transparent werden zu lassen
(E) wird durch das Handeln des Arztes ausgelöst

9.2.1 3/99

Bei einem 42jährigen Mann, der wegen Rückenbeschwerden den Arzt konsultiert, ergibt sich kein organischer Befund. Obwohl der Arzt dies zu verdeutlichen versucht, entsteht beim Patienten aufgrund der eingehenden körperlichen Untersuchung der Eindruck, daß doch „etwas Organisches" vorliege.
Mit welchem der folgenden Begriffe läßt sich der geschilderte Sachverhalt am spezifischsten erfassen?

(A) Autosuggestion
(B) iatrogene Fixierung
(C) Non-Compliance
(D) Reaktanz
(E) Somatisierung

9.2.2 3/99

In Balintgruppen arbeiten Ärzte problematische Arzt-Patient-Beziehungen gemeinsam auf, um die eigene diagnostische Urteilsbildung zu verbessern.
Zu den Beziehungskomponenten, die in der Gruppenarbeit analysiert/reflektiert werden, gehört typischerweise **nicht**:

(A) das Grundmuster wechselseitiger Verstärkungen (Beziehungsanalyse nach dem SORKC-Schema)
(B) das Übertragungsverhalten des Patienten
(C) das Übertragungs-Gegenübertragungsgeschehen
(D) die emotionale Beteiligung des Arztes
(E) die unbewußten Motive des Patienten

9.2.3 3/98

Wenn Patienten dem Arzt gegenüber mit stereotypen Wiederholungen eines lebensgeschichtlich früher (meist frühkindlich) erworbenen unbewußten Erwartungsverhaltens reagieren, so wird dieser Interaktionsprozeß bezeichnet als

(A) Projektion
(B) Übertragung
(C) Identifikation
(D) Verschiebung
(E) Konversion

9.2.4 8/97

Unter einer Übertragung in der Arzt-Patient-Beziehung versteht man die

(A) Beziehungserwartung, die ein Patient auf Grund seiner Vorstellung von der Rolle des Arztes an diesen richtet
(B) durch die Person des Arztes aktualisierten Gefühle und Reaktionsmuster des Patienten, die aus dessen früheren, lebensgeschichtlich bedeutsamen Interaktionserfahrungen stammen
(C) Erwartung, die der Patient auf Grund früherer Erfahrungen mit anderen Ärzten an diesen Arzt richtet
(D) Neigung des Patienten, die Verantwortung für die Entscheidung, ob er gesund oder krank ist, an den Arzt zu delegieren
(E) Projektion eigener Schwächen oder Ängste des Patienten in die Person des Arztes

9.2.5 8/97

Zu den in der Psychoanalyse verwendeten Techniken gehört **nicht**:

(A) Deutung von Übertragung und Gegenübertragung
(B) freie Assoziation
(C) paradoxe Intention
(D) Traumdeutung
(E) Deutung des Widerstandes

9.2.6 3/97

Der Begriff der „Übertragung" in der psychoanalytischen Terminologie

(1) beschreibt den Vorgang der Verlagerung abgewehrter Impulse des Arztes auf Patienten.
(2) schließt sowohl negative als auch positive Emotionen ein.

(3) charakterisiert einen Vorgang, bei dem frühere interpersonelle Erfahrungen in aktuellen Interaktionsvorgängen wieder aktiviert werden.
(4) beschreibt ein bestimmtes Verhalten von Patienten während einer psychoanalytischen Behandlung.

(A) nur 1 und 2 sind richtig
(B) nur 2 und 3 sind richtig
(C) nur 3 und 4 sind richtig
(D) nur 2, 3 und 4 sind richtig
(E) 1 – 4 = alle sind richtig

9.2.7

Zur Erklärung von Placebo-Effekten werden verschiedene psychologische Mechanismen herangezogen. Dazu gehört/gehören **nicht**:

(A) Autosuggestion
(B) Heterosuggestion
(C) Konditionierungsvorgänge
(D) Projektion (nach Freud)
(E) Rosenthal-Effekt

9.2.8

Bei einem Patienten, der wegen Brustbeschwerden einen Arzt konsultiert, entsteht aufgrund der sehr eingehenden Untersuchung des Herzens die Vorstellung, daß eine Herzerkrankung vorliege. Obwohl der Arzt eine Herzkrankheit ausschließt und dies dem Patienten mitteilt, hält der Patient an seiner Vorstellung fest. Mit welchem der folgenden Begriffe läßt sich der geschilderte Sachverhalt am spezifischsten erfassen?

(A) Neurotizismus
(B) Introversion
(C) emotionale Labilität
(D) iatrogene Fixierung
(E) Regression

9.2.9

Die Schilderungen eines Patienten lösen bei einem Arzt ungewöhnlich starke Gefühlsregungen aus, weil dieser Patient jemandem sehr ähnlich ist, den der Arzt früher gut kannte. Diesen Vorgang bezeichnet man als

(A) Projektion.
(B) Identifikation.
(C) Gegenübertragung.
(D) Empathie.
(E) Generalisierung.

9.2.10

Welche Aussagen zur psychoanalytischen Therapie treffen zu?

(1) Die Übertragung ist ein wesentliches Element für die Wirksamkeit des therapeutischen Prozesses.
(2) Der Widerstand ist ein gesunder Schutzmechanismus des Ich und muß vom Analytiker toleriert werden.
(3) Die Bewußtmachung vorher unbewußter Konflikte ist eine Voraussetzung für die Beseitigung der neurotischen Symptome.

(A) nur 2 ist richtig
(B) nur 1 und 2 sind richtig
(C) nur 1 und 3 sind richtig
(D) nur 2 und 3 sind richtig
(E) 1 – 3 = alle sind richtig

9.2.11

Welches der nachfolgenden Beispiele fällt unter den Begriff „iatrogene Fixierung"?

(A) Festhalten an umgrenzten wahnhaften Ideen bei ansonsten klarem Bewußtsein.
(B) Spezielle psychodiagnostische Methode zur Identifizierung kognitiver Defizite.
(C) Chronifizierung funktioneller Beschwerden durch eine einseitig somatisch orientierte Arzt-Patient-Interaktion.
(D) Übermäßig enge Bindung eines Patienten an einen Arzt.
(E) Gegenübertragung eines Arztes im Rahmen psychoanalytischer Therapie.

9.2.12 3/94

Zum psychoanalytischen Konzept der „Gegenübertragung" treffen folgende Aussagen zu:

(1) Der trainierte Arzt kann das Auftreten von Übertragungen und Gegenübertragungen verhindern.
(2) Für den geschulten Arzt kann die Gegenübertragung ein Hilfsmittel zur Diagnostik der Persönlichkeit des Patienten sein.
(3) Gegenübertragungen können die ärztliche Beurteilung des Patienten verzerren.

(A) nur 1 ist richtig
(B) nur 2 ist richtig
(C) nur 1 und 2 sind richtig
(D) nur 1 und 3 sind richtig
(E) nur 2 und 3 sind richtig

9.2.13 8/93

Am ehesten handelt es sich in der Arzt-Patient-Beziehung um eine Übertragung, wenn der Patient

(A) den Arzt wegen seines wissenschaftlichen Rufs besonders schätzt.
(B) meint, daß der Arzt genauso verunsichert ist wie er selbst.
(C) im Arzt die väterliche Vertrauensperson sieht.
(D) aus der Modernität der Praxiseinrichtung auf die fachliche Kompetenz des Arzts schließt.
(E) sich sicher ist, genau bei diesem Arzt gut aufgehoben zu sein.

9.2.14 8/93

Welche Aussage trifft **nicht** zu?
Wenn ein Arzt eigene, für ihn nicht akzeptable Motive Patienten unterstellt,

(A) handelt es sich im Sinne der Psychoanalyse um einen Abwehrmechanismus.
(B) handelt es sich im Sinne der Psychoanalyse um eine Projektion.
(C) resultiert für den Arzt im Sinne der Psychoanalyse eine Reduktion des Konfliktdrucks.
(D) entspricht dies einer iatrogenen Fixierung im Sinne Freuds.
(E) resultiert ein systematischer Beurteilungsfehler.

9.2.15 3/92

Welche Aussagen über den Placebo-Effekt treffen zu? Placebo-Effekte

(1) können im Doppelblindversuch kontrolliert werden.
(2) beruhen wesentlich auf Erwartungen des Arztes und des Patienten.
(3) sind daran zu erkennen, daß keine unerwünschten Nebenwirkungen auftreten.

(A) nur 1 ist richtig
(B) nur 1 und 2 sind richtig
(C) nur 1 und 3 sind richtig
(D) nur 2 und 3 sind richtig
(E) 1 – 3 = alle sind richtig

9.3 Ärztliches Gespräch

9.3.a 8/99

Eine Patientin, bei der erst vor kurzem eine seltene Form einer Krebserkrankung diagnostiziert worden ist, fragt den Arzt, der sie zu diesem Zeitpunkt noch nicht aufgeklärt hat:
„Herr Doktor, haben Sie eine Vermutung, was es ist?"
Der Arzt antwortet daraufhin:
„Ich vermute nicht, ich sammle Fakten. Deshalb kann ich Ihnen nicht mehr dazu sagen."
Dieses ärztliche Antwortverhalten ist ein Beispiel für

(A) eine asymmetrische Verbalhandlung
(B) eine den emotionalen Aspekt der Information betonende Kommunikation
(C) eine den pragmatischen Aspekt der Information berücksichtigende Kommunikation
(D) eine nur „implizit" an den Patienten gerichtete Information
(E) einen Interrollenkonflikt

9.3.b 8/99

Die patientenorientierte Gesprächsführung des Arztes ist gekennzeichnet durch:

(A) einen direktiven Gesprächsstil
(B) einen hohen Anteil von Katalogfragen
(C) einfühlendes Verstehen und Verbalisierung emotionaler Erlebnisinhalte
(D) rasche Informationsgewinnung
(E) Erteilung von Ratschlägen und Verhaltensempfehlungen

9.3.c 8/99

Was trifft **nicht** zu?
Zu den Merkmalen asymmetrischer Kommunikation in der Arzt-Patient-Beziehung gehören:

(A) Adressatenwechsel
(B) Beziehungskommentar
(C) Mitteilung funktionaler Unsicherheit
(D) non-direktiver Gesprächsstil
(E) Themenwechsel

9.3.1 3/99

Welche der beiden nachfolgenden Aspekte des therapeutischen Gesprächs zählen zu den Basisvariablen des Gesprächsverhaltens in der klientenzentrierten Psychotherapie nach C.R. Rogers?

(A) Echtheit und Einsicht
(B) Echtheit und positive Wertschätzung
(C) Einsicht und Empathie
(D) Empathie und gleichschwebende Aufmerksamkeit
(E) gleichschwebende Aufmerksamkeit und positive Wertschätzung

9.3.2 8/98

Welche Aussage trifft **nicht** zu?
Folgende Begriffe erfassen Merkmale (Basisvariablen und Techniken) der nondirektiven Gesprächsführung

(A) Einsicht
(B) Echtheit des Beraters
(C) Empathie
(D) Verbalisierung
(E) Wertschätzung

9.3.3 3/98

In der Tonbandaufzeichnung einer Stationsarztvisite im Krankenhaus findet sich folgender Gesprächsabschnitt:
(Frage eines krebskranken Patienten, der seine Diagnose nicht kennt, an den Arzt): „Ist mein Blutbild in Ordnung?" (Antwort des Arztes in Richtung Krankenschwester): „Ja, wir sollten am Montag unbedingt den Magen röntgen."
Diese Gesprächssituation ist gekennzeichnet durch:

(1) asymmetrische Kommunikation
(2) Adressatenwechsel
(3) Steuerungsmacht des Arztes
(4) restringierter Sprachcode

(A) nur 1 ist richtig
(B) nur 1 und 2 sind richtig
(C) nur 2 und 4 sind richtig
(D) nur 1, 2 und 3 sind richtig
(E) nur 2, 3 und 4 sind richtig

9.3.4 3/98

Leitlinien der ärztlichen Gesprächsführung aus klientenzentrierter Sicht sind:

(1) zielgerichtetes, direktives Vorgehen des Arztes
(2) einfühlendes, nicht wertendes Verstehen
(3) Echtheit, kein Fassadenverhalten
(4) dominantes Gesprächsverhalten des Arztes
(5) Achtung und bedingungsfreie Wertschätzung des Patienten

(A) nur 1 und 2 sind richtig
(B) nur 1 und 4 sind richtig
(C) nur 2, 3 und 4 sind richtig
(D) nur 2, 3 und 5 sind richtig
(E) nur 2, 3, 4 und 5 sind richtig

9.3.5 — 8/97

Welche der nachfolgenden Aussagen kennzeichnen „einfühlendes Verstehen" (Empathie) im Rahmen des nondirektiven ärztlichen Gesprächs? Der Arzt

(1) versetzt sich in die persönliche Situation des Patienten
(2) versucht, die Gefühle des Patienten zu verstehen und zu zeigen, daß er sich um dieses Verständnis bemüht
(3) teilt dem Patienten mit, wie er selbst in einer ähnlichen Situation handeln würde
(4) bewertet die Gefühle des Patienten

(A) nur 3 ist richtig
(B) nur 1 und 2 sind richtig
(C) nur 3 und 4 sind richtig
(D) nur 1, 2 und 3 sind richtig
(E) 1 – 4 = alle sind richtig

9.3.6 — 3/97

Asymmetrische Kommunikation zwischen Arzt und Patient bei Visitengesprächen im Krankenhaus kann unterschiedliche Ursachen haben. Welche der im folgenden genannten Ursachen bzw. Gründe kommen in Betracht?

(1) organisatorische Regelungen in einer Krankenhausabteilung
(2) die mangelnden medizinischen Kenntnisse des Patienten
(3) die ärztliche Sozialisation
(4) der restringierte Sprachcode eines Patienten

(A) nur 1 und 3 sind richtig
(B) nur 1 und 4 sind richtig
(C) nur 2 und 3 sind richtig
(D) nur 1, 3 und 4 sind richtig
(E) 1 – 4 = alle sind richtig

9.3.7 — W! — 3/97

Durch welche Komponenten ist die klientenzentrierte Gesprächspsychotherapie nach Rogers zu charakterisieren?

(1) positive Wertschätzung
(2) Universalismus
(3) Echtheit
(4) affektive Neutralität
(5) Empathie

(A) nur 1 und 2 sind richtig
(B) nur 3 und 5 sind richtig
(C) nur 1, 3 und 5 sind richtig
(D) nur 1, 2, 3 und 5 sind richtig
(E) 1 – 5 = alle sind richtig

9.3.8 — 8/96

Für den direktiven Stil ärztlicher Gesprächsführung sind kennzeichnend:

(1) Zeitverlust durch auftretende Mißverständnisse
(2) Einschränkung der Äußerungsmöglichkeit des Patienten
(3) dominantes Gesprächsverhalten des Arztes
(4) Risiko der diagnostischen Einengung

(A) nur 1 und 2 sind richtig
(B) nur 1 und 3 sind richtig
(C) nur 2 und 4 sind richtig
(D) nur 1, 2 und 4 sind richtig
(E) nur 2, 3 und 4 sind richtig

9.3.9 — 3/96

Welche Merkmale kennzeichnen die klientenzentrierte Gesprächsführung in der Beratungssituation?

(1) Echtheit des Beraters im Hinblick auf den Ausdruck von Spannungen und eigenen Gefühlen
(2) Wertschätzung und Wärme, die nicht an Bedingungen gebunden sind
(3) einfühlendes Verständnis hinsichtlich der Gefühle des Klienten
(4) Äußerung von Verhaltensempfehlungen

(A) nur 1 und 2 sind richtig
(B) nur 2 und 3 sind richtig
(C) nur 1, 2 und 3 sind richtig
(D) nur 1, 3 und 4 sind richtig
(E) 1 – 4 = alle sind richtig

9.3.10   3/96

Merkmale der direktiven Gesprächsform (gegenüber der non-direktiven Form) in der Arzt-Patient-Beziehung sind:

(1) eingeschränkte Äußerungsmöglichkeit für den Patienten
(2) rasche Informationsgewinnung für den Arzt
(3) Verbalisierungshilfe bei sprachlich unsicheren Patienten
(4) Abbau von Spannungen des Patienten, vor allem in der Anfangsphase des Gespräches

(A) nur 2 und 4 sind richtig
(B) nur 3 und 4 sind richtig
(C) nur 1, 2 und 3 sind richtig
(D) nur 1, 2 und 4 sind richtig
(E) nur 2, 3 und 4 sind richtig

9.3.11   3/94
9.3.12   3/94

Ordnen Sie den Psychotherapieformen aus Liste 1 die entsprechende Methode aus Liste 2 zu!

Liste 1
psychoanalytische Psychotherapie
klientenzentrierte Psychotherapie

Liste 2
(A) freie Assoziation
(B) Rollenspiel
(C) Verbalisierung emotionaler Erlebnisinhalte des Klienten durch den Therapeuten
(D) Desensitivierung
(E) Förderung der rationalen Einschätzung der eigenen Person

9.3.13   3/93

Welche Aussagen zur klientenzentrierten (nicht-direktiven) Gesprächsführung treffen zu?

(1) Sie soll es dem Patienten erleichtern, seine Probleme und Beschwerden ausführlich zu beschreiben.
(2) Sie ist bei jeder Erkrankung zur Diagnosefindung notwendig.
(3) Es soll dem Patienten Wertschätzung, Echtheit und emotionale Wärme entgegengebracht werden.

(A) nur 1 ist richtig
(B) nur 2 ist richtig
(C) nur 1 und 3 sind richtig
(D) nur 2 und 3 sind richtig
(E) 1 – 3 = alle sind richtig

9.3.14   8/92

Die klientenzentrierte Psychotherapie befaßt sich überwiegend mit den frühkindlichen Erfahrungen des Klienten,
weil
dem Klienten bei der klientenzentrierten Psychotherapie die ihm aus früherer Zeit fehlenden positiven Erfahrungen mit sich selbst und im Umgang mit seinen Gefühlen vermittelt werden sollen.

9.3.15   3/92

Ein hoher Anteil an geschlossenen Fragen beim ärztlichen Gespräch

(1) fördert die Vergleichbarkeit der erhobenen Daten.
(2) fördert die Mitverantwortung des Patienten.
(3) kann beim Arzt zu einer diagnostischen Einengung führen.

(A) nur 2 ist richtig
(B) nur 3 ist richtig
(C) nur 1 und 2 sind richtig
(D) nur 1 und 3 sind richtig
(E) 1 – 3 = alle sind richtig

9.3.16   3/92

In der Gesprächspsychotherapie gibt es für den Therapeuten Gesprächsvariablen, die das nicht-direktive Gespräch fördern. Es sind dies:

(1) Echtheit
(2) gerichtete Aufmerksamkeit
(3) Empathie
(4) Abstinenz
(5) Wertschätzung

(A) nur 1, 2 und 3 sind richtig
(B) nur 1, 2 und 4 sind richtig
(C) nur 1, 3 und 5 sind richtig
(D) nur 2, 3 und 4 sind richtig
(E) nur 2, 3 und 5 sind richtig

9.3.17 8/87

Welche der folgenden Äußerungen eines Arztes läßt sich am ehesten als non-direktiv kennzeichnen?

(A) Ich will Ihnen keine Vorschriften machen, aber es wäre wirklich besser, wenn Sie weniger rauchten.
(B) Bitte sagen Sie mir, wieviel Zigaretten Sie derzeit am Tage rauchen.
(C) Vielleicht sollten Sie versuchen, jede Woche eine Zigarette weniger pro Tag zu rauchen.
(D) Es fällt Ihnen schwer, auf das Rauchen ganz zu verzichten?
(E) Mir ist es auch nicht leicht gefallen, mit dem Rauchen aufzuhören, aber glauben Sie mir: es geht, wenn man es ernsthaft will.

9.4 Compliance

9.4.1 8/95

Welche der folgenden Faktoren stehen in einem positiven statistischen Zusammenhang mit der Patienten-compliance?

(1) soziale Integration des Patienten (Stabilität der familiären Situation)
(2) hohe Komplexität des Therapieplans
(3) Intelligenz des Patienten
(4) Zufriedenheit mit der ärztlichen Betreuung

(A) nur 1 und 2 sind richtig
(B) nur 1 und 3 sind richtig
(C) nur 1 und 4 sind richtig
(D) nur 2 und 3 sind richtig
(E) nur 2 und 4 sind richtig

9.4.2 3/95

Das Behalten ärztlicher Verordnungen wird

(1) durch sprachliche Redundanz des Arztes vermindert.
(2) durch viele aufeinanderfolgende Mitteilungen proaktiv gehemmt.
(3) durch viele aufeinanderfolgende Mitteilungen retroaktiv gehemmt.
(4) durch affektive Erregung begünstigt

(A) nur 1 und 2 sind richtig
(B) nur 1 und 3 sind richtig
(C) nur 1 und 4 sind richtig
(D) nur 2 und 3 sind richtig
(E) nur 2, 3 und 4 sind richtig

9.4.3 8/94

Welche Aussage trifft **nicht** zu?
Beispiele für Non-Compliance sind:

(A) Widerstand eines Patienten gegenüber der Bewußtmachung ihm peinlicher Inhalte im Rahmen einer Psychotherapie.
(B) Versäumen von Untersuchungsterminen zur Verlaufskontrolle.
(C) Modifizierung eines Therapieschemas aufgrund von Einflüssen aus dem Laiensystem.
(D) Beibehaltung eines riskanten Lebensstils entgegen dem Rat des behandelnden Arztes.
(E) Unterdosierung eines Medikamentes durch den Patienten wegen unvollständigen Behaltens ärztlicher Information.

9.4.4 3/93

Welche Aussage trifft **nicht** zu?
Die Bereitschaft des Patienten, eine Therapie gemäß den Empfehlungen des Arztes durchzuführen,

(A) verringert sich bei mehrfacher Änderung des Therapieschemas durch den Arzt.
(B) ist um so geringer, je komplexer das Therapieschema ist.
(C) verringert sich, wenn Änderungen der Lebensgewohnheiten damit verbunden sind.
(D) ist bei längerfristigen Maßnahmen im allgemeinen deutlicher ausgeprägt als bei Kurzzeittherapien.
(E) wird gefördert, wenn der Patient von der Ernsthaftigkeit seiner Krankheit überzeugt ist.

10 Bevölkerungsstruktur und Entwicklung

10.1 Demographische Grundbegriffe, Daten und Methoden

10.1.a

Die graphische Darstellung der Gliederung einer Bevölkerung nach Alter und Geschlecht erfolgt üblicherweise als Häufigkeitspolygon. Dieses ist so aufgebaut, daß jeder Altersjahrgang in Form eines liegenden Blockes dargestellt wird, wobei links von der Mittellinie die Werte für die weibliche, rechts für die männliche Bevölkerung abgetragen werden.
Eine rasch wachsende Bevölkerung läßt sich idealtypisch durch folgende Form des Altersaufbaus charakterisieren:

(A) Glockenform
(B) Pilzform
(C) Pyramidenform
(D) Spindelform
(E) Urnenform

10.1.1

Eine 52jährige Hausfrau, die mit einem technischen Angestellten verheiratet ist, möchte nach dem Wegzug ihrer Kinder wieder in ihren erlernten Beruf zurückkehren.
Welcher der nachstehenden Kategorien ist die Hausfrau derzeit **nicht** zuzuordnen?

(A) den Erwerbsfähigen
(B) den Erwerbspersonen
(C) den Erwerbstätigen
(D) der Erwerbsbevölkerung
(E) der Erwerbsklasse (im Sinne von Max Weber)

10.1.2
10.1.3

Ordnen Sie den Begriffen der Liste 1 den jeweils entsprechenden Inhalt der Liste 2 zu!

Liste 1
natürliche Bevölkerungsbewegung
horizontale Mobilität

Liste 2
(A) sozialer Aufstieg
(B) Wanderungen über die äußeren und inneren Grenzen eines Landes
(C) Entwicklung der Sterbe- und Geburtenziffer eines Landes
(D) Entwicklung der Alterszusammensetzung einer Bevölkerung
(E) Entwicklung der sozioökonomischen Statusverteilung in einer Bevölkerung

10.1.4   W!

Die „natürliche" Bevölkerungsbewegung in einer Gesellschaft hängt **nicht** zusammen mit

(A) altersspezifischen Sterbeverhältnissen
(B) ehelichem und nichtehelichem Fortpflanzungsverhalten
(C) Wanderungen
(D) dem Heiratsverhalten
(E) der Geburtenziffer

10.1.5 3/98
Welche Aussage zum demographischen Altern trifft **nicht** zu?

(A) Der Umfang des demographischen Alterns zu einem bestimmten Zeitpunkt läßt sich anhand des Alten-Jugendlichen-Verhältnisses abschätzen.
(B) Das demographische Altern hat den Anstieg der Gesundheitsausgaben in der Bundesrepublik Deutschland in den vergangenen 20 Jahren wesentlich beeinflußt.
(C) Der Umfang des demographischen Alterns in Deutschland in den vergangenen 20 Jahren wurde überwiegend durch den Rückgang der Säuglingssterblichkeit in diesem Zeitraum bestimmt.
(D) Durch das demographische Altern ist der behandelnde Arzt mit einem Anstieg multimorbider Patienten konfrontiert.
(E) Durch den Einfluß demographischen Alterns auf das Krankheitsspektrum erhalten ärztliche Beurteilungskriterien wie „funktioneller Status" und „gesundheitsbezogene Lebensqualität" eine wachsende Bedeutung.

10.1.6 3/98
Welche Aussage entspricht der Fourastiéschen Hypothese?

(A) Je größer der Grad sozialer Differenzierung einer Gesellschaft, desto höher die Wahrscheinlichkeit, daß Prozesse der Individualisierung sozialer Verhältnisse einsetzen.
(B) Mit der Industrialisierung gehen eine Verkleinerung und ein Bedeutungsverlust der Familie als zentraler gesellschaftlicher Institution einher.
(C) Mit zunehmender Technisierung eines Erwerbssektors nimmt der Anteil Erwerbstätiger in diesem Sektor ab und verlagert sich in Sektoren geringerer Technisierung.
(D) Während die Bevölkerung in einem definierten Zeitraum in exponentieller Weise wächst, nimmt die Nahrungsmittelproduktion nur in arithmetischer Reihe zu.
(E) Bei steigendem Einkommen eines Haushalts steigen die Ausgaben für Nahrungsmittel schwächer als die Gesamtausgaben.

10.1.7 3/97
Mit welchem der im folgenden genannten Faktoren hängt der Männerüberschuß bis zum ca. 50. Lebensjahr in der Bundesrepublik Deutschland überwiegend zusammen?

(1) mit der höheren Sterblichkeit von Mädchen in den ersten Lebensjahren
(2) mit der Geschlechterproportion der Neugeborenen
(3) mit dem Risiko von Schwangerschaft und Entbindung in der weiblichen Bevölkerung
(4) mit dem günstigeren Krankheitsverhalten der männlichen Bevölkerung
(5) mit der Zuwanderung zumeist männlicher Personen im jüngeren und mittleren Lebensalter aus anderen Ländern

(A) nur 1 und 2 sind richtig
(B) nur 2 und 3 sind richtig
(C) nur 2 und 5 sind richtig
(D) nur 3 und 4 sind richtig
(E) nur 4 und 5 sind richtig

10.1.8 3/97
Welche der folgenden Aussagen entsprechen der Theorie von J. Fourastié zur Entwicklung der drei Sektoren der Erwerbsstruktur?

(1) Die Beschäftigtenzahlen im primären Sektor nehmen ab.
(2) Die Beschäftigtenzahlen im sekundären Sektor nehmen ab, um sich dann auf einem mittleren Niveau zu stabilisieren.
(3) Die Beschäftigtenzahlen im tertiären Sektor nehmen zu.
(4) Ursache der prognostizierten Entwicklung ist u. a. die unterschiedliche Technisierbarkeit von Berufen.
(5) Ursache der prognostizierten Entwicklung ist u. a. die gestiegene Mobilität in der Gesellschaft.

(A) nur 1, 2 und 3 sind richtig
(B) nur 1, 3 und 4 sind richtig
(C) nur 2, 3 und 4 sind richtig
(D) nur 1, 2, 4 und 5 sind richtig
(E) 1 – 5 = alle sind richtig

10.1.9   3/97

Welche der nachfolgenden Aussagen zu demographischen Begriffen treffen zu?

(1) Die geschlechtsspezifische Geburtenziffer gibt die Zahl der Lebendgeborenen auf 1000 der mittleren Bevölkerung in einem bestimmten Zeitraum t, getrennt nach Geschlecht, an.
(2) Die Geschlechtsproportion gibt die für Männer und Frauen unterschiedliche Überlebenswahrscheinlichkeit in einer bestimmten Beobachtungsperiode an.
(3) Aus der Sterbetafel ergibt sich die mittlere Lebenserwartung eines Jahrgangs.
(4) Der Anteil unehelich Lebendgeborener an den Lebendgeborenen insgesamt wird als Unehelichenquote definiert.

(A) nur 1 und 2 sind richtig
(B) nur 1, 2 und 3 sind richtig
(C) nur 1, 3 und 4 sind richtig
(D) nur 2, 3 und 4 sind richtig
(E) 1 – 4 = alle sind richtig

10.1.10   8/96

Welche Aussage trifft **nicht** zu? Beschreibende Termini der Bevölkerungslehre (Demographie) sind:

(A) Geschlechtsproportion
(B) Bevölkerungsaufbau
(C) demographische Transformation
(D) Bevölkerungsgröße
(E) mittlere Bevölkerung

10.1.11   8/96

Die durchschnittliche Lebenserwartung wird definiert als

(A) durchschnittliche Anzahl an Jahren, die die Menschen eines Jahrgangs leben.
(B) Durchschnittsalter aller in einem Jahr Verstorbenen.
(C) Anzahl an Jahren, die Menschen eines bestimmten Alters unter den bestehenden Sterbeverhältnissen durchschnittlich noch vor sich haben.
(D) Alter, das der einzelne erreichen wird.
(E) durchschnittliche Anzahl an Lebensjahren, die die mittlere Gesamtbevölkerung eines Jahres statistisch noch zu erwarten hat.

10.1.12   3/96

Welche Informationen sind der Darstellung des Altersaufbaus (sog. Alterspyramide) der Bevölkerung der Bundesrepublik Deutschland zu entnehmen?

(1) die Anzahl der Männer und Frauen jeden Alters
(2) die Anzahl der Gestorbenen in jedem Alter
(3) einen Männer- oder Frauenüberschuß
(4) den Verlust an Lebensjahren

(A) nur 2 ist richtig
(B) nur 1 und 2 sind richtig
(C) nur 1 und 3 sind richtig
(D) nur 2 und 4 sind richtig
(E) nur 1, 3 und 4 sind richtig

10.1.13   8/95

Welche Aussagen zur „durchschnittlichen Lebenserwartung" treffen zu?

(1) Durchschnittliche Lebenserwartung bedeutet das Durchschnittsalter der Bevölkerung (ggf. getrennt nach Geschlechtern) in einem bestimmten Jahr.
(2) Durchschnittliche Lebenserwartung bedeutet die Anzahl von Jahren, die ein Mensch bestimmten Alters gemäß den bestehenden Sterbeverhältnissen noch vor sich hat (ggf. getrennt nach Geschlechtern).
(3) Die durchschnittliche Lebenserwartung kann als Bezugsgröße dienen bei der Berechnung des Verlusts an Lebensjahren.

(A) nur 1 ist richtig
(B) nur 2 ist richtig
(C) nur 3 ist richtig
(D) nur 1 und 3 sind richtig
(E) nur 2 und 3 sind richtig

10.1.14 8/94
Folgende Berufe sind dem tertiären Wirtschaftsfaktor (nach J. Fourastié) zuzuordnen:

(1) Verkäufer
(2) Sozialarbeiter
(3) Landarbeiter
(4) Industriearbeiter

(A) nur 1 ist richtig
(B) nur 1 und 2 sind richtig
(C) nur 2 und 4 sind richtig
(D) nur 1, 2 und 4 sind richtig
(E) nur 2, 3 und 4 sind richtig

10.1.15 3/94
Durch welche Faktoren erklärte J. Fourastié die historischen Verlagerungen zwischen den drei Sektoren der Erwerbstätigkeit?

(1) zunehmendes Bildungsniveau in der Gesellschaft
(2) Mobilitätsbereitschaft der Bevölkerung
(3) unterschiedliche Technisierbarkeit von Berufen
(4) Grenzen des Bedarfs an bestimmten Gütern

(A) nur 1 und 2 sind richtig
(B) nur 1 und 3 sind richtig
(C) nur 2 und 3 sind richtig
(D) nur 2 und 4 sind richtig
(E) nur 3 und 4 sind richtig

10.1.16 3/93
Die Mobilitätsziffer einer Bevölkerung beschreibt

(1) die Zahl der Wohnortwechsel pro 1000 Einwohner in einem Jahr.
(2) die statistische Relation von Ein- und Auswanderern in einem Jahr.
(3) einen bestimmten Aspekt der horizontalen Mobilität in einer Bevölkerung.
(4) das Verhältnis von sozialen Auf- und Absteigern pro 1000 Einwohner in einem Jahr.

(A) nur 1 ist richtig
(B) nur 2 ist richtig
(C) nur 4 ist richtig
(D) nur 1 und 3 sind richtig
(E) nur 3 und 4 sind richtig

10.1.17 3/93
Einer Bevölkerungspyramide sind die folgenden Informationen zu entnehmen

(1) die Anzahl der Männer und Frauen in jeder Altersstufe einer Bevölkerung
(2) ob ein Männer- oder Frauenüberschuß in bestimmten Altersgruppen vorliegt
(3) die Absterbeordnung bei Männern und Frauen
(4) den jährlichen Geburtenüberschuß bzw. das jährliche Geburtendefizit
(5) die vermutliche Lebenserwartung der Neugeborenen

(A) nur 1 und 2 sind richtig
(B) nur 2 und 4 sind richtig
(C) nur 1, 3 und 4 sind richtig
(D) nur 1, 2, 4 und 5 sind richtig
(E) 1 – 5 = alle sind richtig

10.1.18 8/92
In der Bundesrepublik Deutschland sank der Anteil der im land- und forstwirtschaftlichen Bereich Tätigen an allen Erwerbstätigen von 22 % im Jahr 1950 auf 4 % im Jahr 1989. Dieser starke Rückgang

(1) kann als Bestätigung für die Richtigkeit der Fourastiéschen Hypothese gelten.
(2) entspricht den bereits von Malthus aufgestellten Prognosen.
(3) ist direkte Folge der geringen Mechanisierbarkeit des primären Wirtschaftssektors.
(4) erklärt sich vorwiegend aus dem sinkenden Bedarf an Produkten des primären Sektors.

(A) nur 1 ist richtig
(B) nur 1 und 2 sind richtig
(C) nur 1 und 3 sind richtig
(D) nur 2 und 3 sind richtig
(E) nur 2 und 4 sind richtig

10.1.19 8/92
Welche der folgenden Ziffern bezieht sich auf die mittlere Gesamtbevölkerung eines Jahres?

(A) Säuglingssterbeziffer
(B) Letalität
(C) Nettoreproduktionsziffer
(D) allgemeine Sterbeziffer
(E) allgemeine weibliche Fruchtbarkeitsziffer

10.1.20　8/92

Aus der graphischen Darstellung des Altersaufbaus einer Bevölkerung („Bevölkerungspyramide") lassen sich folgende Informationen entnehmen:

(1) Sexualproportion der einzelnen Jahrgänge
(2) Entwicklungstendenz der Gesamtbevölkerung
(3) Nettoreproduktionsziffer
(4) jährlicher Geburtenüberschuß

(A) nur 1 und 2 sind richtig
(B) nur 1 und 3 sind richtig
(C) nur 2 und 3 sind richtig
(D) nur 2 und 4 sind richtig
(E) nur 2 und 4 sind richtig

10.1.21　8/87

Komponenten der „natürlichen Bevölkerungsbewegung" sind:

(1) Zuzüge und Wegzüge
(2) Scheidungsquoten
(3) Heiratsalter
(4) Sterbeziffern

(A) nur 1 ist richtig
(B) nur 4 ist richtig
(C) nur 2 und 3 sind richtig
(D) nur 1, 2 und 3 sind richtig
(E) nur 2, 3 und 4 sind richtig

10.2 Dynamik der Bevölkerungsentwicklung

10.2.a　8/99

Die Frühphase des „demographischen Übergangs", die in Europa mit der Frühphase der Industrialisierung einherging (sog. Take-off-Phase), ist gekennzeichnet durch

(A) hohe Geburtenziffer - hohe Sterbeziffer
(B) hohe Geburtenziffer - sinkende Sterbeziffer
(C) niedrige Geburtenziffer - niedrige Sterbeziffer (Nullwachstum)
(D) sinkende Geburtenziffer - hohe Sterbeziffer
(E) sinkende Geburtenziffer - sinkende Sterbeziffer

10.2.1　3/99

Gemäß der Theorie des demographischen Übergangs stellt eine hohe Geburtenüberschußziffer ein typisches Merkmal dar für

(A) die Bevölkerungsweise der vorindustriellen (agrarischen) Phase
(B) die Bevölkerungsweise der frühindustriellen Phase
(C) die Bevölkerungsweise der sog. Umschwungsphase
(D) die Bevölkerungsweise in fortgeschrittenen Industrieländern
(E) die Bevölkerungsweise der spätindustriellen Phasen

10.2.2　3/99

Zu den Merkmalen des Modernisierungsprozesses von Gesellschaften gehören:

(1) Zunahme der Arbeitsteilung und Spezialisierung
(2) Zunahme der Geltungskraft des zugeschriebenen sozialen Status
(3) Zunahme der Individualisierung gesellschaftlicher Prozesse
(4) Zunahme der Geltungskraft des zweckrationalen Handelns (nach Max Weber)

(A) nur 1 und 2 sind richtig
(B) nur 2 und 3 sind richtig
(C) nur 1, 3 und 4 sind richtig
(D) nur 2, 3 und 4 sind richtig
(E) 1 – 4 = alle sind richtig

10.2.3   8/98

Welche Aussagen über den demographischen Übergang treffen zu?

(1) Der demographische Übergang wird durch einen Anstieg der Bevölkerungszuwachsrate eingeleitet.
(2) Der Rückgang der Gesamtsterblichkeit zu Beginn des demographischen Übergangs läßt sich auf den Rückgang der Säuglingssterblichkeit zurückführen.
(3) Am Ende des demographischen Übergangs kann die Bevölkerungszuwachsrate negativ werden.
(4) Während des demographischen Übergangs braucht das Absinken der Geburtenziffern mehr Zeit als der Rückgang der Sterbeziffern.

(A) nur 1 und 2 sind richtig
(B) nur 1 und 3 sind richtig
(C) nur 2 und 4 sind richtig
(D) nur 1, 3 und 4 sind richtig
(E) nur 2, 3 und 4 sind richtig

10.2.4   8/97

Welche Aussagen zum Schema des demographischen Übergangs treffen zu?

(1) Es bezieht sich auf die Bevölkerungsentwicklung im Übergang der Agrar- zur Industriegesellschaft.
(2) Es beruht auf der Beobachtung der Bevölkerungsentwicklung in europäischen Ländern.
(3) Nach diesem Schema ist die Umschwungphase gekennzeichnet durch einen starken Rückgang der Sterbeziffer und konstant bleibende Geburtenziffer.

(A) nur 1 ist richtig
(B) nur 2 ist richtig
(C) nur 1 und 2 sind richtig
(D) nur 2 und 3 sind richtig
(E) 1 – 3 = alle sind richtig

10.2.5   8/95

Der Theorie des demographischen Übergangs entsprechend, setzt der Transformationsprozeß in Gesellschaften ein, die eine Industrialisierung erfahren,
weil
Migration diejenigen sozio-ökonomischen Bedingungen schafft, die nach der Theorie des demographischen Übergangs die Beziehung zwischen Geburten- und Sterberate am nachhaltigsten verändern.

10.2.6   3/95

Welche Aussage trifft **nicht** zu?
Zu den wichtigsten Gründen des Bevölkerungswachstums in der Frühphase der sog. demographischen Transformation in westeuropäischen Industriegesellschaften gehören:

(A) sinkende Säuglingssterblichkeit
(B) zunehmende Heiratshäufigkeit
(C) zunehmende Erwerbsquote verheirateter Frauen
(D) wirtschaftlicher Anreiz zur Mitarbeit von Kindern
(E) soziale Sicherungsaufgaben der Familie

10.2.7   8/87

Die Bevölkerungsentwicklung industrialisierter Länder durchläuft einen in mehreren Phasen aufgeteilten Prozeß. Die sog. Umschwungsphase ist gekennzeichnet durch:

(A) hohe Geburtenziffer und schnelles Wachstum
(B) Nullwachstum
(C) steigende Geburtenziffer und langsam sinkende Sterbeziffer
(D) sinkende Geburtenziffer, langsam sinkende Sterbeziffer
(E) sehr niedrige Geburtenziffer bei stabilisierter niedriger Sterbeziffer

10.3 Folgen demographischer Entwicklungen für die medizinische Versorgung

10.3.a   8/99

Eine prospektive epidemiologische Studie hat gezeigt, daß Beschäftigte, deren Arbeitsplätze durch eine Kombination der Merkmale „Hektik, Zeitdruck" und „geringer Entscheidungsspielraum über die Arbeitsaufgabe" gekennzeichnet sind, doppelt so häufig an Herzinfarkt erkranken, wie Beschäftigte, die an psychosozial wenig belastenden Arbeitsplätzen beschäftigt sind.
Das Ergebnis läßt sich anhand des folgenden Modells interpretieren:

(A) Anforderungs-Kontroll-Modell (job strain)
(B) Modell beruflicher Gratifikationskrisen
(C) Modell der relativen sozialen Benachteiligung
(D) Modell des sozialen Vergleichsprozesses
(E) Modell fehlenden sozialen Rückhalts

10.3.b   8/99

Welche Aussagen über Lebenserwartung treffen zu?

(1) Lebenserwartung gilt als Indikator für den Gesundheitszustand von Bevölkerungen
(2) Je höher der Entwicklungsstand des Gesundheitswesens eines Landes, um so höher ist die Lebenserwartung seiner Bevölkerung
(3) Die Berechnung der Lebenserwartung einer Bevölkerung erfolgt auf der Basis von altersspezifischen Sterberaten

(A) nur 2 ist richtig
(B) nur 3 ist richtig
(C) nur 1 und 2 sind richtig
(D) nur 1 und 3 sind richtig
(E) nur 2 und 3 sind richtig

10.3.1   3/99

Bei einer repräsentativen Stichprobenerhebung werden den ausgewählten Personen u.a. Fragebögen zu ihrer Gesundheit vorgelegt, deren Beantwortung freiwillig ist. Die Fragen beziehen sich auf das Vorliegen von Krankheiten am Erhebungstag und in den vier vorangegangenen Wochen. Bei Multimorbidität ist die als am schwersten erachtete Krankheit anzugeben.
Für diese Befragung gilt:

(A) Das Konzept der Befragung zielt auf die Erhebung von Prävalenzen ab.
(B) Das Studiendesign begünstigt eine systematische Untererfassung schwerer Krankheiten.
(C) Die Befragungsdaten ermöglichen die Abschätzung der Inzidenz der erfaßten Krankheiten.
(D) Die Erhebung entspricht dem Ansatz der analytischen Epidemiologie.
(E) Es handelt sich um eine Längsschnittstudie.

10.3.2   3/99

Zur Untersuchung der Frage, ob Rauchen zu Herz-Kreislauf-Erkrankungen führt, wird der Quotient aus der Inzidenz der Herz-Kreislauf-Erkrankungen von Rauchern und der Inzidenz der Herz-Kreislauf-Erkrankungen von Nichtrauchern berechnet.
Diesen Kennwert bezeichnet man als

(A) attributables Risiko
(B) Erkrankungsrisiko
(C) Exzeß-Risiko
(D) personale Risikodisposition
(E) relatives Risiko

10.3.3   3/98

Für eine bestimmte epidemiologische Meßzahl gilt:

— Sie bezieht sich auf die Häufigkeit des Neuauftretens einer bestimmten Krankheit.
— Sie bezieht sich auf einen bestimmten Zeitraum (z.B. ein Jahr).
— Sie bezieht sich auf eine bestimmte Population.

Es handelt sich hierbei um:

(A) Prävalenz
(B) Periodenprävalenz
(C) allgemeine Morbiditätsziffer
(D) Krankenstand
(E) Inzidenz

10.3.4 W! 8/97

Welche Aussage trifft **nicht** zu?
Wenn in der Tagespresse über Krankheiten berichtet wird, dann beginnen die Beiträge oft mit: „Immer mehr ...". Gesetzt, die Prävalenz einer bestimmten Krankheit in einer Bevölkerung nehme im Laufe der Zeit ständig zu, so kann dies bedingt sein durch

(A) Zunahme der Bevölkerungszahl in der vorrangig betroffenen Altersgruppe bei sonst gleichen Bedingungen
(B) durch sozialen Wandel bedingte Zunahme der Angehörigen der vorrangig betroffenen sozialen Schicht
(C) nachlassende Inanspruchnahme spezifischer Präventionsmaßnahmen
(D) Verschlechterung der Behandlungsergebnisse bei dieser Krankheit
(E) Zunahme der Letalität dieser Krankheit

10.3.5 8/97

Frauen haben im mittleren und höheren Lebensalter eine bessere Überlebenswahrscheinlichkeit als Männer
weil
Männer eine größere Erkrankungshäufigkeit aufweisen (gemessen an der Zahl der Arztkontakte) als Frauen.

10.3.6 8/96

Zu den charakteristischen Ereignissen, anhand derer der Familienzyklus einer Generation von Frauen analysiert werden kann, gehört **nicht**:

(A) Heirat der Frau
(B) Geburt des letzten Kindes
(C) Arbeitsplatzwechsel des Ehemannes
(D) Auszug bzw. Heirat des letzten Kindes
(E) Tod des Ehemannes

10.3.7 W! 8/96

Gegeben sei die Prävalenz einer Krankheit für ein bestimmtes Jahr. Bekannt ist dann

(1) wieviele Erkrankungsfälle in diesem Jahr vorlagen
(2) wieviele Erkrankungsfälle in dem Jahr neu auftraten
(3) wie lang die durchschnittliche Dauer der Erkrankungsfälle war

(A) nur 1 ist richtig
(B) nur 1 und 2 sind richtig
(C) nur 1 und 3 sind richtig
(D) nur 2 und 3 sind richtig
(E) 1 – 3 = alle sind richtig

10.3.8 W! 3/96

In vielen Industrieländern nahm in der ersten Hälfte dieses Jahrhunderts der Anteil der Herz-Kreislauf-Krankheiten und Malignome an allen Todesursachen zu. Als Grund dafür kommt **nicht** in Betracht:

(A) Sinken der Säuglingssterblichkeit
(B) erfolgreiche Bekämpfung von Infektionskrankheiten
(C) Verbesserungen auf dem Gebiet der Hygiene
(D) demographisches Altern
(E) Zunahme degenerativer Alterskrankheiten wie M. Alzheimer

10.3.9 3/96

Verglichen mit der Situation gegen Ende des 19. Jahrhunderts ist der Familienzyklus verheirateter Frauen in Deutschland derzeit gekennzeichnet durch

(1) eine zeitliche Verdichtung der Aufgaben während der Reproduktionsphase.
(2) eine Verlängerung der Zeitspanne familiären Zusammenlebens während der Reproduktionsphase.
(3) eine Verlängerung der Zeitspanne der sog. Spätphase.

(A) nur 1 ist richtig
(B) nur 2 ist richtig
(C) nur 3 ist richtig
(D) nur 1 und 3 sind richtig
(E) nur 2 und 3 sind richtig

10.3.10 — 3/95

Beim „Familienzyklus" verheirateter Frauen in Deutschland zwischen 1890 und 1990 zeigen sich die folgenden Entwicklungen:

(1) Die durchschnittliche Dauer der Ausbildungsphase hat sich verlängert.
(2) Die durchschnittliche Dauer der „Reproduktionsphase" ist gleich geblieben.
(3) Der Prozentsatz erwerbstätiger Frauen hat zugenommen.
(4) Die durchschnittliche Dauer der „Postreproduktionsphase" hat sich verlängert.

(A) nur 1 und 2 sind richtig
(B) nur 1 und 3 sind richtig
(C) nur 2 und 4 sind richtig
(D) nur 1, 3 und 4 sind richtig
(E) 1 – 4 = alle sind richtig

10.3.11 — 3/94

Welche epidemiologischen Meßzahlen sind Ziffern, die die Morbidität in einer Bevölkerung beschreiben?

(1) Letalität
(2) Inzidenz
(3) Prävalenz

(A) nur 2 ist richtig
(B) nur 3 ist richtig
(C) nur 1 und 2 sind richtig
(D) nur 1 und 3 sind richtig
(E) nur 2 und 3 sind richtig

10.3.12 — 8/93

Von 100 an einer bestimmten Krankheit Erkrankten sterben an dieser Krankheit in einem Jahr 40. Man bezeichnet diese Ziffer als

(A) allgemeine Sterbeziffer
(B) Mortalität
(C) Morbiditätsziffer
(D) Letalität
(E) Inzidenz

10.3.13 — 3/93

Gegeben sei die Inzidenz einer Krankheit für ein bestimmtes Jahr. Bekannt ist dann,

(A) wieviele Erkrankungsfälle in diesem Jahr vorlagen.
(B) wie lang die durchschnittliche Dauer der Erkrankungsfälle war.
(C) wie hoch die Mortalität im Bezugsjahr war.
(D) wieviele neue Erkrankungsfälle in diesem Jahr auftraten.
(E) Keine der Aussagen (A) – (D) trifft zu.

10.3.14 — 3/92

Die eheliche Fruchtbarkeit hängt ab von

(1) der Ehedauer.
(2) dem Heiratsalter.
(3) gesellschaftlichen Werthaltungen und Normen.
(4) wirtschaftlichen Verhältnissen.

(A) nur 1 und 2 sind richtig
(B) nur 2 und 3 sind richtig
(C) nur 1, 2 und 3 sind richtig
(D) nur 1, 3 und 4 sind richtig
(E) 1 – 4 = alle sind richtig

10.3.15 — 3/89

Welche der folgenden Faktoren können sich auf die Letalität einer Krankheit auswirken?

(1) biomedizinische Forschung
(2) Lebensstandard
(3) Sterbeziffer zu gegebenem Zeitpunkt
(4) Inzidenz der Krankheit
(5) Veränderung des Morbiditätsspektrums

(A) nur 1 und 2 sind richtig
(B) nur 1 und 3 sind richtig
(C) nur 2 und 5 sind richtig
(D) nur 3 und 4 sind richtig
(E) nur 4 und 5 sind richtig

10.3.16 3/89

Vergleicht man die Todesursachenstatistik von 1925 mit der von 1970, so läßt sich bei folgenden Ursachen eine deutliche Häufigkeitsabnahme feststellen:

(1) Herz- und Kreislaufkrankheiten
(2) bösartige Tumoren
(3) Infektionskrankheiten
(4) Unfälle

(A) nur 1 ist richtig
(B) nur 3 ist richtig
(C) nur 1 und 2 sind richtig
(D) nur 1 und 4 sind richtig
(E) nur 2 und 3 sind richtig

10.4 Bevölkerungspolitische Maßnahmen

10.4.1 3/99
10.4.2 3/99

Ordnen Sie den in Liste 1 aufgeführten Begriffen die entsprechenden inhaltlichen Aussagen (Liste 2) zu!

Liste 1
Kontraktionsgesetz
Malthussches Gesetz

Liste 2
(A) Zusammenhang zwischen gesellschaftlicher Entwicklung und Familiengröße
(B) Zusammenhang zwischen Nahrungsspielraum und Bevölkerungswachstum
(C) Zusammenhang zwischen sozioökonomischer Entwicklungsphase und Bevölkerungswachstum
(D) Zusammenhang zwischen sozioökonomischer Entwicklungsphase und Familienzyklus
(E) Zusammenhang zwischen Technisierungsgrad und Wachstum eines Erwerbssektors

10.4.3 3/95

„Während die Bevölkerung im Laufe der Zeit in exponentieller Reihe wächst, nimmt die Nahrung nur in arithmetischer Reihe zu." Welchem der nachstehenden Gesetze ist diese Aussage zuzuordnen?

(A) Fourastié-Gesetz
(B) Malthus-Gesetz
(C) Gesetz der großen Zahl
(D) Gesetz der Konzentration
(E) Soziodynamisches Gesetz

10.4.4 3/94

Nach dem Malthus-Bevölkerungsgesetz tritt in jeder Gesellschaft langfristig eine Verknappung des Nahrungsangebotes ein,
weil
nach Malthus die Bevölkerung in exponentieller Reihe wächst, während die Nahrungsmittelproduktion lediglich in arithmetischer Reihe zunimmt.

10.4.5 8/93

Welche der folgenden Aussagen zur Malthusschen Bevölkerungstheorie sind zutreffend?

(1) Ein gleichbleibender, biologisch bestimmter Geschlechtstrieb bildet die Grundlage für eine stete Vermehrung der Bevölkerung.
(2) Durch schnelles Wachstum stößt die Bevölkerung bald an die obere Grenze des Handlungsspielraumes, da dieser sich nicht im gleichen Tempo vermehren läßt.
(3) Bevölkerung und Nahrungsmittelproduktion wachsen beide in arithmetischer Reihe.
(4) Das Wachstum einer Bevölkerung wird in erster Linie vom wirtschaftlichen Entwicklungsprozeß beeinflußt.

(A) nur 4 ist richtig
(B) nur 1 und 2 sind richtig
(C) nur 1 und 3 sind richtig
(D) nur 2 und 3 sind richtig
(E) nur 2 und 4 sind richtig

11 Soziale Schichtung

11.1 Erfassung sozialer Schichtung

11.1.a 8/99

Im soziologischen Konzept der „sozialen Schichtung" wird die Gesellschaft in Gruppen von Personen unterteilt, die sich nach bestimmten Kriterien (Beruf, Einkommen, Bildung) unterscheiden und abgrenzen lassen.
Dieses soziologische Konzept bezieht sich auf bestimmte gesellschaftliche Verhältnisse, die sich am ehesten bezeichnen lassen als:

(A) horizontale Mobilität
(B) soziale Devianz
(C) soziale Ungleichheit
(D) Statusinkonsistenz
(E) vertikale Mobilität

11.1.b 8/99

Welche der folgenden Merkmale können im Sinne des zugeschriebenen Status (ascribed status) für den Status einer Person bestimmend sein?

(1) Beruf
(2) Geschlecht
(3) soziale Herkunft
(4) Einkommen
(5) ethnische Zugehörigkeit

(A) nur 1, 2 und 3 sind richtig
(B) nur 1, 3 und 5 sind richtig
(C) nur 2, 3 und 5 sind richtig
(D) nur 2, 4 und 5 sind richtig
(E) nur 3, 4 und 5 sind richtig

11.1.1 8/98

Welcher Indikator sozialer Ungleichheit besitzt die größte Aussagekraft für die Analyse schichtspezifischer Unterschiede der Mortalität:

(A) Ausbildungsniveau
(B) Einkommen
(C) Konsumverhalten
(D) soziale Selbsteinstufung
(E) Vermögen

11.1.2 8/98

Weiblichen Jugendlichen gelingt es während der Adoleszenz mehr oder minder gut, sich ihre Geschlechtsrolle so anzueignen, daß sowohl weiblich-expressive als auch männlich-instrumentelle Eigenschaften darin zum Ausdruck kommen.
In der medizinsoziologischen Forschung wird dieser Sachverhalt analysiert anhand des Konzepts der

(A) Androgynie
(B) Selbstwirksamkeit
(C) personalen Kontrollstrategie
(D) Rollenidentifikation
(E) sozialen Statuskongruenz

11.1.3 8/98

Eine Person nimmt auf den Skalen Bildung, Einkommen und berufliche Stellung stark divergierende Positionen ein.
Mit welchem Begriff wird die Mehrdeutigkeit der „sozialen Verortung" dieser Person erfaßt?

(A) Entschichtung
(B) Individualisierung
(C) Prestigedifferenzierung
(D) soziale Ungleichheit
(E) Statusinkonsistenz

11 Soziale Schichtung

11.1.4 3/98

Das Konzept der sozialen Schichtzugehörigkeit ist in seiner Aussagekraft begrenzt, weil

(1) eine eindeutige Zuordnung von Rentnern, Hausfrauen und in Ausbildung stehenden Personen zu einer sozialen Schicht nur schwer möglich ist.
(2) durch die quantitative Ausdehnung der Mittelschichten („nivellierte Mittelstandsgesellschaft") eine weitergehende vertikale Differenzierung gegenstandslos geworden ist.
(3) durch das Anwachsen des Anteils statusinkonsistenter Personen das Homogenitätspostulat sozialer Schichtung verletzt wird.
(4) vertikale soziale Differenzierungsmerkmale bei der Erklärung ungleicher Verteilung von Morbidität und Mortalität in der Bevölkerung heute keine entscheidende Rolle mehr spielen.

(A) nur 1 und 2 sind richtig
(B) nur 1 und 3 sind richtig
(C) nur 1 und 4 sind richtig
(D) nur 2 und 3 sind richtig
(E) nur 2 und 4 sind richtig

11.1.5 8/97

Welche der folgenden Merkmale können im Sinne des zugeschriebenen Status (ascribed status) für den Status einer Person bestimmend sein?

(1) Beruf
(2) Geschlecht
(3) soziale Herkunft
(4) Einkommen
(5) ethnische Zugehörigkeit

(A) nur 1 und 3 sind richtig
(B) nur 1 und 4 sind richtig
(C) nur 2 und 3 sind richtig
(D) nur 3 und 5 sind richtig
(E) nur 2, 3 und 5 sind richtig

11.1.6 3/97

Zu den objektiven Kriterien, die zur Messung der sozialen Schichtzugehörigkeit herangezogen werden, gehören:

(1) Höhe des Einkommens
(2) Stellung im Beruf
(3) Größe des sozialen Netzwerks
(4) Höhe des Bildungsabschlusses

(A) nur 1 und 2 sind richtig
(B) nur 2 und 3 sind richtig
(C) nur 1, 2 und 4 sind richtig
(D) nur 1, 3 und 4 sind richtig
(E) nur 2, 3 und 4 sind richtig

11.1.7 8/96

Welche Kombination von Indikatoren zur Bestimmung der sozialen Schichtzugehörigkeit ist am aussagekräftigsten?

(A) Bildung, Qualität der Wohngegend, Einkommen
(B) berufliche Stellung, Sozialprestige, Höhe der beruflichen Qualifikation
(C) Einkommen, Höhe der beruflichen Ausbildung
(D) Bildung, berufliche Stellung, Einkommen
(E) Einkommen, Sozialprestige

11.1.8 8/96

Welche der folgenden Faktoren sind im Sinne des „zugeschriebenen Status" für den Status einer Person bestimmend?

(1) Geschlecht
(2) Beruf
(3) soziale Herkunft
(4) Ausbildung

(A) nur 1 und 3 sind richtig
(B) nur 2 und 4 sind richtig
(C) nur 3 und 4 sind richtig
(D) nur 1, 2 und 3 sind richtig
(E) nur 2, 3 und 4 sind richtig

11.1.9 3/95

Welche Aussagen zur Statuskonsistenz und -inkonsistenz treffen zu?

(1) Statusinkonsistenz ergibt sich insbesondere aus der erheblichen horizontalen Mobilität der Gesellschaft.
(2) Statuskonsistenz liegt vor, wenn eine Person bei verschiedenen Statusmerkmalen eine ungefähr gleichhohe Platzierung aufweist.
(3) Eine Statusinkonsistenz kann z. B. zwischen dem Grad der Ausbildung und der Einkommenshöhe bestehen.
(4) Die Statuskonsistenz einer Person geht aus dem Gesamtwert eines Punktsummenindex hervor.

(A) nur 1 und 2 sind richtig
(B) nur 1 und 4 sind richtig
(C) nur 2 und 3 sind richtig
(D) nur 3 und 4 sind richtig
(E) nur 2, 3 und 4 sind richtig

11.1.10 3/95

Welche der nachstehenden Variablen eignet sich unter den Bedingungen der Bundesrepublik Deutschland **am wenigsten** zur Bildung eines multidimensionalen Schichtindex?

(A) Bildung
(B) berufliche Stellung
(C) Einkommen
(D) kulturelles Niveau
(E) Produktionsmittelbesitz

11.1.11 8/94

Welche Aussagen zur Begründung von „Beruf" als Schichtungskriterium treffen zu?

(1) Beruf ist wesentliches Ziel gesellschaftlicher Sozialisationsprozesse.
(2) Berufliche Stellung und Bildungsgrad sind innerhalb jeder sozialen Statusgruppe sehr hoch miteinander korreliert.
(3) Verhaltensstile, die durch den Beruf geprägt werden, beeinflussen in starkem Maße außerberufliche Lebensbereiche wie Erziehungsverhalten oder Freizeitverhalten

(A) nur 1 ist richtig
(B) nur 1 und 2 sind richtig
(C) nur 1 und 3 sind richtig
(D) nur 2 und 3 sind richtig
(E) 1 – 3 = alle sind richtig

11.1.12 3/93

In welchen der Fälle 1 – 5 ist den Begriffen „Statusmerkmal" und „Statussymbol" ein richtiges Beispiel zugeordnet?

(1) Statusmerkmal: Einkommen
(2) Statusmerkmal: Sitzordnung
(3) Statusmerkmal: unterschiedliche Kleidung
(4) Statussymbol: Bildung
(5) Statussymbol: Besitz angesehener Gegenstände (wie: großes Auto)

(A) nur 1 ist richtig
(B) nur 1 und 2 sind richtig
(C) nur 1 und 5 sind richtig
(D) nur 1, 2 und 3 sind richtig
(E) nur 2, 3 und 4 sind richtig

11.1.13 3/92

Wenn man die Schichtzugehörigkeit einer Person festlegen will, können folgende Kriterien herangezogen werden:

(1) Einkommen
(2) Berufsprestige
(3) Wohngegend
(4) Freundschaftsbeziehungen

(A) nur 1 und 2 sind richtig
(B) nur 1 und 3 sind richtig
(C) nur 2 und 3 sind richtig
(D) nur 1, 2 und 3 sind richtig
(E) 1 – 4 = alle sind richtig

11 Soziale Schichtung

11.1.14   3/92
Die Erhebung der Merkmale „berufliche Stellung" und „höchster Schulabschluß" dient der Konstruktion

(1) eines objektiven sozialen Schichtindex
(2) einer sozialen Selbsteinschätzungsskala
(3) eines horizontalen Mobilitätsindex

(A) nur 1 ist richtig
(B) nur 1 und 2 sind richtig
(C) nur 1 und 3 sind richtig
(D) nur 2 und 3 sind richtig
(E) 1 – 3 = alle sind richtig

11.2 Systematische Ansätze zur Analyse sozialer Differenzierung

11.2.1   8/97
Kennzeichnend für die „Versorgungsklasse" ist Verfügen über

(A) Eigentum in Form von Tauschchancen auf einem Güter-/Arbeitsmarkt
(B) ererbtes Vermögen zum Zweck der Versorgung
(C) Leistung (Qualifikation, Arbeitsvermögen)
(D) öffentlich (z.B. staatlich) zugeteilte Leistungen
(E) Produktionsmittel in Form von immobilem Eigentum

11.2.2   3/97
Die funktionalistische Schichtungstheorie

(1) besagt, daß Berufspositionen wegen unterschiedlicher Ausbildungszeiten nicht im freien Wettbewerb errungen werden können.
(2) erklärt das unterschiedliche Bildungsniveau verschiedener Berufsgruppen aus der Wichtigkeit solcher Berufe für die Erhaltung der Gesellschaft.
(3) postuliert, daß dem Besitz der Produktionsmittel eine wichtige Funktion bei der Schichtung der Gesellschaft zukommt.

(A) nur 1 ist richtig
(B) nur 2 ist richtig
(C) nur 3 ist richtig
(D) nur 1 und 2 sind richtig
(E) nur 1 und 3 sind richtig

11.2.3   8/96
In der soziologischen Schichtungsforschung wird unter dem Begriff „Versorgungsklasse" eine Bevölkerungsgruppe verstanden, deren Lebenschancen wesentlich

(A) durch den Besitz von Produktionsmitteln in Form immobilen Eigentums bestimmt werden.
(B) über Zuteilung staatlicher oder anderer öffentlicher Leistungen bestimmt werden.
(C) über Eigentum in Form von Tauschmitteln bestimmt werden.
(D) durch Versorgungsleistungen eigener Kinder bestimmt werden.
(E) durch Verfügen über Kapitalerträge bestimmt werden.

11.2.4   3/92
Identitätskrisen bzw. -verlust, die das psychosomatische Wohlbefinden des betroffenen Individuums beeinträchtigen, können aus folgenden Faktoren resultieren:

(1) Stigmatisierung
(2) soziale Anomie
(3) Integration durch eine Bezugsgruppe
(4) Intergenerationen-Mobilität

(A) nur 2 und 3 sind richtig
(B) nur 3 und 4 sind richtig
(C) nur 1, 2 und 4 sind richtig
(D) nur 1, 3 und 4 sind richtig
(E) nur 2, 3 und 4 sind richtig

11.3 Schichtung und soziale Mobilität

11.3.1 8/98

Ein Medizinstudent, dessen Vater Chefarzt in einem Kreiskrankenhaus ist, bricht im 3. Semester das Studium aufgrund der starken theoretischen Ausrichtung des Studiums und der geringen Nähe zum Patienten ab und beginnt ein Ausbildung zur Pflegekraft.
Mit welchem Begriff wird die durch diese Entscheidung bedingte Änderung der sozialen Lage erfaßt?

(A) Statuskonsistenz
(B) Inter-Generationen-Mobilität
(C) horizontale Mobilität
(D) Rollenkonflikt
(E) Rollendistanz

11.3.2 3/98

Welche der folgenden Aussagen zur sozialen Schichtung und Mobilität in der Bundesrepublik Deutschland treffen zu?

(1) Der Anteil statusinkonsistenter Personen wird auf mindestens 25 % der Gesamtbevölkerung geschätzt.
(2) Zwischen Facharbeitern und Angestellten gibt es kaum eine intergenerative Mobilität.
(3) Familiäre Herkunft ist neben dem erreichten Bildungsabschluß das wichtigste Schichtungskriterium.
(4) Der Anteil der Selbständigen und der Facharbeiter an der Erwerbsbevölkerung ist etwa gleich groß.

(A) nur 1 ist richtig
(B) nur 2 ist richtig
(C) nur 4 ist richtig
(D) nur 1 und 4 sind richtig
(E) nur 2, 3 und 4 sind richtig

11.3.3 8/97

Zu den für das Gesundheits- und Krankheitsverhalten bedeutsamen Folgen schichtenspezifischer Sozialisation gehören:

(1) unterschiedliche Bewertung des gesunden Körpers (Symbolwert vs. Gebrauchswert)
(2) unterschiedlich ausgeprägte Symptomaufmerksamkeit
(3) Unterschiede hinsichtlich der Zukunftsorientierung (Präventionsbewußtsein)
(4) Unterschiede in der elterlichen Kontrollstrategie

(A) nur 2 und 4 sind richtig
(B) nur 1, 2 und 3 sind richtig
(C) nur 1, 2 und 4 sind richtig
(D) nur 1, 3 und 4 sind richtig
(E) nur 2, 3 und 4 sind richtig

11.3.4 8/96

Welche beiden Sozialschichten sind in der Bundesrepublik Deutschland (z. B. 1988) am stärksten besetzt, wenn man das Schichtungsmodell
▶ Oberschicht
▶ obere Mitte
▶ mittlere Mitte
▶ untere Mitte
▶ unterste Mitte/oberes Unten
▶ Unten
▶ sozial Verachtete
zugrunde legt?

(A) obere Mitte und mittlere Mitte
(B) mittlere Mitte und untere Mitte
(C) mittlere Mitte und unterste Mitte/oberes Unten
(D) mittlere Mitte und Unten
(E) untere Mitte und unterste Mitte/oberes Unten

11.3.5

Für die Schichtungsstruktur der Bundesrepublik Deutschland gilt:

(A) Die Mittelschicht wächst auf Kosten der Ober- und Unterschicht kontinuierlich an.
(B) Eine eindeutige Fixierung des sozialen Status ist am ehesten beim sogenannten neuen Mittelstand möglich.
(C) Der Anteil der Oberschicht entspricht z. Zt. in etwa dem der Unterschicht.
(D) Mittlere Mitte nach objektiven Kriterien und nach Vorstellungen der Bevölkerung (aufgrund von Selbsteinschätzungen) sind nicht identisch.
(E) Statusinkonsistenz ist eher für Ober- und Unterschicht als für den mittleren Bereich charakteristisch.

11.3.6

Welche Aussagen zur sozialen Schichtung und Schichtungsstruktur in der Bundesrepublik Deutschland treffen zu?

(1) Die verschiedenen Schichten lassen sich klar voneinander abgrenzen.
(2) In einer Schicht sind die Menschen mit ungefähr gleichem Sozialstatus zusammengefaßt.
(3) Statusinkonsistenz findet sich in allen Schichten in ungefähr gleichen Anteilen.
(4) Die Mehrzahl der Bevölkerung zählt zur oberen und unteren sozialen Unterschicht.

(A) nur 1 ist richtig
(B) nur 2 ist richtig
(C) nur 1 und 2 sind richtig
(D) nur 1 und 4 sind richtig
(E) nur 3 und 4 sind richtig

11.3.7

Zu den graduellen Unterschieden, die in der Sozialisationsforschung zwischen verschiedenen Sozialschichten gefunden wurden, zählt **nicht**:

(A) öfter Liebesentzug als Sanktionsform in der Mittelschicht (im Vergleich zur Unterschicht).
(B) verstärkte Vermittlung von Zukunftsorientierung in der Mittelschicht (im Vergleich zur Unterschicht).
(C) öfter die Erziehungsziele Gehorsam und Disziplin in der sozialen Unterschicht (im Vergleich zur Mittelschicht).
(D) öfter Sanktionierung von Verhaltensabsichten in der sozialen Unterschicht (im Vergleich zur Mittelschicht).
(E) öfter Verwendung körperlicher Sanktionen/Strafen in der sozialen Unterschicht (im Vergleich zur Mittelschicht).

11.3.8

Beurteilen Sie die folgenden medizinsoziologischen Aussagen zum Zusammenhang von sozialem Netzwerk und sozialer Schichtzugehörigkeit.

(1) In unteren sozialen Schichten sind soziale Netzwerke in der Regel kleiner als in höheren sozialen Schichten.
(2) In unteren sozialen Schichten sind soziale Netzwerke in der Regel weniger stabil als in höheren sozialen Schichten.
(3) In unteren sozialen Schichten sind Kompetenzen zur Nutzung sozialer Netzwerke ähnlich gut ausgebildet wie in höheren sozialen Schichten.
(4) In Netzwerken mit Mitgliedern unterer sozialer Schichten sind soziale Ressourcen in geringerem Maße ausgebildet als in Netzwerken von Mitgliedern höherer sozialer Schichten.

(A) Keine der Aussagen 1 – 4 ist richtig
(B) nur 1 ist richtig
(C) nur 2 und 3 sind richtig
(D) nur 1, 2 und 4 sind richtig
(E) nur 2, 3 und 4 sind richtig

11.3.9

Nachstehend abgebildet ist ein Modell der sozialen Schichtung für die Bundesrepublik Deutschland (n. Bolte, 1988). Folgende Informationen lassen sich daraus entnehmen:

11.3 Schichtung und soziale Mobilität

```
Oberschicht
obere Mitte
mittlere Mitte
untere Mitte
unterste Mitte/oberes Unten
Unten
```

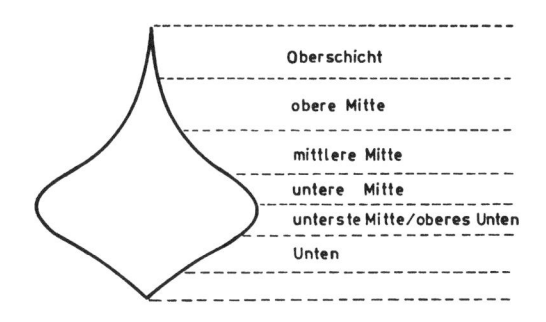

(1) Verteilung der sozialen Ungleichheit
(2) Verteilung des Sozialstatus
(3) Statuskonsistenz und -inkonsistenz
(4) sozialer Wandel
(5) Schichtrekrutierung

(A) nur 1 ist richtig
(B) nur 1 und 2 sind richtig
(C) nur 2 und 3 sind richtig
(D) nur 1, 2 und 5 sind richtig
(E) 1 – 5 = alle sind richtig

11.3.10 8/93
Der Sohn eines mittleren Bankangestellten erreicht im fünften Berufsjahr die Berufsposition seines Vaters. Nach Eintreten einer schweren psychischen Erkrankung verliert er seine berufliche Position. Mehrere Jahre später lebt er von Sozialhilfe. Welche der folgenden Aussagen treffen auf dieses Beispiel zu?

(1) Der Sohn vollzieht zunächst eine intergenerative Aufwärtsmobilität, dann eine intragenerative Abwärtsmobilität.
(2) Der Sohn vollzieht eine intergenerative Abwärtsmobilität.
(3) Das Beispiel entspricht der Milieuhypothese vom Zusammenhang von Sozialschicht und psychiatrischer Erkrankung.
(4) Das Beispiel entspricht der Selektionshypothese vom Zusammenhang von Sozialschicht und psychiatrischer Erkrankung.
(5) Die psychische Erkrankung und ihre Folgen führen zu einer Statusinkonsistenz des Sohnes.

(A) nur 1 und 4 sind richtig
(B) nur 2 und 5 sind richtig
(C) nur 1, 3 und 5 sind richtig
(D) nur 2, 3 und 5 sind richtig
(E) nur 2, 4 und 5 sind richtig

11.3.11 3/93
Welche Aussagen zum Schulbesuch der Altersjahrgänge der 13–14jährigen in der Bundesrepublik Deutschland (alte Länder 1987) treffen zu?

(1) Von diesen Altersjahrgängen besuchen prozentual mehr Mädchen die Hauptschule als Jungen.
(2) Die Kinder von Beamten und Angestellten sind an Gymnasien stärker vertreten als die Kinder von Selbständigen und Arbeitern.
(3) Die Kinder von Beamten sind an den Gymnasien vergleichsweise am stärksten vertreten.
(4) Mädchen aus allen Sozialschichten sind an den Gymnasien etwas stärker vertreten als Jungen.

(A) nur 1, 2 und 3 sind richtig
(B) nur 1, 2 und 4 sind richtig
(C) nur 1, 3 und 4 sind richtig
(D) nur 2, 3 und 4 sind richtig
(E) 1 – 4 = alle sind richtig

11.3.12 8/87
Welche Aussage trifft **nicht** zu?
Das Selbstbild von Angehörigen der Mittelschichten wird durch folgende Merkmale bestimmt:

(A) Zukunftsorientierung
(B) Betonung von Zuverlässigkeit
(C) hohe Berufsorientierung
(D) Erfolgsstreben
(E) dichotomes Gesellschaftsbild

11.3.13 3/87

Die Intragenerationen-Aufwärtsmobilität wird gefördert durch

(1) eine im Sozialisationsprozeß erworbene „Zukunftsorientierung".
(2) die Zuweisung des sozialen Status nach Leistungskriterien.
(3) die Eröffnung neuer Aufstiegskanäle durch Schaffung zusätzlicher Ausbildungsinstitutionen.
(4) differenzierte Belohnungsanreize.

(A) nur 2 ist richtig
(B) nur 4 ist richtig
(C) nur 2 und 3 sind richtig
(D) nur 1, 3 und 4 sind richtig
(E) 1 – 4 = alle sind richtig

11.4 Schichtungsspezifisches Krankheitsverhalten

11.4.1 3/99

Erfahrung sozialen Rückhalts (social support) in kleinen sozialen Netzwerken kann als positive Folge der Vergesellschaftung aufgefaßt werden, die sich auch als gesundheitliche Ressource auswirkt.
Zu den typischen, sozialen Rückhalt konstitutionierenden Aktivitäten gehört nicht:

(A) Anerkennung aussprechen
(B) Compliance sicherstellen
(C) materielle Hilfe leisten
(D) Rat geben, Information austauchen
(E) Wertschätzung zeigen, Vertrauen schenken

11.4.2 3/99

Medizinsoziologische Studien haben bei bildungsschwachen Bevölkerungsgruppen im Vergleich zu besser gebildeten Gruppen eine größere Verbreitung folgender, für das Gesundheits- und Krankheitsverhalten bedeutsamer Gegebenheiten festgestellt:

(1) Verwendung sog. restringierter Sprachcodes
(2) mangelnde Zukunftsorientierung
(3) Fähigkeit zur Bedürfnisaufschiebung (deferred gratification)
(4) instrumentelles Körperbild
(5) Überzeugung der eigenen Wirksamkeit (self efficacy)

(A) nur 1, 2 und 4 sind richtig
(B) nur 1, 2 und 5 sind richtig
(C) nur 1, 3 und 4 sind richtig
(D) nur 1, 4 und 5 sind richtig
(E) nur 2, 3 und 4 sind richtig

11.4.3 8/98

Die Sterblichkeit unterscheidet sich auch in entwickelten Industriegesellschaften noch in starkem Maße nach sozialer Schichtzugehörigkeit.
Im einzelnen gilt, daß die beobachteten schichtenspezifischen Sterblichkeitsunterschiede wie folgt variieren:

(A) Die Unterschiede sind bei Männern und Frauen etwa gleich stark ausgeprägt.
(B) Die Unterschiede sind im frühen und mittleren Erwachsenenalter geringer ausgeprägt als im höheren Lebensalter.
(C) Die Unterschiede sind zu Beginn des Lebens (Säuglings- und Kindesalter) stärker ausgeprägt als am Ende des Lebens (hohes Lebensalter).
(D) Die Unterschiede sind in allen Altersphasen etwa gleich ausgeprägt.
(E) Bezüglich der koronaren Herzkrankheit findet man einen u-förmigen Zusammenhang zwischen sozialem Status und Sterblichkeit.

11.4.4 8/98

Welcher der aufgeführten Sachverhalte wird mit der These der sozialen Selektion ungleicher Krankheitsverteilung (sog. Drift-Hypothese) zutreffend beschrieben?

(A) Gefährdete Personen erkennen in geringerem Umfang als nicht gefährdete ihr eigenes Krankheitsrisiko.
(B) Gefährdete Personen nehmen in geringerem Umfang als nicht gefährdete rechtzeitig einen Arzt in Anspruch.
(C) Gefährdete Personen sind vor Ausbruch ihrer Erkrankung stärkeren pathogen wirkenden psycho-sozialen Belastungen ausgesetzt als nicht gefährdete.
(D) Gefährdete Personen stammen häufiger als nicht gefährdete aus unvollständigen Familien (broken home).
(E) Gefährdete Personen steigen aufgrund ihrer Gefährdung, die bereits vor Ausbruch der Erkrankung sozial wirksam wird, in eine sozial ungünstigere Lage ab.

11.4.5 8/95

Wenn eine Krankheit in den unteren Sozialschichten häufiger auftritt als in den höheren, ist unter den Bedingungen der Bundesrepublik Deutschland als Ursache **am wenigsten** in Betracht zu ziehen:

(A) sozialer Abstieg der Erkrankten
(B) schichtspezifische Unterschiede in der Inanspruchnahme medizinischer Dienste
(C) unterschiedliche Präventivverhalten der einzelnen Sozialschichten
(D) Zunahme der Zahl statusinkonsistenter Individuen
(E) schichtspezifische Krankheitsdisposition als Resultat unterschiedlicher Arbeits- und Lebensbedingungen

11.4.6 3/91

Die überzufällige Häufung der Schizophrenie in der Unterschicht ist ganz überwiegend Ausdruck ihrer primär sozialen Verursachung,
weil
bei der Schizophrenie genetische Ursachen gegenüber Prozessen der sozialen Selektion nicht ins Gewicht fallen.

1

		1.2.5	A	1.3.30	E
		1.2.6	B	1.3.31	A
		1.2.7	D	1.3.32	A
1.1.1	C	1.2.8	A	1.3.33	B
1.1.2	C	1.3.a	B	1.3.34	C
1.1.3	C	1.3.b	C	1.3.35	D
1.1.4	B	1.3.c	C	1.3.36	A
1.1.5	A	1.3.1	A	1.3.37	B
1.1.6	E	1.3.2	A	1.3.38	E
1.1.7	C	1.3.3	B	1.3.39	B
1.1.8	E	1.3.4	E	1.3.40	B
1.1.9	C	1.3.5	C	1.3.41	D
1.1.10	A	1.3.6	D	1.3.42	A
1.1.11	B	1.3.7	E	1.3.43	B
1.1.12	A	1.3.8	D	1.3.44	B
1.1.13	A	1.3.9	B	1.3.45	E
1.1.14	D	1.3.10	E	1.3.46	A
1.1.15	C	1.3.11	C	1.3.47	D
1.1.16	D	1.3.12	A	1.3.48	E
1.1.17	B	1.3.13	C	1.3.49	D
1.1.18	A	1.3.14	C	1.3.50	C
1.1.19	A	1.3.15	E	1.3.51	C
1.1.20	D	1.3.16	C	1.3.52	A
1.1.21	D	1.3.17	B	1.3.53	C
1.1.22	C	1.3.18	E	1.3.54	D
1.1.23	E	1.3.19	D	1.3.55	D
1.1.24	E	1.3.20	B	1.3.56	C
1.1.25	D	1.3.21	C	1.3.57	E
1.1.26	B	1.3.22	B	1.3.58	E
1.1.27	B	1.3.23	C	1.3.59	A
1.1.28	B	1.3.24	A	1.3.60	***
1.2.a	A	1.3.25	D	1.3.61	E
1.2.1	C	1.3.26	D	1.3.62	D
1.2.2	A	1.3.27	C	1.3.63	C
1.2.3	E	1.3.28	C	1.3.64	A
1.2.4	B	1.3.29	A	1.3.65	C

*** – Frage wurde nicht gewertet

LÖSUNGEN

1.3.66	B	1.4.30	D	2.1.7	A
1.3.67	E	1.4.31	C	2.1.8	E
1.3.68	B	1.4.32	D	2.1.9	E
1.3.69	A	1.5.a	A	2.1.10	B
1.4.a	C	1.5.b	E	2.1.11	C
1.4.b	A	1.5.c	B	2.1.12	C
1.4.c	E	1.5.1	B	2.1.13	A
1.4.1	B	1.5.2	E	2.1.14	C
1.4.2	D	1.5.3	A	2.1.15	A
1.4.3	C	1.5.4	B	2.1.16	E
1.4.4	C	1.5.5	B	2.1.17	D
1.4.5	A	1.5.6	C	2.1.18	E
1.4.6	A	1.5.7	B	2.2.a	D
1.4.7	C	1.5.8.	D	2.2.b	D
1.4.8	E	1.5.9	B	2.2.c	D
1.4.9	C	1.5.10	A	2.2.d	A
1.4.10	A	1.5.11	D	2.2.e	E
1.4.11	A	1.5.12	C	2.2.f	A
1.4.12	C	1.5.13	C	2.2.g	E
1.4.13	E	1.5.14	C	2.2.1	D
1.4.14	C	1.5.15	A	2.2.2	B
1.4.15	A	1.5.16	D	2.2.3	B
1.4.16	B	1.5.17	B	2.2.4	B
1.4.17	C	1.5.18	A	2.2.5	B
1.4.18	D	1.5.19	D	2.2.6	C
1.4.19	C	1.5.20	E	2.2.7	A
1.4.20	D			2.2.8	B
1.4.21	C			2.2.9	C
1.4.22	E			2.2.10	E
1.4.23	B			2.2.11	B
1.4.24	B	2.1.1	A	2.2.12	E
1.4.25	A	2.1.2	D	2.2.13	E
1.4.26	B	2.1.3	B	2.2.14	C
1.4.27	B	2.1.4	D	2.2.15	C
1.4.28	D	2.1.5	D	2.2.16	***
1.4.29	E	2.1.6	D	2.2.17	E

*** – Frage wurde nicht gewertet

2.2.18	A	2.2.54	E	**3**	
2.2.19	A	2.2.55	C		
2.2.20	D	2.2.56	D		
2.2.21	B	2.2.57	D	3.1.a	A
2.2.22	C	2.2.58	A	3.1.1	D
2.2.23	C	2.2.59	B	3.1.2	D
2.2.24	C	2.2.60	C	3.1.3	D
2.2.25	C	2.2.61	E	3.1.4	B
2.2.26	A	2.2.62	B	3.2.a	B
2.2.27	C	2.2.63	E	3.2.b	B
2.2.28	B	2.2.64	C	3.2.c	D
2.2.29	D	2.2.65	C	3.2.d	***
2.2.30	C	2.2.66	A	3.2.e	B
2.2.31	A	2.2.67	E	3.2.1	D
2.2.32	D	2.2.68	D	3.2.2	C
2.2.33	A	2.2.69	E	3.2.3	A
2.2.34	C	2.2.70	E	3.2.4	C
2.2.35	C	2.2.71	D	3.2.5	C
2.2.36	E	2.2.72	A	3.2.6	D
2.2.37	D	2.2.73	B	3.2.7	B
2.2.38	A	2.2.74	C	3.2.8	D
2.2.39	A	2.2.75	C	3.2.9	B
2.2.40	D	2.2.76	D	3.2.10	A
2.2.41	C	2.2.77	E	3.2.11	B
2.2.42	C	2.2.78	B	3.2.12	D
2.2.43	D	2.2.79	C	3.2.13	A
2.2.44	D	2.2.80	C	3.2.14	A
2.2.45	D	2.2.81	C	3.2.15	E
2.2.46	C	2.2.82	A	3.2.16	A
2.2.47	A	2.2.83	A	3.2.17	E
2.2.48	E	2.2.84	C	3.2.18	B
2.2.49	A	2.2.85	C	3.2.19	C
2.2.50	B			3.2.20	B
2.2.51	D			3.2.21	E
2.2.52	B			3.2.22	C
2.2.53	C			3.2.23	C

*** – Frage wurde nicht gewertet

LÖSUNGEN

3.2.24	B	3.2.60	D	3.3.14	E
3.2.25	B	3.2.61	B	3.3.15	D
3.2.26	B	3.2.62	B	3.3.16	C
3.2.27	C	3.2.63	C	3.3.17	D
3.2.28	B	3.2.64	D	3.3.18	C
3.2.29	A	3.2.65	E	3.3.19	C
3.2.30	B	3.2.66	B	3.3.20	C
3.2.31	A	3.2.67	B	3.3.21	A
3.2.32	E	3.2.68	A	3.3.22	A
3.2.33	B	3.2.69	A	3.3.23	C
3.2.34	A	3.2.70	D	3.3.24	B
3.2.35	C	3.2.71	C	3.3.25	B
3.2.36	C	3.2.72	B	3.3.26	A
3.2.37	B	3.2.73	D	3.3.27	E
3.2.38	A	3.2.74	B	3.3.28	D
3.2.39	D	3.2.75	B	3.3.29	C
3.2.40	E	3.2.76	A	3.3.30	A
3.2.41	B	3.2.77	B	3.3.31	B
3.2.42	E	3.2.78	D	3.3.32	A
3.2.43	B	3.2.79	C	3.3.33	C
3.2.44	E	3.2.80	C	3.3.34	C
3.2.45	C	3.3.a	E	3.3.35	E
3.2.46	D	3.3.b	B	3.3.36	A
3.2.47	E	3.3.1	D	3.3.37	A
3.2.48	E	3.3.2	D	3.3.38	E
3.2.49	A	3.3.3	E	3.3.39	E
3.2.50	B	3.3.4	C	3.3.40	D
3.2.51	B	3.3.5	E	3.3.41	E
3.2.52	E	3.3.6	A	3.3.42	E
3.2.53	A	3.3.7	E	3.3.43	C
3.2.54	C	3.3.8	D	3.3.44	B
3.2.55	B	3.3.9	E		
3.2.56	B	3.3.10	B		
3.2.57	C	3.3.11	E		
3.2.58	B	3.3.12	E		
3.2.59	C	3.3.13	D		

*** – Frage wurde nicht gewertet

4

4.1.a	E	4.2.21	D	4.2.57	C
4.1.1	A	4.2.22	D	4.2.58	D
4.1.2	D	4.2.23	B	4.2.59	E
4.1.3	D	4.2.24	A	4.2.60	B
4.1.4	B	4.2.25	C	4.2.61	D
4.1.5	B	4.2.26	E	4.2.62	B
4.1.6	D	4.2.27	A	4.2.63	B
4.1.7	D	4.2.28	B	4.2.64	B
4.2.a	B	4.2.29	E	4.2.65	B
4.2.b	E	4.2.30	C	4.2.66	D
4.2.c	E	4.2.31	E	4.2.67	A
4.2.d	D	4.2.32	E	4.2.68	D
4.2.e	C	4.2.33	E	4.2.69	D
4.2.f	B	4.2.34	D	4.2.70	E
4.2.1	A	4.2.35	C	4.2.71	B
4.2.2	E	4.2.36	E	4.2.72	E
4.2.3	D	4.2.37	E	4.2.73	A
4.2.4	D	4.2.38	C	4.2.74	D
4.2.5	E	4.2.39	A	4.2.75	A
4.2.6	A	4.2.40	A	4.2.76	D
4.2.7	E	4.2.41	E	4.2.77	B
4.2.8	E	4.2.42	D	4.2.78	E
4.2.9	A	4.2.43	C		
4.2.10	A	4.2.44	C		

5

4.2.11	A	4.2.45	C		
4.2.12	D	4.2.46	B		
4.2.13	B	4.2.47	D	5.1.a	C
4.2.14	B	4.2.48	A	5.1.b	E
4.2.15	C	4.2.49	E	5.1.1	E
4.2.16	C	4.2.50	E	5.1.2	C
4.2.17	C	4.2.51	C	5.1.3	B
4.2.18	D	4.2.52	B	5.1.4	C
4.2.20	A	4.2.53	A	5.1.5	E
		4.2.54	B	5.1.6	C
		4.2.55	E	5.1.7	D
		4.2.56	E	5.1.8	D

*** – Frage wurde nicht gewertet

LÖSUNGEN

5.1.9	B	5.1.45	D	6.1.25	D
5.1.10	D	5.1.46	B	6.1.26	B
5.1.11	B	5.1.47	A	6.1.27	B
5.1.12	C	5.1.48	B	6.2.1	B
5.1.13	D	5.2.1	C	6.2.2	A
5.1.14	C			6.2.3	B
5.1.15	D			6.2.4	E
5.1.16	C	**6**		6.2.5	A
5.1.17	C			6.2.6	D
5.1.18	B	6.1.a	E	6.2.7	E
5.1.19	B	6.1.b	E	6.2.8	B
5.1.20	B	6.1.c	D	6.2.9	C
5.1.21	C	6.1.1	C	6.2.10	A
5.1.22	E	6.1.2	B	6.3.a	E
5.1.23	A	6.1.3	C	6.3.1	C
5.1.24	E	6.1.4	A	6.3.2	C
5.1.25	D	6.1.5	C	6.3.3	B
5.1.26	D	6.1.6	B	6.3.4	C
5.1.27	E	6.1.7	C	6.3.5	E
5.1.28	C	6.1.8	D	6.3.6	A
5.1.29	A	6.1.9	A		
5.1.30	C	6.1.10	C	**7**	
5.1.31	A	6.1.11	C		
5.1.32	E	6.1.12	C		
5.1.33	B	6.1.13	D	7.1.1	B
5.1.34	C	6.1.14	B	7.1.2	E
5.1.35	C	6.1.15	C	7.1.3	C
5.1.36	E	6.1.16	E	7.2.a	C
5.1.37	A	6.1.17	C	7.2.1	C
5.1.38	A	6.1.18	A	7.2.2	B
5.1.39	D	6.1.19	A	7.2.3	B
5.1.40	B	6.1.20	B	7.2.4	C
5.1.41	B	6.1.21	D	7.2.5	D
5.1.42	E	6.1.22	E	7.2.6	C
5.1.43	E	6.1.23	A	7.2.7	B
5.1.44	C	6.1.24	C	7.2.8	A

*** – Frage wurde nicht gewertet

7.3.1	C	7.5.13	D	8.2.a	B
7.3.2	A	7.5.14	D	8.2.b	C
7.3.3	E	7.5.15	C	8.2.c	E
7.3.4	D	7.5.16	C	8.2.1	B
7.3.5	D	7.5.17	D	8.2.2	B
7.3.6	D	7.5.18	D	8.2.3	A
7.3.7	E	7.5.19	C	8.2.4	D
7.3.8	D	7.5.20	E	8.2.5	C
7.3.9	C	7.5.21	C	8.2.6	E
7.3.10	D	7.6.a	C	8.2.7	C
7.4.1	E	7.6.1	D	8.2.8	B
7.4.2	E	7.6.2	C	8.2.9	E
7.4.3	C	7.6.3	C	8.2.10	A
7.4.4	B	7.6.4	E	8.2.11	B
7.4.5	A	7.6.5	B	8.2.12	C
7.4.6	E	7.6.6	B	8.2.13	B
7.4.7	B	7.6.7	B	8.2.14	E
7.4.8	B	7.6.8	D	8.2.15	E
7.4.9	E	7.6.9	C	8.2.16	E
7.4.10	B	7.6.10	C	8.2.17	B
7.4.11	D	7.6.11	E	8.2.18	B
7.4.12	B	7.6.12	C	8.2.19	A
7.4.13	D	7.6.13	C	8.3.a	D
7.4.14	A	7.6.14	E	8.3.b	A
7.5.1	E	7.6.15	D	8.3.1	B
7.5.2	D	7.6.16	E	8.3.2	C
7.5.3	E	7.7.1	A	8.3.3	B
7.5.4	D	7.7.2	E	8.3.4	D
7.5.5	D	7.7.3	C	8.3.5	C
7.5.6	E	7.7.4	D	8.3.6	B
7.5.7	C			8.3.7	B
7.5.8	E			8.3.8	C
7.5.9	E			8.3.9	E
7.5.10	C			8.3.10	E
7.5.11	B	8.1.1	E	8.3.11	D
7.5.12	A	8.1.2	B	8.3.12	A

*** – Frage wurde nicht gewertet

LÖSUNGEN

8.3.13	C	9.2.5	C		
8.3.14	E	9.2.6	D		
8.3.15	E	9.2.7	D		
8.3.16	C	9.2.8	D	10.1.a	C
8.3.17	B	9.2.9	C	10.1.1	C
8.4.1	A	9.2.10	C	10.1.2	C
8.4.2	E	9.2.11	C	10.1.3	B
8.4.3	D	9.2.12	E	10.1.4	C
8.5.1	C	9.2.13	C	10.1.5	C
8.5.2	D	9.2.14	D	10.1.6	C
8.5.3	A	9.2.15	B	10.1.7	C
8.5.4	E	9.3.a	A	10.1.8	B
8.5.5	E	9.3.b	C	10.1.9	C
		9.3.c	D	10.1.10	C
		9.3.1	B	10.1.11	C
9		9.3.2	A	10.1.12	C
		9.3.3	D	10.1.13	E
9.1.a	B	9.3.4	D	10.1.14	B
9.1.b	E	9.3.5	B	10.1.15	E
9.1.1	A	9.3.6	E	10.1.16	D
9.1.2	C	9.3.7	C	10.1.17	A
9.1.3	B	9.3.8	E	10.1.18	A
9.1.4	C	9.3.9	C	10.1.19	D
9.1.5	C	9.3.10	C	10.1.20	A
9.1.6	C	9.3.11	A	10.1.21	E
9.1.7	B	9.3.12	C	10.2.a	B
9.1.8	E	9.3.13	C	10.2.1	B
9.1.9	D	9.3.14	D	10.2.2	C
9.1.10	C	9.3.15	D	10.2.3	***
9.1.11	E	9.3.16	C	10.2.4	C
9.2.a	D	9.3.17	D	10.2.5	C
9.2.b	A	9.4.1	C	10.2.6	C
9.2.1	B	9.4.2	D	10.2.7	D
9.2.2	A	9.4.3	A	10.3.a	A
9.2.3	B	9.4.4	D	10.3.b	D
9.2.4	B			10.3.1	A

*** – Frage wurde nicht gewertet

10.3.2	E		11.1.11	C
10.3.3	E		11.1.12	C
10.3.4	E		11.1.13	E
10.3.5	C		11.1.14	A
10.3.6	C		11.2.1	D
10.3.7	A		11.2.2	B
10.3.8	E		11.2.3	B
10.3.9	D		11.2.4	C
10.3.10	D		11.3.1	B
10.3.11	E		11.3.2	A
10.3.12	D		11.3.3	B
10.3.13	D		11.3.4	E
10.3.14	E		11.3.5	D
10.3.15	A		11.3.6	B
10.3.16	B		11.3.7	D
10.4.1	A		11.3.8	D
10.4.2	B		11.3.9	B
10.4.3	B		11.3.10	E
10.4.4	A		11.3.11	D
10.4.5	B		11.3.12	E
			11.3.13	E
			11.4.1	B
			11.4.2	A
			11.4.3	C
11.1.a	C		11.4.4	E
11.1.a	C		11.4.5	D
11.1.1	***		11.4.6	E
11.1.2	A			
11.1.3	E			
11.1.4	B			
11.1.5	E			
11.1.6	C			
11.1.7	D			
11.1.8	A			
11.1.9	C			
11.1.10				

*** – Frage wurde nicht gewertet

I. Weyers / S. Bock

Medizinische Psychologie und Soziologie

Imke Weyers / Sonja Bock

Medizinische Psychologie und Soziologie

Kommentierte IMPP-Fragen zur ärztlichen Vorprüfung
einschließlich Examen 8/99
geordnet nach dem GK 1 mit Lernkästen

9., überarbeitete und aktualisierte Auflage

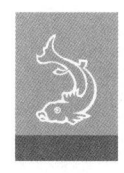

URBAN & FISCHER
München · Jena 2000

Zuschriften und Kritik an:
Urban & Fischer, Lektorat Medizinstudenten, z. Hd. Simone Spägele,
Karlstraße 45, 80333 München

Wichtiger Hinweis für den Benutzer
Die Erkenntnisse in der Medizin unterliegen laufendem Wandel durch Forschung und klinische Erfahrungen. Herausgeber und Autoren dieses Werkes haben große Sorgfalt darauf verwendet, daß die in diesem Werk gemachten therapeutischen Angaben (insbesondere hinsichtlich Indikation, Dosierung und unerwünschten Wirkungen) dem derzeitigen Wissensstand entsprechen. Das entbindet den Nutzer dieses Werkes aber nicht von der Verpflichtung, anhand der Beipackzettel zu verschreibender Präparate zu überprüfen, ob die dort gemachten Angaben von denen in diesem Buch abweichen und seine Verordnung in eigener Verantwortung zu treffen.

Die Deutsche Bibliothek - CIP-Einheitsaufnahme

Weyers, Imke:
Medizinische Psychologie und Soziologie: kommentierte IMPP-Fragen
zur ärztlichen Vorprüfung einschließlich Examen 8/99;
geordnet nach dem GK 1; mit Lernkästen /Imke Weyers/Sonja Bock.
– 9. Aufl. – München: Urban & Fischer Verlag, 2000
ISBN 3-437-42170-0

Alle Rechte vorbehalten
9. Auflage, Dezember, 1999
© 2000 Urban & Fischer Verlag München • Jena

99 00 01 02 03   5 4 3 2 1

Das Werk einschließlich aller seiner Teile ist urheberrechtlich geschützt. Jede Verwertung außerhalb der engen Grenzen des Urheberrechtsgesetzes ist ohne Zustimmung des Verlages unzulässig und strafbar. Das gilt insbesondere für Vervielfältigungen, Übersetzungen, Mikroverfilmungen und die Einspeicherung und Verarbeitung in elektronischen Systemen.

Programmleitung: Dr. med. Dorothea Hennessen
Planung und Lektorat: Simone Spägele
Herstellung: Peter Sutterlitte
Satz: Karin und Jürgen Winnige
Druck und Bindung: Bosch-Druck, Landshut
Zeichnungen: Esther Schenk-Panic
Umschlaggestaltung: prepress ulm GmbH, Ulm

Aktuelle Informationen finden Sie im Internet unter den Adressen:
Urban & Fischer: http://www.urbanfischer.de

Inhaltsverzeichnis

Band II: Kommentare und Lernkästen

Verzeichnis der Lernkästen VII

Verzeichnis der Tabellen X

1 Methodische Grundlagen
    1.1 Verhaltensbeobachtung und -beurteilung 3
    1.2 Interview 14
    1.3 Test 17
    1.4 Experiment 37
    1.5 Felduntersuchung 46

2 Psychophysiologie
    2.1 Erfassung psychophysiologischer Prozesse 53
    2.2 Aktivations- und Bewußtseinszustände 58

3 Emotion und Motivation
    3.1 Emotion 87
    3.2 Motivation 89
    3.3 Spezifische Emotionen und Motivationen 117

4 Lernen
    4.1 Gedächtnis 131
    4.2 Lernen 134

5 Persönlichkeit
    5.1 Persönlichkeitsmodelle 161
    5.2 Systematische Verhaltensdifferenzen 178

6 Entwicklung
    6.1 Entwicklungspsychologische Methoden und Modelle . 179
    6.2 Lebensabschnitte 186
    6.3 Sozialisation 189

7 Soziales Verhalten
    7.1 Soziale Wahrnehmung und Personenwahrnehmung 191
    7.2 Kommunikation 192
    7.3 Einstellungen 196
    7.4 Interaktion in Gruppen 199
    7.5 Soziale Norm 204
    7.6 Soziale Rolle 209
    7.7 Institution 214

8 Gesundheits- und Krankheitsverhalten

8.1 Erklärungsmodelle von Krankheit und Kranksein 217
8.2 Prävention 218
8.3 Krankheitsverhalten 222
8.4 Krankenrolle 227
8.5 Krankheitsverarbeitung 228

9 Arzt-Patient-Beziehung

9.1 Arztrolle 231
9.2 Interaktion 235
9.3 Ärztliches Gespräch 240
9.4 Compliance 245

10 Bevölkerungsstruktur und Entwicklung

10.1 Demographische Grundbegriffe,
     Daten und Methoden 247
10.2 Dynamik der Bevölkerungsentwicklung 254
10.3 Folgen demographischer Entwicklungen für die
     medizinische Versorgung 256
10.4 Bevölkerungspolitische Maßnahmen 261

11 Soziale Schichtung

11.1 Erfassung sozialer Schichtung 263
11.2 Systematische Ansätze zur Analyse
     sozialer Differenzierung 268
11.3 Schichtung und soziale Mobilität 270
11.4 Schichtspezifisches Krankheitsverhalten 274

Lernkastenverzeichnis Psychologie

Kapitel 1

Lernkasten	Verhaltensbeobachtung und -beurteilung	3
Lernkasten	Beurteilungsskalen	6
Lernkasten	Interview	14
Lernkasten	Testnormierung	17
Lernkasten	Testgütekriterien	18
Lernkasten	Testarten	20
Lernkasten	Variablen	37
Lernkasten	Skalentypen	37
Lernkasten	Stichprobe	38
Lernkasten	Felduntersuchung	46

Kapitel 2

Lernkasten	Reizspezifität und Individualspezifität	53
Lernkasten	Psychophysiologie und Psychophysik	53
Lernkasten	Life-event-Forschung	58
Lernkasten	Schlaf	59
Lernkasten	Schmerz	61
Lernkasten	Aktivation und Aufmerksamkeit	64
Lernkasten	Streß	65
Lernkasten	Zirkadiane Rhythmen	68

Kapitel 3

Lernkasten	Ethologischer Ansatz der Motivationsanalyse	90
Lernkasten	Psychoanalytischer Ansatz der Motivationsanalyse	91
Lernkasten	Psychobiologischer Ansatz der Motivationsanalyse	93
Lernkasten	Handlungstheoretischer Ansatz zur Motivationsanalyse	94
Lernkasten	Trauer	117
Lernkasten	Hilflosigkeit und Resignation	117
Lernkasten	Sexualität	119
Lernkasten	Angst	120
Lernkasten	Scham	121

Kapitel 4

Lernkasten	Amnesien.	131
Lernkasten	Interferenz.	132
Lernkasten	Modell-Lernen.	135
Lernkasten	Klassische Konditionierung.	136
Lernkasten	Operante Konditionierung	137
Lernkasten	Verhaltensdiagnostik – das SORKC-Modell.	139
Lernkasten	Biofeedback.	139
Lernkasten	Verhaltenstherapien.	140

Kapitel 5

Lernkasten	Intelligenz	161
Lernkasten	Strukturmodell der Psychoanalyse nach Freud.	164
Lernkasten	Persönlichkeitsmodell nach Eysenck.	164
Lernkasten	Psychoanalytische Typenlehre nach Freud	165
Lernkasten	Konstitutionstypologie nach Kretschmer.	166
Lernkasten	Topographisches Modell der Psychoanalyse nach Freud.	166

Kapitel 6

Lernkasten	Kognitives Entwicklungsmodell nach Piaget	179
Lernkasten	Psychoanalytisches Entwicklungsmodell nach Freud.	180
Lernkasten	Intelligenz im Alter.	186
Lernkasten	Etappen des Spracherwerbs	186
Lernkasten	Achtmonatsangst oder Fremdeln	186
Lernkasten	Schichtspezifische Sozialisationsmerkmale	189
Lernkasten	Schichtspezifische Sprachcodes nach Bernstein.	189

Kapitel 7

Lernkasten	Soziale Wahrnehmung.	191
Lernkasten	Doppelbindung	192
Lernkasten	Metakommunikation.	193
Lernkasten	Stereotype.	196
Lernkasten	Einstellungen.	196
Lernkasten	Interaktionsniveaus.	199
Lernkasten	Gruppen.	199

Lernkasten	Soziale Normen	204
Lernkasten	Sanktionen	205
Lernkasten	Soziale Rolle	209
Lernkasten	Institution	214

Kapitel 8

Lernkasten	Health-Belief-Modell	218
Lernkasten	Prävention	219
Lernkasten	Typ A- vs. Typ B-Verhalten	219
Lernkasten	Krankheitsgewinn	222
Lernkasten	Stadien des Krankheitsverhalten	223
Lernkasten	Laienätiologie	223

Kapitel 9

Lernkasten	Rollenerwartungen an den Arzt nach Parsons	231
Lernkasten	Professionalisierung des Arztberufs	231
Lernkasten	Übertragung und Gegenübertragung	235
Lernkasten	Placeboeffekt	235
Lernkasten	Direktive Gesprächsführung	240
Lernkasten	Non-direktive, klientenzentrierte Gesprächstherapie nach Rogers	240
Lernkasten	Compliance	245

Kapitel 10

Lernkasten	Hypothese von Fourastier	247
Lernkasten	Wichtige demographische Grundbegriffe	248
Lernkasten	Die Alterspyramide der Bundesrepublik Deutschland (1.1.1991)	248
Lernkasten	Mobilität	249
Lernkasten	Phasen des demographischen Übergangs	254
Lernkasten	Wichtige epidemiologische Maßzahlen	256
Lernkasten	Malthussche Theorie	261

Kapitel 11

Lernkasten	Sozialer Status	263
Lernkasten	Erfassungskriterien sozialer Schichtung	264
Lernkasten	Klassentheoretischer Ansatz nach Marx	268
Lernkasten	Strukturfunktionale Schichtungstheorie	268
Lernkasten	Soziale Schichtung nach Bolte	270
Lernkasten	Zusammenhang Schichtzugehörigkeit – psychotischen Erkrankungen	274

Tabellenverzeichnis Psychologie

Kapitel 7

    Tabelle   Charakteristika der verbalen und
non-verbalen Kommunikation............ 195

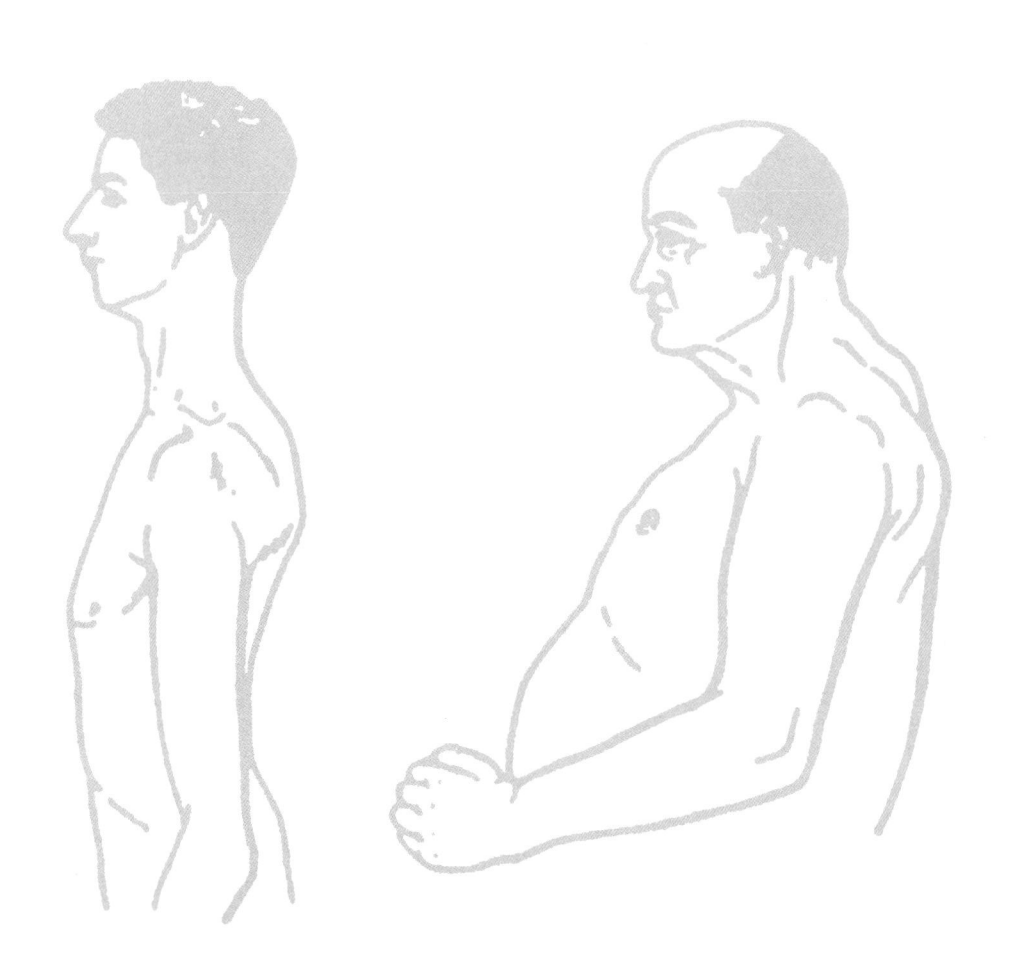

Psychologie

Imke Weyers / Sonja Bock

1 Methoden

In der Psychologie werden – wie in jedem anderen Bereich der Wissenschaft – Hypothesen aufgestellt, deren Richtigkeit anhand empirisch gewonnener Daten überprüft wird. Zu diesem Zweck wurden zahlreiche Methoden entwickelt, denen sich die Fragen des folgenden Kapitels widmen.

1.1 Verhaltensbeobachtung und -beurteilung

Im Unterkapitel 1.1 geht es vorrangig um **Fehler**, die **bei der Beobachtung und Beurteilung von Verhalten** auftreten können. In den letzten fünf Jahren wurden 12 Fragen zu diesem Thema gestellt.

Lernkasten — **Verhaltensbeobachtung und -beurteilung**

Als **Beobachtung** wird die absichtliche und selektive Wahrnehmung bestimmter Aspekte des Verhaltens bezeichnet. (Gibt es autoaggressive Tendenzen bei Kindern?) Die sich meist daran anschließende **Beurteilung** dient zur Quantifizierung des Verhaltens. (Wie oft und wann kommen diese Tendenzen vor?)

Man unterscheidet verschiedene **Beobachtungsformen**:
- **Selbstbeobachtung** (Introspektion): Beobachtung eigenen Verhaltens (z. B. im Rahmen einer psychoanalytischen Therapie)
- **Fremdbeobachtung**: Beobachtung durch Außenstehende (Arzt, Therapeut)
  - **Teilnehmende** und **nicht-teilnehmende Beobachtung**: Der Beobachter ist in die zu beobachtende Situation integriert (z. B. Kindertherapeut spielt mit seinen Patienten und beobachtet dabei deren Verhalten) oder steht außen vor (Kindertherapeut sitzt neben der spielenden Kindergruppe).
  - **Offene** oder **verdeckte Beobachtung**: Der Beobachter ist erkennbar, weil er sich sichtbar mit im Raum befindet oder nicht erkennbar, weil er z. B. hinter einer abgespiegelten Glasscheibe sitzt.
  - **Systematische** oder **unsystematische Beobachtung**: Die Beobachtung unterliegt einem festen Schema (Beobachtungsprotokoll) oder wird durch ein spontanes Interesse bestimmt (z. B. zufällige Beobachtung des Verhaltens junger Enten während eines Spaziergangs).

Bei der Verhaltensbeobachtung und -beurteilung können Fehler auftreten, die durch den Versuchsleiter oder durch die Versuchsperson verursacht werden.

Zu den **systematischen Versuchsleiterfehlern** zählen:
- **Halo-Effekt** (Hof-Effekt, Überstrahlungsfehler): Der Beobachter schließt von einer besonders auffälligen Persönlichkeitseigenschaft auf die Gesamtpersönlichkeit und interpretiert alle weiteren Eigenschaften im Sinne dieses Urteils. Er bildet quasi einen „Hof" um das einzelne Verhaltensurteil.
  Ein Beispiel hierfür ist die Einschätzung einer Person als klug, wenn sie seriös gekleidet ist.

Lernkasten Fortsetzung — Verhaltensbeobachtung und -beurteilung

- **Heterosuggestion**: Der Versuchsleiter beeinflußt den Probanden, indem er ihm non-verbal oder verbal seine Ansichten mitteilt.
  Beispiel: „Das ist eine leichte Klausur."
- **Kontrastfehler**: Um Persönlichkeitseigenschaften bewerten zu können, braucht man einen Vergleichsmaßstab. Da in der Regel keine statistischen Normtabellen vorliegen, muß der Versuchsleiter die Eigenschaften seines Probanden in Relation zu den Eigenschaften anderer Personen oder seiner eigenen Person setzen.
  Beispiel: In einem Testat kommt ein schlechter Student nach einem noch schlechteren Studenten an die Reihe. Er wird dann relativ gesehen besser beurteilt, als wenn er nach einem guten Studenten geprüft worden wäre.
- **Logischer Fehler**: Neigung des Versuchsleiters, Merkmalsausprägungen anzunehmen, weil diese nach den persönlichen Vorstellungen des Versuchsleiters miteinander gekoppelt auftreten.
  Beispiel: „Wer ordentlich gekleidet ist, hält auch im Haushalt Ordnung."
- **Mildefehler** (generosity error): Versuchsleiter neigen dazu, ihnen bekannte Personen milder zu beurteilen als unbekannte.
  Beispiel: Ein Doktorand, der von seinem Doktorvater geprüft wird, erhält relativ gesehen bessere Noten als die übrigen Prüflinge.
  Wird dieser Fehler dem Versuchsleiter bewußt, so kann dessen Abwehr genau die entgegengesetzte Reaktion hervorrufen (sog. **Strengefehler**).
- **Projektionsfehler**: Ein von Sigmund FREUD beschriebener Abwehrmechanismus. Der Versuchsleiter unterstellt dem Probanden eigene Probleme oder (meist unerfüllte!) Wünsche und Bedürfnisse.
  Beispiel: Ein Versuchsleiter, der zu Hause von seiner Ehefrau dominiert wird, reagiert verstärkt auf Äußerungen seines Probanden, die auf Unterdrückung und eventuellen Widerstand hinweisen.
- **Reaktivitätsfehler**: Der Versuchsleiter löst durch seine Untersuchung beim Probanden eine Verhaltensänderung aus.
  Beispiel: Der Patient verkrampft sich, weil er gebeten wird, besonders locker zu bleiben.
- **Reihenfolgeeffekte**: Der Versuchsleiter merkt sich eher die Sachverhalte, die zu Beginn (**primacy effect**) oder zum Ende (**recency effect**) einer Untersuchung geäußert werden oder auftreten.
- **Rosenthal-Effekt**: Unbewußte Erwartungen und Einstellungen des Versuchsleiters bewirken eine Verhaltensänderung beim Probanden im Sinne einer „self fulfilling-prophecy". Dieser Effekt wurde von dem Psychologen ROSENTHAL beschrieben. Er beobachtete, daß Studenten, die hochintelligente Ratten vor sich zu haben glaubten, bei diesen Ratten wesentlich bessere Lernerfolge vorweisen konnten. Dieses Ergebnis war unabhängig von der tatsächlichen Intelligenz der Ratten.
- **Effekt der zentralen Tendenz**: Neigung des Versuchsleiters, keine extremen Werte anzugeben. Der Untersucher neigt vor allem dann zu Mittelwertangaben, wenn ihm die zu untersuchenden Personen unbekannt sind und wenn die Untersuchungswerte auf einer Schätzskala (rating scale) angegeben werden müssen.
  Beispiel: Ein Lehrer, der als Vertretung die Arbeiten einer ihm unbekannten Klasse korrigieren muß, wird eher dazu neigen, Noten im Mittelbereich zu geben.

Zu den **systematischen Versuchspersonenfehlern** zählen

- **Autosuggestion**: Die Versuchsperson redet sich selbst etwas ein und beeinflußt dadurch ihre Reaktion.

| Lernkasten Fortsetzung | Verhaltensbeobachtung und -beurteilung |

Beispiel: Der Teilnehmer eines Intelligenztests redet sich ein, daß er unintelligent sei und verschlechtert das Ergebnis seiner Antworten, weil er sich deshalb nicht richtig auf den Test konzentriert.
- **Effekt der sozialen Erwünschtheit**: Versuchspersonen beantworten Fragen so, daß die Antwort nach ihrer Auffassung der Idealnorm entspricht.
- **Hawthorne-Effekt**: Versuchspersonen ändern ihr Verhalten, wenn sie ahnen, daß sie beobachtet werden. Sie reagieren im Sinne der sozialen Erwünschtheit.
Beispiel: Das Maß der Kameradschaftlichkeit innerhalb einer Schulklasse soll auf einem Schulausflug beobachtet werden. Die Schüler ahnen das und verhalten sich besonders kameradschaftlich.
- **Ja-Sage-Tendenz**: Versuchspersonen neigen dazu, ja/nein-Fragen eher mit ja zu beantworten.
- **Symptomtoleranz**: In Abhängigkeit von der Intention des Probanden besteht eine extrem niedrige (Simulation) oder extrem hohe (Dissimulation) Toleranz von Symptomen.
Beispiel: Ein Patient steigert sich in seine Symptome hinein, weil er eine berufsgenossenschaftliche Rente beziehen will (Simulation). Ein Patient negiert seine Symptome, weil er Angst vor dem Verlust seines Arbeitsplatzes hat (Dissimulation).

Ein durch den wachsenden Ausländeranteil in der Bevölkerung immer mehr an Bedeutung gewinnender Aspekt sind auch **Sprachbarrieren**. Diese zählen zwar nicht prinzipiell zu den systematischen Versuchspersonenfehlern, können diese jedoch hervorrufen (z.B. Ja-Sage-Tendenz).

Als **Mittel zur Kontrolle systematischer Tendenzen** existieren einige Methoden, die insbesondere bei pharmakologischen Studien eingesetzt werden:
- **Blind- und Doppelblindversuche**: Die Kontrolle systematischer Tendenzen durch Versuchspersonen erfolgt durch den (Einfach-)Blindversuch. Die Versuchspersonen wissen hierbei nicht, ob sie das Medikament oder eine wirkstofffreie Substanz (Placebo) einnehmen. Als Kontrolle systematischer Tendenzen von Versuchspersonen und Versuchsleitern wird der Doppelblindversuch angewandt. Hier wissen weder Versuchsleiter noch Versuchsperson, ob die Versuchsperson das Medikament oder den Placebo erhalten hat.
- **Kontrollgruppen**: Neben der Experimentalgruppe, die das Medikament erhält, gibt es eine Kontrollgruppe, die eine wirkstofffreie Substanz erhält. Beide Gruppen werden dann dem gleichen Experiment unterzogen.
- **Randomisieren/Parallelisieren**: Bei **großen Stichproben** werden die Versuchspersonen nach dem Zufallsprinzip aufgeteilt (**Randomisieren**), da angenommen wird, daß sich Unterschiede zwischen Probanden dadurch gegenseitig aufheben. Bei **kleineren Stichproben** wird jedem Probanden aus der Experimentalgruppe ein Proband aus der Kontrollgruppe gegenübergestellt. Beide Probanden müssen sich hinsichtlich möglichst vieler Merkmale gleichen (**Parallelisieren**).

Methoden

Lernkasten — Beurteilungsskalen

Beurteilungsskalen sind systematische Beurteilungsverfahren und dienen dazu, Persönlichkeitsmerkmale oder Verhaltensweisen so darzustellen, daß sie meßbar sind und dadurch vergleichbar werden. Man unterscheidet zwischen relativen und absoluten Beurteilungsskalen:

- Das Merkmal **relativer Beurteilungsskalen** ist, daß mehrere zu beurteilende Sachverhalte miteinander verglichen werden.
  Beispiel: „In Freiheit lebende Wellensittiche sind klüger als in Gefangenschaft lebende" : Angabe „stimmt oder stimmt nicht".
- Im Gegensatz dazu wird bei den **absoluten Beurteilungsskalen** nur ein Sachverhalt alleine beurteilt.
  Beispiel: „Australische Wellensittiche sind klug" : Es müssen Ausprägungsgrade von -3 bis 3 angegeben werden.

Zu den **relativen Beurteilungsskalen** zählen

- **Rangreihenvergleich**: Die Versuchspersonen werden in Abhängigkeit von der Ausprägung des beurteilten Verhaltens in eine hierarchische Ordnung (Rangreihe) gebracht.
  Beispiel: Udo kann schneller laufen als Michael und dieser ist wiederum schneller als Manuela.
- **Paarvergleich**: Der Beobachter muß eine Aussage darüber machen, welche von zwei Personen in einem Merkmal stärker bzw. schwächer einzuschätzen ist. Diese Beobachtung muß bei allen möglichen Paarkombinationen durchgeführt werden.
  Beispiel: Eine Schuhverkäuferin fragt, welcher Schuh bequemer ist.
- **Soziometrische Wahlverfahren**: Hiermit können Art und Häufigkeit der Kommunikation bestimmter Personen und ihre Einstellung zueinander von dem Beobachter ermittelt werden. Die Ergebnisse werden in einem **Soziogramm** graphisch dargestellt. Aus dem Soziogramm kann nun die Stellung jeder Person innerhalb einer Gruppe abgelesen werden („Liebling", „Außenseiter"). Die Soziometrie wird auch in der Gruppenpsychotherapie angewendet, weil hier die Analyse von Zu- und Abneigungen die Dynamik der Gruppe aktiviert.

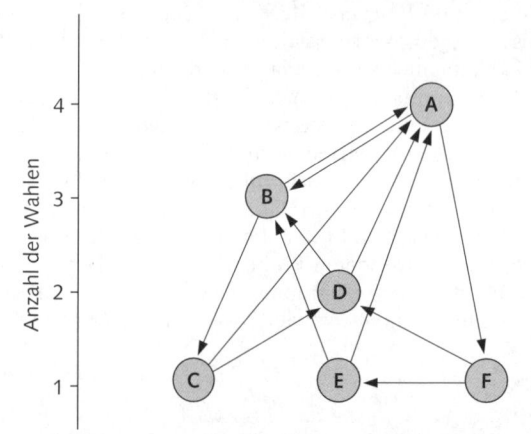

Abb. 1.1 Soziogramm
In einer gruppendynamischen Sitzung wurde die Frage gestellt: „Welche zwei Personen mögen Sie in der Gruppe am liebsten?" Das Ergebnis ist im oben dargestellten Soziogramm abzulesen. Die Pfeile geben die Richtung der Wahlen an. In der Skala links läßt sich die Anzahl der Wahlen für jede Person ablesen. Man sieht, daß A der „Liebling" der Gruppe ist, während C, E und F eher als „Mauerblümchen" bezeichnet werden können.

Verhaltensbeobachtung und -beurteilung

Lernkasten Fortsetzung — Beurteilungsskalen

Zu den **absoluten Beurteilungsskalen** zählen
- **Schätzskalen** (rating scales): Merkmalsausprägungen werden in absoluten Größeneinheiten angegeben. Sie können anhand einer numerischen Skala (Zahlenwerte von –3 bis +3) oder anhand einer verbalen Skala (überhaupt nicht – kaum – etwas – stark – sehr stark) eingeschätzt werden. Numerische Skalen werden am häufigsten verwendet, seltener kommen Vorzeichen zur Anwendung (– – – – – – 0 + ++ +++).
  Beispiel: Ich finde, daß Liebe für eine Ehe nicht wichtig –3 –2 –1 0 1 2 3 sehr wichtig ist).
- **Kumulative Punktskalen** (Summenwertskalen): Auszählung von Verhaltensmerkmalen ergibt eine Gesamtpunktzahl, die eine Aussage über die untersuchte Variable erlaubt.
  Beispiel: Die Glasgow-Coma-Scale erlaubt über eine Summation verschiedener pathophysiologischer Parameter (z.B. Pupillenweite) die Beurteilung des Gesamtzustandes eines komatösen Patienten.
- **Check-Lists**: Liste von Verhaltensmerkmalen, die entweder nach ihrem Vorhandensein oder nach ihrem Ausprägungsgrad angekreuzt werden können.
  Ein Beispiel sind Listen bei Produktumfragen: Das neue Waschmittel „Die weiße Prise" ist – geruchsneutral – sauerstoffaktiv – ergonomisch verpackt – umweltfreundlich.

1.1.1 — Antwort: C

Bei der Verhaltensbeobachtung können verschiedene Fehler auftreten. Der in der Frage beschriebene **Kontrasteffekt** ist gekennzeichnet durch den Unterschied zwischen zwei Beobachtungsformen. So wird z.B. ein schlechter Schüler besser beurteilt, wenn er mit einem noch schlechteren Schüler zusammen geprüft wird oder erhält eine noch schlechtere Beurteilung, wenn er die Prüfung zusammen mit einem besseren Schüler ablegt. Gleichermaßen neigt auch ein niedergelassener Arzt, der zuvor einige Jahre auf einer Intensivstation tätig war, dazu, die Beschwerden seiner neuen Patienten zu bagatellisieren (E), weil er im Vergleich schlimmere Krankheitsbilder gewohnt ist. Er bezeichnet sie häufiger als Hypochonder (D). Ebenfalls charakteristisch ist die Meinung des Arztes, daß viele Störungsbilder psychogen bedingt seien (A) und er die Beschwerden seiner Patienten für „normal" hält (B).
zu (C) Die Tatsache, daß der Arzt von einer Eigenschaft, nämlich dem äußeren Erscheinungsbild, auf eine Verhaltensweise (die Compliance) schließt, läßt sich mit dem **Halo- oder Hof-Effekt** erklären (C ist falsch).

1.1.2 — Antwort: C

Der Fehler der **sozialen Erwünschtheit** ist ein systematischer Fehler (D), der bei der Beantwortung von Persönlichkeitsfragebögen, nicht jedoch bei Leistungstests (C ist falsch!) auftritt, da Persönlichkeitsfragebögen einen völlig anderen Aufbau aufweisen. Die Fragen werden dabei von der Versuchsperson (E) so beantwortet, wie sie nach ihrer Meinung gemäß der Idealnorm beantwortet werden müßten (A). Dieser Fehler kann sich ebenso wie die übrigen systematischen Fehler bei Persönlichkeitsfragebögen (Ja-Sage-Tendenz, Absichtliche Verfälschung und Durchschaubarkeit) auf die Validität auswirken (B).

1.1.3 — Antwort: C

Das beschriebene mütterliche Verhalten läßt sich durch folgende Konzepte erklären:

- **Attribution**: Suche nach Gründen und Ursachen für beobachtete oder erlebte Ereignisse, für künftiges situationsangemesseneres Verhalten (unerwünschtes Verhalten wird durch Krankheit erklärt). Man unterscheidet zwischen **internaler** (Ursache liegt in der Person) und **externaler** (Ursache liegt an der Umgebung) Attribuierung (A).
- **Self fulfilling-prophecy** (Rosenthal-Effekt): Unbewußte Erwartungen und Einstellungen des Versuchsleiters bzw. in diesem Fall der Mutter bewirken eine Verhaltensänderung bei der Versuchsperson, in diesem Fall dem Kind. Vorkommen besonders häufig in asymmetrischen Interaktionsbeziehungen (z.B. zwischen Mutter und Kind). In unserem Fall führt die Erwartung der Mutter, daß ihr Kind krank ist häufig innerhalb kurzer Zeit zu einem „kranken" Verhalten des Kindes, weil sie unerwünschtes Verhalten auf die Erkrankung zurückführt. Die Prophezeiung der Mutter, „ein krankes Kind zu haben", hat sich selbst erfüllt (D).

Indem die Mutter das Fehlverhalten des Kindes hinnimmt, vermeidet sie Auseinandersetzungen mit dem Kind. Ihr eigenes Verhalten wird dadurch **verstärkt** (E).

- **Reaktanz** (C): Verhalten, bei dem aufgrund einer Beschränkung des Verhaltensspielraums durch eine meist entgegengesetzte Reaktion (Trotzreaktion) versucht wird, den verlorenen Handlungsspielraum zurückzugewinnen. Dieses Konzept trifft für das mütterliche Verhalten nicht zu.

1.1.4 — Antwort: B

☞ Lernkasten: Verhaltensbeobachtung und -beurteilung

Die Ärztin schließt von einem Merkmal (Sonnenbräune) auf den gesundheitlichen Allgemeinzustand des Patienten („blendend!"). Sie bildet also einen „Hof" um das einzelne Verhaltensurteil. Dieser Beurteilungsfehler wird als **Halo- oder Hof-Effekt** bezeichnet (halo = engl. Heiligenschein).

1.1.5 — Antwort: A

Die Schlußfolgerung der Ärztin klingt ziemlich absurd – warum? Weil die Patientenstichprobe sicherlich nicht repräsentativ ist. Die Stichprobe ist definiert als beliebiger Anteil der Grundgesamtheit und muß, damit die Übertragbarkeit der Ergebnisse gewährleistet ist, umbedingt repräsentativ sein. Dazu ist eine ausreichende Größe absolut notwendig – drei Patienten reichen keinesfalls aus.

Für weitere Hintergrundinformation ☞ Lernkasten: Stichprobe.

zu (2) Ein **Fehler der sozialen Erwünschtheit** liegt dann vor, wenn Probanden sich über Fragebögen selber einschätzen sollen und die Fragen so beantworten, wie sie ihrer Meinung nach der Idealnorm entsprechen würden.

zu (3) Bei dem **Rosenthal-Effekt** handelt es sich um einen Beobachterfehler, bei dem die Erwartungshaltung des Beobachters unbewußt Einwirkungen auf das Versuchsergebnis hat.

1.1 Verhaltensbeobachtung und -beurteilung

1.1.6 — Antwort: E

☞ Lernkasten: Verhaltensbeobachtung und -beurteilung
Da der Beobachter sich selbst in das zu beobachtende Milieu integriert, handelt es sich um eine **teilnehmende Beobachtung**. Er gibt sich jedoch nicht als Wissenschaftler zu erkennen und **beobachtet daher verdeckt**. Würde er sich hingegen zu erkennen geben, läge eine offene Beobachtung vor. Aufgrund der beschriebenen Situation wird deutlich, daß die Beobachtung keinem festen Schema unterliegt, sie ist also **unsystematisch**.

1.1.7 — Antwort: C

☞ Lernkasten: Verhaltensbeobachtung und -beurteilung
Der **Doppelblindversuch** ist ein Mittel, um systematische Tendenzen zu kontrollieren und wird insbesondere bei pharmakologischen Studien eingesetzt. Oftmals werden hierbei Medikamente oder besser Wirkstoffe gegenüber einem wirkstofffreien Placebo getestet. Natürlich kommen aber auch Testungen von zwei verschiedenen Wirkstoffen/Medikamenten in Frage (**1**). Bei einem Doppelblindversuch sind weder der Proband noch der Versuchsleiter darüber informiert, ob der Patient zur Experimental- oder zur Kontrollgruppe gehört (**3**), die Patienten wissen jedoch, daß sie an einem klinischen Versuch teilnehmen (**2**).

1.1.8 — Antwort: E

Außer der Lösung (**E**) gehören alle anderen Distraktoren zu Fehlern, die das Ergebnis eines Experimentes verzerren können. Bei dem **Zeigarnik-Effekt** handelt es sich hingegen um ein **Phänomen der Verhaltenspsychologie**. Hierbei werden unerledigte Handlungen besser eingeprägt als bereits abgeschlossene Tätigkeiten. Der Grund hierfür liegt darin, daß zu Beginn einer Handlung ein Spannungsbogen entsteht, der sich erst beim Abschluß der Tätigkeit lösen kann.

zu (A) und (C) Die genannten Fehlerquellen zählen zu den **systematischen Versuchsleiterfehlern**: **Halo-Effekt** (von einem Merkmal wird auf die gesamte Persönlichkeit geschlossen), **Rosenthal-Effekt** (die Erwartungshaltung des Beobachters beeinflußt unbewußt das Versuchsergebnis).

zu (B) Der **Hawthorne-Effekt** ist ein systematischer Versuchspersonenfehler, bei dem die Versuchspersonen ihr Verhalten ändern, wenn sie ahnen, daß sie beobachtet werden.

zu (D) Natürlich kann das Ergebnis eines Experiments auch durch die **Situation** verzerrt werden. Im Fachjargon würde man dies als **intervenierende Variable** oder auch als **Störvariable** bezeichnen. Damit werden nicht exakt kontrollierbare Einflüsse bezeichnet, die zu einer Beeinflussung der Ergebnisse führen.

1.1.9 — Antwort: C

Die **erste Aussage ist richtig** und – wie ich meine – leicht nachvollziehbar: Unterschiedliche Wahrnehmungsperspektiven bei Akteuren und Beobachtern begünstigen unterschiedliche Schlußfolgerungen über die Ursache von Ereignissen.

Die **zweite Aussage** ist für meinen Geschmack etwas verwirrend, denn genau das Gegenteil müßte der Fall sein: Der Akteur wird seine Handlungen vorwiegend durch situationsbedingte Einflüsse erklären, auf die er durch sein Verhalten reagiert. Der Beobachter hingegen konzentriert sich bei der Beobachtung und Wertung auf die Personenmerkmale der Versuchsperson.

1.1.10 — Antwort: A

☞ Lernkasten: Verhaltensbeobachtung und -beurteilung, Versuchsleiterfehler. Alle in der Aufgabe genannten Fehler gehören zu den systematischen Versuchsleiterfehlern.

1.1.11 — Antwort: B

Die **standardisierte Befragung** (**B**) ist als Erhebungsmethode für prospektive (vorausschauende) sozialepidemiologische Studien am besten geeignet. Bei **prospektiven Studien** liegt zunächst die Fragestellung vor und anschließend folgt der beobachtende Prozeß. Bedingt dadurch ist eine rationelle Datenerfassung und Organisation unbedingt notwendig. Diese ist bei den anderen Antwortmöglichkeiten (**C, D, E**) nicht gegeben.

zu (A) Die **Soziometrie** ist eine von MORENO entwickelte Methode, mit deren Hilfe sich Gruppenstrukturen analysieren lassen.

1.1.12 — Antwort: A

☞ Lernkasten: Verhaltensbeobachtung und -beurteilung, Versuchspersonenfehler

zu (C) **Placebo-Effekt**: Die Versuchsperson ist von der Wirksamkeit einer in Realität wirkungslosen Substanz (Placebo) überzeugt und zeigt objektive und subjektive Veränderungen in Richtung der erwarteten Wirkung.

zu (E) **Zeigarnik-Effekt**: Unerledigte Handlungen prägen sich besser ein als erledigte. Dieses Phänomen läßt sich dadurch erklären, daß zu Beginn einer Handlung ein Spannungsbogen entsteht, der sich erst bei Beendigung der Handlung wieder lösen kann.

1.1.13 — Antwort: A

☞ Lernkasten: Verhaltensbeobachtung und -beurteilung, Versuchsleiterfehler

zu (A) Der Arzt beeinflußt aufgrund seiner Erwartung den Patienten derart, daß dieser tatsächlich erregt wird.

1.1.14 — Antwort: D

☞ Lernkasten: Verhaltensbeobachtung und -beurteilung
zu (A) Dabei handelt es sich wohl eher um den sog. Hallo-Effekt.
zu (E) Hawthorne-Effekt

1.1.15 — Antwort: C

Die erste Aussage ist richtig, die zweite falsch, weil der **Paarvergleich** zu einer **relativen Beurteilung** führt. ☞ Lernkasten: Beurteilungsskalen

1.1.16 — Antwort: D

☞ Lernkasten: Verhaltensbeobachtung und -beurteilung, Versuchsleiterfehler
zu (B) **Internale Kausalattribuierung**: Attribuierung bezeichnet die Suche nach Gründen/Ursachen für Ereignisse. Werden diese Gründe/Ursachen bei der eigenen Person gesucht, handelt es sich um eine internale Kausalattribuierung.

1.1.17 — Antwort: B

Sogenannte **systematische**, standardisierte oder experimentelle **Beobachtungen** sind charakteristisch für ein **Experiment** (☞ Kap. 1.4). Als **Experiment** bezeichnet man einen planmäßig und absichtlich nach vorher festgelegten Regeln ausgelösten und registrierten Vorgang (**1**), welcher der Beobachtung von Kausalzusammenhängen zwischen zwei Variablen dient. Im Gegensatz zur Beobachtung wird beim Experiment planmäßig in Ereignisabläufe eingegriffen. Die Zuverlässigkeit der Beobachtungsdaten ist natürlich höher als bei der nicht-systematischen bzw. Zufallsbeobachtung (**4**).

1.1.18 — Antwort: A

☞ Lernkasten: Verhaltensbeobachtung und -beurteilung, Versuchsleiterfehler
Die in der Frage beschriebene Ärztin hat von der Eigenschaft der Pünktlichkeit auf die Eigenschaft der Medikamentenfolgsamkeit rückgeschlossen (**Halo-Effekt**) und zusätzlich einen **logischen Fehler** gemacht, weil die beiden Eigenschaften nicht notwendigerweise miteinander verknüpft sind.

1.1.19 — Antwort: A

☞ Lernkasten: Verhaltensbeobachtung und -beurteilung, Versuchsleiterfehler
zu (B) **Attribuierung** bezeichnet die Suche nach Gründen/Ursachen für Ereignisse. Werden diese Gründe/Ursachen bei der eigenen Person gesucht, handelt es sich um eine internale Kausalattribuierung. Werden sie in der Umwelt oder bei anderen Personen gesucht, handelt es sich um eine externale Kausalattribuierung.
zu (D) **Introjektion** (Verinnerlichung): Übernahme fremder Anschauungen und Verhaltensweisen. Gegensatz von Projektion.

1.1.20 — Antwort: D

☞ Lernkasten: Verhaltensbeobachtung und -beurteilung, Versuchsleiter- und Versuchspersonenfehler

Durch einen **Einfachblindversuch** können nur die systematischen Versuchspersonenfehler kontrolliert werden (**2 und 3**). Um auch die Versuchsleiterfehler auszuschalten (**1 und 4**) müßte man einen **Doppelblindversuch** durchführen.

- zu (3) Unter **Autosuggestion** versteht man die vom Patienten selbst erzeugte Erwartungshaltung. Beispiel: Ein Patient schläft nach Einnahme eines Placebos rasch ein, weil er sich in dem Glauben wiegt, er habe eine Schlaftablette genommen und müsse müde werden.
- zu (4) Von **Heterosuggestion bzw. Fremdsuggestion** spricht man, wenn der Arzt dem Patienten eine bestimmte Erwartungshaltung dem Medikament gegenüber vermittelt. Beispiel: Ein Arzt überreicht dem Patienten ein Placebo und versichert ihm dabei glaubhaft, es enthalte eine stark wirksame schmerzlindernde Substanz.

1.1.21 — Antwort: D

☞ Lernkasten: Verhaltensbeobachtung und -beurteilung, Versuchsleiterfehler

- zu (B) **Übertragung**: Begriff aus der Psychoanalyse. Ein Patient überträgt Gefühle, Phantasien, Wünsche etc. aus früheren (meist kindlichen Situationen) auf den Therapeuten/Arzt.
- zu (C) **Fixierung**: Ebenfalls Begriff aus der Psychoanalyse. Fehlende Weiterentwicklung aus bestimmten kindlichen psychischen Entwicklungsphasen und damit Festhalten an kindlichen Verhaltensweisen der Triebbefriedigung.

1.1.22 — Antwort: C

☞ Lernkasten: Verhaltensbeobachtung und -beurteilung, Versuchsleiter- und Versuchspersonenfehler

- zu (D) **Reaktanz**: Widerstand gegen eine Einschränkung des Verhaltensspielraums (z. B. nach dem Motto „jetzt erst recht" in Form einer Trotzreaktion).

1.1.23 — Antwort: E

☞ Lernkasten: Verhaltensbeobachtung und -beurteilung, Versuchsleiterfehler

Cave! Der Halo-Effekt ist ein **systematischer Beurteilungsfehler** und kein Testdurchführungsfehler. (Bei dem Wörtchen „typisch" ist im übrigen stets Vorsicht geboten!).

1.1.24 — Antwort: E

☞ Lernkasten: Verhaltensbeobachtung und -beurteilung

Hier hat das IMPP sich mit der Einfachheit der Frage tatsächlich selbst übertroffen! Nach den Informationen aus dem Fragentext fällt es tatsächlich nicht schwer, auf die Methode der **teilnehmenden Beobachtung** zu kommen.

Verhaltensbeobachtung und -beurteilung 1.1

zu (A) **Interviewmethode**: Zweckgerichtete Befragung mit dem Ziel, möglichst objektiv auswertbare, zuverlässige und gültige Daten zu erfassen.

zu (B) **Gruppendiskussionsverfahren**: Methode in der Gruppenpsychotherapie, bei der über ein bestimmtes Thema diskutiert wird, wobei der Gruppenleiter darauf achtet, daß keiner von diesem Thema abweicht.

zu (C) **Soziogramm**: Zeichnung auf der Basis einer soziometrischen Untersuchung, mit deren Hilfe sich Gruppenstrukturen analysieren lassen.

zu (D) **Interaktionsprozeßanalyse**: Methode zur Untersuchung des Zusammenspiels der Gruppenmitglieder.

1.1.25   Antwort: D

☞ Lernkasten: Verhaltensbeobachtung und -beurteilung, Versuchsleiterfehler

1.1.26   Antwort: B

☞ Lernkasten: Verhaltensbeobachtung und -beurteilung
zu (C) Placebo-Effekt
zu (D) Randomisierung
zu (E) Teilnehmende Beobachtung

1.1.27   Antwort: B

☞ Lernkasten: Beurteilungsskalen
Check-lists sind eine Sonderform der Schätzskalen (absolute Beurteilungsskalen). Hierbei muß der Proband aus einer Vielfalt von Verhaltensmerkmalen solche auswählen, die entweder in ihrer quantitativen Ausprägung (–5 bis +5) oder nur als „vorhanden" oder „nicht vorhanden" angegeben werden. Bei Angabe der quantitativen Ausprägung von Merkmalen ergibt sich letztendlich ein **Summenwert (2)**
zu (1) Da es sich um eine absolute Beurteilungsskala handelt, kann hieraus keine relative Beurteilung resultieren.
zu (3) Totaler Quatsch – wodurch denn?

1.1.28   Antwort: B

☞ Lernkasten: Verhaltensbeobachtung und -beurteilung
Bei der Methode des **Parallelisierens** werden zwei gleichartig zusammengesetzte Gruppen gleichzeitig unter identischen Bedingungen untersucht. Bei signifikant unterschiedlichen Ergebnissen können Rückschlüsse auf fehlerhaft zusammengesetzte **Stichproben** gezogen werden.
Bei den übrigen Antwortmöglichkeiten handelt es sich um systematische Beurteilungsfehler.

1.2 Interview

Ein kleines Unterkapitelchen...

Lernkasten   **Interview**

Das **Interview** ist ein Gespräch, bei dem der Untersucher durch planmäßiges Vorgehen eine Versuchsperson mit Hilfe von Fragen zu Äußerungen über ein bestimmtes Thema veranlaßt.

Das Interview im Rahmen der psychologischen wie auch der ärztlichen Tätigkeit hat abgesehen von der **Informationsgewinnung** viele Funktionen. Durch ein Interview wird eine Beziehung zwischen Arzt und Patient gefördert (**Beziehungsfunktion**). Ein Vertrauensverhältnis wird etabliert und der Psychologe/Arzt ist in der Lage, den Patienten bezüglich seiner Situation zu beraten (**Beratungsfunktion**). Bei den meisten Patienten kommt dem Interview darüber hinaus auch noch eine **therapeutische Funktion** zu, weil manchmal schon durch das Sprechen über Probleme/Symptome eine gewisse Besserung eintritt.

Prinzipiell werden drei **Interviewformen** unterschieden:
- **Geschlossenes standardisiertes Interview**: Anzahl, Reihenfolge und Wortlaut der Fragen sind vorgegeben (z.B. geschlossene Fragen, vorgegebene Antwortmöglichkeiten, wie beim Multiple-Choice-Test). Die Gesprächsführung liegt eindeutig beim Interviewer, man bezeichnet es daher auch als **direktives Interview**. Wie bei allen diagnostischen Verfahren ist bei steigendem Standardisierungsgrad mit erhöhter Reliabilität (☞ Lernkasten Testnormierung), Reduktion systematischer Untersuchungsfehler, aber auch mit einer geringeren Bandbreite zu rechnen.
- **Halboffenes standardisiertes Interview** (halbstandardisiertes Interview): Die Themenbereiche sind vorgegeben, die Vorgehensweise bleibt jedoch dem Interviewer überlassen (z.B. Erfassung der Krankengeschichte). Diese Form läßt dem Interviewer bedeutend mehr Spielraum und verlangt weniger Führung. Sie wird daher auch als **non-direktiv** bezeichnet. Dafür wird aber auch ein höheres Maß an Sensibilität und Flexibilität verlangt. Entsprechend der geringeren Standardisierung ist hier mit einer geringeren Reliabilität, aber auch mit einer erhöhten Bandbreite zu rechnen.
- **Freies (unstrukturiertes) Interview**: Sowohl Anzahl, Reihenfolge als auch Wortlaut der Fragen unterliegen ganz der freien Gestaltung durch den Interviewer (z.B. Exploration). Daraus ergibt sich die größte Bandbreite aller Interviewformen, aber auch die geringste Reliabilität und die höchste Auftretenswahrscheinlichkeit für systematische Fehler.

Beim Interview lassen sich viele Arten von **Fragemöglichkeiten** einsetzen:
- **Offene Frage**: Der Versuchsperson werden viele Antwortmöglichkeiten geboten. Die Intention des Untersuchers ist primär nicht zu erkennen (z.B. „Wie geht es Ihnen heute?" oder „Wie fühlen Sie sich in Ihrem Beruf?"). Nachteilig kann sein, daß die Versuchsperson alles mögliche erzählt, nur nicht das, worauf der Untersucher eigentlich hinaus will.
- **Sondierungsfrage**: Frage, die zur groben Orientierung des Untersuchers dient (z.B. Der Patient klagt über Oberbauchschmerzen. Der Arzt fragt: „Bei welchen Gelegenheiten tritt dieser Schmerz auf?").
- **Geschlossene Frage**: Die Antwortmöglichkeiten der Versuchsperson werden durch gezielte Fragen eingeengt. Die Intention des Interviewers ist eindeutig (z.B. „Haben Sie Schmerzen vor Nahrungsaufnahme?" oder „Haben Sie Angst vor der bevorstehenden Prüfung?"). Der Nachteil kann sein, daß die befragte Person tatsächlich nur auf die Fragen antwortet, wichtige andere Informationen aber nicht erwähnt.

Lernkasten Fortsetzung — Interview

- **Direkte Frage**: Konkrete Erfragung von Sachverhalten/Symptomen (z. B. „Ist der Schmerz stechend?")
- **Suggestivfrage**: Der Interviewer lenkt die Antwort durch seine Frage in eine bestimmte Richtung (z. B. „Es geht Ihnen nun doch schon viel besser, oder?").
- **Dichotome Frage**: Zur Antwort werden alternative Möglichkeiten vorgegeben (z. B. „Haben Sie den Schmerz vor oder nach der Nahrungsaufnahme?").

1.2.a Antwort: A

Bei einem **halbstrukturierten/halboffen standardisierten Interview** sind die Themenbereiche vorgegeben, die Vorgehensweise bleibt jedoch dem Interviewer überlassen. Werden dem Probanden bei einer Frage zwei Antwortmöglichkeiten zur Auswahl gestellt, handelt es sich dabei um eine **dichotome Frage** (siehe auch Lernkasten Interview). Die Ergebnisse aus einer solchen Befragung lassen sich auf dem **Nominalskalenniveau** abbilden, da auf diesem niedrigsten Skalenniveau Merkmale dargestellt werden können, deren Ausprägung nicht quantifizierbar sind, wie z.B. Geschlecht, Familienstand, Blutgruppe und auch Symptome eines Krankheitsbildes. Für eine Variable (Symptom) werden verschiedene Kategorien entwickelt (zutreffend/nicht zutreffend), deren Auftretenshäufigkeit dann ermittelt wird.

1.2.1 Antwort: C

In Frage I werden der Hausfrau viele Antwortmöglichkeiten in unterschiedliche Richtungen geboten. Eine bestimmte Intention des Fragenden ist nicht zu erkennen. Es handelt sich daher um eine **offene Frage**.
Frage II bietet Antwortalternativen, und zwar mehrere, daher ist es eine **Katalogfrage**. Würden nur zwei Antwortmöglichkeiten zur Auswahl gestellt, würde man diese Frageform als dichotome Frage bezeichnen. Beide Fragentypen gehören zu den **geschlossenen** Fragen.
☞ auch Lernkasten: Interview.

1.2.2 Antwort: A

Frage I gibt zwei Antwortmöglichkeiten zur Auswahl, es handelt sich daher um eine **dichotome Frage**. Frage II engt die Antwort der Versuchsperson gezielt ein und wird daher als **geschlossene Frage** bezeichnet.
Für Hintergrundinformation ☞ Lernkasten: Interview.

1.2.3 Antwort: E

☞ Lernkasten: Interview

1.2.4   Antwort: B

☞ Lernkasten: Interview

Objektivität einer Untersuchung besteht dann, wenn mehrere Untersucher unabhängig voneinander zu demselben Ergebnis kommen (**3**).

1.2.5   Antwort: A

☞ Lernkasten: Interview

1.2.6   Antwort: B

☞ Lernkasten: Interview

zu (1) **Panel-Untersuchung**: Dieselben Individuen werden zu verschiedenen Zeitpunkten nach denselben Methoden untersucht, um einen Überblick über die Langzeitentwicklung zu bekommen.

zu (3) Die Beantwortung der vorliegenden Frage kann maximal auf dem **Ordinalskalenniveau** erfolgen, da für ein ordinalskalierbares Merkmal Beziehungen nach der Art größer/kleiner, mehr/weniger etc. bestehen (☞ Lernkasten: Testarten).

1.2.7   Antwort: D

☞ Lernkasten: Interview

1.2.8   Antwort: A

☞ Lernkasten: Interview

Die unter (**2**), (**3**) und (**4**) genannten Beispiele sorgen eher für **eine Standardisierung des Interviews**, sie verringern also die Auftretenswahrscheinlichkeit von systematischen Fehlern seitens des Interviewers. **Systematische Fehler** können gerade dann gehäuft auftreten, wenn die Strukturierung der Gesprächsführung – die ja der Fehlervermeidung dient – nachläßt.

1.3 Test

Achtung: hochgradig prüfungsrelevantes Thema! Im Durchschnitt werden pro Examen fünf Fragen zu den Testarten und Testgütekriterien gestellt.

> **Lernkasten**   **Testnormierung**
>
> Am Beginn einer statistischen Auswertung steht der **Testrohwert**, z. B. die Anzahl der richtig gelösten Aufgaben. Dieser Rohwert muß normiert werden, indem man ihn mit Ergebnissen einer geeigneten Bezugsgruppe vergleicht. Bei den gängigen Weisen der **Normierung** wird der Testwert aus individuellem Testrohwert sowie Mittelwert und Streuung der Rohwerte in der Vergleichsgruppe berechnet. Dieser Testwert wird dann auf einen vorher festgelegten Mittelwert (MW) mit festgelegter Standardabweichung (SA) bezogen:
>
> - IQ-Norm: MW = 100, SA = 15
> - z-Norm: MW = 0, SA = 1
> - Standardwert-Skala: MW = 100, SA = 10
> - Stanine-Skala: MW = 5, SA = 2
>
> Normalerweise geht man bei diesen Standardnormen von **normalverteilten Werten** aus, die Rohwerte streuen also um den Mittelwert im Sinne einer Gauß-Verteilung. Dabei liegen 68 % aller Rohwerte innerhalb des Bereichs von ± 1 Standardabweichung um den Mittelwert (bei der IQ-Norm z. B. 100 ± 15).
>
> Man kann ein individuelles Testergebnis auch als **Prozentrang** angeben. Aus diesem geht hervor, wieviel Prozent der Vergleichsgruppe einen gleich hohen bzw. einen niedrigeren Testwert erreicht haben. Bei normalverteilten Daten entspricht ein Prozentrang von 50 genau dem Mittelwert der Testwerteverteilung.
>
> Im Durchschnittsbereich der Verteilung entsprechen kleine Veränderungen im Testergebnis großen Veränderungen im Prozentrang, an den Rändern der Verteilung ist es genau umgekehrt.
>
> **Abb. 1.2** Normalverteilung und verschiedene Normierungen
>
> **Exkurs: Standardmeßfehler und Konfidenzintervall**
> Da Testergebnisse nie vollkommen fehlerfrei sind, ist ein wichtiges statistisches Maß der **Standardmeßfehler**. Dieser ergibt sich aus der Standardabweichung und dem Reliabilitätskoeffizienten nach folgender Formel:
>
> $$SM = s\sqrt{1 - r}$$

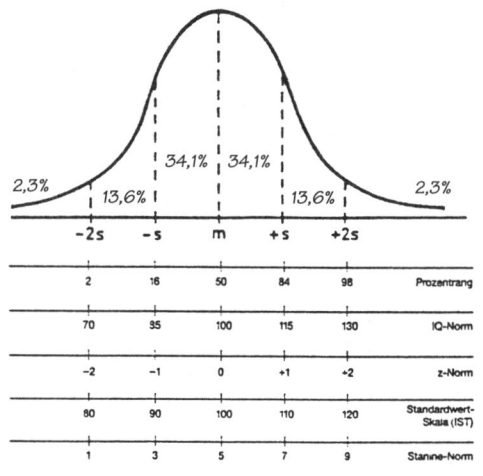

Lernkasten	Testgütekriterien

Mit Hilfe der **Testgütekriterien** kann die Qualität eines Tests bewertet werden. Sie heißen
- Objektivität
- Reliabilität
- Validität

Objektivität

Die **Objektivität** eines Tests ist dann gewährleistet, wenn die **Testergebnisse unabhängig vom Untersucher** sind.
Man unterscheidet drei Unterformen der Objektivität.
- **Durchführungsobjektivität**: Äußere Bedingungen der Datenerhebung haben keinen Einfluß auf Testergebnisse.
- **Auswertungsobjektivität**: Verschiedene Auswerter kommen zu gleichen Testergebnissen.
- **Interpretationsobjektivität**: Verschiedene Auswerter kommen bei identischen Testergebnissen zu gleichen Testinterpretationen.

Reliabilität

Die **Reliabilität** (**Zuverlässigkeit**) gibt den **Grad der Genauigkeit** an, mit dem der Test Unterschiede zwischen Personen oder Objekten abbildet. Voraussetzung für eine hohe Reliabilität ist, daß die Unterschiede in den Meßergebnissen ursächlich und nicht zufällig zustande gekommen sind. Zur Überprüfung der Reliabilität werden verschiedene Verfahren angewendet:
- **Retest-Methode**: Wiederholte Anwendung des Tests unter gleichen Bedingungen an der gleichen Stichprobe mit nachfolgender Korrelationsanalyse.
- **Paralleltest-Methode**: Gleichzeitige Anwendung zweier gleicher Tests und wiederum Vergleich mit Korrelationsanalyse.
- **Split-Half-Methode** (Testhalbierungsverfahren): Aufteilung des Tests in zwei Hälften und Vergleich der Testergebnisse über Korrelationsanalyse.
- **Konsistenzkoeffizient**: Ergibt sich aus der Korrelation der einzelnen Testaufgaben untereinander und bestimmt die innere Konsistenz.

Validität

Die **Validität** gibt an, inwieweit eine Übereinstimmung besteht zwischen dem, was der Test zu messen vorgibt und dem, was er tatsächlich mißt. Sie bezeichnet also den **Grad der Gültigkeit** eines Tests. Verschiedene Formen der Validität werden unterschieden:
- **Augenschein-Validität** (face-validity/**Inhaltsvalidität**): Die Ergebnisse stimmen offensichtlich mit dem überein, was der Test messen wollte.
- **Vorhersagevalidität** (Prognosevalidität): Mit Hilfe des Testergebnisses lassen sich Voraussagen machen, die dann auch eintreffen (z.B. hoher IQ → späterer Studienerfolg).
- **Kriteriumsvalidität**: Die Testergebnisse stimmen mit gesicherten Außenkriterien überein (z.B. Ergebnis einer Depressionsskala – Konzentration eines bestimmten Hormons im Blut).
- **Konstruktvalidität**: Bei der Messung von Konstrukten (z.B. Intelligenz) werden Einzeltests verschiedener Indikatoren für das jeweilige Konstrukt (z.B. Konzentrationsfähigkeit, Auffassungsgabe) verglichen. Von Konstruktvalidität des Meßverfahrens spricht man, wenn sich die vorgefundenen Merkmalsbeziehungen plausibel im Sinne des theoretischen Konstrukts interpretieren lassen.

Lernkasten Fortsetzung — Testgütekriterien

Merke: Objektivität = Unabhängigkeit der Testergebnisse vom Untersucher
Reliabilität = Zuverlässigkeit des Tests
Validität = Gültigkeit des Tests.

Die Gütekriterien sind in folgender Weise voneinander abhängig:
- die **Objektivität ist Voraussetzung für die Reliabilität**, d.h. ein Test der nicht objektiv durchgeführt bzw. ausgewertet wurde kann keine zuverlässigen Ergebnisse liefern,
- die **Reliabilität ist** ihrerseits **Voraussetzung für die Validität**, d.h. ein Test, dessen Ergebnisse bei Wiederholungen immer anders ausfallen, kann nicht gültig sein.

Merke also: Objektivität > Reliabilität > Validität.

Exkurs: Korrelationskoeffizient

Der Begriff Korrelation bezeichnet die Abhängigkeit zwischen zwei Variablen; der Grad der Abhängigkeit wird als **Korrelationskoeffizient** (r) angegeben. Der Korrelationskoeffizient kann Werte zwischen $-1,0$ und $+1,0$ annehmen. Dabei steht $+1,0$ für einen vollkommenen und gleichläufigen Zusammenhang, d.h. je stärker (schwächer) Merkmal A auftritt, desto stärker (schwächer) tritt auch Merkmal B auf. Ein Korrelationskoeffizient von $-1,0$ steht für einen vollkommenen und gegenläufigen Zusammenhang, je stärker (schwächer) Merkmal A auftritt, desto schwächer (stärker) tritt Merkmal B auf. Ein Wert von 0 bedeutet, daß kein Zusammenhang besteht.
Vorsicht: Der Korrelationskoeffizient hat **nur beschreibende Funktion**, d.h. es ist nicht möglich aufgrund einer bestehenden Korrelation auf eine Kausalbeziehung (bedingt Merkmal A das Auftreten von Merkmal B) zu schließen. Außerdem muß noch geprüft werden, ob sich der Zusammenhang in der Stichprobe auf die Grundgesamtheit übertragen läßt, d.h. ob er signifikant ist.

Quadriert man den Korrelationskoeffizienten, erhält man den **Determinationskoeffizienten** r^2. Multipliziert mit 100 erhält man die **Redundanz**. Diese gibt an, wieviel Prozent der Gesamtvarianz aufgeklärt wurde.

Lernkasten — Testarten

Ein **Test** ist ein diagnostisches Hilfsmittel, mit dem aufgrund weniger Beobachtungsdaten auf komplexe Persönlichkeitsmerkmale, wie Intelligenz, Einstellungen, Gefühle usw., geschlossen werden kann. Dabei ist sowohl der Test als auch die Testsituation für alle Personen gleich, also standardisiert.

Man unterscheidet im allgemeinen zwischen
- **Leistungs- bzw. Fähigkeitstests** und
- **Persönlichkeitstests**, die man wiederum in
  - **Persönlichkeitsfragebogen (psychometrische Tests)** und
  - **projektive Tests** einteilt.

Lernkasten Fortsetzung — **Testarten**

Leistungstest

Bei **Leistungstests** wird die Leistungsfähigkeit von Individuen in bestimmten Bereichen erfaßt (z.B. manuelle Fähigkeiten im Drahtbiege-Test, aber auch Intelligenz, Konzentrationsvermögen oder Aufmerksamkeit). Diese Tests werden vor allem als Berufseignungstests verwendet. Eine Sonderform ist der **Entwicklungstest**, der den Entwicklungsstand (motorisch, psychisch, physisch) eines Kindes auf unterschiedlichen Entwicklungsstufen beurteilt.

Beispiele für Leistungstests:
- PT: Pauli-Test,
- ABAT: Allgemeiner Büro-Arbeits-Test,
- DBP: Draht-Biege-Probe,
- KLT: Konzentrations-Leistungs-Test,
- KVT: Konzentrations-Verlaufs-Test,
- d2: Aufmerksamkeits-Belastungs-Test.

Persönlichkeitsfragebogen

Persönlichkeitsfragebögen enthalten nach bestimmten methodischen Regeln zusammengestellte Fragen, die von den Testpersonen mit „ja/?/nein" bzw. mit „stimmt/stimmt nicht" beantwortet oder mit einem Ausprägungsgrad vom –3 bis 3 bewerten werden müssen. Solche **Fragen (Aufgaben) mit vorgegebenen Antwortmöglichkeiten** bezeichnet man als **Items**.

Die Fragebögen werden mit Hilfe von Schablonen oder per Computer standardisiert ausgewertet. Anschließend versucht man mit Hilfe statistischer Methoden (Faktorenanalyse) aus korrelierenden Antworten auf Persönlichkeitseigenschaften wie z.B. Aggressivität, Dominanzstreben, emotionale Labilität zu schließen. Diese Vorgehensweise liegt den **statistischen Persönlichkeitsmodellen** zugrunde (☞ Kap. 5).

Der **Vorteil** dieses Verfahrens ist es, daß in relativ kurzer Zeit viele Probanden erfaßt werden können. Die **Objektivität ist hoch**. Die **Reliabilität** und **Validität** (☞ Lernkasten Testnormierung) können mit Hilfe der **Itemanalyse** überprüft und ggf. verbessert werden. Die Validität der einzelnen Aufgaben wird über den **Trennschärfeindex** bestimmt. Eine Aufgabe ist nicht trennscharf, wenn sie auch von Personen gelöst wird, die die gemessene Fähigkeit bzw. Eigenschaft nur in geringer Ausprägung besitzen, oder wenn eine Feststellung von allen Personen mit Ja beantwortet wird.

Schwierigkeiten ergeben sich, weil Ergebnisse bewußt und unbewußt durch **systematische Fehler** verfälscht werden können. Hierzu gehören:
- **Ja-sage-Tendenz**: Versuchspersonen neigen dazu, Ja/Nein-Fragen eher mit Ja zu beantworten.
- **Absichtliche Verfälschung** durch unehrliche Antworten.
- **Durchschaubarkeit**: Die Versuchsperson ahnt, worauf die Fragen abzielen und antwortet dementsprechend.
- **Antworttendenz im Sinne der sozialen Erwünschtheit**: Die Fragen werden von der Versuchsperson so beantwortet, wie sie nach ihrer Meinung gemäß der Idealnorm beantwortet werden müßten.

Um eine „Verfälschungstendenz" zu erkennen, werden eine Reihe von **Lügenfragen** in den Test eingebaut. Ferner lassen sich systematische Tendenzen durch einen Vergleich mit anderen Informationen ermitteln, die als Bezugskriterien dienen (z.B. Angaben aus der eingangs erhobenen Anamnese). Eine absolut sichere Ausschlußmöglichkeit gibt es jedoch nicht.

Lernkasten Fortsetzung	Testarten

Die Aussagekraft der Testergebnisse kann zusätzlich durch die Künstlichkeit der Testsituation eingeschränkt sein.

Beispiele für Persönlichkeitsfragebögen
- GT: Gießen-Test
- FPI: Freiburger Persönlichkeitsinventar
- MMPI: Minnesota Multiphasic Personality Inventory
- EPI (Eisenck)
- 16-PF von Cattel

Projektiver Test

Beim **projektiven Test** (Entfaltungstest) betrachtet die Testperson **unstrukturiertes Reizmaterial** (Farbkleckse) oder **mehrdeutige Bilder** und äußert anschließend ihre Deutungen und Empfindungen dazu. Der Test basiert auf der Annahme, daß Persönlichkeitsmerkmale die Wahrnehmung und Interpretation eines Individuums bestimmen.

Ein Vorteil der projektiven Testverfahren ist, daß sie häufig Informationen über Personen liefern, die mit anderen Testverfahren nicht erfaßt werden können; hier stehen vor allem Informationen über das Unterbewußtsein im Vordergrund. Gegenüber Fragebögen haben sie darüber hinaus den Vorteil, daß sie nicht so leicht durchschaubar sind.

Der gravierende Nachteil dieser Testverfahren ist jedoch **die Offenheit der Interpretation der Testergebnisse**. Auch wenn Testaufnahme und Testauswertung standardisiert werden können, variiert die Interpretation der Ergebnisse erheblich in Abhängigkeit von der „Schule" des Auswerters. **Die Objektivität und ebenfalls Reliabilität und Validität sind gering** (☞ Lernkasten Testnormierung).

Beispiele für projektive Testverfahren:
- **Rorschachtest**: 10 Tafeln mit teils schwarz-weißen, teils farbigen symmetrischen Kleksen,
- **Thematischer Apperzeptionstest (TAT)**: 31 Bildtafeln, auf denen mehrdeutige Situationen dargestellt sind,
- **Rosenzweig Picture Frustration Test**: 34 Bilder mit frustierenden Situationen.

1.3.a   Antwort: B

Wenn innerhalb lediglich einer Region nur jede sechste Frau bereit ist, an einer Befragung teilzunehmen, dann mangelt es hier vor allem an der **Repräsentativität**. Die Objektivität (Testergebnisse sind unabhängig vom Untersucher), Sensitivität (Empfindlichkeit, d.h. möglichst wenig falsch positive Ergebnisse), Spezifität (möglichst wenig falsch negative Ergebnisse) und Standardisierung (Durchführung nach gleichem, vorher festgelegten Schema) werden bei der beschriebenen Untersuchung nicht beeinträchtigt.

1.3.b   Antwort: C

Die **Objektivität** eines Tests ist dann gegeben, wenn die Testergebnisse unabhängig vom Untersucher sind (C).
zu (A) Definition der **Validität**.
zu (E) Definition der **Reliabilität**.

1.3.c   Antwort: C

Der vorliegende Fragentext beschreibt den Tatbestand, daß die Varianz der gemessenen Spannkraft zu ca. 50 % durch die Varianz des Intelligenzquotienten bestimmt wird (C).
Der **Korrelationskoeffizient** von r=0,71 besagt, daß zwischen der psychischen Spannkraft und den IQ-Werten ein mäßig hoher gleichläufiger Zusammenhang besteht, d.h. gute psychische Spannkraft geht auch mit einem hohen Intelligenzquotienten bzw. einer guten intellektuellen Leistungsfähigkeit einher. Aus dieser Korrelation läßt sich jedoch nicht ableiten, daß ein Merkmal Voraussetzung des anderen ist (A und D sind falsch). Die vorliegende Korrelation sollte jedoch nicht überbewertet werden, da nur **das Quadrat der Korrelation (hier 50 % der Gesamtvarianz)** zur Klärung der Varianz zwischen zwei Variablen dient, d.h. daß die Varianz der gemessenen Spannkraft zu ca. 50 % durch die Varianz des Intelligenzquotienten bestimmt wird (C ist - wie schon gesagt - richtig, E ist falsch).
zu (B) Über die Reliabilität kann der Korrelationskoeffizient keine Aussagen machen.

1.3.1   Antwort: A

Die Basis des **Hamburg-Wechsler-Intelligenztests** für Erwachsene bzw. Kinder (HAWIE bzw. HAWIK) ist so konstruiert, daß sich die Verteilung der erzielten Rohwerte mit der Gaußschen Glockenkurve (**Normalverteilung**) beschreiben läßt. Der durchschnittliche altersnormierte IQ beträgt 100 und entspricht einem Prozentrang von 50, so daß der Abweichungs-IQ eine Maßzahl für die relative Position eines Individuums in seiner Altersgruppe ist.
- Nach der zugrundeliegenden Normalverteilung haben daher 68,2% (etwa 2/3) der Bevölkerung IQ-Werte in dem Intervall [85; 115] (nach der IQ-Norm). Über einem IQ-Wert von 115 liegen nur ca. 16% der Bevölkerung. Der Begabungsforscher muß deshalb etwa 625 zufällig ausgewählte Kinder testen, bevor er 100 Kinder findet, die einen IQ von 115 und mehr Punkten aufweisen (☞ Lernkasten: Testnormierung).

1.3.2   Antwort: A

☞ Lernkasten: Testnormierung
Zu den **psychometrischen Persönlichkeitstests** zählen unterschiedliche Fragebögen, wie z.B. der Gießen-Test (GT), das Freiburger Persönlichkeitsinventar (FPI) oder das Minnesota Multiphasic Personality Inventory (MMPI). Sie besitzen eine hohe Objektivität (**B** ist falsch), d.h. das Ergebnis ist – wie bei den Leistungstests (z.B. HAWIE) – vom Untersucher unabhängig. Dies wird durch das Einhalten standardisierter Bedingungen (Computer, Schablonen) erreicht (**E** ist falsch). Bei der Beantwortung dieser Fragebögen können durch bewußte und unbewußte Tendenzen

systematische Fehler auftreten (**A** ist richtig). Die Beantwortung der Fragen gründet sich dennoch nicht auf Projektionen (**C** ist falsch).
Systematische Tendenzen bei der Beantwortung von Persönlichkeitsfragebögen lassen sich durch einen Vergleich mit anderen Informationen (Krankengeschichte des Patienten, Anamnese, Untersuchungsergebnisse) ermitteln, die als Bezugskriterien dienen können (**D** ist falsch).
Wie sich aus der Formel entnehmen läßt, verkleinert sich der Standardmeßfehler in dem Maße, in dem die Reliabilität (Zuverlässigkeit) des Tests zunimmt (und umgekehrt!). Ein Test wird demnach umso ungenauer, je größer die Standardabweichung ist. Ein individueller Testwert läßt daher auch nur eine ungenaue Aussage über die tatsächliche Merkmalsausprägung/Leistung zu. Um die Genauigkeit dieser Aussage zu erhöhen, muß man dem Ergebnis einen Wertebereich hinzufügen, der durch das Ausmaß des Standardmeßfehlers bedingt ist. Dieser Wertebereich wird als **Konfidenz- oder Vertrauensintervall** bezeichnet und errechnet sich aus Testwert und Standardmeßfehler. Das Konfidenzintervall beschreibt also einen Wertebereich, in dem die tatsächliche Leistung der Versuchsperson mit einer bestimmten Wahrscheinlichkeit liegt. Je höher die Reliabilität eines Tests ist, desto enger sind die Konfidenzintervalle.

1.3.3   Antwort: B

☞ Lernkasten: Testnormierung
zu (B) Durch das **Konfidenzintervall** sind keine Aussagen über die Validität eines Tests möglich, hierzu werden Objektivität und Reliabilität benötigt.

1.3.4   Antwort: E

☞ Lernkasten: Testgütekriterien
Der Fragentext beschreibt die **Kriteriumsvalidität**, da die Meßergebnisse mit einem Außenkriterium in Beziehung gesetzt werden.
zu (A) Durch **Normierungen** werden Testergebnisse übersichtlich dargestellt. Eine einfache und bereits vom Medizinertest bekannte Normierung ist die Erstellung von Prozenträngen auf einer Prozentrangskala. Die üblichsten Normierungen in der Psychologie sind die Standardnormalverteilung (z-Norm), die IQ-Norm (HAWIE) und die Stanine-Norm.

1.3.5   Antwort: C

Der **Abweichungs-Intelligenzquotient** einer Person ergibt sich aus der Differenz zwischen Testleistung und Mittelwert der Eichstichprobe. Er beschreibt die relative Abweichung der Testperson von ihrer Bezugsgruppe und sagt somit etwas über die Stellung der Testperson in der Vergleichsgruppe aus. Der Intelligenzquotient kann mit Hilfe eines **Intelligenztests** berechnet werden, der so konstruiert ist, daß sich die Verteilung der erzielten Rohwerte sehr gut mit der Gaußschen Glockenkurve (Normalverteilung) beschreiben lassen. Die **Normalverteilung** N wird durch die beiden Parameter m (Mittelwert der Rohwerteverteilung in der Eichstichprobe) und s (Standardabweichung in der Rohwerteverteilung) bestimmt. Der durchschnittliche altersnormierte IQ liegt demnach bei m und ca. 2.5% (C) der entsprechenden Altersgruppe haben einen Intelligenzquotienten der mindestens zwei Standardabweichungen unter der Norm liegt (☞ Lernkasten: Testnormierung).

1.3.6 — Antwort: D

Eine in unterschiedlichen Variationen häufig gestellte Frage!
☞ Lernkasten: Testgütekriterien
Der **Korrelationskoeffizient** kann Werte zwischen –1 und +1 annehmen. Dabei spricht ein Wert von –1 für einen völlig gegenläufigen Zusammenhang (hohe Werte der T-Skala gehen mit niedrigen Werten in der A-Skala einher, D ist richtig). Ein Wert von +1 steht hingegen für einen völlig gleichläufigen Zusammenhang (z.B. ein hoher Wert auf der T-Skala geht mit einem hohen Wert in der A-Skala einher). Bei einem Wert von 0 besteht kein Zusammenhang.
Vorsicht! Der Korrelationskoeffizient gibt keine Erklärung für Kausalzusammenhänge (C ist falsch), er hat lediglich deskriptiven Charakter. Die Korrelation darf auch nicht überschätzt werden, da lediglich das Quadrat der Korrelation (hier 0.64 oder 64%) die Varianz zwischen zwei Variablen erklären kann. Anders ausgedrückt: Die Variable T erklärt 64% der Streuung der Variablen A (B ist falsch).
Über die Reliabilität macht der Korrelationskoeffizient keine Aussagen (E ist falsch).

1.3.7 — Antwort: E

☞ Lernkasten: Testgütekriterien
Die **Validität** ist um so höher, je besser der Test zwischen Patienten mit depressiven Symptomen und Patienten mit anderen psychischen Erkrankungen diskriminiert (**B**). Die Testfragen sollten sich dazu nur auf Beschwerden beziehen, die als Symptome für depressive Störungen gelten (**C**).
Durch Bestimmung der **prognostischen Validität und der Kriteriumsvalidität** erhält man eine gute Aussage über die Gültigkeit des Tests: Für die prognostische Validität wird das Testresultat mit den später tatsächlich erzielten Leistungen des Probanden verglichen. Bei der Überprüfung der Kriteriumsvalidität wird ein Vergleich mit einem gesicherten Außenkriterium durchgeführt. Die Korrelation mit diesem Außenkriterium sollte möglichst hoch sein (**A, D**).
zu (E) Korrelieren die Ergebnisse verschiedener Testteile untereinander, dann lassen sich daraus Aussagen über die **innere Konsistenz** eines Tests ziehen. Hieran läßt sich der Grad der Homogenität der einzelnen Testbestandteile im Bezug auf das zu messende Merkmal ablesen.

1.3.8 — Antwort: D

Eine **Korrelation** bezeichnet die Abhängigkeit zwischen zwei Variablen. Den Grad der Abhängigkeit bezeichnet man als **Korrelationskoeffizienten**. Der Korrelationskoeffizient kann **Werte zwischen -1 und +1** annehmen. Dabei spricht ein Wert von +1 für einen vollständigen gleichläufigen und -1 für einen vollständigen gegenläufigen Zusammenhang. Besteht ein Wert von 0, dann liegt kein Zusammenhang vor. Der in dem vorliegenden Beispiel angegebene Wert +0,03 entspricht nahezu einem Wert von 0 und bedeutet damit, daß die Testergebnisse praktisch unabhängig voneinander sind. **Eine Aussage über die Wirksamkeit der Therapie anhand der Prae- und Postkorrelation ist also nicht möglich**.
Die übrigen Aussagen bedürfen nicht der Ermittlung durch einen Korrelationskoeffizienten.

1.3.9   Antwort: B

Zur Einführung ☞ Lernkasten: Testgütekriterien
Die vorliegenden Ergebnisse erfüllen folgende Testgütekriterien:
Objektivität (Unabhängigkeit der Testergebnisse): Verschiedene Auswerter kommen zu gleichen Ergebnissen. Es zeigen sich keine Geschlechtsunterschiede im Antwortverhalten.
Reliabilität (Zuverlässigkeit): Auch nach erneuter Darbietung bleiben die bei den Probanden ermittelten Untersuchungsergebnisse weitgehend konstant (Retest-Reliabilität).
Die **Validität** (Gültigkeit) wird nicht erfüllt, da keine Übereinstimmung zwischen dem besteht, was der Test zu messen vorgibt und was er tatsächlich mißt (es ist nicht möglich, mit Hilfe des Tests Personen, die bereits einen bzw. mehrere Suizide unternommen haben, klar von solchen zu unterscheiden, die noch keinen derartigen Versuch unternommen haben. Antwortmöglichkeiten C – E sind somit falsch).
zu (A) Der Begriff **innere Konsistenz** beschreibt die Homogenität der einzelnen Testteile untereinander im Hinblick auf das Merkmal, welches erfaßt werden soll.

1.3.10   Antwort: E

Wenn es möglich ist, mit einem Fragebogen persönlichkeitsbedingte Besonderheiten (in diesem Fall eine deutlich höhere Punktzahl von Drogenabhängigen gegenüber der Normalbevölkerung) zu erfassen, dann besteht eine **differentielle Validität**.
zu (A), (B) und (C) ☞ Kommentar zu 1.3.9.
zu (D) Die Widersprüchlichkeit einzelner Skalen (**geringe innere Konsistenz**) wird durch das genannte Beispiel nicht zum Ausdruck gebracht.

1.3.11   Antwort: C

Der **Standardmeßfehler** eines Tests errechnet sich aus der **Standardabweichung** (D) und dem **Reliabilitätskoeffizienten** (C) nach folgender Formel:

$$SM = s\sqrt{1-r}$$

SM = Standardmeßfehler
S = Standardabweichung
r = Reliabilitätskoeffizient

Aus der Formel ergibt sich – jedenfalls für die mathematisch Begabten unter uns – daß sich der Standardmeßfehler verkleinert, wenn der Reliabilitätskoeffizient zunimmt.
Der **Mittelwert** (B) wird zur Errechnung nicht benötigt.
Für eine genaue Aussage über individuelle Testwerte benötigt man neben dem **Testrohwert** (E) noch einen Wertebereich, der durch den Standardmeßfehler bedingt ist. Dieser Wertebereich wird **Konfidenzintervall** (A) genannt.

1.3.12 — Antwort: A

☞ Lernkasten: Testnormierung.
Aus der **Prozentrangskala** läßt sich die relative Stellung eines Probanden in der Vergleichsgruppe ablesen (**C**).
Wie sich bereits beim Anblick der Normalverteilungskurve in Lernkasten: Testnormierung ergibt, repräsentieren Prozentrangnormen **keinen linearen Maßstab** (**A** ist eindeutig falsch)! Daher entsprechen im Mittelbereich der Verteilung kleine Veränderungen im Testergebnis großen Veränderungen des Prozentrangs und umgekehrt (**D**, **E**).
Es ist ferner richtig, daß Variabilitätsnormen in Prozentrangwerte umgewandelt werden können (**B**).

1.3.13 — Antwort: C

Eine in Abwandlung immer wieder gerne und häufig gestellte Frage!
Der **Korrelationskoeffizient** beschreibt den Grad der Abhängigkeit zwischen zwei Variablen und kann dabei Werte zwischen -1 und +1 annehmen. Ein Wert von +1 steht für einen vollkommenen und gleichen Zusammenhang, ein Wert von -1 für einen vollkommenen und gegenläufigen Zusammenhang. Ein Wert von 0 bedeutet, daß gar kein Zusammenhang besteht (Für Hintergrundinformationen ☞ Lernkasten: Testgütekriterien). Im vorliegenden Fall läßt ein Korrelationskoeffizient von 0,7 auf einen mäßig hohen gleichläufigen Zusammenhang schließen, damit ist Aussage **C** richtig und **D** und **A** sind falsch.
Die **Varianz** zwischen zwei Variablen kann lediglich durch das Quadrat des Korrelationskoeffizienten angegeben werden (im vorliegenden Fall 0,49 bzw. 49%). Anders gesprochen: Die Variable A erklärt 49% der Varianz der Variablen B (Aussage **B** fällt somit aus dem Rennen!).
Mit Hilfe des Korrelationskoeffizienten ist eine Aussage über die **Reliabilität** (Testgütekriterium) nicht möglich (**E** ist falsch).

1.3.14 — Antwort: C

☞ Lernkasten: Testgütekriterien
Nur die Lösungen 3 und 4 sind richtig.
Bei der Ermittlung der **Retest-Reliabilität** erfolgt eine wiederholte Anwendung des Tests unter gleichen Bedingungen an der gleichen Stichprobe. Nachfolgend werden die einzelnen Tests einer Korrelationsanalyse unterzogen.
Vorhersage- oder Prognose-Validität bedeutet, daß sich mit Hilfe des Testergebnisses Voraussagen machen lassen (z.B. hoher IQ = späterer Studienerfolg). Das Eintreffen dieser Vorhersage läßt sich dann später ebenfalls korrelieren.
zu (1) und (2)   Mittels Paralleltest und Testhalbierung bzw. Split-half-Methode wird die **Reliabilität** überprüft.

1.3.15 — Antwort: E

☞ Lernkasten: Testgütekriterien
Die **Validität** gibt an, inwieweit eine Übereinstimmung zwischen dem besteht, was der Test zu messen vorgibt und dem, was er tatsächlich mißt. Sie bezeichnet also den

Grad der Gültigkeit des Tests. Ist eigentlich unklar, was mit Hilfe des Tests gemessen wird, so ist dieses Verfahren nicht valide.

1.3.16   Antwort: C

☞ Lernkasten: Testnormierung
Unter der Voraussetzung, daß nur etwa 15% der Testteilnehmer besser abgeschnitten haben, muß der Kandidat aus dem Beispiel einen Punktwert von $100 + 1 \times 10 = 110$ erzielt haben.

1.3.17   Antwort: B

☞ Lernkasten: Testnormierung
Der **Rorschachtest (B)** gehört nicht zu den Beispielen für psychodiagnostische Verfahren, die auf einem statistischen Persönlichkeitsmodell beruhen. Er zählt zu den **projektiven Tests**, bei denen Versuchspersonen unstrukturiertes Reizmaterial in Form von symmetrischen Tintenklecksen gezeigt wird. Die Versuchspersonen werden aufgefordert, Eindrücke und Emotionen zu diesen Bildern zu schildern. Diese werden anschließend interpretiert, wobei unbewußte Motive und emotionale Probleme aufgedeckt werden sollen. Dies kann jedoch in Abhängigkeit vom Untersucher zu unterschiedlichen Ergebnissen führen, eine **hohe Objektivität ist also keineswegs gewährleistet**.
Eine **hohe Objektivität** wiederum ist charakteristisch für die genannten Verfahren, die auf einem **statistischen Persönlichkeitsmodell** beruhen (☞ dazu auch Kap. 5):
zu (A) **Cattel** ist ein Verfahren, das sich um die Erfassung von 16 unabhängigen Persönlichkeitsdimensionen bemüht (16 PF), aufgrund derer ein Persönlichkeitsmodell konstruiert werden kann.
zu (B) **Minnesota Multiphasic Personality Inventory (MMPI)**: Klinisches Testverfahren, bei dem Fragen beantwortet werden sollen, die sich bei der Behandlung von Patienten ergeben.
zu (D) **Freiburger Persönlichkeitsinventar (FPI)**: Persönlichkeitsfragebogen, ähnlich wie 16 PF (s.o.)
zu (E) **EPI**: Das bekannteste faktorenanalytische Persönlichkeitsmodell ist das von **Eysenck**, das er in den 50er Jahren bei seinen Faktorenanalysen von Fragebogendaten fand. Er unterscheidet zwischen:
- Extraversion/Introversion
- Neurotizismus (emotionale Stabilität/Labilität)
- Psychotizismus/Realismus
- Intelligenz.

1.3.18   Antwort: E

☞ Lernkasten: Testgütekriterien
Das Umgekehrte ist der Fall: Die Reliabilität ist eine Voraussetzung für die Validität eines Tests, die zweite Aussage ist falsch. Ein Test mit einer hohen Reliabilität muß aber nicht zwangsläufig valide sein, auch die erste Aussage ist falsch.

1.3.19 — Antwort: D

☞ Lernkasten: Testgütekriterien

Da ein Testergebnis in der Regel durch Meßfehler beeinträchtigt wird, ist der Reliabilitätskoeffizient meist kleiner als 1,0. Um die Abweichung zu ermitteln, die aufgrund von Meßfehlern entsteht, berechnet man den sog. **Standardmeßfehler SM**. Dieser berechnet sich aus der **Standardabweichung** s und dem **Reliabilitätskoeffizienten** r nach der Formel $SM = s\sqrt{1 - r}$.

1.3.20 — Antwort: B

☞ Lernkasten: Testgütekriterien

Der Fragentext beschreibt die Anwendung der **Retest-Methode**. Damit wird die Zuverlässigkeit des Tests (Reliabilität) überprüft.

1.3.21 — Antwort: C

☞ Lernkasten: Testgütekriterien, Exkurs Korrelationskoeffizient

Ein Korrelationskoeffizient von $r = -0{,}09$ zwischen den Werten der T-Skala und den Werten der FPI-Skala deutet auf praktisch **voneinander unabhängige** Skalen hin (**C**). Die Aussagen unter (A), (B) und (E) könnten nur gemacht werden, wenn es sich um voneinander abhängige Skalen handeln würde.

zu (D) Der in der Aufgabe genannte Korrelationskoeffizient gibt den Grad der Abhängigkeit der beiden Testskalen an. Um die **Reliabiliät** (Zuverlässigkeit) der einzelnen Tests zu bestimmen, müßte man den jeweiligen Test wiederholen (Retest-Methode) oder aufteilen (Split-Half-Methode) und anschließend zwischen diesen Ergebnissen Korrelationen berechnen.

1.3.22 — Antwort: B

☞ Lernkasten: Testarten

1.3.23 — Antwort: C

☞ Lernkasten: Testnormierung

1.3.24 — Antwort: A

☞ Lernkasten: Testgütekriterien

zu (1) **Vorhersagevalidität** (Prognosevalidität): Mit Hilfe des Testergebnisses lassen sich Vorraussagen machen, die dann auch eintreffen.

zu (2) **Kriteriumsvalidität**: Die Testergebnisse stimmen mit gesicherten Außenkriterien überein.

zu (3) und (4) Die Gütekriterien der **Objektivität** (3) und der **Reliabilität** (4) sind lediglich Voraussetzungen dafür, daß ein Meßverfahren das Gütekriterium der Validität erfüllen *kann*. (Zur Erinnerung: Objektivität > Reliabilität > Validität)

1.3.25 — Antwort: D

☞ Lernkasten: Testgütekriterien
Die **Objektivität** eines Test (Unabhängigkeit vom Auswerter) ist notwendige Voraussetzung für die **Reliabilität** (Zuverlässigkeit des Tests), die Reliabilität wiederum ist Voraussetzung für die **Validität** (Gültigkeit des Tests). Mit einem unzuverlässigen Test können deshalb keine validen Testwerte erhoben werden, die zweite Aussage ist richtig. Der Umkehrschluß gilt nicht, d.h. ein wenig valider Test kann durchaus reliabel sein, die erste Aussage ist somit falsch.

1.3.26 — Antwort: D

☞ Lernkasten: Testgütekriterien und Lernkasten: Testarten
Die Ergebnisse standardisierter Persönlichkeitsfragebögen basieren zwar auf der subjektiven Selbsteinschätzung des Probanden (die zweite Aussage ist richtig), sind aber im testtheoretischen Sinne dennoch objektiv, da der Test standardisiert durchgeführt, ausgewertet und interpretiert werden kann.

1.3.27 — Antwort: C

Als Korrelation wird eine Abhängigkeit zwischen zwei Variablen bezeichnet, (1) ist richtig. Dabei kommt es häufig vor, daß zwischen zwei Variablen eine Beziehung besteht, die durch eine dritte unbekannte Variable verursacht wird. So hängt z. B. die Beziehung zwischen Geschlecht (Variable 1) und Hochschulbildung (Variable 2) u.a. vom Erziehungsstil (Variable 3) ab, (2) ist ebenfalls richtig. Aufgrund eines **gleichen Mittelwertes** läßt sich nicht auf eine Abhängigkeit der beiden Merkmale schließen, (3) ist falsch.

1.3.28 — Antwort: C

☞ Lernkasten: Testgütekriterien
Antwortmöglichkeiten 2 und 5 beschreiben die **Split-Half-** (2) **und die Retest-Methode** (5) zur Überprüfung der Reliabilität.
zu (1) und (3) Hier wird die **Validität** des Tests bestimmt.
zu (4) Dieses Vorgehen dient zur Bestimmung der **Objektivität** des Tests.

1.3.29 — Antwort: A

☞ Lernkasten: Testnormierung
Mit Hilfe des **Prozentrangwertes** läßt sich eine Aussage darüber machen, wieviel Prozent der Testteilnehmer einen gleich hohen bzw. gleich niedrigen Wert wie ein bestimmter Proband erzielt haben. **Dem Prozentrang 50 entspricht der Mittelwert der Testwerteverteilung.** Im Sinne der Fragestellung läßt sich diese Tatsache auch anders formulieren: Kumuliert man die relativen Häufigkeiten aufsteigend, indem man die nachfolgende der vorausgegangenen aufaddiert, so ergibt sich als Summe 1 bzw. 100 %. Liegt die **Häufigkeitsverteilung** vor, so läßt sich hieraus problemlos zu jedem Testwert der entsprechende Prozentrangwert errechnen.
Die übrigen genannten Werte sind zwar wichtig zur Interpretation der Meßwerte, nicht aber zur Berechnung der Prozentrangwerte.

1.3.30 — Antwort: E

☞ Lernkasten: Testarten

Ein psychometrischer Fragebogen ist umso valider, je höher die Testergebnisse mit der Einschätzung durch den behandelnden Psychiater korrelieren (**A**). Es ist ebenfalls ein Kennzeichen der Validität, wenn der Test zwischen Patienten mit anderen psychischen Erkrankungen und denen mit depressiven Symptomen unterscheiden kann (schließlich bedeutet Validität doch Übereinstimmung zwischen dem, was ein Test zu messen vorgibt und dem, was er auch tatsächlich mißt) – (**B**, **C**). Die Validität eines Tests ist ebenfalls umso höher, je besser dessen Ergebnisse mit denen anderer gleichartiger Tests übereinstimmen (**D**).

zu (E) Je höher die Ergebnisse verschiedener Testteile untereinander korrelieren, desto höher ist die Reliabilität des Testes. Eine hohe Reliabilität bedeutet lediglich, daß ein Test valide sein *kann*.

1.3.31 — Antwort: A

Die **Objektivität** eines Tests bzw. einer Studie wird meist durch eine Standardisierung der Durchführung, Auswertung und Interpretation erreicht, wodurch eine Unabhängigkeit der Testergebnisse von der Person des Testleiters gewährleistet wird.

Der **soziale Status** kann bei einer epidemiologischen Studie mit „objektivem Ansatz" sowohl mit Hilfe eines einzigen Merkmals als auch mit Hilfe mehrerer Merkmale bestimmt werden. Letzteres ist die häufigere Form. Selbsteinstufung und soziometrische Bestimmung des sozialen Status würden der Objektivität entgegenwirken.

1.3.32 — Antwort: A

☞ Lernkasten: Testgütekriterien, Exkurs Korrelationskoeffizient

Nach Lektüre des Lerntextes wird klar, daß **alle angegebenen Interpretationsmöglichkeiten der Korrelationen unzulässig** sind!

1.3.33 — Antwort: B

zu (B) und (D) ☞ Lernkasten: Testgütekriterien

zu (A), (C) und (E) Werden dieselben Individuen mit denselben Methoden mehrmals zu unterschiedlichen Zeitpunkten untersucht, lassen sich Einblicke in den individuellen Entwicklungsverlauf verschiedener Fähigkeiten, Einstellungen oder auch Erkrankungen gewinnen. Dieses Prinzip der Datenerhebung wird als **Longitudinal-** (Längsschnitt-) **studie** bezeichnet. Die Panel- bzw. Kohortenstudie sind Sonderformen der Längsschnittuntersuchung (☞ Lernkasten: Stichprobe).

1.3.34 — Antwort: C

☞ Lernkasten: Testarten

Systematische Antworttendenzen im Sinne der sozialen Erwünschtheit können durch sog. „Lügenfragen" ermittelt werden.

1.3.35 — Antwort: D

Bei **allen Testverfahren** werden zunächst die Rohwerte bestimmt, die dann mit den Rohwerten der Vergleichsstichprobe in Beziehung gesetzt werden, bevor Aussagen über die Rohwerteverteilung gemacht werden könne. Handelt es sich um eine Normalwerteverteilung der Rohwerte (Gaußsche Glockenkurve), kann **jeder Testwert in einen Prozentrangwert umgerechnet** werden (☞ Lernkasten: Testnormierung). Aussage 1 ist somit falsch.

Bei den psychologischen Testverfahren unterscheidet man zwischen Leistungs- und Persönlichkeitstests. Zu den **Leistungstests** zählen z. B. Intelligenz-, Entwicklungs- und Konzentrationstests. **Persönlichkeitstests** sind z. B. Einstellungs- und Interessentests und Persönlichkeitsfragebögen (☞ Lernkasten: Testarten). Aussage 2 ist somit richtig.

1.3.36 — Antwort: A

☞ Lernkasten: Testarten

Die gefundene Korrelation darf nicht überschätzt werden, da lediglich **das Quadrat der Korrelation** (hier 0,64 oder 64 %) **zur Erklärung der Varianz** zwischen zwei Variablen dient. Anders ausgedrückt heißt das: Die Variable A erklärt 64 % der Varianz der Variablen B.

Der Korrelationskoeffizient hat **nur beschreibende Funktion**, d. h. es ist nicht möglich aufgrund einer bestehenden Korrelation auf eine Kausalbeziehung (bedingt Merkmal A das Auftreten von Merkmal B) zu schließen.

1.3.37 — Antwort: B

☞ Lernkasten: Testgütekriterien

1.3.38 — Antwort: E

☞ Lernkasten: Testarten

Zu den **Leistungstest** zählen z. B. Intelligenz-, Entwicklungs- und Konzentrationstests.

1.3.39 — Antwort: B

☞ Lernkasten: Testgütekriterien

1.3.40 — Antwort: B

Beide Aussagen sind richtig, die Verknüpfung ist jedoch falsch!
Zum **Korrelationskoeffizienten allgemein** siehe Lernkasten: Testgütekriterien.
Zwischen den Intelligenzleistungen **eineiiger Zwillinge** besteht eine starke Korrelation ($r = +0,9$), d. h. ein hoher (niedriger) IQ des einen Zwillings geht mit einem hohen (niedrigen) IQ des anderen Zwillings einher. Der entsprechende Korrelationskoeffizient bei **zweieiigen Zwillingen** liegt aufgrund der geringeren genetischen Gemeinsamkeit bei $r = +0,67$.

1.3.41   Antwort: D
1.3.42   Antwort: A

☞ Lernkasten: Testgütekriterien

1.3.43   Antwort: B

☞ Lernkasten Testarten
Mit Hilfe psychometrischer Tests (Fragebögen) mißt man den relativen Grad individueller Merkmalsausprägungen. Bei der Auswertung der Bögen erhält man Rohwerte, die anschließend mit den Ergebnissen einer geeigneten Bezugsgruppe verglichen werden.

1.3.44   Antwort: B

Der **Konsistenzkoeffizient** ergibt sich aus der Korrelation der einzelnen Testaufgaben untereinander. Er bestimmt die innere Konsistenz eines Tests und dient damit der Überprüfung der Reliabilität (**B**).

1.3.45   Antwort: E

☞ Lernkasten: Testgütekriterien, Exkurs Korrelationskoeffizient
Beide Aussagen und die Verknüpfung sind falsch. Ein Korrelationskoeffizient von $r = -0{,}7$ kennzeichnet einen negativen linearen Zusammenhang zwischen zwei Variablen. Der Korrelationskoeffizient kann Werte zwischen -1 und $+1$ annehmen.

1.3.46   Antwort: A

☞ Lernkasten: Testgütekriterien
Die **Validität** (Gültigkeit) gibt die Übereinstimmung an zwischen dem, was der Test zu messen vorgibt und dem, was er tatsächlich mißt. Diese Definition wird im vorliegenden Fragentext umschrieben.

1.3.47   Antwort: D

Die Gütekriterien sind in folgender Weise voneinander abhängig: Die Validität kann maximal so groß, aber niemals größer sein als die Reliabilität und die Reliabilität nicht größer als die Objektivität. (**Objektivität > Reliabilität > Validität**). Aussage 1 ist somit falsch – genau umgekehrt wir ein Schuh daraus!
Aussage 2 liefert eine Definition der Validität.

1.3.48   Antwort: E

zu (1) Die Trennschärfe gibt an, wie gut ein Item in der Lage ist, zwischen Individuen mit verschiedener Ausprägung eines Merkmals zu unterscheiden. Eine Aufgabe ist nicht trennscharf, wenn sie auch von solchen Personen gelöst wird, die die gemessene Fähigkeit nur in geringer Ausprägung besitzen, oder wenn eine Feststellung von allen Personen mit Ja beantwortet wird.

zu (2) Leistungstests und psychometrische Persönlichkeitstests können standardisiert durchgeführt, ausgewertet und interpretiert werden. Dadurch sind sie vom jeweiligen Versuchsleiter unabhängig und besitzen einen hohen Grad an Objektivität. Ermittelt wird der Objektivitätsgrad über die Berechnung von Korrelationskoeffizienten (☞ Lernkasten: Testgütekriterien).

zu (3) Aus der Standardabweichung und dem Reliabilitätskoeffizienten eines Tests läßt sich der **Standardmeßfehler** errechnen. Der Standardmeßfehler stellt den Teil der Standardabweichung dar, der durch die mangelnde Reliabilität des Tests bedingt ist. Seine Bestimmung ist auch bei Persönlichkeitstests möglich.

1.3.49   Antwort: D

☞ Lernkasten: Testgütekriterien
Die **Inhaltsvalidität** wird auch als **Augenscheinvalidität** bezeichnet. Eine Anspielung darauf läßt sich bereits aus dem Fragentext entnehmen.

1.3.50   Antwort: C

Aus der **Standardabweichung** und dem **Reliabilitätskoeffizienten** des Tests kann der **Standardmeßfehler** (der Teil der Standardabweichung, der durch mangelnde Reliabilität bedingt ist) errechnet werden. Mit Hilfe des Standardmeßfehlers kann dann wiederum **ein Vertrauens- bzw. Konfidenzintervall** ermittelt werden, in dem mit einer bestimmten Irrtumswahrscheinlichkeit der wahre Testwert liegt.

1.3.51   Antwort: C

☞ Lernkasten: Testgütekriterien

1.3.52   Antwort: A

☞ Lernkasten: Testgütekriterien
Die Objektivität ist Voraussetzung der Validität und damit größer bzw. mindestens ebenso groß wie diese.

1.3.53   Antwort: C

☞ Lernkasten: Testarten
Antwortmöglichkeiten 1 und 4 gehören zu den **projektiven Testverfahren**.

1.3.54 — Antwort: D

☞ Lernkasten: Testnormierung

Der **Prozentrangwert** gibt an, wieviel Prozent der Testteilnehmer einen gleich hohen bzw. gleich niedrigen Wert erzielt haben wie der jeweilige Proband. Wenn eine Normalverteilung vorliegt, läßt sich problemlos zu jedem Testwert ein entsprechender Prozentrangwert errechnen.

Der **Mittelwert** der Testwerteverteilung entspricht dem Prozentrang 50. Ein **Prozentrang von 77** bedeutet also, daß der Proband eine überdurchschnittliche Leistung erzielt hat, denn nur 23 % der Testteilnehmer erreichten bessere Resultate.

Rückschlüsse auf den Grad der Schwierigkeit können aus dem Prozentrangwert nicht gezogen werden.

1.3.55 — Antwort: D

☞ Lernkasten: Testgütekriterien

Vorhersagevalidität bedeutet, daß sich mit Hilfe des Testergebnisses Voraussagen machen lassen, die dann auch eintreffen. Im Falle eines Berufseignungstests spräche ein gutes Testergebnis also für eine gute Eignung für den entsprechenden Beruf. Bereiten sich die Probanden mit Hilfe kommerzieller Testhilfen auf den Test vor, indem sie z.B. die Antworten auf die Fragen im Vorfeld auswendig lernen, wird die Vorhersagevalidität herabgesetzt.

1.3.56 — Antwort: C

Die erste Aussage ist richtig, die zweite falsch. Beide Aussagen müßten korrekt folgendermaßen lauten: Die Anwendung von Prozentrangnormen anstelle von Standardnormen führt bei normalverteilten Testwerten zur **Verzerrung der individuellen Testwertdifferenzen**, weil Prozentrangnormen die Unterschiede der einzelnen Testwerte **im mittleren Bereich der Normalverteilung abschwächen und in extremen Bereichen betonen.**

1.3.57 — Antwort: E

☞ Lernkasten: Testarten.

1.3.58 — Antwort: E

In der Psychologie werden die Begriffe Konsistenz und Reliabilität synonym verwendet.

Die **innere Konsistenz** eines Tests kennzeichnet die Homogenität der einzelnen Testteile im Hinblick auf das Merkmal, das erfaßt werden soll. Sie ergibt sich aus der Höhe der Korrelation der Einzelteile untereinander sowie aus der Korrelation der Einzelteile mit dem Gesamtergebnis des Tests.

Die innere Konsistenz stellt somit auch ein **Testgütekriterium** dar (☞ Lernkasten: Testgütekriterien). Die innere Konsistenz ist **unabhängig von der zeitlichen Konstanz** des zu messenden Merkmals und daher auch zur Erfassung zeitinstabiler Merkmale geeignet.

Beide Aussagen und die Verknüpfung sind falsch.

1.3.59 — Antwort: A

Der Fragentext beschreibt die **Retest-Reliabilität**
(☞ Lernkasten: Testgütekriterien).

1.3.60 — Antwort: ***

☞ Lernkasten: Testnormierung
Der **Prozentrangwert** gibt an, wieviel Prozent der Testteilnehmer einen gleich hohen bzw. gleich niedrigen Wert erzielt haben wie der jeweilige Proband, die zweite Aussage ist somit richtig.
Die Kenntnis der Rohwerteverteilung ist zwar für die Berechnung der Prozentrangwerte, nicht aber zu deren Interpretation erforderlich, die erste Aussage ist ebenfalls richtig.
Warum diese Frage nicht gewertet wurde, ist mir kryptisch!

1.3.61 — Antwort: E

☞ Lernkasten: Testnormierung
Mit Hilfe des **Prozentrangwertes** läßt sich eine Aussage darüber machen, wieviel Prozent der Testteilnehmer einen gleich hohen bzw. gleich niedrigen Wert wie ein bestimmter Proband erzielt haben. **Dem Prozentrang 50 entspricht der Mittelwert der Testwerteverteilung**. Im Sinne der Fragestellung läßt sich diese Tatsache auch anders formulieren: Kumuliert man die relativen Häufigkeiten aufsteigend, indem die Nachfolgende der Vorausgegangenen aufaddiert wird, so ergibt sich als Summe 1 bzw. 100 %. Liegt die **Häufigkeitsverteilung** vor, so läßt sich hieraus problemlos zu jedem Testwert der entsprechende Prozentrangwert errechnen. Eine Normalverteilung ist dafür nicht Voraussetzung.

1.3.62 — Antwort: D

☞ Lernkasten: Testgütekriterien.

1.3.63 — Antwort: C

Gerade beim Alkohol-, Nikotin- und Tablettenkonsum antworten die Patienten meistens im **Sinne der sozialen Erwünschtheit**. Es kann dadurch zu einer systematischen Verfälschung von Untersuchungsergebnissen kommen.
☞ auch Lernkasten: Testarten
zu (2) Von **iatrogener Fixierung** spricht man, wenn Patienten aufgrund des ärztlichen Verhaltens an bestimmten Symptomen oder Sachverhalten festhalten, auch wenn sich diese (z.B. nach Kontrolluntersuchungen) als gegenstandslos erweisen.

1.3.64 — Antwort: A

☞ Lernkasten: Testgütekriterien
Der **Standardmeßfehler SM** berechnet sich aus der **Standardabweichung** s und dem **Reliabilitätskoeffizienten** r nach der Formel $SM = s\sqrt{1-r}$.

1.3.65 — Antwort: C

☞ Lernkasten Testarten
Um eine „Verfälschungstendenz" bei Persönlichkeitsfragebögen zu erkennen, werden eine Reihe von **Lügenfragen** in den Test eingebaut. Ferner lassen sich systematische Tendenzen durch einen **Vergleich mit anderen Informationen** ermitteln, die als Bezugskriterien (z.B. Anamnese) dienen. Eine absolut sichere Ausschlußmöglichkeit gibt es jedoch nicht.

1.3.66 — Antwort: B

☞ Lernkasten: Testgütekriterien
Die **Objektivität** eines Tests kann verbessert werden durch
▶ Präzisierung der Instruktionen für die Durchführung
▶ Vereinfachung oder Standardisierung der Auswertung
▶ Erhöhung der Unabhängigkeit der Testbedingungen
▶ Präzisierung der Interpretationshilfen
▶ Erhöhung des Anteils der geschlossenen Fragen
▶ Training der Testauswerter

1.3.67 — Antwort: E

☞ Lernkasten: Testgütekriterien
Alle genannten Punkte haben Auswirkungen auf die Objektivität des Tests. Da die Objektivität die Reliabilität und diese wiederum die Validität des Tests beeinflußt, sind Auswirkungen auf alle drei Gütekriterien zu erwarten.

1.3.68 — Antwort: B

☞ Lernkasten: Testgütekriterien und Lernkasten: Testarten
Die **Bandbreite** der psychometrischen Fragebögen ist im Vergleich zu projektiven Tests geringer, dafür sind Objektivität, Reliabilität und Informationsgenauigkeit höher.

1.3.69 — Antwort: A

Die niedrigste Objektivität (☞ Lernkasten: Testgütekriterien) und die höchste Meßungenauigkeit sind beim **projektiven Test** und beim **nicht-standardisierten Interview** (☞ Lernkasten: Interview) zu erwarten.
Alle übrigen genannten Verfahren unterliegen einer standardisierten Anwendung und Auswertung und besitzen daher eine hohe Objektivität.

1.4 Experiment

Als **Experiment** bezeichnet man einen planmäßig und absichtlich ausgelösten Vorgang, welcher der Beobachtung von Kausalzusammenhängen zwischen zwei Variablen (☞ Lernkasten: Variablen) dient. Im Gegensatz zur Beobachtung wird beim Experiment planmäßig in Ereignisabläufe eingegriffen. Wir sprechen daher auch von einer standardisierten, systematischen oder experimentellen Beobachtung.

Fragen zum Thema „Experiment" sind zwar nicht ganz so häufig wie Fragen zum Thema „Test", mit durchschnittlich 2,4 Fragen pro Examen in den letzten 5 Jahren aber häufig genug, daß sich die Beschäftigung mit **abhängigen und unabhängigen Variablen** sowie den unterschiedlichen **Skalentypen** lohnt.

Lernkasten — **Variablen**

Es ist Ziel eines Experiments, Kausalbeziehungen zu klären, indem der Zusammenhang zwischen Variablen untersucht wird. Prinzipiell werden **drei verschiedene Variablen** unterschieden:

Als **abhängige Variable** bezeichnet man die zu beobachtende Reaktion auf einen bestimmten Reiz, den die unabhängige Variable (Versuchsbedingungen: Lärm, Streß, Medikamente) verursacht. Die **unabhängige Variable** wird im Verlauf eines Experiments planmäßig manipuliert.

Beispiel: In einem Experiment, das den Einfluß der Müdigkeit auf die Intelligenzleistungen messen soll, wäre die Müdigkeit die unabhängige Variable (Versuchsbedingung), die Intelligenzleistung die zu registrierende abhängige Variable.

Bei jedem Experiment treten zusätzlich immer **intervenierende Variablen** auf, die auch Störvariablen genannt werden. Damit werden die nicht exakt kontrollierbaren Einflüsse (z. B. emotionale Anspannung, Wetter, Kälte im Untersuchungsraum) bezeichnet, die die Ergebnisse des Experiments beeinflussen.

Lernkasten — **Skalentypen**

Die in Experimenten gewonnenen Ergebnisse müssen in einer sinnvollen und für jeden Betrachter nachvollziehbaren Weise dargestellt werden. Dazu bedient man sich der **Skalierung**. Bei der Skalierung werden **Ergebnisse quantifiziert**, indem Objekten oder Ereignissen nach definierten Regeln Zahlen zugeordnet werden. Es gibt vier verschiedene **Skalentypen**:

▶ Die **Nominalskala** hat das niedrigste Skalenniveau. Für eine Variable werden verschiedene Klassen oder Kategorien entwickelt. Für jede Kategorie wird die Häufigkeit des Auftretens ermittelt. Zählen ist die einzig erlaubte mathematische Operation. Man stellt hier Merkmale dar, deren Ausprägung nicht quantifizierbar ist: z. B. Geschlecht, Familienstand, Stellung im Beruf, Hautfarbe, Blutgruppe.

▶ Die **Ordinalskala** wird auch **Rangskala** genannt. Hier werden Variablen/Merkmale abgebildet, die sich im Ausprägungsgrad unterscheiden. Entsprechend ihres Ausprägungsgrades werden sie in eine Rangreihe gebracht. Dargestellt werden z. B. größer/kleiner-Relationen. Die Größe des Unterschiedes ist dabei nicht quantifizierbar. Beispiele sind Zeugnisnoten, Schweregrade von Krankheiten, Einschätzung von Persönlichkeitsmerkmalen.

Lernkasten Fortsetzung — Skalentypen

- Der **Intervallskala** liegt eine metrische Struktur zugrunde, d.h. die Abstände zwischen aufeinanderfolgenden Skalenwerten sind konstant. Erst aus Daten, die auf diesem Niveau dargestellt werden, lassen sich Mittelwert und Varianz errechnen. In dieser Skala gibt es jedoch keinen absoluten Nullpunkt, dieser wird willkürlich gesetzt. Beispiele für Daten, die auf einer Intervallskala dargestellt werden, sind Testwerte von psychologischen Variablen (z. B. Intelligenz, Leistung), Celsiustemperaturen, Kalenderzeiten, Prozentrangwerte, Transformation von Prozentrangwerten in Standardwerte.
- Die **Verhältnisskala** (Rationalskala) ist ebenfalls eine metrische Skala, im Unterschied zur Intervallskala gibt es hier jedoch einen absoluten Nullpunkt. Beispiele sind: Temperaturskala nach Kelvin, Blutdruck und Pulsskala, Skalen für Längeneinheiten, Kenngrößen, die sich im Si-System darstellen lassen und Gewichte, Zigarettenkonsum.

Merke: Der Unterschied der verschiedenen Skalen liegt in den Rechenoperationen, die auf ihnen durchgeführt werden können.

Nominalskala: $x = y, x \neq z$
Ordinalskala: $x > y, y < z$
Intervallskala: $x = y + z, z = x - y$
Verhältnisskala: $x = y \cdot z, z = x/y$

Die Skalen unterscheiden sich ferner durch ihr Niveau. Das niedrigste Niveau hat die Nominalskala, dann folgt die Ordinal- und dann die Intervallskala. Das höchste Niveau besitzt die Verhältnisskala. **Daten auf einem höheren Skalenniveau dürfen auch auf einem niedrigeren Niveau abgebildet werden – nicht aber umgekehrt!**
Eselsbrücke für die Reihenfolge der Skalen, beginnend mit dem niedrigsten Niveau: **NOIV**

Lernkasten — Stichprobe

Ein wichtiges Instrument im Rahmen eines Experiments, aber auch im Rahmen der Felduntersuchung (☞ Kap. 1.5), ist die **Stichprobe**. Sie wird als beliebiger Anteil der Grundgesamtheit definiert. Damit man die anhand der Stichprobe gewonnenen Daten auf die Grundgesamtheit übertragen kann, muß die Stichprobe möglichst **repräsentativ** sein. Eine solche Stichprobe erhält man auf folgende Weisen:
- **Randomstichprobe** (Wahrscheinlichkeits- oder **Zufallsstichprobe bzw. Lotterieauswahl**): Auswahl streng nach dem Zufallsprinzip (z. B. der 100ste Besucher eines Restaurants).
- **Quotastichprobe**: Zusammenstellung aufgrund bereits bekannter soziodemographischer Daten. Sie ist daher auch repräsentativ für die Grundgesamtheit, ohne daß vorher eine Zufallsauswahl getroffen wurde.

Experiment 1.4

> **Lernkasten Fortsetzung**   **Stichprobe**
>
> ▶ **Mehrstufige Auswahlverfahren**: Bestehen meist aus Quota- und Randomstichproben. Eine Sonderform ist die **Klumpenauswahl** (auch cluster sample; Individuen werden in vorhandenen Gruppierungen oder „Klumpen" zusammengefaßt, z. B. Schulen, Abteilungen eines Betriebs). Eine weitere Sonderform stellt die geschichtete oder **stratifizierte Zufallsschichtprobe** dar (stratum = lat. Schicht). Hier werden zunächst bestimmte Populationsgruppen definiert (z. B. aufgrund der Zugehörigkeit zu einer Berufsgruppe) und später innerhalb dieser Gruppen eine Zufallsauswahl getroffen.
> ▶ **Bewußte Auswahlverfahren**: Die zu untersuchenden Gruppen sind eindeutig und können daher bewußt ausgewählt werden (z. B. Kokainkonsum bei Schlagersängern versus Kokainkonsum bei Politikern).
> ▶ **Einzelfallstudie** (Kasuistik): Aufgrund eines bestimmten (meist seltenen) Merkmals können nur wenige Menschen untersucht werden. Häufig in medizinischen Journalen bei Beschreibung seltener Krankheitsfälle.
> ▶ **Totalerhebung**: Sämtliche Mitglieder einer Population werden untersucht.

1.4.a   Antwort: C

Auf dem **Ordinal- oder Rangskalenniveau** werden Merkmale (höchster erreichbarer Schulabschluß) abgebildet, die sich in ihrem Ausprägungsgrad unterscheiden. Die Größe des Unterschiedes ist dabei nicht quantifizierbar. Entsprechend ihres Ausprägungsgrades werden sie in eine **Rangreihe** gebracht (Hauptschule – Realschule – Gymnasium – Hochschule).
Für weiterführende Information ☞ Lernkasten Skalentypen

1.4.b   Antwort: A

Eine in Abwandlung immer wieder gerne gestellte Frage! Die **unabhängige Variable** ist diejenige, die im Verlauf eines Experimentes planmäßig manipuliert wird, im vorliegenden Fall also die Beruhigungs-/Placebogabe. Bei den Reaktionstests handelt es sich um die **abhängige Variable**, weil diese die beobachtbare Reaktion darstellt, die durch die unabhängige Variable beeinflußt wird. Als **intervenierende oder Störvariablen** werden nicht exakt kontrollierbare Einflüsse auf ein Experiment bezeichnet (z.B. Hitze, Kälte, Lärm).

1.4.c   Antwort: E

Bei jedem Experiment treten sogenannte **intervenierende oder Störvariablen** auf. Damit werden nicht exakt kontrollierbare Einflüsse, wie z.B. Hitze/Kälte im Untersuchungsraum, emotionale Angespanntheit der Probanden, bezeichnet. Zur **Kontrolle** von Störvariablen werden mehrere Experimentalstrategien entwickelt:

- **Ausbalancieren** (A): Die Versuchspersonen werden in mehrere Gruppen unterteilt. Die Reihenfolge der Bedingungen werden zwischen den Untergruppen variiert. Kontrolle von reihenfolgesensiblen Störvariablen, wie Übung und Ermüdung.
- **Doppelblindversuch** (B): Kontrolle von Versuchsleiter- und Versuchspersonenfehlern. Weder Versuchsleiter noch Versuchsperson wissen um die experimentelle Manipulation.
- **Parallelisierung** (C): Probandenaufteilung aufgrund bestimmter Variablen (z.B. Alter, Geschlecht).
- **Randomisierung** (D): Probandenaufteilung erfolgt zufällig (random = Zufall).

zu (E) Als **Varianz** wird das Quadrat der Standardabweichung bezeichnet. Dieses statistische Maß dient zur Bestimmung der Streuung von Meßwerten um den Mittelwert. Je höher die Varianz, desto weiter liegen die Meßwerte vom Mittelwert entfernt. Mit der Kontrolle von Störvariablen hat das offensichtlich nichts zu tun.

1.4.1   Antwort: B

☞ Lernkasten: Skalentypen

Auf der **Rationalskala** (Verhältnisskala), die einen absoluten Nullpunkt hat, lassen sich von den angegebenen Beispielen nur die Kenngrößen, die sich im **SI-System** darstellen lassen (B), abbilden.

zu (C) und (D) Merkmalsausprägungen und Häufigkeiten verschiedener Kategorien werden auf der **Ordinal- oder Rangskala** abgebildet.

zu (A) und (E) Prozentrangwerte und deren transformierte Standardwerte (z-Norm) werden auf der **Intervallskala** dargestellt.

1.4.2   Antwort: D

Als **Experiment** wird ein planmäßig und absichtlich ausgelöster Vorgang bezeichnet, welcher der Beobachtung von Kausalbeziehungen zwischen zwei Variablen dient. Als **abhängige Variable** bezeichnet man die zu beobachtende Reaktion (z.B. Gedächtnisleistung, Konzentration), als **unabhängige Variable** die Versuchsbedingungen, die planmäßig manipuliert werden, z.B. Medikamentengabe (Verum oder Placebo). Intervenierende Variablen sind nicht beeinflußbare Einflüsse (z.B. Hitze, emotionale Anspannung).

1.4.3   Antwort: C

In der Frage geht es um eine **Schätzskala** (rating scale). Diese Form der Skala dient zur Darstellung von **Persönlichkeitsmerkmalen** oder Verhaltensweisen. Die Schätzskala zählt zu den **absoluten Beurteilungsskalen**, weil die Merkmalsausprägungen hierbei in absoluten Größeneinheiten angegeben werden. Von der Versuchsperson müssen diese Merkmalsausprägungen numerisch oder anhand einer verbalen Skala festgelegt werden. Das Beispiel in der Aufgabe zeigt eine Beurteilungsskala eines solchen **Likert-skalierten Items** (3).

zu (1) und (2): Nominal- und Verhältnisskalen dienen zur Darstellung, zumeist von Zahlenwerten, als Ergebnisse aus Experimenten.

1.4.4   Antwort: C

☞ Lernkasten: Stichprobe

Die **Quotastichprobe** wird aufgrund bereits bekannter soziodemographischer Populationsmerkmale erstellt und geschichtet und ist daher auch repräsentativ für die Grundgesamtheit, **ohne daß eine Zufallsauswahl getroffen** werden muß. Innerhalb der vorgegebenen Quoten wird dem Interviewer bei der Auswahl der Befragten völlige Freiheit eingeräumt. Gerade deswegen ist dieses Verfahren **besonders anfällig gegenüber Auswahlverzerrungen**!

1.4.5   Antwort: A

☞ Lernkasten: Skalentypen

Die **Nominalskala** dient zur Darstellung von Merkmalen, deren Ausprägungsgrad **nicht näher quantifizierbar** sind, dazu gehören z.B. neben dem Geschlecht, der Hautfarbe und dem Familienstand auch der Charakter eines Schmerzes (pochend, stechend). Werden **Ausprägungsgrade** – wie in Frage II – erfaßt, dann müssen diese auf einem Rang- bzw. **Ordinalskalenniveau** abgebildet werden.

1.4.6   Antwort: A

Kurz zur Rekapitulation:
- **abhängige** Variable = beobachtete/gemessene Reaktion
- **unabhängige** Variable = planmäßig manipulierte Bedingung
- **intervenierende** Variable = nicht zu beeinflußende Störfaktoren

Ruft man sich diese Definitionen ins Gedächtnis zurück, dann ist schnell klar, daß es sich bei dem **Koffeingehalt**, der planmäßig manipuliert wird, um die Auswirkungen auf die Einschlafdauer zu messen, um die **unabhängige Variable** handelt. Die **Einschlafdauer** ist die Reaktion, die während des Experiments beobachtet und gemessen wird. Es handelt sich also um die **abhängige Variable**.

Der Koffeingehalt läßt sich in dieser Studie auf einer **Ordinalskala**, die Einschlafdauer auf einer **Intervallskala** abbilden (Aussagen **3** und **4** sind falsch). Zu den Skalentypen ☞ Lernkasten: Skalentypen.

1.4.7   Antwort: C

Auf dem **Nominalskalenniveau** werden Daten dargestellt, deren Ausprägungsgrad nicht quantifizierbar ist, wie z.B. Hautfarbe, Blutgruppe, Beruf. Hierzu zählen auch anamnestische Daten, wie frühere Erkrankungen. Klinisch-chemische Befunde unterscheiden sich in ihrem Ausprägungsgrad und weichen zusätzlich möglicherweise von einem Normalwert ab. Man benötigt also eine Skala, auf der sich Verhältnisse darstellen lassen. Nur die **Rationalskala** erfüllt dieses Kriterium.

Für Hintergrundinformation ☞ Lernkasten Skalentypen.

1.4.8 Antwort: E

☞ Lernkasten: Skalentypen

1.4.9 Antwort: C

☞ Lernkasten: Variablen

zu (1) und (3) In dem Experiment ist die Alkoholmenge die unabhängige Variable, die Konzentrationsfähigkeit der Versuchsperson die abhängige Variable.

zu (2) Das **Prinzip der Operationalisierung** besteht darin, daß bei Definition eines Begriffs immer zusätzlich dessen Beobachtungs- bzw. Untersuchungsverfahren angegeben wird. Geschähe dies nicht, so könnten bei der Überprüfung einer Hypothese verschiedene Beobachtungsverfahren angewandt werden, was wiederum zu stark divergierenden Ergebnissen führen würde. Besonders wichtig ist dieses Prinzip bei der Anwendung von Konstrukten. Bei der Erfassung von Intelligenz ist es beispielsweise entscheidend zu erwähnen, welche die Intelligenz ausmachenden Faktoren gemessen wurden (z. B. Konzentrationsfähigkeit) und wie diese gemessen wurden (z. B. Leistungstest).

zu (4) Das Gewinnen von Hypothesen über kausale Zusammenhänge ist ja gerade das Ziel eines Experiments!

1.4.10 Antwort: A

☞ Lernkasten: Skalentypen
Auf dem **Intervallskalenniveau** ist es erlaubt, **Differenzen** zu bilden.

1.4.11 Antwort: A

zu (1) ☞ Lernkasten: Variablen

zu (2) und (3) **Randomisieren** und **Parallelisieren** sind Möglichkeiten, wie bei einem Experiment Experimental- und Kontrollgruppe gebildet werden können. Bei **großen Stichproben** werden die Versuchspersonen nach dem Zufallsprinzip aufgeteilt (**Randomisieren**), da angenommen wird, daß sich Unterschiede zwischen Probanden dadurch automatisch gegenseitig aufheben. Bei **kleineren Stichproben** wird jedem Probanden aus der Experimentalgruppe ein Proband aus der Kontrollgruppe gegenübergestellt. Beide Probanden müssen sich hinsichtlich möglichst vieler Merkmale gleichen (**Parallelisieren**).

1.4.12 Antwort: C

☞ Lernkasten: Skalentypen
zu (2) und (3) Fiebertemperatur in °C: Intervallskala, Körpergewicht: Rationalskala.

1.4 Experiment

1.4.13 — **Antwort: E**

☞ Lernkasten: Skalentypen
Geschlechtszugehörigkeit läßt sich nur auf **Nominalskalenniveau** abbilden.

1.4.14 — **Antwort: C**

Der **Placebo-Effekt** ist ein bei Experimenten auftretender **Versuchspersonenfehler**. Die Versuchsperson ist dabei von der Wirksamkeit eines faktisch wirkungslosen Medikaments überzeugt und zeigt sowohl objektive wie auch subjektive Veränderungen in Richtung auf die von ihr erwartete Wirkung. Die charakteristischen Wirkungen ähneln denen von Vollpräparaten und sind daher auch **dosisabhängig**, gleichfalls können eine **zirkadiane** Rhythmik und **Nebenwirkungen** beobachtet werden. Da die vom Arzt ausgehende Suggestion in diesem Zusammenhang eine wichtige Rolle spielt, ist der Placebo-Effekt eine häufige, allerdings unspezifische **psychotherapeutischen Behandlungsmaßnahme**.
zu (3) Wenn eine Person auf verschiedene Reize immer eine bestimmte, für sie typische Reaktionskonfiguration zeigt, so wird diese durch das Konzept der **Individualspezifität** (IRS) beschrieben.

1.4.15 — **Antwort: A**

Einflüsse, die sich störend auf die abhängige Variable auswirken (☞ Lernkasten Variable) – (z. B. **Stichprobenfehler**, Künstlichkeit der Versuchsanordnung) werden als **intervenierende Variablen** (Störgrößen) bezeichnet. Fehler, die bei der Gewinnung einer Stichprobe auftreten, können das Ergebnis sowohl zufällig als auch systematisch verändern. Durch die Auswahl eines geeigneten **Verfahrens zur Stichprobengewinnung**, lassen sich solche Fehler weitestgehend vermeiden (☞ Lernkasten: Stichprobe).

1.4.16 — **Antwort: B**

☞ Lernkasten: Variablen

1.4.17 — **Antwort: C**

☞ Lernkasten: Skalentypen.
zu (C) Das ist ein Merkmal der Rationalskala (auch Verhältnisskala).

1.4.18 — **Antwort: D**

☞ Lernkasten: Skalentypen
Reaktionszeiten werden auf der **Rational- (Verhältnis-) skala** dargestellt.

1.4.19 — Antwort: C

☞ Lernkasten: Variablen

1.4.20 — Antwort: D
1.4.21 — Antwort: C

Der **Intelligenz-Strukturtest (IST)** basiert auf der Multiplen Faktorentheorie der Intelligenz nach THURSTONE und verwendet die **Standardwertskala (Z-Skala)**. Der **Hamburger-Wechsler-Intelligenz-Test (HAWIE)** geht auf SPEARMANS Generalfaktorentheorie zurück und verwendet die **IQ-Skala**.

1.4.22 — Antwort: E

☞ Lernkasten: Variablen

1.4.23 — Antwort: B

Achtung, die Reihenfolge beginnt mit dem höchsten Skalenniveau!
☞ Lernkasten: Skalentypen.

1.4.24 — Antwort: B

☞ Lernkasten: Variablen

1.4.25 — Antwort: A

☞ Lernkasten Skalentypen

1.4.26 — Antwort: B

☞ Lernkasten Skalentypen
Vorsicht! Das IMPP versucht Dich hier auf´s Glatteis zu führen! Es geht in dieser Frage nämlich nicht um die generelle Richtigkeit der Aussagen, sondern **lediglich darum, ob diese Aussagen methodologisch richtig sind**!
Intelligenzquotienten dürfen maximal auf dem Niveau der Intervallskala verrechnet werden. Diese Skala läßt als metrische Skala lediglich Aussagen über den Betrag der Unterschiede zu. Verhältnisse können auf diesem Skalenniveau nicht abgebildet werden. Die Aussage (B) ist somit methodologisch falsch.

1.4.27 — Antwort: B
1.4.28 — Antwort: D

☞ Lernkasten Variablen
Unter den Punkten (A), (C) und (E) werden systematische Versuchsleiter- bzw. Ver-

suchspersonenfehler beschrieben (☞ Lernkasten: Verhaltensbeobachtung und -beurteilung).

1.4.29 Antwort: E
☞ Lernkasten: Skalentypen
Bei der in der Frage angegebenen **Therapieerfolgskala** handelt es sich um eine Skala mit numerischer Abstufung. Durch Zuordnung der Zahlen zu den jeweiligen Krankheitszuständen werden gleiche Abstände lediglich vorgetäuscht. Diese Skala darf daher **maximal auf Ordinalskalenniveau** abgebildet werden.

1.4.30 Antwort: D
1.4.31 Antwort: C
☞ Lernkasten: Skalentypen

1.4.32 Antwort: D
Grundlegende **Kriterien eines Experiments** sind
▶ Willkürliche Herstellbarkeit
▶ Wiederholbarkeit
▶ Variierbarkeit

Unter **willkürlicher Herstellbarkeit** versteht man, daß die zu beobachtenden Variablen im Experiment aus ihrem natürlichen Zusammenhang genommen und somit isoliert betrachtet werden. Man spricht hierbei auch von Laborbedingungen. Nur so ist es möglich, die Reaktionen eines Probanden isoliert zu betrachten, störende Einflüsse auszuschalten und die Untersuchungsbedingungen für alle Probanden konstant zu halten.
Wiederholbarkeit bedeutet, daß das Experiment unter gleichen Bedingungen beliebig oft durchgeführt werden kann. Dieses Kriterium ist wichtig, um die Gültigkeit der Ergebnisse zu überprüfen. Dabei ist jedoch zu beachten, daß es Phänomene gibt, die sehr selten auftreten und schlecht wiederholbar sind und deshalb experimentell kaum überprüft werden können (z. B. Balzverhalten der fast ausgestorbenen Riesenschildkröten).
Das Kriterium der **Variierbarkeit** betrifft die planmäßige Veränderung der Untersuchungsbedingungen. Nur so kann herausgefunden werden, ob der Zusammenhang zwischen zwei oder mehr Variablen unter verschiedenen Bedingungen gleich bleibt oder sich verändert.
Diese Kriterien werden durch das beschriebene Experiment erfüllt.
zu (A) Die **unabhängige Variable** ist Art und Dauer des Schlafentzuges.
zu (B) Diese Aussage ist vollkommener Unsinn! Die Bedingung „Schlaf" ist natürlich ebenso wichtig wie die Bedingung „Schlafentzug". Wäre dies nicht der Fall, wie sollte man dann Unterschiede in der Auswirkung auf die Konzentrationsfähigkeit feststellen.
zu (C) Die **abhängige Variable** dieses Tests ist die Konzentrationsfähigkeit.

1.5 Felduntersuchung

In der Psychologie und Soziologie werden zur Überprüfung eines Zusammenhangs zwischen Variablen häufig **Felduntersuchungen** durchgeführt. Die Versuchspersonen werden hier direkt in ihrem Lebensumfeld betrachtet oder befragt. Nachteilig ist, daß die unabhängigen Variablen (Versuchsbedingungen) im Gegensatz zum Labor nicht kontrollierbar sind.
Zum Thema Felduntersuchung ist pro Examen mit ein bis zwei Fragen zu rechnen.

Lernkasten — **Felduntersuchung**

Felduntersuchungen können prinzipiell auf zwei verschiedene Weisen durchgeführt werden:
- **Querschnittuntersuchung**: Verschiedene Individuen werden zu einem bestimmten Zeitpunkt erfaßt. Die Nachteile gegenüber der Längsschnittuntersuchung liegen in der Konfondierung (Vermischung) von Alters- und Generationeneffekten und darin, daß individuelle Verläufe nicht erfaßt werden können.
- **Längsschnittuntersuchung**: Dieselben Individuen werden in verschiedenen Lebensabschnitten untersucht. **Sonderformen der Längsschnittuntersuchung** sind:
  - **Panel-Studie**: Längsschnittstudie in der Meinungsforschung (soziologischer Begriff). Hierbei wird die gleiche Versuchspersonengruppe („Panel") mehrmals (zu unterschiedlichen Zeitpunkten) befragt, so daß man eine Verlaufsanalyse von Meinungen und Einstellungen erhält.
  - **Kohorten-Studie**: Längsschnittuntersuchung an einer Gruppe von Personen, denen ein wichtiges statistisches Element gemeinsam ist (z.B. gleiches Geburtsjahr) – (epidemiologischer Begriff).

Längsschnittstudien können sowohl **prospektiven** als auch **retrospektiven** Charakter haben, d.h. die Betrachtung kann auf die Zukunft oder auf die Vergangenheit bezogen sein. Nachteile der Längsschnittuntersuchungen sind, daß sie aufwendiger sind und länger dauern als Querschnittuntersuchungen. Daher gehen hier meist nicht nur die vom Untersucher selber erhobenen **Primärdaten**, sondern auch zu einem früheren Zeitpunkt erhobene **Sekundärdaten** ein. Außerdem stellen sich durch die wiederholte Befragung derselben Personen Testungseffekte, z.B. in Form nachlassender Motivation, ein. Es kommt ferner zu einer Vermischung (Konfundierung) von Alter und Erhebungszeitpunkt. Letzlich kann es, insbesondere durch die letzten beiden Aspekte, zu einer selektiven Stichprobenveränderung kommen.

Felduntersuchungen können an einzelnen Individuen vorgenommen werden, man erhält dann **Individualdaten**.
Wird eine Ansammlung von Individuen untersucht, die sich hinsichtlich eines Merkmals gleichen, zwischen denen jedoch eine eingeschränkte Kommunikationsfähigkeit besteht (sog. soziale Aggregate), erhält man **Aggregatdaten**. Ein Beispiel wären Kunden eines Angelgeschäfts. Die gemessenen Reaktionen können dann entweder individualspezifisch (ein einzelner Angler liebt die Hochseefischerei) oder gruppenspezifisch (alle haben Interesse am Angeln) sein.
Daten eines Kollektivs, in die keine Informationen über Eigenschaften von Individuen eingehen, bezeichnet man als **Globaldaten**.

1.5 Felduntersuchung

1.5.a — Antwort: A

Bei dem hier beschriebenen Verfahren handelt es sich um eine **einfache Zufallsauswahl**, bei der jedes Mitglied einer Population die gleiche Chance hat, in die Stichprobe zu gelangen.

- zu (B) **Klumpenauswahl** (cluster sample): Gehört zu den mehrstufigen Auswahlverfahren. Individuen werden in vorhandenen Gruppierungen oder „Klumpen" zusammengefaßt (z.B. Abteilungen eines Betriebes).
- zu (C) **Mikrozensus**: Jährlich durchgeführte demographische Studie, die eine Repräsentativstatistik der Bevölkerung liefert (0,25-1% der Bevölkerung werden befragt). Erhebungseinheit sind dabei die Haushalte.
- zu (D) **Panel-Verfahren**: Längsschnittstudie in der Meinungsforschung. Die gleiche Versuchspersonengruppe (Panel) wird mehrmals zu unterschiedlichen Zeitpunkten befragt.
- zu (E) **Quotastichprobe**: Zusammenstellung erfolgt aufgrund bereits bekannter soziodemographischer Daten. Sie ist daher repräsentativ für die Grundgesamtheit, ohne daß vorher eine Zufallsauswahl getroffen wurde.

1.5.b — Antwort: E

Hier wird mal wieder ein statistisches Schmankerl abgefragt! Die **Nullhypothese** besagt, daß **kein Unterschied** zwischen zwei Testverfahren besteht. Wenn also – wie im Fragentext geschildert – ein Unterschied zwischen zwei Verfahren besteht, dann ist die Nullhypothese zu verwerfen und man spricht stattdessen von der **Alternativhypothese**. Die übrigen Antwortmöglichkeiten haben nichts mit der Nullhypothese zu tun.

1.5.c — Antwort: B

Der Doktorand im vorliegenden Fragenbeispiel führt eine **Ex-post-facto-Studie** durch. Die Gruppenaufteilung erfolgt dabei erst, nachdem ein psychopathologisches Ereignis (z.B. Persönlichkeitsstörung) eingetreten ist. Damit will man im nachhinein Erklärungen für das Ereignis finden bzw. bestehende Erklärungen überprüfen. Die Untersuchung zählt daher zu den **retrospektiven Längsschnittuntersuchungen** (E ist falsch).

- zu (A) **Experimentelle Studie**: Hierbei müßte zusätzlich eine unabhängige Variante verändert werden (diejenige, die im Verlauf eines Experiments planmäßig manipuliert wird).
- zu (C) **Feldstudie:** Gegenteil von Laborstudie. Menschliches Verhalten wird in der gewohnten sozialen Umgebung studiert, ohne direkte oder indirekte Beeinflussung des Versuchsleiters.
- zu (D) **Kohortenstudie:** Längsschnittuntersuchung, bei der dieselben Individuen in unterschiedlichen Lebensabschnitten untersucht werden, denen ein wichtiges statistisches Element gemeinsam ist.

1.5.1 — Antwort: B

☞ Lernkasten: Felduntersuchung
Der Fragentext beschreibt eine **Fall-Kontroll-Studie** (B). Dabei handelt es sich um eine Form der retrospektiven Datenerhebung. Hierbei wird untersucht, inwiefern Ereignisse das Auftreten bestimmter Krankheiten beeinflussen. Wie der Begriff schon sagt, wird jedem „Krankheits-Fall" eine „Kontrolle" in Form einer Vergleichsperson zugeordnet.

zu (E) **Prävalenzuntersuchung**: Erfassung des Bestandes bzw. der Häufigkeit einer bestimmten Krankheit zu einem Zeitpunkt oder in einer definierten Zeiteinheit.

1.5.2 — Antwort: E

In der vorliegenden Studie wurden Daten einzelner Individuen/Patienten erhoben, man spricht von **Individualdaten** (E).

zu (B) **Quotaverfahren**: Form der Stichprobe, bei der die Zusammensetzung aufgrund bereits bekannter soziodemographischer Daten erfolgt.

zu (C) **Fall-Kontroll-Studie**: Form der retrospektiven Datenerhebung. Hierbei wird untersucht, inwiefern Ereignisse das Auftreten bestimmter Krankheiten beeinflussen. Wie der Begriff schon sagt, wird jedem „Krankheits-Fall" eine „Kontrolle" in Form einer Vergleichsperson zugeordnet.

zu (D) **stratifizierte/geschichtete Zufallsauswahl**: Nach Definition der gewünschten Populationsgruppe (z.B. Zugehörigkeit zu einem Verein), wird innerhalb dieser Gruppe eine Zufallsauswahl getroffen.

1.5.3 — Antwort: A

☞ Kommentar 1.5.1

1.5.4 — Antwort: B

Bei den erhobenen Daten handelt es sich um **Primärdaten**, da sie nur für die entsprechende Aufgabenstellung gesammelt werden. **Sekundärdaten** sind bereits bestehende Daten, auf die lediglich erneut zugegriffen wird.

In der Studie werden Variablen erfaßt, die entsprechend ihres Ausprägungsgrades in eine **Rangreihe** gebracht (stimme voll zu <-> lehne ganz ab) werden. Die Größe des Unterschiedes ist dabei nicht quantifizierbar. Derartige Ergebnisse werden auf dem **Ordinalskalenniveau** erfaßt.

1.5.5 — Antwort: B

zu (A) **Deskriptive epidemiologische Studie**: Darstellung der Häufigkeit und Verteilung von Krankheiten im Zusammenhang mit deren Ursachen und den Risikofaktoren einer Gruppe. Bezugspunkt ist die Gesamtbevölkerung bzw. eine andere Personengruppe.

zu (C) **Filter-Untersuchungen bzw. Screening Tests**: Funktionieren nach dem Prinzip der **sekundären Prävention**. Es werden Maßnahmen gegen eine Verschlechterung oder Chronifizierung bereits bestehender Erkrankungen durchgeführt. In regelmäßigen Abständen werden die untersuchten Personengruppen „gescreent".

zu (D) **Kohortenstudie**: Ablauf nach dem Prinzip der Längsschnittuntersuchung (dieselben Individuen werden in verschiedenen Lebensabschnitten untersucht).

zu (E): **Prospektive Studie**: Beobachtung erst nach Vorliegen der Fragestellung. Voraussetzung: rationelle Datenerfassung und Organisation.

1.5.6 Antwort: C

Die **Klumpenauswahl** oder auch cluster sample ist eine Sonderform einer **Stichprobe**. ☞ Lernkasten: Stichprobe.
zu (A) Bewußtes Auswahlverfahren
zu (B) Geschichtete (stratifizierte) Zufallsauswahl
zu (D) Einfache Zufallsauswahl
zu (E) Quotaverfahren

1.5.7 Antwort: B

☞ Lernkasten: Felduntersuchung
Diese Frage wurde bereits im Physikum 8/96 gestellt!
Bei den in der Studie verwendeten Daten handelt es sich um **Aggregatdaten**. Sie werden zwar von Individuen gewonnen, beziehen sich jedoch immer auf ein Kollektiv (Bildung von Durchschnittswerten).
zu (A) **Individualdaten**: Daten einzelner Individuen
zu (C) **Globaldaten**: Daten eines Kollektivs/Gebiets, ohne daß Informationen über Eigenschaften von Individuen benötigt werden.
zu (D) **Primärdaten**: Daten, die eigens für die entsprechende Untersuchung erhoben wurden.
zu (E) **Qualitative Daten**: Auskunft über die Beschaffenheit des zu untersuchenden Gegenstandes

1.5.8 Antwort: D

Die **Stichprobe** ist definiert als beliebiger Anteil der Grundgesamtheit. Um zu gewährleisten, daß die Daten auch auf die Gesamtheit übertragen werden können, muß die Stichprobe möglichst **repräsentativ** sein. Dazu dienen verschiedene Verfahren, wie z.B. die **Quotastichprobe**. Die Zusammenstellung erfolgt hier aufgrund bereits bekannter soziodemographischer Daten. Sie setzt die Kenntnis aller Merkmalsdimensionen und deren Verteilung innerhalb der Grundgesamtheit voraus. Dadurch ist es theoretisch möglich, eine Stichprobe zu planen, die in allen Dimensionen so quotiert ist, daß sie für die Grundgesamtheit repräsentativ ist. Probandenausfälle durch Verweigerung wären durch die Vorausplanung theoretisch im vorhinein ausschließbar. Bei der **geschichteten (stratifizierten) Zufallsauswahl** werden zunächst bestimmte Populationsgruppen definiert und später innerhalb dieser Gruppen eine Zufallsauswahl getroffen.

zu (2) Die **Genauigkeit einer Stichprobe** wächst nicht proportional mit dem Umfang. Es ist sogar eher das Gegenteil der Fall, denn bei zunehmendem Umfang der Stichprobe kommen immer mehr Faktoren hinzu, die die Stichprobe ungenau machen (glücklicherweise sind wir Menschen doch auch individuell verschieden!). Die Genauigkeit wird also eher abnehmen.

1.5.9 — Antwort: B

☞ Lernkasten: Felduntersuchung

Die Begriffe Primär- und Sekundärdaten stammen aus der Epidemiologie. **Primärdaten** werden eigens für die entsprechende Untersuchung gesammelt, wohingegen **Sekundärdaten** auf bereits bestehende Datenerhebungen zurückgreifen. Damit sind nur Daten unter (**3**) und (**5**) Sekundärdaten.

1.5.10 — Antwort: A

☞ Lernkasten: Felduntersuchung

zu (3) Praktisch gegensätzlich zu einer Längsschnittstudie ist das Prinzip einer **Fall-Kontroll-Studie**, eine retrospektive Datenerhebung. Hierbei wird untersucht, wie bestimmte Expositionen das Auftreten seltener Krankheiten beeinflussen. Jedem „Fall" wird eine „Kontrolle" zugeordnet.

zu (4) Mit einer **Prävalenzstudie** wird der Bestand bzw. die Häufigkeit einer bestimmten Krankheit zu einem bestimmten Zeitpunkt oder einer definierten Zeiteinheit erfaßt. Mögliche Veränderungen der Gesundheit werden hiermit nicht erfaßt.

1.5.11 — Antwort: D

☞ Lernkasten: Felduntersuchung

1.5.12 — Antwort: C

☞ Lernkasten: Felduntersuchung

zu (3) Mit einer **Prävalenzstudie** wird der Bestand bzw. die Häufigkeit einer bestimmten Krankheit zu einem bestimmten Zeitpunkt oder einer definierten Zeiteinheit erfaßt. Mögliche Veränderungen der Gesundheit werden hiermit nicht erfaßt.

zu (4) Praktisch gegensätzlich zu einer Längsschnittstudie ist das Prinzip einer **Fall-Kontroll-Studie**, eine retrospektive Datenerhebung. Hierbei wird untersucht, wie bestimmte Expositionen das Auftreten seltener Krankheiten beeinflussen. Jedem „Fall" wird eine „Kontrolle" zugeordnet.

1.5.13 — Antwort: C

☞ Lernkasten: Felduntersuchung

Aussagen 1 und 2 sind Nachteile der Querschnittuntersuchung!

1.5.14 — Antwort: C

☞ Lernkasten: Felduntersuchung

Zur Überprüfung eines vermuteten Einflusses von Persönlichkeitsvariablen auf die Entstehung von Krankheit eignet sich eine **prospektive Längsschnittuntersuchung** am besten, bei der an einem ausgewählten Kollektiv von Personen zunächst die interessierenden Persönlichkeitsvariablen festgestellt werden und später dann zu definierten Zeitpunkten dieselben Personen hinsichtlich der Entstehung der Krankheit untersucht werden.

1.5.15 — Antwort: A

☞ Lernkasten: Stichprobe

1.5.16 — Antwort: D

☞ Lernkasten: Stichprobe

1.5.17 — Antwort: B

☞ Lernkasten: Felduntersuchung

zu (5) Sämtliche Präventivmaßnahmen haben den Zweck, schon im Vorfeld drohende Gesundheitsschäden zu verhindern. Man unterscheidet drei Stufen der Prävention:

Primäre Prävention: Maßnahmen, die die Inzidenz (Häufigkeit des Neuauftretens einer bestimmten Krankheit) verringern, z.B. durch Aufklärung der Öffentlichkeit.

Sekundäre Prävention: Bemühungen und Maßnahmen der Vermeidung einer Verschlechterung oder Chronifizierung bereits bestehender Erkrankungen oder Schädigungen (Früherkennungsmaßnahmen, Screening).

Tertiäre Prävention: Verminderung vermeidbarer Folgeschäden von chronischen Erkrankungen.

Bei dem in der Fragestellung erwähnten Bluthochdruckscreening handelt es sich also um eine Maßnahme der sekundären Prävention.

1.5.18 — Antwort: A

Keine der Aussagen ist richtig, denn bei dem geschilderten Vorgehen handelt es sich am ehesten um eine **Zufallsstichprobe** (☞ Lernkasten: Stichprobe) bzw. eine **Querschnittuntersuchung** (☞ Lernkasten: Felduntersuchung)

1.5.19 — Antwort: D

☞ Lernkasten: Stichprobe

Der Anteil der ausgewählten Personen ist bei einer **Quotastichprobe** bereits festgelegt (Quote) und kann daher nicht höher sein als bei einer stratifizierten Stichprobe, jedoch wird dem Untersucher innerhalb der vorab gegebenen Quoten bei der Auswahl der Befragten völlige Freiheit gelassen.

1.5.20 — Antwort: E

☞ Lernkasten: Stichprobe

2 Psychophysiologie

Prüfungsschwerpunkte (Anzahl der Fragen): Schlafstadien (19), Schmerz (15), kritische Lebensereignisse (9), Streß (8), Adaptation/Habituation (6), Orientierungsreaktion (5), Individualspezifität/Reizspezifität (4), circadiane Rhythmen (3).
Die theoretischen Grundlagen zum Thema „Schlaf" sollte man wie im Schlaf beherrschen – sie werden nämlich gerne immer wieder abgefragt!

2.1 Erfassung psychophysiologischer Prozesse

Lernkasten	Reizspezifität und Individualspezifität

Das Konzept der **Reizspezifität** (stimulus specific response, SSR) besagt, daß ein Umweltreiz eine *für ihn* typische Reaktion auslöst. Verschiedene Individuen zeigen auf diesen Reiz hin gleiche stabile und spezifische psychophysiologische Reaktionsmuster.
Das Konzept der **Individualspezifität** (individual specific response, ISR) besagt, daß eine Person auf verschiedene Reize immer eine bestimmte, *für sie* typische Reaktionskonfiguration zeigt. Verschiedene Personen können dabei auf den gleichen Reiz unterschiedlich reagieren.
Auf den ersten Blick scheinen diese Konzepte theoretisch völlig gegensätzlich und unabhängig zu sein, in der Praxis lassen sich jedoch durchaus Überschneidungen erkennen. So reagiert sicherlich jedes Individuum anders auf Streß, doch man kann bestimmt davon ausgehen, daß alle Individuen beim Anblick eines Großbrandes mit Furcht reagieren.

Lernkasten	Psychophysiologie und Psychophysik

Die **Psychophysiologie** beschäftigt sich mit den Zusammenhängen zwischen psychischen und physiologischen Vorgängen.
Die **Psychophysik** analysiert die Beziehungen zwischen physikalisch gemessener Reizstärke einerseits und der Sinneswahrnehmung andererseits. Das Ziel des Begründers der Psychophysik, FECHNER, war es, den Zusammenhang zwischen einem objektiven Reiz und dem subjektiven Empfinden mit Hilfe einer Formel darzustellen.

2.1.1 — Antwort: A

Achtung! Mit der Veränderung des Hautwiderstandes bei der psychogalvanischen Hautreaktion (elektrodermale Aktivität) versucht das IMPP immer wieder die Studenten reinzulegen! Die **Psychogalvanische Hautreaktion** (PGR) ist ein unspezifischer Indikator für erhöhte Aufmerksamkeit und Aktivation und bildet in diesem Zusammenhang eine **Komponente der Orientierungsreaktion**, die durch plötzlich einsetzenden Sympathikotonus (D) zu erklären ist. Charakteristisch ist dabei eine erhöhte Schweißsekretion, die eine **Abnahme des Hautwiderstandes** bewirkt, es besteht also eine negative korrelative Beziehung zur Aktivation (A falsch, B und C richtig). Mit Hilfe von Messungen der elektrodermalen Aktivität lassen sich psychophysische Zusammenhänge objektivieren (Prinzip des Lügendetektors, E). Letztere Aussage halte wohl nicht nur ich für umstritten.

2.1.2 — Antwort: D

Die von Seyle beschriebene **Alarmreaktion** erfaßt verschiedene psychophysiologische Komponenten, die durch einen plötzlichen Anstieg des Sympathikotonus hervorgerufen werden. Eine solche Reaktion tritt wohl bei den meisten beim Anschauen eines Horrorfilms auf. Dazu gehören:
- Generelle Tonuserhöhung der Skelettmuskulatur, eventuell verbunden mit einer Zuwendereaktion (A).
- Erhöhung der Katecholaminfreisetzung (B)
- Desynchronisierung im EEG, d.h. Unterbrechung des regelmäßigen Alpha-Rhythmus durch unregelmäßige (desynchronisierte) Beta-Wellen (C). Beta-Wellen sind ein charakteristisches Merkmal für den angespannten Wachzustand.
- Psychogalvanische Reaktion: Bedingt durch die bei emotional-affektiven Reaktionen typischerweise auftretende Erhöhung der Schweißsekretion (man denke nur mal kurzzeitig an das bevorstehende Examen!) kommt es zu einem kurzzeitigen Absinken des elektrischen Leitungswiderstandes der Haut und entsprechend zu einer **Zunahme der Hautleitfähigkeit** (D ist falsch).
- Unterbrechung der bisherigen motorischen Aktivität.
- Erhöhte Sensitivität bestimmter Sinnessysteme.
- Tachykardie.
- Hyperventilation.
- Vasokonstriktion in der Peripherie und damit eine Erhöhung des systolischen Blutdrucks (E).

2.1.3 — Antwort: B

Die **Interozeption** beschreibt die Wahrnehmung von Vorgängen **innerhalb** des Körpers (B). **Exterozeption** ist die Wahrnehmung von Vorgängen **außerhalb** des Körpers. Die Fähigkeit zur Interozeption ist allen Menschen möglich, sie wird jedoch durch das soziale Umfeld und v.a. durch Lernvorgänge entscheidend beeinflußt. Ferner ist es charakteristisch, daß interozeptive Signale von exterozeptiven Signalen überdeckt werden können.
Die Interozeption läßt sich in **Propriozeption** und **Viszerozeption** untergliedern: Ein Beispiel für die Propriozeption sind Wahrnehmungen aus dem Bewegungsapparat (D), die Viszerozeption steht für Wahrnehmungen aus den inneren Organen.
Die übrigen Distraktoren beschreiben keine eigenständigen Formen der Wahrnehmung.

2.1.4   Antwort: D

Bei der **Formatio reticularis** handelt es sich um ein Neuronensystem, das im Hirnstamm, genauer im Tegmentum rhombencephali liegt. Dieses Neuronensystem ist ein wichtiger Bestandteil des aufsteigenden unspezifischen Systems der **Somatosensorik**. Die absteigenden Fasern der Formatio reticularis beeinflussen den Tonus und die Bewegung der gesamten Körpermuskulatur. Die in der Frage beschriebenen Zusammenhänge zwischen neurochemischen Zellverbänden und psychophysischen Funktionen sind bis auf Aussage (D) zutreffend. Das **adrenerge System** übt einen wichtigen Einfluß auf die Motorik und die Kontrolle der Kreislaufregulation in Streßsituationen aus. Ein Nachweis von Zellverbänden, die den Non-REM-Schlaf initiieren, konnte in der Formatio reticularis nicht erbracht werden.

2.1.5   Antwort: D

☞ Kommentar zu 2.1.14

zu (A) Bei ängstlichen Personen ist die **Frequenz von Spontanfluktuationen eher erhöht**.

zu (B) **Schweißdrüsenaktivierung erhöht die elektrische Leitfähigkeit** der Haut. Das gerade ist ja die Grundlage für die Messung der psychogalvanischen Hautreaktion.

zu (C) und (E)   Bei unerwarteten Umweltveränderungen, die zu einer **Orientierungsreaktion** führen, kommt es **kurzzeitig zum Absinken des elektrischen Hautleitungswiderstandes** und somit zu **einer erhöhten Hautleitfähigkeit**. Mit dieser Frage hat das IMPP schon öfter versucht, Physikumskandidaten „zum Schwitzen" zu bringen.

2.1.6   Antwort: D
2.1.7   Antwort: A

Gemeinsamer Kommentar

Das Konzept der **Reizspezifität** (stimulus specific response, SSR) besagt, daß ein Umweltreiz eine für ihn spezifische Reaktion auslöst (**D**). Im Gegensatz dazu besagt das Konzept der **Individualspezifität** (individual specific response, ISR), daß eine Person auf verschiedene Reize immer wieder ein gleiches, für diese Person typisches Reaktionsmuster zeigt (**A**).

☞ auch Lernkasten: Reizspezifität und Individualspezifität

2.1.8   Antwort: E

Mit dieser Frage versucht das IMPP unsere „sprachliche Spürnase" zu testen. Wahrscheinlich hast Du den Knackpunkt der Frage erkannt: Er liegt in dem Wort *generell*. Falls Du dem IMPP mit dieser Frage auf den Leim gegangen bist, solltest Du Dir merken, daß man bei starken Verallgemeinerungen in Fragentexten generell (!) vorsichtig sein sollte!

Nun aber endlich zur Frage selbst: Mit **Interozeption** werden Wahrnehmungen von Vorgängen innerhalb des Körpers bezeichnet. Diesem Oberbegriff werden die Begriffe Propriozeption und Viszerozeption zugeordnet.

zu (A) Die **Propriozeption** vermittelt Signale, die Informationen über Gelenkstellungen, Muskelaktivität und Bewegungen geben.
zu (B) Bei der **Viszerozeption** werden Signale über Veränderungen im Bereich der Eingeweide vermittelt.
zu (C) Daß Signale aus dem Körperinneren von Signalen aus der Umgebung überdeckt werden können, läßt sich relativ leicht nachvollziehen, wenn man bedenkt, wie wohltuend sich oftmals Ablenkung auf Schmerzen auswirken kann.
zu (D) Interozeption ist durch Lernen veränderbar, was von MECHANIC in einer Studie gezeigt werden konnte. Er fand heraus, daß sich die Aufmerksamkeit, die Eltern den körperlichen Veränderungen von Kindern schenkten, entscheidender auf deren Umgang mit körperlichen Symptomen auswirkte als die körperliche Konstitution selbst.
zu (E) Aus dem Krankenhausalltag kennt man die Tatsache, daß Frauen häufig viel ausführlicher über ihre Symptome berichten als Männer. Diese Tatsache deuteten einige Psychologen als Hinweis auf eine bessere Interozeptionsfähigkeit. Es gibt jedoch auch Studien, die diese Meinung widerlegen, und so gilt es allgemein am wahrscheinlichsten, daß die Interozeptionsfähigkeit bei beiden Geschlechtern gleich ausgeprägt ist.

2.1.9 Antwort: E

Die **Kovariation** beschreibt – ähnlich wie die Korrelation – einen Zusammenhang zwischen zwei Zufallsgrößen. Wenn sich aus psychologischen Untersuchungen über die Auswirkungen von Stressoren nur eine geringe Kovariation von physiologischen und psychologischen Maßen ergibt, kommen folgende Gründe in Betracht:
Geringe Retest-Reliabilität der Meßgrößen: Als Reliabilität (Zuverlässigkeit) wird der Grad der Genauigkeit bezeichnet, mit dem ein Test das Merkmal, das er zu testen vorgibt, auch tatsächlich mißt. Zu Bestimmung der Reliabilität dient unter anderem die Retest-Methode. Hierbei wird der Test nach einer gewissen Zeit wiederholt, und die Testergebnisse werden über Korrelationskoeffizienten miteinander verglichen (**1**). **Unterschiedliche Latenzzeiten** verschiedener autonomer Systeme verhindern eine Standardisierung und können so zu einer geringen Kovariation führen (**2**). Ebenso verhält es sich natürlich mit **individualspezifischen Reaktionen (3)**.

2.1.10 Antwort: B

☞ Lernkasten: Psychophysiologie und Psychophysik
In der klassischen Psychophysik gilt als **Schmerzschwelle** diejenige Reizintensität, bei der die Versuchsperson Schmerz verspürt. Entsprechend gilt als **Wahrnehmungsschwelle** diejenige Reizintensität, bei der die Versuchsperson das Vorhandensein eines Reizes wahrnimmt. Die beiden angegebenen Lösungen (**1**) und (**2**) sind also richtig. Falsch hingegen ist die Definition der **Toleranzschwelle** (**3**). Hiermit wird nach der klassischen Psychophysik eine subjektiv unerträgliche Reizintensität bezeichnet, bei der der Versuch abgebrochen werden muß.

2.1.11 Antwort: C

☞ Lernkasten: Reizspezifität und Individualspezifität

2.1.12 — Antwort: C

Bei der Erfassung der **Aktivität des zentralen Nervensystems** (ZNS) spielt das **Elektroenzephalogramm** (**EEG**) die wichtigste Rolle. Mit Hilfe des EEG können elektrophysiologische Erregungsvorgänge einzelner Regionen der Hirnrinde (Kortex) wiedergegeben werden, wobei subkortikale Regionen nicht erfaßt werden. Die übrigen Antwortmöglichkeiten sind offensichtlich falsch und bedürfen daher keiner weiteren Kommentierung.

2.1.13 — Antwort: A

☞ Lernkasten: Reizspezifität und Individualspezifität
zu (3) Die **intraindividuelle Variabilität** führt dazu, daß eine Person auf verschiedene Belastungssituationen unterschiedlich reagiert.

2.1.14 — Antwort: C

Die **psychogalvanische Hautreaktion** (psychogalvanic reaction, **PGR**) oder elektrodermale Aktivität ist ein unspezifischer Indikator für erhöhte Aufmerksamkeit und Aktivation (**3**). In diesem Zusammenhang bildet sie eine Komponente der Orientierungsreaktion (☞ Lernkasten: Aktivation und Aufmerksamkeit).
Ausgelöst werden kann sie durch
▶ akustische Reize (**2**),
▶ sensorische Reize,
▶ motorische Reaktionen oder
▶ psychische Prozesse (z.B. unangenehme Fragen).
Das Ausmaß der Reaktion ist abhängig von der Reizintensität (**1**) und damit von dem Grad der Aktivation. Es ist jedoch keinesfalls möglich, von dem Ausmaß der Reaktion auf die Qualität oder die Inhalte von Emotionen (z.B. Freude oder Angst) rückzuschließen (**4**). Umstritten bleibt deshalb die Anwendung der PGR als sog. Lügendetektor.
Physiologische Grundlage für die PGR bildet die für die emotional-affektive Reaktion typische Erhöhung der Schweißsekretion, die mit einem Absinken des elektrischen Leitungswiderstandes der Haut einhergeht und somit zu einer Zunahme der Hautleitfähigkeit führt. Gemessen wird diese Hautreaktion mit Hilfe von Elektroden, die auf der Haut angebracht werden.

2.1.15 — Antwort: A

☞ Lernkasten: Psychophysiologie und Psychophysik
zu (E) **Biofeedback** ist eine Methode, die auf der operanten Konditionierung beruht. Nach dem Prinzip der stufenweisen Annäherung soll der Patient hierbei lernen, vegetative Funktionen (z.B. Herzfrequenz) unter seine eigene willkürliche Kontrolle zu bringen.

2.1.16   Antwort: E

Indikatoren der Aktivation sind
- EEG-Desynchronisation (!) **(1)**,
- Erhöhung von Herz- und Atemfrequenz **(2)**,
- Blutdrucksteigerung,
- Erhöhung der Sympathikusaktivität (Pupillenerweiterung!) **(3)**,
- erhöhte Leitfähigkeit der Haut (elektrodermale Aktivität) **(4)**,
- Gefühl psychischer Anspannung,
- Konzentrationserhöhung,
- Verkürzung der Reaktionszeit,
- vermehrte Ausschüttung von Katecholaminen,
- Reizschwellenerniedrigung,

2.1.17   Antwort: D

Die **Befindlichkeit** ist der einzige Aktivationsindikator unter den vorgegebenen Antwortmöglichkeiten, welcher der subjektiven Beurteilung unterliegt. Bei allen anderen Indikatoren ist nur eine objektive Bestimmung durch Messung möglich.

2.1.18   Antwort: E

☞ Lernkasten: Reizspezifität und Individualspezifität
Das Beispiel der Studentenstichprobe verdeutlicht das Konzept der **Individualspezifität**.

2.2 Aktivations- und Bewußtseinszustände

Lernkasten	Life-event-Forschung

Die **Life-event-Forschung** geht davon aus, daß Ereignisse, die von einem Individuum eine Anpassung an veränderte Lebensumstände fordern, als psycho-soziale Stressoren wirken. Es ist dabei völlig gleichgültig, ob die Ereignisse als positiv (Geburt eines Kindes) oder negativ (Tod eines nahestehenden Menschen) bewertet werden. Die Lebensereignisse werden anhand empirisch ermittelter Durchschnittswerte (**Life-event Skalen**) gewertet. Gemessen wird auf dem Niveau einer Ordinal(Rang)Skala. Aus der Summe dieser Werte ergibt sich eine statistische Gefährdung für den Patienten, eine geforderte Anpassungsleistung als Stressor zu erleben.
Schlägt eine Anpassung an eine neue Gegebenheit fehl, kommt es in der Folge zu einem erhöhten Risiko, eine psychische oder physische Erkrankung zu erleiden. Es konnte festgestellt werden, daß kritische Lebensereignisse überschnittlich häufig dem Ausbruch einer Krankheit vorangehen. PAYKEL wies in einer Studie z.B. eine

Aktivations- und Bewußtseinszustände — 2.2

Lernkasten Fortsetzung — **Life-event-Forschung**

Häufung kritischer Lebensereignisse bei depressiven Patienten nach. Die gesundheitlichen Auswirkungen hängen dabei von den individuell verfügbaren Bewältigungsmechanismen ab. Als **besonders kritisch** und psychosomatisch wirksam werden Ereignisse gewertet, die vom Individuum als **extrem negativ** erlebt werden und **wenig kontrollier- und vorhersehbar** sind. Zusätzlich sind in diesem Zusammenhang solche Ereignisse zu erwähnen, die **wesentlich früher oder wesentlich später eintreten als „normalerweise"** üblich (z. B. früher Tod des Partners).

Kritiker der Life-event-Forschung bemängeln, daß bei diesem Forschungsansatz die interindividuellen Unterschiede in der Bewertung von Ereignissen nicht ausreichend berücksichtigt werden. Ihrer Meinung nach ist daher lediglich eine sehr grobe Einschätzung der Belastung für den einzelnen in einer bestimmten Situation möglich.

Lernkasten — **Schlaf**

Schlafstadien

Während des Schlafes werden mehrere **Schlafstadien** durchlaufen. Diese Schlafstadien oder auch Schlafphasen wurden in den sechziger Jahren von DEMENT und KLEITMAN beschrieben. Sie unterscheiden sich in Schlaftiefe (definiert durch die Weckschwelle) und EEG-Aktivität:

- **Angespannter Wachzustand**: Gekennzeichnet durch Beta-Wellen (13 – ca. 30 Hz).
- **Entspanntes Wachsein**: Kein Schlafstadium im eigentlichen Sinne, aber notwendige Voraussetzung zum Schlafen. Im EEG dargestellt durch den Alpha-Rhythmus (8,0 – 12,9 Hz).
- **NREM-Schlaf** (**N**on **R**apid **E**ye **M**ovement-Schlaf):
  - **Schlafstadium 1** (Einschlafstadium, leichtester Schlaf): Rückgang des Alpha-Rhythmus, Vorwiegen von Theta-Wellen (4–7,9 Hz) mit gelegentlich auftretenden Beta-Wellen, in Einschlafmomenten Auftreten von Vertex-Zacken möglich.
  - **Schlafstadium 2** (Leichtschlaf): Theta-Wellen überwiegen, weitere Frequenzabnahme bis zu Delta-Wellen (4–6 Hz), dazwischen Schlafspindeln (Beta-Aktivität 12–14 Hz) und K-Komplexe (0,5–3 Hz).
  - **Schlafstadium 3** (mitteltiefer Schlaf): Theta-Wellen mit mindestens 20 % Delta-Wellen (Angaben schwanken, einige Autoren nennen hier auch 10–50 %).
  - **Schlafstadium 4** (Tiefschlaf): Überwiegend Delta-Wellen (0,5 – 3,9 Hz), mindestens aber 50 %.
- **REM-Schlaf** (**R**apid **E**ye **M**ovement-Schlaf): Niedrige Thetawellen.

Der **REM-Schlaf** hat seinen Namen aufgrund der charakteristischen schnellen Augenbewegungen (**r**apid **e**ye **m**ovements) erhalten, die während dieser Schlafphase auftreten. **Paradoxer** bzw. **desynchronisierter** Schlaf wird er genannt, weil die EEG-Veränderungen etwa dem **Schlafstadium 1** (Einschlafstadium) entsprechen, die Weckschwelle aber genauso hoch ist wie im Tiefschlaf!

Spezifische Merkmale des REM-Schlafes sind
- schnelle Augenbewegungen (**r**apid **e**ye **m**ovements),
- desynchonisiertes EEG wie im Wachzustand, jedoch ohne Alpha-Wellen,
- häufiger Traumerlebnisse als in NREM-Schlafphasen (plastisch-bildhafte Träume im Gegensatz zu eher abstrakt anschaulichen Träumen in den NREM-Phasen),

Lernkasten Fortsetzung **Schlaf**

- tonische Atonie der Haltemuskulatur (stärker als im Tiefschlaf, bis hin zum völligen Tonusverlust), die allenfalls von kurzen phasischen Aktivitäten (sog. Myokloni) unterbrochen wird,
- Atmung, Herzfrequenz und Blutdruck sind unregelmäßig,
- Penis- bzw. Klitorisreaktionen.

Häufigkeit und Dauer der REM-Phasen sind beim Gesunden abhängig vom Zeitpunkt innerhalb des Schlafes (Anfang/Mitte/Ende) und von der Dauer des Schlafentzuges:
- Allgemein treten sie 4–5mal pro Nacht auf, wobei sie in der zweiten Nachthälfte länger werden (durchschnittlich etwa 20–30 min, im ersten Nachtdrittel betragen sie hingegen nur wenige Minuten). Mit der Dauer des Schlafes werden die REM-Phasen also länger. Der Anteil am Gesamtschlaf beträgt 20–25 %. Der REM-Schlaf nimmt, bezogen auf die Gesamtschlafdauer, mit steigendem Lebensalter deutlich ab. Beim Neugeborenen beträgt der Anteil etwa 50 %, beim Erwachsenen etwa 20 %.
- Beim selektiven REM-Schlafentzug (z.B. durch Alkohol und bestimmte Schlafmittel, experimentell) werden in den darauffolgenden Durchschlafnächten insgesamt nur etwa 30 % der verlorenen REM-Schlafdauer kompensiert (**Rebound-Effekt**). Gezielter REM-Schlafentzug führt zu einem hyperaktiven, labilen Wachzustand.

Im Gegensatz zum REM-Schlaf steht der **NREM-Schlaf** (**n**on **r**apid **e**ye **m**ovement-Schlaf, orthodoxer Schlaf). Seine wichtigsten Kennzeichen sind:
- Mit zunehmender Schlaftiefe (Stadium 1 → Stadium 4) werden die EEG-Wellen langsamer und die EEG-Synchronisierung nimmt zu,
- Atmung, Herzfrequenz und Blutdruck werden regelmäßig,
- die Aktivationsschwelle steigt,
- der Muskeltonus sinkt.

Schlafentzug

Wir kennen drei Formen des Schlafentzugs:
1. totaler Schlafentzug: absolute Verhinderung des Schlafzustandes
2. partieller Schlafentzug: Reduktion der Gesamtschlafdauer
3. selektiver Schlafentzug: Unterbindung einzelner Schlafstadien

Auswirkungen des Schlafentzugs auf den Wachzustand:

Folgeerscheinungen des totalen Schlafentzugs:
- Wachzeiten bis zu **36 Stunden**: Im EEG Reduktion des Alpha-Anteils zugunsten des Theta-Delta-Anteils. Verminderung von Aufmerksamkeit, Konzentration, Gedächtnisleistung und Lernfähigkeit. Erhöhung der akustischen Wahrnehmungsschwelle. Visuell Wahrnehmungsstörungen (z.B. Doppelbilder).
- Wachzeiten bis zu **60 Stunden**: Verschlimmerung der o.g. Merkmale. Zusätzlich Störungen der Wahrnehmung, der Sprache und des Denkens.
- Wachzeiten bis zu **120 Stunden**: Massive Verstärkung der o.g. Symptome. Mikro-Schlaf-Attacken (plötzliche 1–3 sec. dauernde schlafähnliche Zustände), Halluzinationen, Angstzustände, Zittern, euphorisch-depressive Verstimmungen, Wahnvorstellungen.

Lernkasten Fortsetzung	Schlaf

Folgeerscheinungen des partiellen Schlafentzuges:
Hierbei kommt es auch bei Dauer über mehrere Wochen meist nur zu Konzentrations- und Aufmerksamkeitsstörungen. Der Grund dafür scheint in einer Art Gewöhnungsprozeß zu liegen.

Folgeerscheinungen des selektiven Schlafentzuges:
- **Isolierter REM-Schlafentzug**: Hyperaktiver, labiler Wachzustand mit erhöhter Reizbarkeit und Aggressivität, Angst und Anspannung, Konzentrations- und Wahrnehmungsstörungen.
- **Isolierter Schlafentzug von Stadium 4** (Tiefschlaf): Hypoaktiver depressiver Wachzustand.

Auswirkungen auf den Erholungsschlaf:
Auf jede Art von Schlafentzug folgt ein Nachholeffekt (**Rebound-Phänomen**). Die nachgeholte Schlafzeit ist dabei jedoch kürzer als der tatsächliche Schlafentzug. Auch bei maximalen Schlafentzugszeiten reichen meist 11–13 Stunden zur Kompensation aus.
Einfluß der Art des Schlafentzuges auf den Erholungsschlaf:
- Nach **totalem** Schlafentzug werden in der ersten Nacht die Tiefschlafphasen (NREM-Stadium 4) nachgeholt und erst in der zweiten Nacht die REM-Phasen.
- Nach **partiellem** Schlafentzug bleiben die Tiefschlafphasen genauso lang wie bei einer normalen Schlafdauer. Dies spricht für eine besondere Bedeutung des Tiefschlafstadiums.
- Nach **REM-Schlafentzug** werden lediglich bis zu 30 % der REM-Phasen nachgeholt. Der zuvor beschriebene Rebound-Effekt gilt auch für das Tiefschlafstadium (NREM-Stadium 4).

Schlafentzug als Therapie
Schlafentzug wird bei wenigen psychiatrischen Krankheitsbildern als Therapie angewendet, hierzu gehören insbesondere endogene Depressionen. Dieser therapeutische Schlafentzug bezieht sich auf die zweite Nachthälfte. Durch diese Methode werden die meisten Patienten zwar nicht geheilt, in der überwiegenden Zahl der Fälle tritt jedoch eine deutliche Besserung der Symptomatik ein. Außerdem werden die als Begleitsymptom auftretenden Schlafstörungen gebessert.

Lernkasten	Schmerz

Schmerzarten

Das Phänomen Schmerz wird in drei verschiedene Schmerzarten untergliedert:
- **Eingeweideschmerz**
- **Tiefenschmerz** (z. B. Kopfschmerz)
- **Oberflächenschmerz** (z. B. Hautschmerz), der wiederum unterteilt wird in
  - *Primärschmerz*: Schnell gemeldeter, erster Schmerz, der als stechend-hell empfunden wird.
  - *Sekundärschmerz*: Länger andauernder, als dumpf charakterisierter Schmerz.

Lernkasten Fortsetzung   **Schmerz**

Schmerzwahrnehmung

Es besteht **kein linearer Zusammenhang** zwischen der Schmerzintensität bei einer Gewebsschädigung und der Freisetzung von „Schmerzstoffen", da oft schon sehr kleine Verletzungen (z.B. an der Fingerbeere) zu äußerst starken Schmerzen führen können.

Die **Intensität der Schmerzwahrnehmung** hängt von folgenden Faktoren ab:
- **Subjektive Schmerzkontrolle**: Erhöhte Schmerztoleranz liegt vor, wenn durch umfassende Aufklärung das Ausmaß des Schmerzes bekannt ist.
- **Soziale und ethische Normen**: Im Bereich der Schmerzreaktion und -toleranz bestehen sowohl zwischen Männern und Frauen, als auch zwischen verschiedenen ethnischen und kulturellen Gruppierungen Unterschiede (wird oft abgefragt: Männer haben häufig eine höhere Schmerztoleranzschwelle als Frauen). Im höheren Lebensalter steigt die Schmerztoleranzschwelle an.
  Vorsicht: Das IMPP versucht, die armen Prüflinge auf's Glatteis zu führen, indem es eine Verwechslung zwischen *Schmerztoleranzschwelle* und *Schmerzschwelle* provoziert. Als **Schmerzschwelle** gilt diejenige Reizintensität, bei der die Versuchsperson Schmerz verspürt; sie ist geschlechts**un**spezifisch. Die **Schmerztoleranzschwelle** ist eine subjektiv unerträgliche Reizintensität, bei der der Versuch abgebrochen werden muß. Sie wird durch **biologische** und **kulturelle Faktoren** bestimmt.
- **Subjektive Bewertung der Bedrohlichkeit**. Diese hängt ihrerseits davon ab, ob bereits früher Erfahrungen mit derartigen Schmerzen gemacht wurden.
- **Aufmerksamkeit auf den Schmerzreiz**: Physische und psychische Tätigkeiten lenken von Schmerzen ab.
- **Momentane Stimmungslage**: Schmerzempfindung kann z.B. bei Angst, Depression oder Trauer stärker sein als bei Entspannung und Freude.

Die **Schmerzrezeptoren adaptieren sehr langsam**, um dem Körper die ihn hervorrufende Schädigung permanent in Erinnerung zu rufen. Das ist sinnvoll, damit das Individuum Gegenmaßnahmen ergreifen kann.

Schmerzverarbeitung

Die **Schmerzverarbeitung** setzt sich aus unterschiedlichen Komponenten zusammen:
- **Sensorische Komponente**: Auswahl der relevanten Information aus einer Fülle von Reizen, Analyse bezüglich Lokalisation, Intensität und Qualität des Schmerzes.
- **Kognitive Komponente**: Bewertung der nozizeptiven Information und somit Analyse der Schmerzbedeutung.
- **Affektive Komponente**: Organisation und Integration von Schmerzwahrnehmung und -verhalten durch Fokussierung der Aufmerksamkeit und Einschätzung seiner Bedrohlichkeit.
- **Motorische Komponente**: Ausdruck z.B. in Form einer reflektorisch ausgelösten Schutz- bzw. Fluchtreaktion.
- **Vegetative Komponente**: Durch den Schmerzreiz hervorgerufene Reaktion des autonomen Systems.

Gate-Control-Theorie
Bei der Gate-Control-Theorie wird ein **supraspinaler Hemmechanismus** postuliert, welcher vom Nucleus raphe und Nucleus magnocellularis der Formatio Reticularis ausgeht. (Schmerzreiz → C-Fasern/Aδ-Fasern → Hinterhorn → Substantia gelatinosa an den Interneuronen im Rückenmark)

Lernkasten Fortsetzung	Schmerz

Je nach supraspinaler Aktivation wird das „Gate" geöffnet (geringe Aktivierung → Schmerzunempfindlichkeit, Algesie) oder geschlossen (hohe Aktivierung → Schmerzunempfindlichkeit, Analgesie).

Schmerztherapie

Die Verhaltensmedizin bietet Ansätze zur Behandlung chronischer und akuter Schmerzen an. Hierbei unterscheidet man
1. psychobiologisch begründete Verfahren,
2. operante Verfahren und
3. kognitiv-behaviorale Verfahren.

Die **psychobiologischen Ansätze** berücksichtigen neben dem biologischen Aspekt den psychischen Faktor. Am besten läßt sich der Ansatz am Beispiel des Spannungskopfschmerzes erklären: Hier löst ein Schmerzreiz reflektorisch einen erhöhten Muskeltonus aus. Die erhöhte Muskelspannung führt zur Vasokonstriktion (Gefäßengstellung) und damit zur Minderdurchblutung (Ischämie). Dadurch kommt es zur Ausschüttung von Gewebsmediatoren, welche die Schmerzrezeptoren reizen. Die Folge: Ein neuer Schmerzreiz wird gemeldet. Dieser Mechanismus wird als „**Schmerz-Muskelverspannungs-Schmerz-Zirkel**" bezeichnet.

Ziel der Therapie ist es nun, die Spannung zu minimieren. Dies kann durch Entspannungsverfahren, wie z.B. dem **Autogenen Training (AT)** oder der **progressiven Muskelrelaxation nach JAKOBSEN (PM)** geschehen. Optische und akustische Rückmeldung über den nun verminderten Muskeltonus kann dem Patienten mittels **Biofeedback** vermittelt werden.

Operante Verfahren basieren auf der Vorstellung, daß Schmerzempfindung auf Lernprozessen beruht. Demzufolge erhöhen positive Konsequenzen die Auftretenswahrscheinlichkeit einer Handlung. Negative Konsequenzen vermindern die Häufigkeit dieser Handlung (☞ Kap. 4, Lernen am Erfolg).
▶ Der Patient wird aufgefordert, zunehmend körperlich aktiv zu werden. Die Erfolge werden von Angehörigen, Pflegepersonal und Ärzten verbal durch Lob verstärkt. Ziel ist, daß der Patient, motiviert durch das Lob seiner Umgebung, noch aktiver wird.
▶ Durch Ignorieren des Schmerzverhaltens (nachlassende körperliche Aktivität, Teilnahmslosigkeit, Einnahme von Schmerzmitteln) soll u.a. erreicht werden, daß der Patient in Zukunft wieder aktiver am sozialen Leben teilnimmt, chronische Schmerzmitteleinnahme vermindert wird und daß es nicht zur Muskelatrophie (Abbau der Muskulatur) aufgrund dauernder Schonhaltung und Inaktivität kommt.
(Anm.: Bei akuten Schmerzen kann ein solches Schmerzverhalten durchaus sinnvoll sein, unser Beispiel bezieht sich jedoch auf die Chronifizierung eines solchen Verhaltens.
▶ Die zeitkontingente, nicht schmerzkontingente Schmerzmittelgabe (nach Zeitschema, nicht nach Bedarf) hat zum Ziel, daß die Schmerzfreiheit nicht als direkte Konsequenz der Schmerzmitteleinnahme erlebt wird und die Einnahme somit zum positiven Verstärker wird, wodurch es zur chronischen Medikamenteneinnahme käme.

Lernkasten Fortsetzung — **Schmerz**

Die **kognitiv-behaviorale Therapie** geht davon aus, daß die **Bewertung** des Schmerzes eine sehr wichtige Wirkung auf das Schmerzempfinden ausübt.
Die eingegangene Schmerzinformation (aus den C-, Aσ-Fasern) erregt die Formatio reticularis im Hirnstamm, den präfrontalen Cortex und das Limbische System. Diese beeinflussen das schmerzhemmende System im Rückenmark, wobei sich positive, bzw. negative Bewertungen auf die nun folgende Schmerzweiterleitung in den Interneuronen der Substantia gelatinosa auswirken:
- Im Falle einer **positiven Kognition** wird das schmerzhemmende System im Rückenmark (RM) aktiviert (☞ Gate-Control-Theorie). Als Ergebnis ist die Schmerzleitung in den Interneuronen des RM gehemmt und das „Gate" geschlossen. Damit kommt es zur **Analgesie** (Schmerzunempfindlichkeit).
- **Negative Kognitionen** führen dagegen zur Weiterleitung des Reizes, der über den Tractus pinothalamicus lateralis zum Gyrus postcentralis gelangt, wo der Schmerz „bewußt" wird.

Therapeutisch wird versucht, den „Circulus vitiosus": negative Kognition → Schmerzempfinden zu durchbrechen, indem man den Patienten anhält,
- sein Leben aktiv zu gestalten und dadurch im Alltag zufriedener zu sein,
- sich darüber bewußt zu werden, daß seine negativen Gedanken das Schmerzempfinden steigern,
- darauf zu achten, welche Faktoren den Schmerz verstärken und vermindern (z.B. in Form von Schmerztagebüchern). Damit wird dem Patienten ein Mittel in die Hand gegeben, den Schmerz bewußt zu kontrollieren, indem er schmerzverstärkende Ereignisse in Zukunft besser meiden kann.

Lernkasten — **Aktivation und Aufmerksamkeit**

Orientierungsreaktion

Unter **Orientierungsreaktion** versteht man die Reaktion auf neu aufgetretene Reize, die zur Steigerung der Aufmerksamkeit führt und eine allgemeine Aktivierung des Organismus zur Folge hat. Die Rezeptoren werden vom Organismus derart eingestellt, daß eine optimale Reizaufnahme gewährleistet ist. Dabei treten folgende physiologische Veränderungen auf, die durch den plötzlich einsetzenden **Sympathikotonus** zu erklären sind:
- Unterbrechung bisheriger Aktivitäten,
- Pupillenerweiterung,
- Tachykardie,
- Hyperventilation,
- erhöhte Sensitivität bestimmter Sinnessysteme,
- periphere Vasokonstriktion in den Extremitäten und der Haut,
- Vasodilatation im Kopfbereich,
- Desynchronisation des EEG: Unterbrechung des Alpha-Rhythmus durch unregelmäßige Beta-Wellen,
- Abnahme des Hautwiderstandes durch die typische Erhöhung der Schweißsekretion,
- generelle Tonuserhöhung der Skelettmuskulatur, eventuell gekoppelt mit einer motorischen Zuwendung zur Reizquelle.

2.2 Aktivations- und Bewußtseinszustände

Lernkasten Fortsetzung — **Aktivation und Aufmerksamkeit**

Habituation

Tritt ein *identischer* Reiz *wiederholt* auf, so schwächt sich die Orientierungsreaktion als Folge einer Gewöhnung allmählich ab. Dieser Vorgang wird als **Habituation** bezeichnet. In der Psychophysiologie kann die Habituation als einfacher Lernprozeß begriffen werden, der sich auch physiologisch über neuronale Elementarmechanismen messen läßt.

Andere, aber von der Habituation abzugrenzende Begriffe, die einen Zustand der Reaktionsabschwächung beschreiben, sind Adaptation und Extinktion. Unter **Adaptation** versteht man eine Reaktionsabschwächung auf andauernd dargebotene Reize. Als **Extinktion** (Löschung) wird eine Reaktionsabschwächung nach Entzug eines Verstärkers verstanden.

Yerkes-Dodson-Gesetz

Nach dem Yerkes-Dodson-Gesetz besteht zwischen Aktivation und Leistung ein sichtbarer Zusammenhang, der sich in Form einer umgekehrt U-förmigen Kurve darstellen läßt.

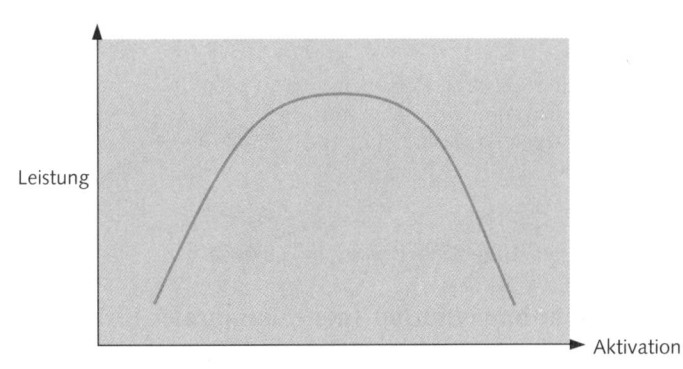

Abb. 2.1 Yerkes-Dodson-Gesetz

Interpretation der Kurve:
Eine optimale Reizverarbeitung ergibt sich bei *mittleren* Aktivationsgraden. Bei zu geringer Aktivation (Müdigkeit) ist die Leistung schwach, mit steigender Aktivation nimmt sie zu und geht bei übermäßiger Aktivation (Angst) wieder zurück. Zusätzlich besteht ein Zusammenhang mit der Schwierigkeit der Aufgaben: Je schwieriger eine Aufgabe ist, desto niedriger liegt das Aktivationsoptimum und umgekehrt.

Lernkasten — **Streß**

Als **Streß** bezeichnet man einen Zustand der Anspannung, in dem Abwehrkräfte mobilisiert werden, um einer bedrohlichen Situation oder einer vermehrten Belastung zu begegnen. Abgesehen von wenigen Ausnahmen (z. B. Flugzeugabsturz) gibt es keine Standardstressoren, d. h. es existieren kaum Reize, die in jedem Fall eine Streßreaktion auslösen. Ob ein Reiz als Stressor wirkt, hängt von der kognitiven Bewertung durch das Individuum ab.

> **Lernkasten Fortsetzung** — **Streß**
>
> **Stressoren** lassen sich **5 Kategorien** zuordnen:
> 1. **Äußere Stressoren**:
>   - Reizüberflutung/Reizdeprivation (Reizentzug),
>   - reale oder simulierte Gefahrensituationen,
>   - Schmerzen.
>
> 2. **Entzug von Reizen, die zur Deprivation von primären Bedürfnissen führen**:
>   - Wasser,
>   - Nahrungsmittel,
>   - Schlaf,
>   - Bewegungsfreiheit,
>   - Wärme.
>
> 3. **Leistungsstressoren**:
>   - Leistungsüberforderung/Leistungsunterforderung,
>   - Prüfungen,
>   - Versagen in Leistungssituationen,
>   - Kritik an der erbrachten Leistung.
>
> 4. **Soziale Stressoren**:
>   - Verlust von nahestehenden Personen,
>   - Isolierung von Eltern und Geschwistern,
>   - Änderung von Lebensgewohnheiten (z.B. durch Ortswechsel),
>   - soziale Isolation,
>   - Partnerkonflikte.
>
> 5. **Lebenskonflikte und Ungewißheit über die Zukunft**
>
> ## Generelles Adaptationssyndrom (neurohumorales Streßmodell)
>
> Einer der Wissenschaftler, die das Phänomen „Streß" wissenschaftlich untersuchten, war Hans SELYE (1952). Nach seiner Theorie lösen Stressoren eine **unspezifische** physiologische Reaktion aus, die er **Generelles Adaptationssyndrom** (GAS) nannte. Andere Autoren bezeichnen sein Modell auch als **neurohumorales Streßmodell**. Das Adaptationssyndrom verläuft in drei Phasen. Diese Phasen werden jedoch nur durchlaufen, wenn massive und langanhaltende Streßsituationen auf einen Organismus einwirken.
> 1. **Alarmreaktion**: Unmittelbar nach Einwirkung eines Stressors entwickelt sich ein *Schockstadium*, das durch den Abfall vieler physiologischer Parameter gekennzeichnet ist. Mit dieser Tatsache versucht das IMPP immer mal wieder, die Prüflinge zu testen, indem es Fragen vorgibt, die das Gegenteil behaupten. Eine Erhöhung vieler physiologischer Parameter erfolgt jedoch erst in der *Gegenschockphase* (Anstieg von Herz- und Atemfrequenz sowie Blutdruck, Pupillenerweiterung, vermehrte Ausschüttung von Adrenalin und Noradrenalin (Katecholamine), Mobilisierung von ACTH und Kortisol).
> 2. **Widerstandsphase** (Resistenz): Bei länger anhaltender bzw. wiederholter Belastung werden die Produktion von Nebennierenrindenhormonen (Kortisol) gesteigert und alle körperlichen Energiereserven mobilisiert, um die Streßreaktion zu überwinden. Für die Reaktion „unwichtige" physiologische Mechanismen, wie z.B. die Sexualfunktion, werden herabgesetzt (Anstieg des Blutzuckerspiegels, Steigerung der Gefäßempfindlichkeit für Adrenalin und Noradrenalin, Herabsetzung der Schilddrüsen- und Sexualfunktion, Unterbre-

Lernkasten Fortsetzung	Streß

chung des Menstruationszyklus). Der Widerstand gegenüber dem ursprünglichen, weiter andauernden Streß wird dadurch herabgesetzt. Treten jedoch in dieser Situation *neue* Anforderungen auf, ist die Widerstandskraft diesen gegenüber herabgesetzt.
3. **Erschöpfungsphase**: In dieser Phase kommt es zur Dekompensation des Organismus (herabgesetzte Immunfunktion, Auftreten von organischen Beeinträchtigungen, wie z. B. Herzinfarkt).

Mit Hilfe des Streßmodells nach SELYE lassen sich Zusammenhänge zwischen Stressoren und pathophysiologischen Veränderungen erklären. Psychosomatische Erkrankungen und funktionelle Störungen sind demnach Folgeerscheinungen von Überlastungen und Überforderungen und einem dadurch bedingten Verlust des körperlichen Gleichgewichts.

Coping-Modell von Lazarus und Launier

In belastenden Situationen hängt die Handlungsbereitschaft einer Person entscheidend von ihrer Einschätzung ab, wie sie die Situation bewältigen kann (Coping). Das **Coping-Modell von LAZARUS und LAUNIER** beschreibt schrittweise ablaufende, kognitive Bewertungen, die von entscheidender Bedeutung für die adäquate Bewältigung einer Situation/eines Reizes sind:
▶ **Primäre Bewertung (primary appraisal)**: Einschätzung der subjektiven Bedeutung einer Situation (negativ, positiv, nichtssagend) als Voraussetzung für die Intensität und Qualität einer emotionalen Reaktion.
▶ **Sekundäre Bewertung (secondary appraisal)**: Einschätzung der zur Verfügung stehenden Bewältigungsmöglichkeiten. Rückkopplung mit der primären Bewertung.
▶ **Einsatz einer Bewältigungsstrategie (coping)**:
  1. Art der Bewältigung
     – problemorientiert: Änderung der Beziehung zur Situation/zum Reiz.
     – emotionsorientiert: Änderung der durch die bedrohliche Situation/den bedrohlichen Reiz ausgelösten Emotionen
  2. Wichtigste Strategien
     – Aktion (Flucht, Angriff),
     – Aktionshemmung (Unterdrückung der eigentlich geplanten Aktion),
     – Informationssuche (Suche nach möglichen Auswegen),
     – intrapsychische oder kognitive Prozesse (z.B. Abwehrmechanismen, wie Verleugnung etc.)
▶ **Neubewertung (reappraisal)**: Bewertung des Erfolgs der eingesetzten Strategie. Bei Mißerfolg erneuter Ausgangspunkt für die primäre Bewertung.

Bei dem Copingmodell von LAZARUS und LAUNIER stehen die Arten der Streßbewältigung im Vordergrund. Ob ein Individuum einen Reiz als Stressor einstuft, hängt jedoch auch maßgeblich von der Wahrnehmung des einzelnen ab.
Zu den Hauptformen des **Coping im Krankheitsfall** gehören:
▶ Informationssuche,
▶ direktes (sofortiges) Handeln,
▶ Nichthandeln, Vermeiden von Aktivitäten (Fatalismus),
▶ intrapsychische Reaktionen,
▶ Hilfesuchen bei anderen.

Psychophysiologie

Lernkasten	Zirkadiane Rhythmen

Viele physiologische, endokrine und auch psychische Grundfunktionen variieren periodisch. Diese Rhythmen folgen oft einem Tagesverlauf und werden dann als zirkadian (circa = etwa, diane = Tag) bezeichnet. Daneben beobachtet man aber auch Monats- und Jahresverläufe.

Beispiele für **Grundfunktionen**, die einem zirkadianen Rhythmus unterliegen:
- Schwankungen der Körpertemperatur,
- Blutspiegelschwankungen zahlreicher Hormone (z.B. das zu den Catecholaminen zählende Adrenalin und Kortisol),
- Natrium- und Kalium-Ausscheidung,
- das Harnvolumen,
- die körperliche Aktivität und Leistungsfähigkeit.

Die Hoch- und Tiefpunkte können individuell variieren. Meist wird ein Leistungstief um 2 Uhr nachts und um 14 Uhr beobachtet.

Gesteuert werden die Rhythmen von zentralnervösen Schrittmachern, die im Nucleus suprachiasmaticus des Hypothalamus liegen. Zusätzlich besteht allerdings eine Abhängigkeit von Außenreizen, vor allem von Licht (Tageslänge) und sozialen Reizen.

Wird ein Individuum **von physikalischen und sozialen Zeitgebern isoliert**, geht der Rhythmus nicht verloren, sondern es bildet sich in der Regel ein Rhythmus aus, der etwa bei 25 Stunden liegt.

2.2.a   Antwort: D

Streßreaktionen entstehen vor allem aufgrund
- mangelnder Vorhersehbarkeit und Kontrollierbarkeit (B und E sind falsch)
- unzureichender Möglichkeit der Bewältigung (A ist falsch)
- fehlender sozialer Unterstützung.

Weiterhin ist gut vorstellbar, daß eine Situation umso streßbehafteter ist, je weniger sie dem Individuum vertraut vorkommt (C ist falsch) und je weniger sich die Wahrscheinlichkeit des Auftretens einschätzen läßt (D ist richtig).

Diese Erkenntnisse bilden die Grundlagen für die Bewältigungstheorien der **Life-event-Forschung** (☞ Lernkasten: Live-event-Forschung).

2.2.b   Antwort: D

Die **Schlafarchitektur** kann vor allem durch Medikamente (z.B. **Barbiturate** (C)) oder Genußmittel (Nikotin, Koffein, **Alkohol** (A)) beeinflußt werden. Bei längerfristiger Einnahme von Barbituraten kommt es z.B. zu einer Hemmung der REM-Schlafphasen, die nach dem Absetzen für längere Zeit verstärkt auftreten (**Rebound-Phänomen**). Der natürliche Ablauf der Schlafphasen wird aber auch durch **Schichtarbeit** (E) oder durch schnelles Reisen in andere Zeitzonen (jet lag) gestört. Dabei handelt es sich meist um reversible Störungen. Auch bei psychischen Erkrankungen kann eine Störung des normalen Schlafablaufes ein Begleitsymptom sein. Daher wird z.B. bei der **Depression** (B) eine Schlafentzugstherapie, speziell der zweiten Nachthälfte, angewandt.

Bei der **Pseudoinsomnie** (D) handelt es sich um ein weitverbreitetes Phänomen, bei dem die Patienten der Auffassung sind, unter Schlafstörungen zu leiden, sich diese Auffassung durch objektive Parameter im Schlaflabor aber nicht bestätigen läßt. Hintergrund sind oft psychische Probleme oder Überlastung. Solche Patienten werden leider viel zu oft und nutzlos mit Schlafmitteln therapiert!

2.2.c — Antwort: D

Die Verhaltensmedizin bietet verschiedene Ansätze zur **Behandlung chronischer und akuter Schmerzen**. Folgende Verfahren werden dabei unterschieden:
1. Kognitiv-**behaviorale/verhaltenstherapeutische Verfahren** gehen davon aus, daß die Bewertung des Schmerzes eine sehr wichtige Rolle spielt (Lösungen A, B, C, E).
2. **Operante Verfahren** basieren auf der Vorstellung, daß Schmerzempfinden auf Lernprozessen beruht, d.h. positive Konsequenzen erhöhen und negative Konsequenzen vermindern die Auftretenswahrscheinlichkeit von Schmerzen. In diesem Zusammenhang wird u.a. die **zeitkontingente** und keinesfalls die schmerzkontingente **Schmerzmittelgabe** (also die Verabreichung nach Zeitschema und nicht nach Bedarf) eingesetzt. Aussage D ist also im doppelten Sinne falsch!
3. **Psychobiologisch begründete Verfahren** berücksichtigen – wie der Name schon sagt – neben den biologischen Fakten auch den psychischen Aspekt des Schmerzes (Beispiel ist der Schmerz-Muskelverspannungs-Schmerz-Zirkel).

Bei Bedarf nach Vertiefung ☞ Lernkasten: Schmerz.

2.2.d — Antwort: A
2.2.e — Antwort: E

In den **REM-Schlafphasen** kommt es häufiger zu **Traumerlebnissen** als in den NREM-Phasen. Diese Träume sind zusätzlich eher plastisch-bildhaft, im Gegensatz zu eher abstrakt-anschaulichen Träumen in den NREM-Phasen.
Delta-Wellen überwiegen im **Schlafstadium 4 (Tiefschlaf)**, sind aber zumindest zu 50% vorhanden.

Zu den übrigen Schlafstadien ☞ Lernkasten: Schlaf.

2.2.f — Antwort: A
2.2.g — Antwort: E

Im **psychoneuroendokrinen Streßmodell nach HENRY** wird die Beziehung von Streßreizen und endokrinologischen Reaktionen dargestellt. Da endokrinologische Reaktionen normalerweise sehr komplex sind, in diesem Modell jedoch sehr vereinfacht dargestellt werden, ist es oftmals kritisiert worden. Dem Modell liegen drei grundlegende Wege der Steßverarbeitung zugrunde (Ärger – Furcht – Depression), an deren Anfang jeweils die Wahrnehmung des Streßreizes steht. Nach Verarbeitung im Großhirnkortex kommt es zu einer emotionalen Bewertung der Situation, für die es nach diesem Modell drei Möglichkeiten gibt:

▶ **Bewertung als Furcht**: Weiterverarbeitung findet vor allem in den basalen Amygdalakernen statt. Als Verhalten folgt Fluchtverhalten/Anstrengung. Hormonell dominiert eine **Adrenalinausschüttung** (A), der Anstieg von Noradrenalin und Cortisol ist geringer.
▶ **Bewertung als Ärger**: Weiterverarbeitung vorwiegend in den zentralen Kernen des Corpus amygdalae. Das resultierende Verhalten ist Kampf/Anstrengung und geht mit einer starken kardiovaskulären Reaktion (Herzfrequenz- und Blutdruckanstieg) einher. Endokrinologisch dominiert ein **Noradrenalinanstieg**. Auch der **Testosteronspiegel** steigt (B), wohingegen der Cortisolspiegel jedoch unverändert bleibt.
▶ **Bewertung als Depression**: Weiterverarbeitung vornehmlich im Hippocampus. Resultat ist ein Verhalten, das sich als hilflos/unterordnend charakterisieren läßt. Endokrinologisch dominiert die **Cortisolausschüttung**. Weiterhin kommt es zu einem **Testosteronabfall**

zu (E) Der Katecholaminspiegel verändert sich nicht.

2.2.1 — Antwort: D

Eine in Abwandlung immer wieder gerne gestellte Frage! Deshalb sollte man sich die verschiedenen Schlafstadien im Lernkasten: Schlaf nochmals einprägen.

zu (A) Hier ist wohl desynchronisiert statt desorganisiert gemeint und damit auf die EEG-Aktivität im REM-Schlaf angespielt, bei dem es zu einem Tonus- und damit auch Kontrollverlust kommt.

2.2.2 — Antwort: B

Der Patient leidet unter **Narkolepsie** (B). Dieses seltene Krankheitsbild ist gekennzeichnet durch anfallsweisen, unüberwindlichen Schlafzwang am Tage (über eine Dauer von 1-30 min), der mit Tonusverlust der Muskulatur einhergeht.

zu (A), (C) und (E) Mit dem Begriff **Insomnie** wird das der Narkolepsie entgegengesetzte Krankheitsbild beschrieben: Schlaflosigkeit, die **idiopathisch** (ohne erkennbare Ursache) oder als Folge einer organischen oder psychischen Erkrankung (**sekundär**) bzw. ohne tatsächlichen Krankheitswert (**Pseudoinsomnie**) auftreten kann.

zu (D) **Schlaflähmungen** sind Lähmungen peripherer Nerven (z.B. Ulnarislähmung durch ungeschickte Seitenlage auf dem Arm, man sagt ja auch ugs. „mein Arm ist eingeschlafen"), die besonders bei Alkohol- oder Schlafmittelabusus auftreten können.

2.2.3 — Antwort: B

☞ Lernkasten: Schmerz

2.2.4 — Antwort: B

☞ Lernkasten: Aktivation und Aufmerksamkeit
Bei der **Orientierungsreaktion** wird in der Regel kein Fluchtverhalten ausgelöst (B ist falsch).

2.2.5 — Antwort: B

Die **subjektive Schmerzkontrolle** ist ein bedeutender Aspekt in der Behandlung meist chronischer Schmerzzustände. Bei **kognitiv-verhaltenstherapeutischen Verfahren** steht dabei die Analyse der schmerzauslösenden und/oder -aufrechterhaltenden Bedingungen im Vordergrund (A). Der Patient lernt, schmerzauslösende Bedingungen zu identifizieren und mit Hilfe von speziellen Bewältigungsstrategien besser mit Schmerzen umzugehen bzw. sie zu reduzieren. Es werden Techniken der Aufmerksamkeitslenkung und Selbstinstruktionstraining (E), wie z.B. Entspannungstraining, mentale Bewältigungsfertigkeiten (C, D), vermittelt.

zu (B) Das Aufdecken und Durcharbeiten frühkindlicher Traumen ist ein Schwerpunkt der **Psychoanalyse oder Tiefenpsychologie** (B ist falsch).

2.2.6   Antwort: C

Es ist wohl am besten, die Zahlen einfach auswendig zu lernen!
Mit Hilfe des Elektroenzephalogramms (EEG) können **unterschiedliche Schlafstadien** voneinander abgegrenzt werden.
1. **Angespannter Wachzustand**: Beta-Wellen mit einer Frequenz von 13 - ca. 30 Hz.
2. **Entspannter Wachzustand**: Alpha-Wellen mit einer Frequenz von 8.0 - 13 Hz.
3. **Einschlafen**: Theta-Wellen mit einer Frequenz von 4.0 - 8 Hz.
4. **Tiefschlaf**: Delta-Wellen, mit einer Frequenz von 0.5 - 4 Hz.

Bei einem Wechsel vom entspannten Wachzustand mit geschlossenen Augen zu einem angespannten Wachzustand mit geöffneten Augen (z.B. als Reaktion auf einen Außenreiz) ist ein Wechsel von Alpha- zu Beta-Wellen im EEG (also von 8-13 Hz auf 13-30 Hz) zu beobachten (C).

- zu (A) Hiermit sind Schlafspindeln gemeint, die während der Einschlafphase zu sehen sind.
- zu (B) Sensorisch evozierte Potentialschwankungen im EEG werden nicht durch die Zuwendung zu einem Außenreiz hervorgerufen.
- zu (D) Ein Frequenzspektrumswechsel vom α-Band ins δ-Band läßt auf einen Bewußtseinswechsel vom entspannten Wachzustand zum Tiefschlaf schließen.
- zu (E) Eine zunehmende Amplitude der Wellen ist von den Beta-Wellen in Richtung auf Delta-Wellen zu beobachten.

2.2.7   Antwort: A

☞ Lernkasten: Aktivation und Aufmerksamkeit
- zu (A) **Adaptation**: Reaktionsabschwächung auf andauernd dargebotene Reize, sie steht nicht in Zusammenhang mit den Komponenten einer Orientierungsreaktion.

2.2.8   Antwort: B

Auf jede Art von **Schlafentzug** folgt ein **Nachholeffekt (Rebound-Phänomen)**. Die nachgeholte Schlafzeit ist jedoch kürzer als der tatsächliche Schlafentzug (auch bei langem REM-Schlafentzug werden insgesamt nur etwa 30% der verlorenen REM-Schlafdauer nachgeholt). Auch bei maximalen Schlafentzugszeiten reichen meist 11-13 Stunden zur Kompensation aus.
In der ersten Erholungsnacht **nach totalem Schlafentzug** werden vor allem die Tiefschlafphasen (NREM-Stadium 4) (1 ist richtig, 4 ist falsch), in der zweiten überwiegend REM-Schlaf (2 ist falsch) nachgeholt. Die Gesamtschlafzeit ist dabei verlängert (3).

2.2.9   Antwort: C

Der Begriff **Aktivation** beschreibt die Bereitschaft des Organismus, Reize wahrzunehmen, zu verarbeiten und darauf zu reagieren. Die Beziehung zwischen Reizintensität und Erregungszustand ist jedoch nicht linear. Gesteuert wird die Aktivation vom aufsteigenden retikulären Aktivationssystem (ARA), welches im Hirnstamm lokalisiert ist. Der Begriff läßt sich durch die Dimensionen **Gerichtetheit, Intensität und Valenz** (Bewertungsaspekt) beschreiben. Nicht jedoch durch den Begriff **Adaptation**, denn hierdurch wird eine **Reaktionsabschwächung** auf andauernd dargebotene Reize beschrieben!

2.2.10	Antwort: E
2.2.11	Antwort: B

Gemeinsamer Kommentar
Zu den EEG-Veränderungen bei den Schlafstadien ☞ Lernkasten: Schlaf.
Im **angespannten Wachzustand** ist der EEG-Rhythmus desynchron und weist ein hochfrequentes Beta-Band mit niedriger Amplitude auf.
zu (A) Einschlafstadium
zu (C) Diese Beschreibung ist nicht zuzuordnen, da nicht genau klar ist, was das IMPP mit isoelektrischer Aktivität meint. Große langsame Wellen sind am ehesten Theta-Wellen (sog. Sägezahnwellen). Vielleicht handelt es sich hierbei um eine absichtliche Irreführung.
zu (D) Leichtschlaf

2.2.12	Antwort: E

Der Begriff **Psychomotorik** beschreibt das meßbare Ausdrucksverhalten einer Person. Die Psychomotorik wird durch den **Antrieb** (Motivation, Wille, Bedürfnisse) bestimmt und kann gesteigert, enthemmt oder gehemmt sein. Alle in der Frage genannten Komponenten sind experimentell erfaßbare Dimensionen der Psychomotorik.

2.2.13	Antwort: E

Als **Streß** wird ein Zustand der Anspannung bezeichnet, in dem Abwehrkräfte mobilisiert werden, die zur Bewältigung einer bedrohlichen Situation oder einer extremen Belastung dienen. Eine Streßreaktion wird begünstigt, wenn **neue** Ereignisse (**1**) auftreten, die negativ erlebt werden und weder **kontrollierbar** noch **vorhersehbar** sind. Vor allem durch die Unkontrollierbarkeit und die Unvorhersehbarkeit wird eine **Bewältigungs- und Bedeutungsungewißheit** hervorgerufen. Streß wird auch durch **eine Erhöhung der Anpassungsgeschwindigkeiten** hervorgerufen. Die Leistungsfähigkeit kann dann vermindert sein oder die Anforderungen erhöhen sich. Ein in der Frage nicht erwähnter Aspekt ist die **Erhöhung des Anpassungsdrucks**. Hierdurch wird die Streßsituation positiv, im gleichen Zug aber auch die Motivation negativ beeinträchtigt.
Zur Vertiefung ☞ Lernkasten: Streß.

2.2.14	Antwort: C

Als **zirkadiane Rhythmen** werden physiologische Grundfunktionen bezeichnet, die periodisch im Tagesverlauf schwanken. Neben der **Körpertemperatur** (**2**) gehören dazu auch **Blutspiegelschwankungen zahlreicher Hormone** (**1**), Natrium- und Kaliumausscheidung, das Harnvolumen sowie **körperliche Aktivität und Leistungsfähigkeit** (**4**).
REM- und NREM-Zyklen sind Schlafstadien, die jedoch keinem tagesabhängigen Zyklus unterliegen (☞ auch Lernkasten: Schlaf).

2.2.15 — Antwort: C

REM-Schlafphasen zeigen eine **desynchronisierte EEG-Aktivität** mit **niedrigen Amplituden**, ähnlich wie während der Einschlafphase (**1** ist also falsch). Der Tonus der Haltemuskulatur ist erniedrigt, dazwischen eingestreut sind phasische Muskelaktivitäten, wie z.B. Zuckungen.
Zur Vertiefung des häufig abgefragten Themas ☞ Lernkasten: Schlaf

2.2.16 — Antwort: ***

Diese Frage wurde nicht gewertet, weil hierzu zwei Lösungsmöglichkeiten zutreffen. Betrachtet man die Frage unter dem **praktischen Aspekt**, so stimmt es, daß Penisreaktionen während des Schlafes zur differentialdiagnostischen Abklärung organischer versus psychischer Erektionsstörungen herangezogen werden können, weil im Schlaf die Erregung der Genitalorgane des Mannes in der Regel nicht mit bewußtem sexuellen Empfinden einhergeht (**A**).
Wenn wir die Kausalverknüpfung allerdings unter dem **biomedizinischen Gesichtspunkt** betrachten, so müßte es strenggenommen heißen: ...weil sich nur bei organischen Störungen keine Erektionen im REM-Schlaf beobachten lassen. Daher ist die Verknüpfung als falsch zu werten und die Lösung wäre (**B**).

2.2.17 — Antwort: E

☞ Lernkasten: Schmerz
Die psychologische Schmerztherapie bietet folgende Möglichkeiten:
- **Entspannungstherapie** (**1**) zur Reduktion der schmerzbedingten Anspannung in Form von autogenem Training, der progressiven Muskelrelaxation oder dem **Biofeedback** (**2**)
- **Kognitive Verhaltenstherapie** (**3**) beruht auf der Vorstellung, daß die Bewertung des Schmerzes das Schmerzempfinden entscheidend beeinflußt. Der Patient wird daher dazu angehalten, den Teufelskreis zwischen negativer Bewertung und verstärktem Schmerzempfinden zu unterbrechen, indem er z.B. den Schmerz verstärkende Faktoren meidet und sich darüber bewußt wird, daß negative Bewertung den Schmerz steigert.
- Operante Verfahren (**4**): Basis hierfür ist die Vorstellung, daß Schmerzempfinden auf Lernprozessen beruht. Mit Hilfe dieser Verfahren soll der Schmerz gewissermaßen „verlernt" werden, indem z.B. das Schmerzverhalten ignoriert wird oder andere körperliche Aktivitäten des Patienten gefördert werden.

2.2.18 — Antwort: A

Die vorliegende Frage thematisiert das **operante Verfahren** der Schmerztherapie, dessen Grundlage die Vorstellung ist, daß Schmerzempfinden auf Lernprozessen beruht **und positive Konsequenzen das Auftreten der Schmerzen fördern**. Hierzu gehört die unter (**A**) beschriebene Situation, die sich **kontraproduktiv auf eine Therapie auswirkt**.
Die unter (**B**) – (**E**) beschriebenen Situationen, bzw. Verhaltensweisen stellen negative Konsequenzen dar und vermindern somit das Auftreten von Schmerzverhalten.

2.2.19 — Antwort: A

Wenn, wie in dem Beispiel erläutert, eine Reaktionsabschwächung auf andauernd angebotene Reize vorliegt, dann bezeichnet man diesen Vorgang als **Adaptation** (☞ Lernkasten: Aktivation und Aufmerksamkeit)

zu (B) **Akkomodation**: Funktionelle Anpassung des Organismus bzw. eines Organs an eine Aufgabe (bekanntestes Beispiel ist die Akkomodation des Auges an Objekte in unterschiedlichen Entfernungen).

zu (C) **Assimilation**: Im Rahmen der Wahrnehmungsphysiologie beschreibt dieser Begriff die Betonung von Stimulusähnlichkeiten (Objekte mit ähnlichem Farbton werden als gleichfarbig angesehen).

zu (D) **Extinktion**: Begriff aus dem Bereich der Lernpsychologie, der eine Reaktionsabschwächung nach Entzug eines Verstärkers bezeichnet (z.B. bei fehlender Belohnung mit „Leckerchen" bringt der Hund keine Pantoffeln mehr).

zu (E) **Transduktion**: Vorgänge, die es möglich machen, chemische oder physikalische Reize für das Gehirn als Information verständlich zu machen (z.B. Umwandlung physikalischer Prozesse in Reizinformationen für das Gehirn durch das Gleichgewichtsorgan des Innenohres).

2.2.20 — Antwort: D

Die **Life-events** sind **kritische Ereignisse**, die von einem Individuum eine Anpassung an veränderte Lebensumstände fordern und als psycho-soziale Stressoren wirken. Dabei ist völlig nebensächlich, ob es sich um positive (Geburt eines Kindes) oder negative Ereignisse (Tod eines Partners) handelt. Mißlingt die Anpassung an die veränderten Lebensumstände, so entsteht ein **erhöhtes Risiko für das Auftreten von psychischen oder physischen Erkrankungen**. Daraus folgt, daß Aussagen **2** und **3** richtig sind, Aussage **4** dagegen falsch.

Bei Aussage (**1**) ist genau das Gegenteil der Fall: Bei **plötzlichem Tod** kommt es in der Regel zu einer **stärkeren psychischen Reaktion** als bei Tod nach einem chronischen Leiden, da man viel weniger Zeit hat, sich bereits im Vorfeld mit dem Gedanken des Todes auseinanderzusetzen.

Sollte der Wunsch nach Zusatzinformationen bestehen, ☞ Lernkasten: Life-event-Forschung.

2.2.21 — Antwort: B

☞ Lernkasten: Schlaf

2.2.22 — Antwort: C

☞ Lernkasten: Schlaf

2.2.23 — Antwort: C

☞ Lernkasten: Streß

zu (3) Hierbei handelt es sich um die Definition der **sekundären Bewertung**!

2.2.24 — Antwort: C

☞ Lernkasten: Life-event-Forschung
zu (3) Eine **individuelle Vulnerabilität** bei der Life-event-Belastung kann nicht vorhergesagt werden.

2.2.25 — Antwort: C

☞ Lernkasten: Aktivation und Aufmerksamkeit, Orientierungsreaktion
zu (C) Der Alpha-Rhythmus wird von unregelmäßigen Beta-Wellen unterbrochen.

2.2.26 — Antwort: A

☞ Lernkasten: Aktivation und Aufmerksamkeit, YERKES-DODSON-Gesetz
zu (1) Stimmt nur bis zu dem Punkt, an dem das Maximum überschritten wird. Bei zu hoher Aktivation (Angst) fällt die Leistung wieder ab.

2.2.27 — Antwort: C

☞ Lernkasten: Aktivation und Aufmerksamkeit
zu (B) **Assimilation** ist ein Phänomen der visuellen Wahrnehmung, bei dem Flächen mit leichten Helligkeitsvariationen als gleichmäßig hell bzw. gleichmäßig dunkel erlebt werden.
zu (D) **Konditionierung**: Prinzipiell wird zwischen Klassischer (respondenter) und Operanter Konditionierung unterschieden. Bei der Klassischen Konditionierung kommt es zu einer Verknüpfung zwischen dem eine unbedingte Reaktion (Speichelfluß) auslösenden unbedingten Reiz (Futter) und einem neutralen Reiz (Klingelton). Diese Verknüpfung bewirkt, daß auch der neutrale Reiz alleine reaktionsauslösend und somit zum bedingten Reiz wird. Bei der Operanten Konditionierung wird die Auftretenswahrscheinlichkeit einer bestimmten Verhaltensweise durch positive/negative Verstärkung gefördert. (☞ Kap. 4)

2.2.28 — Antwort: B

☞ Lernkasten: Schmerz, Schmerzverarbeitung

2.2.29 — Antwort: D

☞ Lernkasten: Aktivation und Aufmerksamkeit, Orientierungsreaktion
zu (D) Bei der Orientierungsreaktion kommt es zu einer Unterbrechung der bisherigen motorischen Aktivität, nicht zu einer Erhöhung.

2.2.30 — Antwort: C

☞ Lernkasten: Schlaf
zu (1) Die REM-Phasen werden in der zweiten Nachthälfte länger.
zu (3) Nach Schlafentzug kommt es nie zur vollständigen Kompensation. Auch bei langem REM-Schlafentzug wird nur etwa **30 % der verlorenen REM-Schlafdauer nachgeholt**.

2.2.31 — Antwort: A
☞ Lernkasten: Life-event-Forschung
zu (4) Das Gegenteil ist der Fall: als besonders kritisch werden solche Lebensereignisse angesehen, die **wenig kontrollier- und vorhersehbar** sind.

2.2.32 — Antwort: D
Das **Monaminerge System** des ZNS ist nicht ausschließlich auf bestimmte Hirnareale beschränkt. Es wird durch seine **Transmittersubstanzen** Dopamin, Noradrenalin und Serotonin gekennzeichnet und erfüllt zahlreiche Aufgaben. Das bekannteste Gehirnareal mit dopaminergen Nervenzellen ist die **Substantia nigra**, welche im Mittelhirn, in der sog. Haube (Tegmentum mesencephali), zu finden ist. Ein Dopamindefizit in diesem Areal steht in engem Zusammenhang mit dem Morbus Parkinson.
Ein weiteres dopaminerges System, welches für die Empfindung von **Lust und Wohlbefinden** zuständig ist, findet sich zwischen der Nervenzellgruppe 10 im Mesencephalon und Anteilen des limbischen Systems. Als Neurotransmitter sind neben den oben genannten auch Endorphine und glutamaterge Substanzen zu finden.
Auch in anderen Hirnarealen, in denen durch Stimulation Wohlbefinden ausgelöst werden kann, sind Endorphine in hoher Konzentration enthalten (3). Ähnlich ihrem synthetischen Verwandten, dem Morphium, lösen endogene Morphine eine euphorisierende Wirkung aus, die durch Anregung zu Leistungssteigerung führt. Derartige Substanzen sollen auch bei körperlicher Ertüchtigung (z.B. Joggen) freigesetzt werden.
zu (2) Eine Verabreichung von Dopaminantagonisten würde gerade das Gegenteil des gewünschten Effekts hervorrufen.

2.2.33 — Antwort: A
☞ Lernkasten: Schlaf

2.2.34 — Antwort: C
☞ Lernkasten: Streß
zu (2) ☞ Lernkasten: Life-event-Forschung

2.2.35 — Antwort: C
☞ Lernkasten: Aktivation und Aufmerksamkeit
Habituation kann aus psychophysiologischer Sicht als **einfacher Lernprozeß** bezeichnet werden. Insofern ist die erste Aussage also richtig. Was allerdings dieser Lernprozeß mit Assoziation (Verknüpfung von Vorstellungen, von denen eine durch die andere hervorgerufen wird) zu tun hat, ist mir leider schleierhaft.
Bei der Habituation kommt es zu einer **Abschwächung der Reaktion** auf wiederholt dargebotene, identische Reize. Aussage 2 ist also falsch.

2.2.36 — Antwort: E
☞ Lernkasten: Life-event-Forschung

2.2.37 — Antwort: D
☞ Lernkasten: Schmerz, Schmerztherapie

2.2.38 — Antwort: A
☞ Lernkasten: Schlaf

zu (1) Nach dem Wecken aus den REM-Phasen werden zu **60–90% plastisch bildhafte Träume** geschildert. Die REM-Phasen nehmen gegen Ende der Schlafphase an Länge zu.

zu (2) Auf jede Art von **Schlafentzug** erfolgt ein Nachholeffekt (Rebound), d.h. der Anteil des REM-Schlafes nimmt zu. Allerdings kommt es niemals zu einer vollständigen Kompensation, meist werden insgesamt nur etwa 30 % nachgeholt.

zu (3) Im **ersten Nachtdrittel** dauern die REM-Phasen nur wenige Minuten. Erst in der zweiten Nachthälfte werden sie länger und dauern dann durchschnittlich 20–30 min.

2.2.39 — Antwort: A

Dem IMPP scheint hier bei der Fragenformulierung ein Tippfehler unterlaufen zu sein. Meiner Meinung nach geht es in dieser Frage um **psychogene Schmerzkonzepte**! Das **Konzept der Psychogenese** dient als ein Modell zur Erklärung chronischer Schmerzen. Es basiert auf dem Phänomen, daß körperlicher Schmerz durch eine Analyse der Biografie und der aktuellen Konfliktsituation verständlich wird. Zur Erklärung dieses Phänomens zogen HOFFMANN und EGLA das von FREUD entwickelte *Konversionsmodell* heran. Konversion bedeutet nach FREUD, daß seelischer Schmerz in körperlichen Schmerz umgewandelt wird, weil dieser Zustand für den Patienten leichter zu ertragen ist oder dem Patienten andere Vorteile (z.B. Krankheitsgewinn, Scheinlösung der Konflikte) bietet. Der körperliche Schmerz erfüllt dabei folgende Funktionen:

▶ **Sühne für erlebte Schuld**: Entlastung von Schuldgefühlen durch körperlichen Schmerz (**1**).
▶ **Kompensation eines Verlustes**: Schmerz symbolisiert das Weiterbestehen einer bedrohten oder bereits beendeten Beziehung und ist somit ein verläßlicher Begleiter (**2**).
▶ **Chiffrierung seelischen Schmerzes**: Schmerzhafte seelische Erlebnisse werden verleugnet und sind damit für das Bewußtsein nicht mehr zugreifbar.
▶ **Verringerung des Leidens**: Körperlicher Schmerz ist für Patienten einfacher zu ertragen als psychische Probleme, da erstere keine Auseinandersetzung mit der eigenen Person, der Sinnhaftigkeit des Lebens etc. notwendig machen.
▶ **Entlastung von Konflikten**: Durch körperliche Schmerzen werden aggressive Impulse unterdrückt und der Patient wird von Selbstvorwürfen und Gewissenskonflikten entlastet.

Bei den Antwortmöglichkeiten **3 – 4** handelt es sich offensichtlich nicht um Komponenten dieses Konzeptes (☞ dazu auch Lernkasten: Schmerz, Schmerztherapie).

2.2.40 — Antwort: D

☞ Lernkasten: Streß
Im **Widerstandsstadium** ist durch die einsetzenden physiologischen Reaktionen zwar der Widerstand gegenüber dem bestehenden Streß erhöht, gegenüber neu eintretenden Anforderungen jedoch herabgesetzt. Aussage 1 ist falsch.
Mit dem Anstieg der **Kortisolausschüttung** ist eine Energiemobilisierung verbunden (z.B. Anstieg des Blutzuckerspiegels), Aussage 2 ist richtig.

2.2.41 — Antwort: C

☞ Lernkasten: Aktivation und Aufmerksamkeit, Orientierungsreaktion
zu (1) Im EEG: Unterbrechung des Alpha-Rhythmus durch unregelmäßige Beta-Wellen.
zu (2) Die Reizschwelle für visuelle und auditive Reize muß erniedrigt werden, da sonst keine optimale Reizaufnahme stattfinden kann.

2.2.42 — Antwort: C

☞ Lernkasten: Schmerz, Schmerztherapie
Aussage 1 ist richtig: Wirksame Verfahren zur Therapie chronischer Schmerzen sind **Progressive Muskelrelaxation**, Autogenes Training und Biofeedback. Alle diese Verfahren beruhen darauf, die **Beziehung Angst-Verspannung-Schmerzen**, die oftmals in einem Circulus vitiosus endet, zu unterbrechen. Bei der Progressiven Muskelrelaxation wird von dem Patienten die muskuläre Entspannung nach einer Phase der bewußt erzeugten Anspannung als sehr angenehm und entspannend erlebt. Nach entsprechender Übung kann der Patient diese Entspannung bei auftretenden Schmerzen selbst anwenden.
Aussage 2 wird vom IMPP als falsch angegeben, nach meiner Meinung ist diese Entscheidung jedoch strittig. Natürlich muß nicht zwangsläufig eine lineare Beziehung zwischen Schmerz und muskulärer Verspannung bestehen. Gerade bei chronischen Schmerzzuständen überwiegt wahrscheinlich die Verspannung deutlich aufgrund der Dauer des Schmerzzustandes. Definitive Daten hierzu habe ich jedoch bei meiner Recherche nicht gefunden.

2.2.43 — Antwort: D

Die erste Aussage ist falsch und Du hast das IMPP sicherlich sofort aufgrund des Wortes „generell" entlarvt! Ganz das Gegenteil ist nämlich der Fall: Streßreaktionen treten besonders dann deutlich hervor, wenn Stressoren **nicht vorhersehbar und kontrollierbar** erscheinen und **keine soziale Unterstützung** geboten wird.
Die zweite Aussage ist richtig: Bei **erwarteten positiven oder negativen Ereignissen** können bereits im Vorfeld Streßreaktionen auftreten, die zur Bewältigung des zukünftigen Ereignisses beitragen können.

2.2.44 — Antwort: D

☞ Lernkasten: Schmerz
zu (3) Bei der klinischen Erfassung der Schmerzintensität können Adjektivskalen und visuelle Analogskalen angewendet werden. Es ist mir nicht klar, warum die Lösungsmöglichkeit nicht miteinbezogen wurde.

2.2.45 — Antwort: D

☞ Lernkasten: Streß
Aussagen **1–3** gehören in die Kategorie „**primäre Bewertung**" nach LAZARUS und LAUNIER, weil hier lediglich eine Einschätzung erfolgt, ob eine bestimmte Situation irrelevant, günstig oder belastend ist. Aussage **4** hingegen beinhaltet bereits eine Einschätzung über die zur Bewältigung der Situation zur Verfügung stehenden Mittel und gehört damit zur „**sekundären Bewertung**".

2.2.46 — Antwort: C

☞ Lernkasten: Schlaf
Mit Hilfe der Methode des **Schlafentzuges** konnten viele Erkenntnisse über die psycho-physiologische Bedeutung einzelner Schlafstadien gewonnen werden. Dabei gibt es unterschiedliche Arten des Schlafentzuges: total, partiell oder selektiv:

▶ **Partieller Schlafentzug** (Verkürzung der Gesamtschlafzeit von 8 auf 6 Stunden): Unveränderte Tiefschlafdauer über mehrere Tage im Gegensatz zu den anderen Schlafphasen, daher keine psychophysische Beeinträchtigung. (**C**) ist richtig. Bei endogenen Depressionen **therapeutischer Einsatz** des partiellen Schlafentzuges in der zweiten Nachthälfte mit vorübergehender Besserung der Symptome, (**E**) ist falsch.
▶ **Selektiver Schlafentzug** des REM-Schlafes führt zu einem hyperaktiven, labilen Wachzustand.
▶ **Ununterbrochenes Wachsein bis zu 36 Stunden** führt zu erschwerter motorischer Koordination, verminderter Konzentrationsfähigkeit, Auftreten akustischer und visueller Wahrnehmungsstörungen.
▶ **Totaler Schlafentzug**: Bei länger anhaltendem Zustand treten Depressionen, Halluzinationen, Angstzustände, Wahnwahrnehmungen und totale körperliche Erschöpfung auf. Diese Veränderungen sind jedoch vollständig reversibel.

Selbst bei langandauerndem REM-Schlafentzug werden nur etwa 30 % der fehlenden REM-Schlafdauer nachgeholt, (**D**) ist falsch. In der ersten Erholungsnacht nach totalem Schlafentzug wird vor allem Tiefschlaf, in der zweiten überwiegend REM-Schlaf nachgeholt, (**B**) ist falsch.

2.2.47 Antwort: A

☞ Lernkasten: Zirkadiane Rhytmen

zu (E) Der Wach-Schlaf-Rhythmus kann durch pathologische Veränderungen in Arealen des limbischen Systems gestört sein, weil ein zentraler Schrittmacher für zirkadiane Rhythmen im Nucleus suprachiasmaticus des Hypothalamus liegt.
Bei schnellen Reisen mit Zeitsprüngen tritt eine kurzfristige Desynchronisation des Tagesrhythmus durch den Hell-Dunkel-Wechsel auf. Die Anpassung erfolgt aber innerhalb von 3–8 Tagen.

2.2.48 Antwort: E

☞ Lernkasten: Schmerz, Schmerztherapie

2.2.49 Antwort: A

☞ Lernkasten: Zirkadiane Rhytmen

zu (1) Die **menschliche Tagesperiodik** wird von zentralen Systemen gesteuert und ist somit keinesfalls eine passive Reaktion, auch wenn die Steuerung zusätzlich von äußeren Faktoren, wie z. B. Licht beeinflußt wird.

zu (2) Der **Wach-Schlaf-Rhythmus** kann durch pathologische Veränderungen in Arealen des limbischen Systems gestört sein, weil ein zentraler Schrittmacher für zirkadiane Rhythmen im Nucleus suprachiasmaticus des Hypothalamus liegt.

zu (3) **Zirkadian** (circa = etwa, diane = Tag) beschreibt einen 24-Stunden-Zyklus!

zu (4) Der **REM/NREM-Zyklus** unterliegt keinem 24-Stunden-Rhythmus!

2.2.50 Antwort: B

☞ Lernkasten: Aktivation und Aufmerksamkeit, Habituation
Die Aussagemöglichkeiten **2** und **5** spielen auf das **Generelle Adaptationssyndrom** von SELYE an, ☞ Lernkasten: Streß

2.2.51 Antwort: D

Nach der **Gate-Control-Theorie** üben supraspinale Zentren Einfluß auf die Weiterleitung nozizeptiver Informationen aus (☞ Lernkasten: Schmerz). Dies bedeutet, daß die Intensität des Schmerzerlebnisses dem Grad der Schädigung nicht proportional ist. Schmerz ist vielmehr ein psychophysisches Gesamtereignis, an dessen Entstehung und Aufrechterhaltung neben körperlichen auch verhaltensmäßige, kognitive und affektive Komponenten beteiligt sind. Auf der Grundlage der Gate-Control-Theorie wurden deshalb **drei psychologische Funktionssysteme** beschrieben, die für den Prozeß der Schmerzerfahrung bedeutsam sind:

▶ **Sensorisch-diskriminatives System**: Auswahl relevanter Informationen aus einer Fülle von Reizen; Analyse bezüglich Lokalisation, Intensität und Qualität des Schmerzes.

Aktivations- und Bewußtseinszustände 2.2

- **Affektiv-motivationales System**: Organisation und Integration von Schmerzwahrnehmung und -verhalten (z. B. durch Fokussierung der Aufmerksamkeit auf den Schmerz, Einschätzung der Bedrohlichkeit).
- **Kognitiv-evaluatives System**: Vergleich der momentanen Schmerzerfahrung mit früheren Schmerzereignissen; Analyse der Schmerzbedeutung.

2.2.52   Antwort: B

☞ Lernkasten: Schlaf

2.2.53   Antwort: C

☞ Lernkasten: Schmerz, Schmerztherapie

Das **Angst(Erwartung)-Spannung-Schmerz-Syndrom** wurde in den fünfziger Jahren von Dick READ zunächst in der Geburtshilfe beschrieben. Später übertrug man dieses Konzept auf chronische Schmerzzustände.

Basis des Konzeptes ist die Beobachtung, daß eine zu hohe Erwartungsangst vor Schmerzen zu einer Spannungserhöhung der quergestreiften Muskulatur (Muskelhartspann) führen kann. Hierdurch entsteht Schmerz, der seinerseits wieder die Angst vor weiteren Schmerzen erhöht und über einen Circulus vitiosus das ganze Geschehen aufrecht erhält. Folgende Möglichkeiten wurden entwickelt, um diesen Teufelskreis zu unterbrechen:

- Erlernen **muskulärer Entspannungstechniken** (z. B. Progressive Muskelrelaxation)
- Einüben **geistiger Fertigkeiten** der Schmerzbewältigung (gedankliche Ablenkung, Autogenes Training)
- Anleitung zum **Erkennen schmerzauslösender und -intensivierender Bedingungen** und dadurch bessere subjektive Schmerzkontrolle.
- Hinwendung zu **aufmerksamkeitsfordernden Tätigkeiten** (körperliche Ablenkung)

Die **konsequente Zuwendung und Aufmerksamkeit** des Pflegepersonals hingegen bewirkt genau das Gegenteil, **(C)** ist also falsch!

2.2.54   Antwort: E

☞ Lernkasten: Schmerz, Schmerzwahrnehmung

2.2.55   Antwort: C

☞ Lernkasten: Life-event-Forschung
zu (1) ☞ Kap. 1, Lernkasten: Skalentypen
zu (2) Eine individuelle Vulnerabilität kann bei der Life-event-Belastung nicht vorausgesagt werden.

Psychologie

2.2.56   Antwort: D

Die den vier häufigsten Bewußtseinszuständen entsprechenden EEG-Signale sehen korrekterweise folgendermaßen aus:

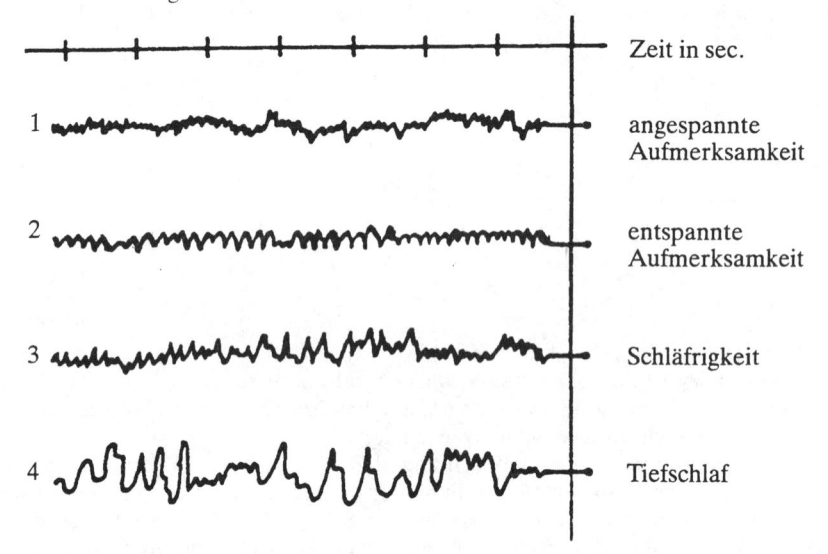

	Zeit in sec.
1	angespannte Aufmerksamkeit
2	entspannte Aufmerksamkeit
3	Schläfrigkeit
4	Tiefschlaf

Angespannte Aufmerksamkeit: unregelmäßige Beta-Wellen mit hoher Frequenz (13–30 sec) und niedriger Amplitude. Mit geringer werdender Aufmerksamkeit nimmt die Frequenz ab, während die Amplitude größer wird.
Entspannter Wachzustand (geschlossene Augen): regelmäßige Alpha-Wellen (8–13 sec)
Einschlafphase: Theta-Wellen (4–8 sec)
Tiefschlaf/Bewußtlosigkeit: Delta-Wellen (0,5–4 sec)

2.2.57   Antwort: D
☞ Lernkasten: Streß

2.2.58   Antwort: A
☞ Lernkasten: Schlaf

2.2.59   Antwort: B
☞ Lernkasten: Streß

2.2 Aktivations- und Bewußtseinszustände

2.2.60 — Antwort: C

☞ Lernkasten: Schlaf
zu (4) Das Auftreten von **Schlafspindeln** (12–14 Hz) ist charakteristisch für den leichten Schlaf.

2.2.61 — Antwort: E

☞ Lernkasten: Schmerz, Schmerztherapie

2.2.62 — Antwort: B

☞ Lernkasten: Aktivation und Aufmerksamkeit, Habituation

2.2.63 — Antwort: E

☞ Lernkasten: Life-event-Forschung
zu (E) Die Lebensereignisse werden anhand empirisch ermittelter Durchschnittswerte (**Life-event-Skalen**) gewertet. Aus der Summe der Werte ergibt sich die statistische Gefährdung für den Patienten, eine geforderte Anpassungsleistung als Stressor zu erleben. Aussagen über die individuelle Widerstandsfähigkeit können jedoch nicht gemacht werden.

2.2.64 — Antwort: C

☞ Lernkasten: Zirkadiane Rhytmen
zu (4) Wird ein Individuum von äußeren Zeitgebern isoliert, bildet sich i.d.R. ein Rhythmus von 25 Stunden aus.

2.2.65 — Antwort: C

☞ Lernkasten: Schlaf
zu (5) Im REM-Schlaf zeigt sich eine desynchronisierte Aktivität mit **niedrigen Amplituden** (sog. Theta-Wellen), ähnlich wie im EEG der Einschlafphase.

2.2.66 — Antwort: A

☞ Lernkasten: Schlaf

2.2.67 — Antwort: E

☞ Lernkasten: Life-event-Forschung

2.2.68   Antwort: D
☞ Lernkasten: Schmerz, Schmerzwahrnehmung
zu (4) Nicht Männer, sondern Frauen zeigen eine geringere Schmerztoleranz.

2.2.69   Antwort: E
☞ Lernkasten: Streß

2.2.70   Antwort: E
☞ Lernkasten: Schlaf

2.2.71   Antwort: D
☞ Lernkasten: Schmerz
zu (D) Die Schmerz*schwelle* ist geschlechtsunspezifisch. Frauen haben aber eine geringere Schmerz*toleranz* als Männer.

2.2.72   Antwort: A
☞ Lernkasten: Life-event-Forschung
Wichtige Lebensereignisse können, sowohl wenn sie angenehm (Heirat) als auch wenn sie unangenehm (Scheidung) sind, psychosomatisch wirksam werden. Es gelten jedoch die **extrem negativ** erlebten Ereignisse als besonderes Risiko. In **Life-event-Skalen** werden diese daher auch entsprechend stärker gewichtet. Anhand dieser Skalen und der für den jeweiligen Patienten ermittelten Gesamtpunktzahl läßt sich dann eine Aussage über die statistische Gefährdung des Patienten machen, psychosomatisch zu erkranken.

2.2.73   Antwort: B
☞ Lernkasten: Streß
zu (2) und (4)   **Plateauphase** und **Rückbildungsphase** sind Phasen des sexuellen Reaktionszyklus nach MASTERS und JOHNSON.

2.2.74   Antwort: C
☞ Lernkasten: Schlaf

2.2.75 — Antwort: C

☞ Lernkasten: Schmerz, Schmerzwahrnehmung
zu (4) Die Schwelle für Schmerzempfindungen kann durch Angst, Depression, Inaktivität usw. herab- bzw. durch Ablenkung, Befundbesserung und Kontrollierbarkeit des Schmerzes heraufgesetzt werden.

2.2.76 — Antwort: D

☞ Lernkasten: Aktivation und Aufmerksamkeit, Orientierungsreaktion
zu (D) Bei der Orientierungsreaktion kommt es zu einer **Alpha-Blockade** mit **Desynchronisierung**, d.h. der regelmäßige Alpha-Rhythmus wird bei Einsetzen eines unerwarteten Reizes für kurze Zeit von **regelmäßigen Beta-Wellen** unterbrochen. Beta-Wellen sind charakteristisch für einen angespannten Wachzustand.

2.2.77 — Antwort: E

☞ Lernkasten: Aktivation und Aufmerksamkeit, YERKES-DODSON-Gesetz

2.2.78 — Antwort: B

☞ Lernkasten: Schmerz, Schmerzwahrnehmung
zu (2) Ein Individuum mit **externaler Kontrollorientierung** nimmt an, daß einflußreiche Menschen oder der Zufall bzw. das Schicksal die Ereignisse lenken. Jemand mit **internaler Kontrollüberzeugung** nimmt dagegen an, daß er es ist, der maßgeblich Einfluß auf die Geschehnisse nehmen kann.
zu (3) Soziale und ethnische Normen beeinflussen die Schmerz*toleranz*.

2.2.79 — Antwort: C

☞ Lernkasten: Schmerz, Schmerzarten
zu (D) Im Vergleich zu anderen Sinnesempfindungen, wie z.B. dem Geruchssinn, ist die **Adaptation** (Gewöhnung bzw. Anpassung des Sinnesorganes an den einwirkenden Reiz) beim Schmerzerleben nur erschwert möglich.
zu (E) Operante Konditionierung = Lernen am Erfolg. Schmerzverhalten tritt gehäuft auf, wenn das soziale Umfeld mit Zuwendung reagiert (sekundärer Krankheitsgewinn).

2.2.80 — Antwort: C

☞ Lernkasten: Schlaf
Ununterbrochenes Wachsein bis zu 36 Stunden führt zu erschwerter motorischer Koordination, verminderter Konzentrationsfähigkeit, akustischen und visuellen Wahrnehmungsstörungen. Im EEG geht der Anteil der Alpha-Wellen zugunsten des Theta- und Delta-Wellenbereichs zurück. **Halluzinatorische Episoden** treten erst bei länger andauerndem totalen Schlafentzug auf.

2.2.81   Antwort: C

☞ Lernkasten: Schlaf
Die **Skelettmuskulatur** ist während der REM-Phasen weitgehend **entspannt**. Diese Entspannung wird lediglich durch Muskelzuckungen oder Bewegungen unterbrochen.
REM-Phasen unterbrechen als **unregelmäßig eingestreute Phasen** den gesamten NREM-Schlaf und beschränken sich keineswegs nur auf die Tiefschlafphasen.

2.2.82   Antwort: A

☞ Lernkasten: Schlaf
zu (1) Die meisten **Barbiturate** bewirken eine **Verkürzung des REM-Schlafes**. Werden sie abgesetzt, so kommt es zur kompensatorischen Vermehrung der REM-Phasen in den nachfolgenden Nächten.
zu (2) **Alkohol** hat den gleichen Effekt wie Barbiturate.
zu (3) Hier ist gemeinerweise lediglich der angegebene Prozentwert falsch (woher man das nun wieder wissen soll!). Alkoholiker im **Delir** verbringen **10–100% ihres Schlafes in REM-Phasen**.

2.2.83   Antwort: A

☞ Lernkasten: Aktivation und Aufmerksamkeit
Eine gleichzeitige psychologische Reaktionsdämpfung entsteht weder bei der Habituation noch bei der Adaptation.

2.2.84   Antwort: C

☞ Lernkasten: Aktivation und Aufmerksamkeit
Die physiologischen Veränderungen, die bei einer Orientierungsreaktion auftreten sind immer gleich und damit **unspezifisch**.

2.2.85   Antwort: C

☞ Lernkasten: Aktivation und Aufmerksamkeit
Tritt ein *identischer* Reiz *wiederholt* auf (Hilferuf), so schwächt sich die Reaktion als Folge einer Gewöhnung allmählich ab. In dem Märchenzitat wird also der Mechanismus der **Habituation** beschrieben.
Adaptation: Reaktionsabschwächung auf andauernd dargebotene Reize.
Vigilanz: „Wachheit", gerichtete Daueraufmerksamkeit auf bestimmte Reize.
Perseveration: Haftenbleiben an bestimmten Vorstellungen/Ideen (Vorkommen bei Hirnorgankranken als Ausdruck des verlangsamten Denkens).

3 Emotion und Motivation

3.1 Emotion

In der **Emotionspsychologie** versucht man, durch kontrollierte Beobachtung Beziehungen zwischen emotionalen und kognitiven Vorgängen festzustellen. Kontrollierte Beobachtungen sind allerdings schwierig durchzuführen, da die meisten Emotionen sehr vielschichtig sind und daher oft nur schlecht einheitlich definiert werden können. Man frage nur einmal fünf verschiedene Kommilitonen nach einer Definition des Begriffes „Wehmut", um zu sehen, wie stark die Aussagen divergieren!
Problematisch ist nicht nur eine einheitliche Definition der unterschiedlichen Emotionen, sondern auch des Begriffs „Emotion" selbst. So werden Emotionen allgemein als subjektive Bewußtseinszustände beschrieben. Aufgrund dieser Problematik ist auch eine Klassifikation der Emotionen nur schwer möglich. Man unterscheidet zwischen:
- **Affekt**: Kurzzeitige Entladung von Emotionen,
- **Erlebnistönungen**: Emotionale Begleiterscheinungen aktueller Erfahrungen (angenehm/unangenehm),
- **Gefühlsregungen**: Meist akute seelische Empfindungen (Trauer, Freude, Angst),
- **Leidenschaft**: Länger andauernde Affektzustände, die sich auf eine umschriebene Umweltkonstellation beziehen (z. B. Verliebtheit),
- **Stimmung**: Eher diffuse, andauernde Gefühlslage im Sinne eines „Zumuteseins".

Im Verlauf der menschlichen Entwicklung sind Emotionen, Ausdrucksvermögen und Motivationen zunächst noch untrennbar miteinander verbunden. Je älter der Mensch wird, desto mehr wird der spontane Ausdruck von Emotionen durch gelernte Motive überlagert.

3.1.a   Antwort: A

Als **Basis-Emotionen** werden diejenigen Emotionen bezeichnet, die in allen Kulturkreisen gleich ausgedrückt werden: **Glück, Freude, Trauer, Furcht, Wut, Ärger, Überraschung** und **Ekel**. Depression ist eine psychische Erkrankung und keine Emotion! Diese Antwortmöglichkeit ist offensichtlich falsch!

3.1.1   Antwort: D

Emotionen werden als subjektive Bewußtseinszustände beschrieben. Diese setzen sich aus verschiedenen Komponenten zusammen: Kognitiv werden Interpretationen von Wahrnehmungen, Gedanken, Vorstellungen und Erinnerungen vorgenommen. Motorisch wird eine bestimmte Gestik und Mimik gezeigt, während physiologisch komplexe Reaktionen des parasympathischen und sympathischen Systems erfolgen, z.B. Herzfrequenzsteigerung, Diarrhöe.
Basis-Emotionen sind Emotionen, die in allen Kulturkreisen gleich ausgedrückt werden. Dazu gehören: Glück, Freude (C), Trauer (E), Furcht, Angst (A), Wut, Ärger, Überraschung, Ekel (B).
Neid ist keine Basisemotion (D ist falsch).

3.1.2 — Antwort: D

Mit Hilfe verschiedener **Emotionstheorien** wird versucht, den Zusammenhang zwischen Emotionen und meßbarer physiologischer Aktivität zu beschreiben. Eine dieser Theorien ist die **Kognitive Theorie (Attributionstheorie) nach Schachter und Singer**. Im Jahr 1962 wiesen sie nach, daß ein und derselbe meßbare physiologische Zustand (z.B. Aufregung vor einer Zahnarztbehandlung) mit gänzlich unterschiedlichen emotionalen Empfindungen einhergehen kann. Vorausgesetzt wird, daß ein emotionales Erlebnis (A) aus einem kognitiven Bewertungsprozeß (B) und peripheren physiologischen Erregungen (C) besteht. Das Ausmaß der physiologischen Erregung spiegelt dabei die Intensität der Emotion wider. Parallel dazu wird die Situation auch noch durch die Wahrnehmung (E) bewertet und eingeordnet, so daß sowohl Qualität als auch Ausmaß der Emotion durch kognitive Prozesse bestimmt wird.

zu (D) **Internale Kontrollüberzeugung** liegt vor, wenn das Eintreten bestimmter Ereignisse der eigenen Person zugeschrieben wird. Werden dafür jedoch andere Menschen oder bestimmte Umweltfaktoren verantwortlich gemacht, handelt es sich um eine externale Kontrollüberzeugung. Mit der Emotionstheorie hat dieser Begriff nichts zu tun.

3.1.3 — Antwort: D

Wie bereits in der Einleitung angemerkt, werden **Emotionen als subjektive Bewußtseinszustände** beschrieben. Diese setzen sich aus verschiedenen Komponenten zusammen:

▶ **Kognitive Komponente**: Interpretation von Gedanken, Wahrnehmungen, Vorstellungen und Erinnerungen.
▶ **Physiologische Komponente**: Komplexe Reaktionen des parasympathischen und sympathischen Systems. Eine Zuordnung zu spezifischen Gefühlsqualitäten ist nicht möglich, Aussage (**1**) ist also falsch!
▶ **Expressiv-behaviorale Komponente**: Sichtbares Verhalten, wie z.B. Mimik, Gestik. In der frühen Kindheit erfolgt diese spontan. (Man denke an die eindeutige Mimik eines Babys, wenn ihm etwas gefüttert wird, was ihm nicht schmeckt!) Aussage (**3**) ist ebenfalls falsch.
▶ **Verbale Komponente**: Durch Verbalisierung emotionaler Zustände kommt es meist zu einer Änderung des Gefühls durch Selbstbeobachtung und Aufmerksamkeitsverschiebung. Dieses Phänomen wird oft im Rahmen der Krisenintervention genutzt, Aussage (**4**) ist richtig.
▶ **Sozialisationskomponente**: Durch Erfahrungen im Rahmen der Sozialisation werden Lust- und Unlustempfindungen moduliert. Dieser Vorgang findet vor allem in der Kindheit statt, Aussage (**2**) ist richtig.

3.1.4 — Antwort: B

zu (A) ☞ Lernkasten: Handlungstheoretischer Ansatz zur Motivationsanalyse: Attributionsmodell

zu (B) Wie eine Person empfindet hängt davon ab, welche weiteren Hinweisreize sie zur **kognitiven Erklärung** ihrer eigenen Erregtheit heranzieht. Nach der Auffassung von SCHACHTER und SINGER entstehen Emotionen durch Interaktion autonomer Erregung mit einem kognitiven Faktor, nämlich der subjektiven Kausalerklärung dieser Erregung. Es ist deshalb sinnvoll, zwischen physiologisch meßbarer Erregtheit **(Aktivation** oder **Aktiviertheit)** und der subjektiv damit einhergehenden **emotionalen Erlebnisqualität** zu unterscheiden.

zu (D) **Biologische Aggressionstheorien** versuchen aggressives Verhalten
- hirnphysiologisch (Funktion von Aggressionszentren),
- genetische (Einfluß der Geschlechtschromosomen) oder
- endokrinologisch (Wirkung von Sexualhormonen)
zu erklären.

zu (E) ☞ Lernkasten: Psychoanalytischer Ansatz zur Motivationsanalyse

3.2 Motivation

Verschiedene Menschen reagieren in gleichen Situationen unterschiedlich, da dem Verhalten unterschiedliche **Motivationen** zugrunde liegen. Menschliche Motivationen werden durch drei wesentliche Merkmale charakterisiert:
1. Sie setzen Verhaltensweisen in Gang, sind also Ursache für verschiedene Aktivitäten von Organismen.
2. Sie steuern Aktivitäten und Handlungen auf ein bestimmtes Ziel hin.
3. Sie können kurzfristig wirksam sein (z.B. Durst) oder das Verhalten dauerhaft beeinflussen (z.B. Bedürfnis nach Anerkennung).

Motive verleihen den Erlebnissen, Verhaltensweisen und Objekten eine Wertigkeit. Sie besitzen Aufforderungscharakter und leiten, abhängig von der Bedürfnisstruktur der Individuen, das Verhalten und Erleben ein.

Verschiedene Theorien versuchen, die Entstehung, Hintergründe und Ursachen von Motivationen zu erklären:
▶ **ethologischer Ansatz**: Motivation durch Instinkte, ☞ Lernkasten: Ethologischer Ansatz zur Motivationsanalyse,
▶ **psychoanalytischer Ansatz**: Motivation durch Triebe und Triebabwehr, ☞ Lernkasten: Psychoanalytischer Ansatz zur Motivationsanalyse,
▶ **psychobiologischer Ansatz**: Motivation aufgrund des Bedürfnisses zur Aufrechterhaltung der Homöostase. Von besonderer Prüfungsrelevanz sind die dabei auftretenden Motivkonflikte (☞ Lernkasten: Psychobiologischer Ansatz zur Motivationsanalyse)
▶ **handlungstheoretischer Ansatz**: Motivation durch Denken und Wille, ☞ Lernkasten: Handlungstheoretischer Ansatz zur Motivationsanalyse.

| Lernkasten | Ethologischer Ansatz der Motivationsanalyse |

Nach dem **ethologischen Ansatz** wird das Verhalten durch angeborene, artspezifische Verhaltenstendenzen gesteuert, die für die Arterhaltung wichtig sind und den Mechanismen der Evolution unterliegen. Solche Verhaltenstendenzen nennt man **Instinkte**. Instinkthandlungen werden automatisch ausgeführt, sie müssen also vorher nicht erlernt oder geübt werden. Innerhalb einer Reaktionsnorm sind sie aber variabel und modifizierbar.

Instinktgesteuertes Verhalten verläuft auf folgende Weise:

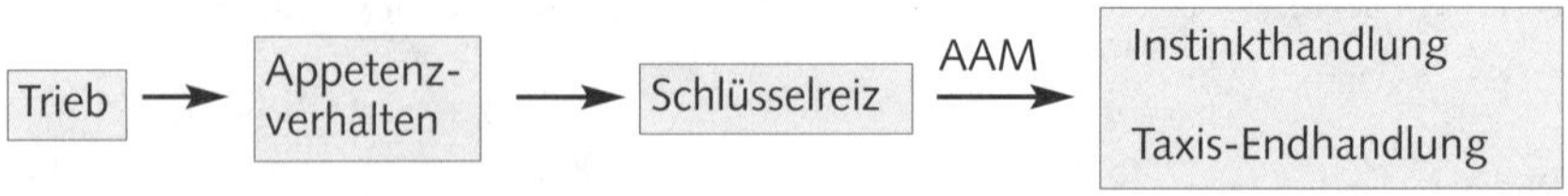

Trieb → Appetenzverhalten → Schlüsselreiz →AAM→ Instinkthandlung / Taxis-Endhandlung

Abb. 3.1 Komponenten des Instinktverhaltens

Appetenzverhalten

Triebspannung löst Appetenzverhalten aus. Als **Appetenzverhalten** bezeichnet man das ungerichtete Suchen nach einer die Instinkthandlung auslösenden Situation. Genauer gesagt wird durch dieses Suchverhalten die Wahrscheinlichkeit erhöht, auf eine Reizbedingung zu treffen, die die Instinkthandlung ermöglicht.
Ein gerne gewähltes Beispiel des IMPP für das Appetenzverhalten sind die **Kopfpendelbewegungen des Säuglings** auf der Suche nach der milchspendenden Brustwarze der Mutter. Die rhythmischen Kopfbewegungen des Säuglings nehmen mit zunehmender Sättigung ab, das Appetenzverhalten wird also geringer, wenn der Trieb befriedigt wird.

Angeborener Auslösemechanismus

Für das Saugverhalten des Neugeborenen ist die Brustwarze – aber ebenso eine Attrappe, wie z. B. der Flaschensauger – ein **Schlüsselreiz** für einen **Angeborenen Auslösemechanismus (AAM)**. Als Schlüssel- oder Signalreize werden spezifische, mit einer Instinkthandlung gekoppelte Reize bezeichnet. Der Begriff des Angeborenen Auslösemechanismus (AAM) bezeichnet die neuronalen Verschaltungen, die aus der Fülle von Umwelteinflüssen den spezifischen Schlüsselreiz für eine Instinkthandlung herausfiltern. Die Kombination mehrerer Schlüsselreize, von denen jeder allein die Reaktion nicht auslösen kann, führt zu einer Reizsummierung, die nach Überschreiten der entsprechenden Reizschwelle eine Aktivierung des AAM bewirkt. Ein Beispiel für komplexe Schlüsselreize bzw. eine Kombination von Schlüsselreizen ist das sogenannte Kindchenschema (Stupsnase, hohe Stirn, tollpatschige Bewegungen etc.).

Prägung

Die Kenntnis des auslösenden Objekts für eine Instinkthandlung wird im allgemeinen durch den Vorgang der Prägung erworben. Als **Prägung** bezeichnet man ein **irreversibles** (unterliegt nicht der Löschung) **Lernen** von *artfremden* Auslösern für angeborene *arteigene* Verhaltensmuster in einer zeitlich begrenzten Phase (**sensible oder kritische Phase**). Diese Phase fällt für alle Arten in den Zeitraum der ersten Lebensstunden oder -tage. Die wichtigste Form der Prägung ist diejenige auf die Eltern.

3.2 Motivation

> **Lernkasten Fortsetzung — Ethologischer Ansatz der Motivationsanalyse**
>
> ### Instinkthandlung
>
> Die **Instinkthandlung** setzt sich zusammen aus der **Zielwendung** (Taxis) und der **konsumatorischen Endhandlung** (z. B. Saugen des Säuglings).
> Die **Leerlaufhandlung** ist eine Sonderform der Endhandlung. Sie stellt eine Endhandlung ohne Schlüsselreiz dar, die bevorzugt bei starkem Energiestau auftritt (z. B. Kopulationsbewegungen von Hunden am Hosenbein des Menschen). Eine weitere Sonderform der Endhandlung ist die **Übersprungshandlung**. Mit diesem Begriff werden Endhandlungen bezeichnet, die in der gegenwärtigen (meist konflikthaften) Situation absolut unangemessen sind (z. B. zwei Kampfhähne, die aufeinander losgelassen werden, beginnen auf dem Boden imaginäre Körner aufzupicken, um den Konflikt zwischen Angriffs- und Fluchttendenz vorübergehend zu lösen).

> **Lernkasten — Psychoanalytischer Ansatz der Motivationsanalyse**
>
> Zum besseren Verständnis der psychoanalytischen Denkweise soll an dieser Stelle kurz das von FREUD postulierte **Instanzenmodell** umrissen werden. FREUD ging davon aus, daß **drei intrapsychische Instanzen** existieren, die das Denken und Handeln einer Person bestimmen:
> - **ES**: Elementare, dem Gemeinschaftsleben nicht angepaßte Triebe/Instinkte. Handlung nach dem Lustprinzip mit Streben nach sofortiger Befriedigung. Die psychischen Vorgänge des ES sind unbewußt.
> - **ICH**: Vererbte Triebe sind Umwelt und Realität angepaßt (Realitätsprinzip). Realistisches, bewußtes, logisches und planendes Denken.
> - **ÜBER-ICH**: Gesellschaftliche Normen und Ideale, moralische Gebote. Gleichzusetzen mit dem Gewissen. Bei Übertretungen dieser Vorstellungen durch das ICH folgen Schuldgefühle als Strafe. Psychische Prozesse sind teilweise bewußt, teilweise unbewußt.
>
> Der **psychoanalytische Ansatz** zur Motivationsanalyse beruht auf den beiden Komponenten **Trieb** und **Triebabwehr**.
> Der Begriff „**Trieb**" kann in diesem Zusammenhang als primäres Bedürfnis beschrieben werden, das der Arterhaltung und der Erhaltung der vitalen Bedürfnisse dient.
>
> ### Abwehrmechanismen
>
> **Abwehrmechanismen** treten dann auf, wenn Gefahr besteht, daß die Integrität der Persönlichkeit zerstört werden könnte. Dies kann in folgenden Situationen der Fall sein:
> - **Triebabwehr aus Realangst** (z. B. bei dem Wunsch nach ungehemmter Aggressivität oder dem Verlangen, jemanden töten zu können),
> - **Triebabwehr aus „ÜBER-ICH-Angst"** (z. B. Kastrationsangst beim Onanieren),
> - **Triebabwehr aus Angst vor Triebstärke** (z. B. Pubertätsmagersüchtige, die ihren sexuellen Wünschen durch Abmagerung und dem damit verbundenen Verlust ihrer weiblichen Körpermerkmale begegnen).
>
> Die im folgenden aufgeführten Abwehrmechanismen sollte man in- und auswendig kennen, da sie immer wieder gefragt werden:

Psychologie

Lernkasten Fortsetzung   **Psychoanalytischer Ansatz**

- **Identifikation**: Gegenteil von Projektion. Über den Vorgang des „Lernens am Modell" (☞ Kap. 4) werden Verhaltensweisen, Einstellungen und Wertmaßstäbe von anderen übernommen, um im Konfliktfall Angst abzuwenden. Von „Identifikation mit dem Aggressor" spricht man, wenn sich eine Person die Einstellungen und Wertmaßstäbe der sie angreifenden Person zu eigen macht. Ein Sonderfall der Identifikation ist die **Introjektion**. Hierbei werden Außenereignisse in das eigene Denken und Erleben integriert.
- **Isolierung**: Hierbei werden unerwünschte oder unangenehme Erlebnisse von den übrigen Erlebnisinhalten getrennt.
- **Konversion**: Starke, für eine Person unerträgliche Konflikte oder Emotionen werden durch körperliche Symptombildung einer Scheinlösung zugeführt. Die so erreichte Scheinlösung stellt den **primären Krankheitsgewinn** dar. Sich aus den Symptomen ergebende Vorteile, wie vermehrte Zuwendung oder Entlastung von Pflichten, gelten als **sekundärer Krankheitsgewinn**.
- **Projektion**: Die eigenen Triebregungen, die man bei sich selbst nicht akzeptiert, werden einem anderen zugeschrieben. („Man sieht den Splitter im Auge des anderen, aber den Balken in seinem eigenen Auge nicht.")
- **Rationalisierung**: Mit diesem Begriff wird die unbewußt falsche Begründung eines Sachverhaltes bezeichnet. Dadurch werden widersprüchliche Triebsituationen durch logische oder falsche Scheinerklärungen überspielt. (Bsp.: Ein Arzt, der eine Assistentenstelle in einer Klinik nicht bekommen konnte, weil geeignetere Bewerber vorgezogen wurden, meint, man komme nur an die Stelle, wenn man entsprechende Beziehungen habe.)
- **Reaktionsbildung**: Dieser Abwehrmechanismus gilt als Antwort auf bestimmte Triebregungen, die so stark verdrängt werden, daß sich inverse Reaktionen ausbilden. So entwickelt sich z. B. aus starker Abneigung gegenüber einem neugeborenen Geschwisterchen übertriebene Liebe.
- **Regression**: Ein unerwünschter Triebimpuls wird durch Rückfall in eine Verhaltensweise, die einer früheren Entwicklungsstufe entspricht, abgewehrt (z. B. Einnässen eines bereits „trockenen" Kleinkindes, das sich durch die Geburt seines Geschwisterchens zurückgesetzt fühlt, aber auch psychisch bedingte Enuresis (Bettnässen) bei Erwachsenen und die Tatsache, nur noch bei Licht einschlafen zu können).
- **Sublimierung**: Befriedigung triebhafter Bedürfnisse (meist Libido) durch gesellschaftlich anerkannte Ersatzhandlungen (schöpferisch, künstlerisch, sozial engagiert, wissenschaftlich).
- **Verdrängung**: Häufigster Konfliktlösemechanismus. Innere spannungserzeugende Erlebnisse/Triebe (ES-Impulse) werden aus dem Bewußtsein verdrängt, bzw. der Zugang zum Bewußtsein wird blockiert, so daß diese Erlebnisse/Triebe ähnlich dem Blickabwenden nicht mehr beachtet werden. Im Gegensatz zum Vergessen stellt die Verdrängung also eine nicht gelungene Verarbeitung des Unterdrückten dar. Fließender Übergang zur Verleugnung.
- **Verleugnung**: Eine Vorstufe der Isolierung. Hierbei werden unangenehme Realitäten negiert, man will diese nicht wahrhaben („den Kopf in den Sand stecken"). Auch hierbei wird der Zugang zum Bewußtsein negiert.
- **Verschiebung**: Triebspannungen werden an Ersatzobjekten abreagiert, wenn die Bedürfnisbefriedigung am eigentlichen Objekt nicht möglich ist. (Bsp.: Ein Mann ärgert sich über seinen autoritären Chef, dem gegenüber er jedoch das Wort nicht zu erheben wagt, und meckert stattdessen zu Hause grundlos seine Frau an. – „Man schlägt den Sack und meint den Esel.")

| Lernkasten | Psychobiologischer Ansatz der Motivationsanalyse |

Eine weitere Erklärung für Motivations- und Konfliktentstehung bietet der psychobiologische Ansatz. Bei der Beurteilung menschlichen Verhaltens wird hier besonderer Wert auf die Bedürfnisse (**Motive**) gelegt.

Das Verhalten jedes Individuums wird durch einige wenige angeborene **primäre Motive** geprägt und durch eine große Anzahl erworbener **sekundärer Motive**:

- **Primäre Motive** sind angeborene Antriebe, die auf physiologischen Mangelzuständen beruhen und deren Zweck die Arterhaltung, die Erhaltung des Organismus oder der Schutz des Organismus vor Verletzung und Gefahren ist. Primäre Motive sichern die vitalen Bedürfnisse, indem sie die **Homöostase aufrechterhalten** und ein Weiterleben gewährleisten. Beispiele sind Hunger, Durst, Schlaf, das Bedürfnis nach Aktivität und Reizeinwirkung sowie der Muttertrieb.
- **Sekundäre Motive** sind erworbene Bedürfnisse, die über Lernprozesse durch Modifikation primärer Triebe entstehen. Sekundäre Motive können z.B. das Bedürfnis nach Schutz und Sicherheit oder das Bedürfnis nach Zuneigung, Erfolg und Prestige sein.

Die **auf der Basis von Motiven entstehenden Konflikte** werden nach LEWIN in drei verschiedene Konflikttypen eingeteilt. Diese Einteilung richtet sich danach, ob das entsprechende Verhalten auf die Erreichung (**Appetenz**) oder die Vermeidung (**Aversion**) eines angestrebten Zielzustandes gerichtet ist:

- **Appetenz-Aversions-Konflikt** (**Ambivalenz-Konflikt**): Häufigster und wichtigster Konflikttyp dieser Art. Er ist dadurch gekennzeichnet, daß dasselbe Objekt gleichzeitig Ziel zweier entgegengesetzter Bedürfnisse ist. Daraus folgt, daß die Hinwendung zu einem bestimmten Ziel mit einem Opfer erkauft werden muß.
- **Doppelter Ambivalenz-Konflikt**: Es existieren zwei Möglichkeiten, zwischen denen sich eine Person entscheiden muß und die beide positive und negative Aspekte aufweisen. Beispiel: Eine junge Mutter erhält die Chance nach jahrelanger Tätigkeit als „Hausfrau und Mutter" wieder in das Berufsleben einzusteigen. Das Berufsleben ermöglicht ihr fachliche Weiterbildung und Anerkennung. Gleichzeitig verliert die Beziehung zur Familie an Intensität. Wenn die Frau sich für die Familie und gegen den Beruf entscheidet, bekommt sie zwar die Entwicklung ihrer Kinder im Detail mit und kann immer für sie da sein, es werden ihr jedoch möglicherweise oben genannte Aspekte fehlen, die sie unzufrieden werden lassen.
- **Appetenz-Appetenz-Konflikt**: Zwei Ziele sind in einer Motivationslage annähernd gleich erstrebenswert. Für kurze Zeit herrscht zwischen ihnen ein labiles Gleichgewicht und zwar solange, bis sich das Individuum einem der beiden Ziele annähert (z.B. Wahl zwischen zwei verschiedenen, gleichwertig delikaten Desserts).
- **Aversion-Aversion-Konflikt**: Zwei Motive sind gleich unerwünscht und stehen daher in stabilem Gleichgewicht zueinander, weil sich aus jeder Form der Aktivität in eine Richtung Nachteile ergeben. Das Individuum wird nach Möglichkeit versuchen, sich der Situation zu entziehen (Wahl zwischen einer unangenehmen Operation oder einer unangenehmen ambulanten Therapie).

| Lernkasten | Handlungstheoretischer Ansatz zur Motivationsanalyse |

Grundlage des handlungstheoretischen Ansatzes ist der denkende und aktiv planende Mensch, der von seinen Erwartungen, Kognitionen und Bewertungen gesteuert wird. Entscheidend für die Ausführung einer Handlung ist der Wille des Menschen (Intentionalität). Auf dieser Basis wurden die folgenden handlungstheoretischen Modelle postuliert:

Attributionsmodell (Heider)

Mit dem Terminus **Attribuierung** wird der Vorgang bezeichnet, bei dem eine Person nach Gründen/Ursachen für beobachtbare/erlebte Ereignisse sucht, damit sie sich zukünftig angemessener verhalten kann. Subjektive Erklärungskonzepte solcher Vorgänge bezeichnet man als **Attributionsschemata**. Wenn der Beobachter objektiv falsche Ursachen für das beobachtete Verhalten annimmt, kann es zu **Fehlattribuierungen** kommen.

Wird das Eintreten eines Ereignisses der eigenen Person zugeschrieben, so bezeichnet man diesen Vorgang als **internale Kontrollüberzeugung**, werden hierfür andere Personen oder gar Umwelteinflüsse verantwortlich gemacht, spricht man von **externaler Kontrollüberzeugung**.

Das **Attributionsmodell nach HEIDER** besagt, daß Bewertungen von Handlungsursachen und deren Ergebnisse entscheidend für die Motivation zur Ausführung dieser Handlung verantwortlich sind. Innerhalb dieses Modells werden drei verschiedene Ursachenattribuierungen unterschieden:

- ▶ **Stabil vs. instabil**: Eine Person glaubt, daß eine bestimmte Situation durch einen zeitlich überdauernden (stabilen) oder einen zeitlich nicht überdauernden (instabilen) Einfluß zustande kommt (z.B. höhere Therapiemotivation bei Glauben an Schmerzänderung als bei Glauben an Unauslöschbarkeit der Schmerzen).
- ▶ **Spezifisch vs. global**: Die Person glaubt, daß es eine bestimmte Ursache (spezifisch) für eine Situation gibt, bzw. daß eine unübersehbare Anzahl (global) von Ursachen dafür verantwortlich ist.
- ▶ **Internal vs. external**: Eine Person glaubt, daß eine bestimmte Situation durch sie selber (internal) oder durch die Umwelt (external) beeinflußt werden kann (z.B. Hautausschlag durch persönlichen Streß oder durch Nahrungsmittelzusatzstoffe).

Bewältigungsmodell (Lazarus, Launier)

In belastenden Situationen hängt die Handlungsbereitschaft einer Person entscheidend davon ab, wie sie glaubt, die Situation bewältigen zu können (**Coping**). Ein bekanntes Bewältigungsmodell ist das **Coping-Modell von Lazarus und Launier**. Nach diesem Modell sind folgende, schrittweise ablaufende, kognitive Bewertungen von entscheidender Bedeutung für die richtige Bewältigung einer Situation:

- ▶ **Primäre Bewertung**: Einschätzung der subjektiven Bedeutung eines Reizes (negativ, positiv, nichtssagend). Voraussetzung für die Intensität und Qualität der emotionalen Reaktion.
- ▶ **Sekundäre Bewertung**: Einschätzung der zur Verfügung stehenden Möglichkeiten. Rückkopplung mit primärer Bewertung.
- ▶ **Einsatz der Bewältigungsstrategie**:
  1. Art der Bewältigung:
     – Problemorientierte Bewältigungsstrategie (Coping): Änderung der Beziehung zum bedrohlichen Reiz.

| Lernkasten Fortsetzung | Handlungstheoretischer Ansatz |

- Emotionsorientierte Bewältigungsstrategie (Coping): Änderung der durch den bedrohlichen Reiz entstandenen Emotionen.
2. Wichtige Strategien:
- Aktionen (Flucht, Angriff),
- Aktionshemmung (Unterdrückung der eigentlich geplanten Aktion),
- Informationssuche (Suche nach möglichen Auswegen),
- intrapsychische oder kognitive Prozesse (z. B. Abwehrmechanismen, wie Verleugnung etc.).
▶ **Neubewertung**: Bewertung des Erfolgs der eingesetzten Strategie. Konnte die Situation nicht erfolgreich bewältigt werden, so ist hier ein erneuter Ausgangspunkt für die primäre Bewertung.

Oftmals bleiben Personen hinsichtlich einer Bewältigungsform über Jahre stabil, man spricht in diesem Fall von einem **Bewältigungsstil**. In Abhängigkeit vom Bewältigungsstil unterscheidet man zwischen Repressor und Sensitizer. **Repressors** sind Individuen, die emotional aufwühlende Ereignisse meiden. Unter **Sensitizers** versteht man Personen, die in angstauslösenden Situationen aktiv nach Information suchen.

Modell der kognitiven Dissonanz (Festinger)

Nach dem Modell der **kognitiven Dissonanz von FESTINGER** stehen bei derselben Person zwei Erkenntnisse im Widerspruch. Die Person versucht nun, diese Erkenntnisse in Einklang zu bringen (= kognitive Konsonanz herzustellen), wobei sie **zwei verschiedene Strategien** verfolgen kann:
▶ **Einstellungsänderung** durch:
  - selektive Informationsbewertung
  - Informationsverfälschung
  - Rechtfertigung mit Kosten-Nutzen-Abwägung
  - Vergleiche mit drastischen Gefahren
  - Zurückweisen persönlicher Konsequenzen
▶ durch **Änderung des Verhaltens**.

Die Entscheidung fällt dabei überwiegend zugunsten der Einstellungsänderung aus, weil dadurch die gewohnte Bedürfnislage beibehalten werden kann. Ein typisches Beispiel ist jemand, der stark raucht und gleichzeitig weiß, daß Rauchen eine der Hauptursachen für Lungenkrebs und Herz-Kreislauf-Erkrankungen ist. Er hat nun zwei Möglichkeiten, diesen Konflikt zu lösen: Entweder er gibt das Rauchen auf oder er beruhigt sich selber damit, daß Lungenkrebs und Herz-Kreislauf-Erkrankungen viel seltener sind, als immer behauptet wird und daß es in seiner Familie sehr viele Raucher gibt, die weder an Lungenkrebs noch an einem Herzinfarkt gestorben sind. Letztere Möglichkeit wird – wie oben bereits erwähnt – meist bevorzugt.

3.2.a — Antwort: B

Auch dies ist ein vom IMPP immer wieder gerne abgefragtes Thema! Deswegen gibt es dazu auch einen Lernkasten, nämlich: Ethologischer Ansatz der Motivationsanalyse, der auch die übrigen Begriffe erläutert.

- zu (C) **Kindchenschema**: Beispiel für einen komplexen Schlüsselreiz, der aus einer Kombination von Reizen eines Kindes/Jungtieres besteht (Kulleraugen, Stupsnase, hohe Stirn mit kurzem Gesicht, tollpatschige Bewegungen etc.) und v.a. bei der Mutter, aber auch bei anderen einen „Fürsorgetrieb" auslösen soll.

3.2.b — Antwort: B

Der Arzt in dem Fragenbeispiel gibt seinem Kollegen unbewußt eine falsche Begründung für sein Handeln und überspielt dadurch widersprüchliche Triebhandlungen (Aufklärung ist notwendig – Aufklärung kann aber auch angstauslösend für den Patienten und somit für den Arzt unangenehm sein). Dieser Abwehrmechanismus wird als **Rationalisierung** bezeichnet.

Zum Nachlesen der übrigen Abwehrmechanismen ☞ Lernkasten: Psychoanalytischer Ansatz zur Motivationsanalyse.

3.2.c — Antwort: D

Der Fragentext liefert ein gutes Beispiel und auch gleich die richtige Beschreibung für das **Konzept der kognitiven Dissonanz** (☞ Lernkasten: Handlungstheoretischer Ansatz zur Motivationsanalyse).

- zu (A) und (B) **Identifikation** mit dem Vater und **Lernen am Modell** liegen ohne Zweifel vor, sind jedoch nicht Grundlage des beschriebenen Abwehrmechanismus.
- zu (C) **Orale Fixierung**: Die Entstehung eines bestimmten Charakters wird als Fixierung in der jeweiligen Stufe der psychoanalytischen Entwicklung erklärt. Der orale Charakter zeichnet sich durch übertriebene Ansprüche und Erwartungen an die Umwelt aus. Menschen mit oralem Charakter sind fordernd, empfindlich gegenüber Frustrationen, andererseits aber auch fürsorglich und versorgend.
- zu (E) **Reaktionsbildung**: Abwehrmechanismus, bei dem Gefühle (z.B. Haß) derartig stark abgewehrt werden, daß sie ins Gegenteil umschlagen (z.B. übertriebene Liebe).

3.2.d — Antwort: C/D

Mit dem Begriff **Attribuierung** wird ein Vorgang bezeichnet, bei dem eine Person nach Gründen/Ursachen für beobachtbare/erlebte Ereignisse sucht, um sich zukünftig angemessener verhalten zu können. Das **Attributionsmodell nach Heider** besagt, daß diese Bewertungen von Handlungsursachen und deren Ergebnisse entscheidend für die Motivation zur Ausführung einer Handlung verantwortlich sind. Dabei werden prinzipiell drei Attributionsdimensionen unterschieden:

- ▶ **Stabil vs. Instabil**: Ursache ist zeitlich überdauernd (stabil) oder nicht überdauernd (instabil).

- **Spezifisch vs. Global**: Es existiert nur eine bestimmte Ursache (spezifisch) oder eine unübersehbare Anzahl von Gründen (global).
- **Internal vs. External**: Ursache liegt in der Person selber (internal) oder in der Umwelt (external).

Die Aussage im vorliegenden Fragenbeispiel „Ich bin total unfähig in meinem Beruf" ist auf jeden Fall **internal** attribuiert, da die Ursachen für die Entlassung bei sich selbst gesucht werden. Ob es sich beim „Beruf" um ein bestimmtes, begrenztes **(spezifisch)** oder um ein unbegrenztes Feld mit unübersehbarer Anzahl von Gründen **(global)** handelt, darüber läßt sich streiten. Um diesem Streit aus dem Weg zu gehen, wurde vom IMPP sowohl die Lösung C als auch D als richtig gewertet.

3.2.e   Antwort: B

Siehe Kommentar zu 3.2.16.

3.2.1   Antwort: D

Nach der **Theorie der Leistungsmotivation**, die individuell verschiedenes Leistungsverhalten zu erklären versucht, wählen **mißerfolgsorientierte Personen** entweder zu leichte oder zu schwere Aufgaben aus und schreiben ungünstige Ergebnisse sich selber zu (D). Dieses Verhalten wird im Fragentext beschrieben.

3.2.2   Antwort: C

Lernkasten: Psychoanalytischer Ansatz der Motivationsanalyse
Die Technik der freien Assoziation wird in der psychoanalytischen Therapie vor allen Dingen gegen den Abwehrmechanismus der **Verdrängung** (C) eingesetzt, weil hierbei innere spannungserzeugende Erlebnisse oder Triebe (Es-Impulse) aus dem Bewußtsein verbannt werden, die durch freie Assoziation zutage treten können. Bei der **Verleugnung** (D) sind äußere Einflüsse ausschlaggebend (unangenehme Realitäten werden negiert), daher ist diese Technik hier nicht Therapie der Wahl.

zu (A) **Isolierung**: Unerwünschte oder unangenehme Erlebnisse werden von den übrigen Erlebnisinhalten getrennt (Beispiel: Kriegsveteranen, die mit einer gewissen Wehmut vom Krieg erzählen, obwohl sie grauenvolle Situationen erlebt haben müssen).

zu (B) **Konversion**: Umsetzung seelischer Konflikte in körperliche Symptome, ohne daß ein objektiver organischer Befund vorliegt.

zu (E) **Verschiebung**: Triebspannungen werden an Ersatzobjekten abreagiert.

3.2.3   Antwort: A

☞ Lernkasten: Psychoanalytischer Ansatz der Motivationsanalyse
Die Mutter verwendet den Abwehrmechanismus der **Isolierung** (A), weil sie unerwünschte oder unangenehme Erlebnisse von den übrigen Erlebnisinhalten trennt und somit verhindert, daß diese negativen Impulse in das Bewußtsein gelangen.

3.2.4 — Antwort: C

Depressive und subdepressive Menschen haben einen Attributionsstil, der durch folgende Dimensionen gekennzeichnet ist:
- **internal** (Ursachen für Ereignis werden sich selbst zugeschrieben)
- **global** (Person glaubt, daß eine unübersehbare Anzahl von Ursachen verantwortlich ist)
- **stabil** (Situation ist durch einen zeitlich überdauernden Einfluß zustande gekommen)

und daher auch als **pessimistischer Attributionsstil** bezeichnet wird.

3.2.5 — Antwort: C

☞ Lernkasten: Ethologischer Ansatz zur Motivationsanalyse
zu (3) Attrappen lösen die **konsumatorische Endhandlung** aus.

3.2.6 — Antwort: D

Der im Fragentext geschilderte intrapsychische Prozeß läßt sich am besten mit dem **Konzept der kognitiven Dissonanz** (D) erklären. Nach diesem Konzept stehen bei ein und derselben Person zwei Erkenntnisse im Widerspruch (Ich rauche gern – Rauchen ist schädlich!). Die Person versucht nun, diese in Einklang zu bringen (kognitive Konsonanz herzustellen), indem sie entweder ihre Einstellung oder ihr Verhalten ändert (meist ersteres).

zu (A) **Reaktionsbildung**: Triebregungen werden so stark verdrängt, daß sie sich ins Gegenteil verkehren.
zu (B) **Dissimulation**: Patienten versuchen, körperliche oder seelische Erkrankungen zu verheimlichen, zu leugnen oder zu bagatellisieren.
zu (C) **Attribuierung**: Suche nach Ursachen für beobachtete oder erlebte Ereignisse.
zu (E) **Wahrnehmungsabwehr** (perceptual defense) wird bei unangenehmen oder tabuisierten Reizen beobachtet.

3.2.7 — Antwort: B

Mit **Attribuierung** wird ein Vorgang bezeichnet, bei dem nach Gründen/Ursachen für beobachtbares Verhalten gesucht wird. Der Attributionsstil des Arztes ist external und spezifisch (B). **External**, weil der Umwelt die Ursache für das Ereignis zugeschrieben wird („die Chemotherapie, die der Patient verweigerte") **spezifisch**, weil sich die Attribuierung des Arztes auf ganz bestimmte Gründe („die Chemotherapie") beschränkt.

3.2.8 — Antwort: D

Selbstwirksamkeitserwartung (self-efficacy) (D) bezeichnet die Überzeugung einer Person, mit ihrem Verhaltensrepertoire in einer bestimmten Situation erfolgreich sein zu können. Durch diese Erwartungshaltung werden sowohl die Denkmuster, die Leistung als auch die emotionale Erregung der Person geprägt.

Motivation — 3.2

zu (A) **Dispositioneller Optimismus**: Zwischen einzelnen Individuen unterschiedlich ausgeprägter Optimismus.

zu (B) **Intrinsische Motivation**: Von innen heraus kommende Faktoren, wie Leistungsmotivation, Aufgabenanreize, Erreichbarkeitsgrad und Neuigkeitsgrad, den Sachen oder Aufgaben haben. Von außen kommende Anregungen, Belohnungen und Strafen werden zu der extrinsischen Motivation gezählt.

zu (C) **Selbstverstärkung**: Ein Verhalten, daß mit einem Ereignis in räumlichen und zeitlichen Zusammenhang gebracht wird, tritt auch in Zukunft häufiger auf.

zu (E) **Volition**: Englisches Wort für die Willenskraft ohne spezifische psychologische Bedeutung.

3.2.9 Antwort: B

Der Fragentext beschreibt den Abwehrmechanismus der **Regression**. Hierbei handelt es sich um einen Rückfall auf Verhaltensweisen, die einer früheren Entwicklungsstufe entsprechen (z.B. Einnässen eines bereits trockenen Kleinkindes).

3.2.10 Antwort: A

Der Fragentext beschreibt den Abwehrmechanismus der **Konversion** (A). Hierbei werden seelische Konflikte in körperliche Symptome umgesetzt, ohne daß ein objektiver organischer Befund vorliegt. Körperliche Schmerzen können vom Patienten leichter ertragen werden als seelisches Leid.

zu (E) Eine Wendung gegen sich Selbst kann sich z.B. durch verschiedene Formen der Autoaggression äußern.

3.2.11 Antwort: B

Bei dem Abwehrmechanismus der **Verschiebung** werden Triebspannungen an Ersatzpersonen bzw. -objekten abreagiert. Beispiel: Ein Mann ärgert sich über seinen Chef, traut sich jedoch nicht, es ihm zu sagen und schimpft Zuhause grundlos mit seinen Kindern.

zu (A) Sublimation: Befriedigung triebhafter Bedürfnisse (meist sexuell) durch gesellschaftlich anerkannte Ersatzhandlungen (z.B. künstlerische Tätigkeiten, soziales Engagement)

zu (C) **Wendung gegen das Selbst**: Handlungsimpuls, der ursprünglich gegen eine andere Person gerichtet war, richtet sich gegen die eigene Person.

Lösungsvorschläge (D) und (E) beschreiben keine Abwehrmechanismen.

3.2.12 Antwort: D

Bei der **Reizgeneralisierung (Reizverallgemeinerung)** werden bestimmte Reaktionen, die zunächst nur in einer bestimmten Reizsituation auftraten (Angst beim Geräusch des Zahnarztbohrers), auch durch ähnliche Reize (Geräusche anderer Bohrer) ausgelöst.

3.2.13 — Antwort: A

Nach dem von Festinger entwickelten **Konzept der kognitiven Dissonanz** stehen bei ein und derselben Person zwei Erkenntnisse im Widerspruch (Ich rauche gern – Rauchen ist schädlich!). Die Person versucht nun, diese in Einklang zu bringen (kognitive Konsonanz herzustellen), indem sie ihre **Einstellung ändert** und sich folgender Mittel bedient:
- selektive Informationsbewertung (C)
- Informationsverfälschung
- Rechtfertigung mit Kosten-Nutzen-Abwägungen (B)
- Vergleiche mit drastischeren Gefahren (D).
- Zurückweisung persönlicher Konsequenzen ihres Verhaltens (E).

Die Alternative besteht in einer **Verhaltensänderung** (weniger häufig, da unangenehmer!).
Die Betonung des Körpers als Gebrauchswert (A) wird nicht zur Herstellung einer kognitiven Konsonanz benutzt.

3.2.14 — Antwort: A

zu (B) **externale Attribuierung**: Ursachen werden äußeren Einflüssen zugeschrieben
zu (C) Nach der **Emotionstheorie von Schachter und Singer** besteht ein emotionales Erlebnis aus einem kognitiven Bewertungsprozeß und einer peripheren motorischen Erregung, wobei die Qualität und das Ausmaß der Emotion durch **kognitive Umstrukturierung** bestimmt wird.
zu (D) **Kontrollattribution**: Prägung durch eigene Erfahrungen oder Erfahrungen anderer.
zu (E) **Wahrnehmungsabwehr**: Kommt bei unerwünschten, unangenehmen oder gar tabuisierten Inhalten vor.

3.2.15 — Antwort: E

Die **Theorie der Leistungsmotivation** dient dazu, individuell verschiedenes Leistungsverhalten zu erklären. Von MC CLELLAND werden in diesem Zusammenhang die Motive „Hoffnung auf Erfolg" und „Furcht vor Mißerfolg" unterschieden, die aufsuchendes bzw. meidendes Verhalten erklären sollen.
Die Leistungsmotivation eines Erwachsenen wird entscheidend durch **Erfahrungen in der Kindheit** geprägt. Dabei wirkt sich eine verstärkte Selbständigkeitserziehung positiv aus. Die Schichtenzugehörigkeit spielt keine Rolle (Aussage **B** ist falsch).
Erfolgsorientierte Kinder bevorzugen leistungsbetonte Tätigkeiten und hierbei besonders Aufgaben mittlerer Schwierigkeit. Diese Kinder führen Erfolge auf ihre Begabungen bzw. auf große Anstrengungen zurück und fühlen sich daher auch für sie verantwortlich. Erfolgsorientierte Kinder setzen ihre Ziele so hoch, daß sie realistisch und erreichbar sind (**E** ist richtig).
Für **mißerfolgsorientierte Kinder** gilt genau das Gegenteil: Sie meiden leistungsbezogene Aufgaben und wählen wenn, dann entweder zu leichte oder zu schwere Aufgaben (**A** und **C** sind falsch). Sie fühlen sich vor allem für ihre Mißerfolge verantwortlich und führen diese dann auf Minderbegabung zurück.

3.2.16   W!   Antwort: A

zu (A) Mit dem Begriffspaar **Repression** und **Sensitization** werden zwei entgegengesetzte Strategien zur Bewältigung (**Coping**) von belastenden Situationen beschrieben (☞ Lernkasten: Handlungstheoretischer Ansatz zur Motivationsanalyse: Bewältigungsmodell). **Repressors** sind Individuen, die emotional aufwühlende Ereignisse meiden (aufklärungsunterdrückende Haltung – Ein solcher Patient wird im vorliegenden Fall beschrieben). Unter **Sensitizers** versteht man Personen, die in angstauslösenden Situationen aktiv nach Informationen suchen (gekennzeichnet durch vigilante Aufmerksamkeit).

zu (B) Nach der **Frustrations-Aggressions-Theorie** münden Frustrationen in Aggressionen; Aggressionen ohne Frustration sind nicht möglich.

zu (C) Den Begriff „kognitive Umstrukturierung" konnte ich als solchen nicht finden. Im Zusammenhang mit dem Beispiel zielt er meines Erachtens auf die kognitive Dissonanz ab (☞ Lernkasten: Handlungstheoretischer Ansatz zur Motivationsanalyse).

zu (D) **Reaktionsbildung**: Abwehrmechanismus, bei dem sich Emotionen ins Gegenteil verwandeln (☞ Lernkasten: Psychoanalytischer Ansatz zur Motivationsanalyse).

zu (E) ☞ Lernkasten: Handlungstheoretischer Ansatz zur Motivationsanalyse: Attributionsmodell

3.2.17   Antwort: E

Attribuierung ist ein Vorgang, bei dem eine Person nach Gründen/Ursachen für beobachtete/erlebte Ereignisse sucht. Subjektive Erklärungskonzepte solcher Vorgänge bezeichnet man als **Attributionsschemata**. Nimmt ein Beobachter objektiv falsche Ursachen für ein beobachtbares Verhalten an, bezeichnet man diesen Vorgang als **Fehlattribuierung**.

Der **Actor-Observer-Ansatz** beschreibt die Tatsache, daß eine gleiche Situation vom Beobachter anders gewertet wird als vom Handelnden (Akteur-Beobachter-Verzerrung). Die Gefahr der **Fehlattribuierung erhöht sich** vor allem dann, wenn
▶ der Beobachter das Verhalten des Handelnden vorzugsweise mit dessen angeblicher seelisch-physischer Verfassung erklärt (dispositionelle Attribuierung, **C**) und
▶ wenn der Beobachter beim Handelnden eine minimale Konsistenz (wenig feste/regelmäßige Verhaltensschemata) voraussetzt (**D**).

Die Gefahr der **Fehlattribuierung** wird jedoch **vermindert**, wenn der Beobachter in der Lage ist, seine Betrachterperspektive zu wechseln, da dann ein höheres Maß an Objektivität ins Spiel kommt (**E** ist richtig).

Die Häufigkeit der **Selbstattribuierungen** spielt keine Rolle (**A** und **B** sind falsch).

3.2.18   Antwort: B

☞ Lernkasten: Psychobiologischer Ansatz zur Motivationsanalyse

Das vorliegende Fallbeispiel beschreibt eine Situation, in der **zwei Möglichkeiten** für eine Person bestehen, zwischen denen sie sich entscheiden muß. Beide Möglichkeiten haben **sowohl negative als auch positive Aspekte** (konventionelle Therapie: keine Nebenwirkungen, aber auch keine Heilungschancen, risikoreicher Eingriff: hohe Nebenwirkungen, aber Heilungschancen). Es handelt sich dabei um einen **doppelten Ambivalenzkonflikt**.

3.2.19 — Antwort: C

☞ Lernkasten: Handlungstheoretischer Ansatz zur Motivationsanalyse
Kurz zur Rekapitulation: **Bewältigungsmodell nach LAZARUS und LAUNIER**
Primäre Bewertung: Einschätzung der subjektiven Bedeutung eines Reizes/einer Situation (**2**, **3**)
Sekundäre Bewertung: Einschätzung der zur Verfügung stehenden Möglichkeiten (**1**, **4**)

3.2.20 — Antwort: B

Wird das Eintreten eines Ereignisses der eigenen Person zugeschrieben, so bezeichnet man diesen Vorgang als **internale Kontrollüberzeugung**, werden hierfür andere Personen oder gar Umwelteinflüsse verantwortlich gemacht, spricht man von **externaler Kontrollüberzeugung**.
Die in der Frage geschilderte Einstellung des Arbeiters ist ein Beispiel für **externale Kontrollüberzeugung** („Krankheiten kommen ohnehin als Schicksalsschläge"). Der Arbeiter definiert seine Gesundheit darüber hinaus als **Gebrauchswert**, wenn er sagt, daß er „gesund genug sei, um seine Aufgaben zu erfüllen". Würde er seine Gesundheit stellvertretend für sein glückliches und sorgenfreies Leben erwähnen, dann würde sie dadurch zusätzlich einen **Symbolwert** erhalten. Dies ist aber nicht der Fall, somit ist Aussage **4** falsch.

3.2.21 — Antwort: E

Der Fragentext beschreibt den Abwehrmechanismus der **Verschiebung**, da die unerwünschten Aggressionen gegenüber dem Bruder an dessen Lieblingsspielzeug abreagiert werden.
Zu den übrigen Antwortmöglichkeiten siehe auch Lernkasten: Psychoanalytischer Ansatz zur Motivationsanalyse.

3.2.22 — Antwort: C

☞ Lernkasten: Ethologischer Ansatz zur Motivationsanalyse
Die dortige Schemazeichnung entspricht der in der Frage gezeigten und ist sogar noch ausführlicher.

3.2.23 — Antwort: C

Sich selbst erfüllende Prophezeiungen kommen im Rahmen des **Rosenthal-Effekts** vor. Unbewußte Erwartungen und Einstellungen eines Versuchsleiters bewirken dabei Verhaltensänderung des Probanden in seinem Sinne. Der Psychologe Rosenthal beschrieb diesen Versuchsleiterfehler als er beobachtete, daß Studenten, die glaubten mit hochintelligenten Ratten zu arbeiten, bei diesen Ratten auch deutlich bessere Lernerfolge erzielten. Diese Ergebnisse waren jedoch unabhängig von der tatsächlichen Intelligenz der Ratten. Es handelt sich damit um einen **sozialpsychologischen Beeinflussungsmechanismus** (**3**), der besonders häufig in **asymmetrischen Beziehungen** (**4**) (Versuchsleiter-Proband, Arzt-Patient, Lehrer-Schüler, Student-Ratte!) vorkommt. Da der Versuchsleiter/Lehrer/Student einen Grund sucht (Attri-

buierung), um das beobachtbare Verhalten zu erklären, handelt es sich hierbei um einen **Attributionsprozeß** (**1**).
Der **Doppelblindversuch** (**2**) dient zur Kontrolle systematischer Fehler im Rahmen von pharmakologischen Studien. Mit dem Rosenthal-Effekt hat er nichts zu tun!

3.2.24 Antwort: B

Diese Antwort ergibt sich aus der Lektüre des Lernkastens: Handlungstheoretischer Ansatz zur Motivationsanalyse

3.2.25 Antwort: B

Nach LEWIN und MILLER liegen bei intrapsychischen Konflikten stets eine Annäherungs- (**Appetenz**) und eine Abwehrtendenz (**Aversion**) vor. Nach der vorliegenden Grafik kann es nur dann zum Konflikt kommen, wenn Appetenz- und Aversionsgradient gleichzeitig auftreten. Wenn eine der beiden Verhaltenstendenzen weniger stark ausgeprägt ist, so ist der intrapsychische Konflikt kleiner als wenn beide Tendenzen gleich stark ausgebildet sind. Folglich entsteht der Zustand maximaler Konfliktstärke im Schnittpunkt der beiden Gradienten (**B**).

3.2.26 Antwort: B

Hier werden vom IMPP mal wieder die verschiedenen **Abwehrmechanismen der psychoanalytischen Theorie** abgefragt (☞ Lernkasten: Psychoanalytischer Ansatz zur Motivationsanalyse). Der zutreffende Abwehrmechanismus ist die **Rationalisierung**, da der Patient eigene Verhaltensweisen durch eine vernünftige Scheinerklärung rechtfertigt.

3.2.27 Antwort: C

Das Beispiel des Arztes läßt sich am treffendsten mit einer **Minderung der kognitiven Dissonanz** (FESTINGER) beschreiben. Nach diesem Modell zeigen Menschen (in bestimmten Situationen, aber auch situationsunabhängig) ein Verhalten, von dessen Richtigkeit sie im Innersten ihres Herzens nicht überzeugt sind: Der Arzt in unserem Beispiel empfiehlt dem Patienten einen Eingriff, der seiner Meinung nach aber sehr riskant ist. Durch diesen Widerspruch in der Situation empfindet der Arzt den Patienten als unsympathisch. Erst als sich die Empfehlung des Arztes als positiv herausstellt, wird der Patient plötzlich auch als sympathisch empfunden.

zu (A) **Attribuierung**: Suche nach Gründen für ein beobachtbares Verhalten.
zu (B) **Übertragung**: Vorgang während der Psychoanalyse, bei dem der Patient unverarbeitete affektive Einstellungen auf den Therapeuten überträgt. Gegenübertragung sind unbewußte Reaktionen des Therapeuten auf die Übertragungsreaktionen des Patienten.
zu (D) **Lernen am Erfolg** (operante Konditionierung): Erhöhung der Auftretenswahrscheinlichkeit einer Reaktion durch Belohnung (positive Verstärkung) oder den Wegfall eines negativen Reizes (negative Verstärkung).
zu (E) **Identifikation**: Abwehrmechanismus, bei dem über das Lernen am Modell Verhaltensweisen, Einstellungen und Wertmaßstäbe in das eigene Verhalten integriert werden. Gegenteil von Projektion.

3.2.28 Antwort: B

- zu (A) ☞ Lernkasten: Handlungstheoretischer Ansatz zur Motivationsanalyse: Attributionsmodell. **Attributionsfehler** entstehen dann, wenn der Beobachter objektiv falsche Ursachen für das beobachtete Ereignis annimmt.
- zu (B) ☞ Lernkasten: Handlungstheoretischer Ansatz zur Motivationsanalyse: Modell der kognitiven Dissonanz
- zu (C) **Neurotizismus** gehört zu den von EYSENCK in den 50er Jahren beschriebenen bipolaren Persönlichkeitsdimensionen. Gemeint ist damit eine starke emotionale Labilität, die in Streßsituationen dazu prädisponiert, neurotische Symptome zu entwickeln. Eine Person mit einer hohen Neurotizismusneigung muß jedoch nicht aktuell an einer neurotischen Störung leiden!
- zu (D) **Reaktionsbildung**: Abwehrmechanismus, bei dem sich Emotionen ins Gegenteil verwandeln (aus starker Abneigung gegenüber einem neugeborenen Geschwisterchen entwickelt sich z. B. übertriebene Liebe).
- zu (E) ☞ Lernkasten: Handlungstheoretischer Ansatz zur Motivationsanalyse: Attributionsmodell

3.2.29 Antwort: A

Keine der angegebenen Antwortmöglichkeiten ist richtig, da in dem vorliegenden Beispiel eine **aktive Coping-Strategie** beschrieben wird (☞ Lernkasten: Handlungstheoretischer Ansatz zur Motivationsanalyse: Bewältigungsmodell).
Die Antwortmöglichkeiten **1, 3** und **4** beschreiben **Abwehrmechanismen** (☞ Lernkasten: Psychoanalytischer Ansatz zur Motivationsanalyse).
Bagatellisierung und **Dissimulation** (= extrem hohe Toleranz gegenüber Symptomen) bezeichnen Zustände des Patienten, die auf Widerstand gegenüber der Therapie basieren.

3.2.30 Antwort: B

- zu (A), (B) und (C) ☞ Lernkasten: Psychobiologischer Ansatz zur Motivationsanalyse
- zu (D) und (E) Diese beiden Lösungen beziehen sich auf das von FREUD postulierte **Instanzenmodell** (☞ Lernkasten: Psychoanalytischer Ansatz zur Motivationsanalyse):
  Es-Ich-Konflikt: Konflikt zwischen Triebimpulsen und realitätsbezogenen Interessen (Bsp.: Eine Diabetikerin möchte bei einer Feier Kuchen essen, die vernünftige Haltung ihrer Gesundheit gegenüber verbietet dies jedoch).
  Ich-Überich-Konflikt: Konflikt zwischen realitätsbezogenen Interessen und anerkannten Geboten/Verboten (Bsp.: Eine schwangere Frau, die weiß, daß ihr Kind eine unheilbare Krankheit haben wird, trägt sich mit dem Gedanken, ob sie dieses Kind abtreiben lassen soll).

3.2 Motivation

3.2.31 — Antwort: A

- zu (A) ☞ Lernkasten: Handlungstheoretischer Ansatz zur Motivationsanalyse: Attributionsmodell
- zu (B) **Behaviorismus**: Modell von WATSON (1913), nach dem individuelle Verschiedenheiten hinsichtlich Verhalten und Erleben weitgehend auf Umwelteinflüsse zurückzuführen sind.
- zu (C) **Gestalttheorie**: Teilbereich der Wahrnehmungsforschung. Hier wird versucht, Inhalte der Wahrnehmung eines unbefangenen Beobachters genau zu beschreiben und zu erklären, wie Dinge tatsächlich aussehen und warum sie für den Beobachter so aussehen, wie er sie sieht.
- zu (D) **Psychoanalytische Persönlichkeitsmodelle**: FREUD postulierte ein strukturelles und ein topographisches Persönlichkeitsmodell. Im strukturellen oder Instanzenmodell unterscheidet er drei Instanzen: ES, ICH und ÜBER-ICH (☞ Lernkasten: Psychoanalytischer Ansatz zur Motivationsanalyse). Das ältere topographische Modell unterscheidet drei psychische Qualitäten: bewußt, vorbewußt und unbewußt (☞ dazu auch Kap. 5).
- zu (E) **Faktorenanalytische Persönlichkeitsmodelle** gehen im Gegensatz zu den psychoanalytischen Modellen nicht von komplexen hinter dem Verhalten angenommenen Dispositionen aus, sondern von beobachtbaren Verhaltensweisen. Das beobachtete Verhalten wird mit Hilfe mathematischer Modelle auf nur wenige Dimensionen (sog. Faktoren) zurückgeführt (☞ Kap. 5).

3.2.32 — Antwort: E

☞ Lernkasten: Ethologischer Ansatz zur Motivationsanalyse: Prägung

- zu (D) und (E) **Prägung** ist ein extrem rasches Lernen, das ohne die für Lernprozesse sonst erforderliche Übung möglich ist. **Habituation** hingegen kann als einfacher **Lernprozeß** angesehen werden, der sich physiologisch erfassen läßt. Mehr hierzu im Lernkasten: Aktivation und Aufmerksamkeit

3.2.33 — Antwort: B

☞ Lernkasten: Handlungstheoretischer Ansatz zur Motivationsanalyse: Bewältigungsmodell

- zu (B) Die **Wahrnehmung der Ernsthaftigkeit** einer Erkrankung gehört als einer der Bestimmungsfaktoren für präventives Handeln zum **Health-Belief-Modell** (☞ Lernkasten: Health-Belief-Modell in Kap. 8)

3.2.34 — Antwort: A
3.2.35 — Antwort: C

☞ Lernkasten: Psychoanalytischer Ansatz zur Motivationsanalyse: Abwehrmechanismen
- zu (B) Sublimierung
- zu (D) Reaktionsbildung
- zu (E) Regression

3.2.36 Antwort: C

☞ Lernkasten: Handlungstheoretischer Ansatz zur Motivationsanalyse: Attributionsmodell

3.2.37 Antwort: B

☞ Lernkasten: Psychoanalytischer Ansatz zur Motivationsanalyse: Abwehrmechanismen
zu (A) Identifikation
zu (C) Verdrängung
zu (E) Sublimierung

3.2.38 Antwort: A

zu (A) ☞ Lernkasten: Handlungstheoretischer Ansatz zur Motivationsanalyse: Modell der kognitiven Dissonanz
zu (B) **Verschiebung**: Triebspannungen werden an Ersatzobjekten abreagiert, da die Bedürfnisbefriedigung am eigentlichen Objekt nicht möglich ist. ☞ Lernkasten: Psychoanalytischer Ansatz zur Motivationsanalyse: Abwehrmechanismen
zu (C) **Intrarollenkonflikt**: Rollenerwartungen der verschiedenen Bezugspersonen sind nur schwer miteinander vereinbar. (Bsp.: Ein Arzt möchte dem Patienten eine intensive Untersuchung zukommen lassen, andererseits ist er aber unter Zeitdruck, weil er für seinen Chef noch eine wichtige wissenschaftliche Studie durchführen muß.)
zu (D) Wird das Eintreten bestimmter Ereignisse der eigenen Person zugeschrieben, spricht man von **internaler Kontrollüberzeugung**. Werden dafür andere, bzw. Umweltfaktoren verantwortlich gemacht, handelt es sich um **externale Kontrollüberzeugung**.
zu (E) **Reaktionsbildung**: Abwehrmechanismus, bei dem sich unerwünschte, verdrängte Emotionen (ES-Impulse) ins Gegenteil verwandeln. ☞ Lernkasten: Psychoanalytischer Ansatz zur Motivationsanalyse: Abwehrmechanismen

3.2.39 Antwort: D

☞ Lernkasten: Handlungstheoretischer Ansatz zur Motivationsanalyse: Attributionsmodell
„**Selbstwirksamkeitserwartung**" und „**Abschwächungsprinzipien**" sind keine spezifischen Termini im Sinne des Fragentextes und meines Wissens auch keine in der Medizinischen Psychologie/Soziologie.

3.2.40 Antwort: E
3.2.41 Antwort: B

☞ Lernkasten: Handlungstheoretischer Ansatz zur Motivationsanalyse: Attributionsmodell
„**Ich hätte Arzt werden sollen**": Diese Aussage bezieht sich auf das Individuum selber (**internal**), die Person spricht von einem zeitlich überdauernden Merkmal (**stabil**), und aufgrund fehlender Angabe einer spezifischen Ursache muß vom Leser

3.2 Motivation

angenommen werden, daß die Person eine Vielzahl von Ursachen für die Situation verantwortlich macht (**global**).

„**Bei einem Glioblastom gibt es keine Überlebenschance**": Die Ursache wird von dem Beobachter in der Umgebung (**external**) und nicht bei sich selber gesehen, gleichzeitig beschreibt sie einen zeitlich überdauernden Zustand (**stabil**) und eine spezifische Ursache für diesen Zustand (**spezifisch**).

3.2.42   Antwort: E
☞ Lernkasten: Handlungstheoretischer Ansatz zur Motivationsanalyse: Bewältigungsmodell

3.2.43   Antwort: B
☞ Lernkasten: Psychobiologischer Ansatz zur Motivationsanalyse
zu (3) **Intrarollenkonflikt**: Rollenerwartungen der verschiedenen Bezugspersonen sind nur schwer miteinander vereinbar. (Bsp.: Ein Arzt möchte dem Patienten eine intensive Untersuchung zukommen lassen, andererseits ist er aber unter Zeitdruck, weil er für seinen Chef noch eine wichtige wissenschaftliche Studie durchführen muß.)

3.2.44   Antwort: E
☞ Lernkasten: Handlungstheoretischer Ansatz zur Motivationsanalyse: Bewältigungsmodell

3.2.45   Antwort: C
☞ Lernkasten: Psychoanalytischer Ansatz zur Motivationsanalyse: Abwehrmechanismen

3.2.46   Antwort: D
☞ Lernkasten: Handlungstheoretischer Ansatz zur Motivationsanalyse: Modell der kognitiven Dissonanz
zu (1) und (3)   Genau das Gegenteil ist der Fall!

3.2.47   Antwort: E
☞ Lernkasten: Psychobiologischer Ansatz zur Motivationsanalyse

3.2.48 — Antwort: E

☞ Lernkasten: Handlungstheoretischer Ansatz zur Motivationsanalyse: Bewältigungsmodell

3.2.49 — Antwort: A

Der Fragentext liefert die Definition des Begriffs **Rigidität**: Neigung mancher Personen, bei der Lösung aktueller Probleme Strategien beizubehalten, die sich zwar bei früheren, ähnlich gelagerten Problemen als erfolgreich erwiesen haben, es jetzt jedoch nicht mehr sind.

zu (B) **Perseveration**: Gesteigerte Ausdrucksform der Rigidität, gekennzeichnet durch vollkommen unflexibles, starres Festhalten (Haftenbleiben) an bestimmten Gedanken und Vorstellungen. Auf dieses Verhalten trifft man oft bei Patienten mit hirnorganischen Erkrankungen. Es kann sich z.B. in einer ständigen Wiederholung eines Gedankens äußern.

zu (C) **Reaktanz** ist eine Bezeichnung für die Tatsache, daß sich eine Person der Beschränkung ihres Verhaltensspielraumes widersetzt und so versucht, den verlorenen Handlungsspielraum wiederzugewinnen (Trotzreaktion nach dem Motto: Jetzt erst recht!).

zu (D) Die **proaktive Hemmung** ist ein Begriff aus der Lernpsychologie. Er beschreibt die Tatsache, daß vorausgegangene Lernerfahrungen die Erinnerung an nachfolgend eingespeicherte Informationen beeinträchtigen.

zu (E) ☞ Lernkasten: Psychoanalytischer Ansatz zur Motivationsanalyse: Abwehrmechanismen

3.2.50 — Antwort: B

zu (A) und (B) ☞ Lernkasten: Handlungstheoretischer Ansatz zur Motivationsanalyse: Attributionsmodell

zu (C) ☞ Lernkasten: Handlungstheoretischer Ansatz zur Motivationsanalyse: Kognitive Dissonanz

zu (D) **Erlernte Hilflosigkeit**: Dieses Konzept wurde von SELIGMAN aufgestellt. Es basiert auf der Tatsache, daß Hilflosigkeit im Rahmen eines Versuches von Hunden erlernt werden konnte. Ähnliche Versuche mit Menschen zeigten, daß zumindest für bestimmte Formen der Depression eine Analogie gilt. (☞ Lernkasten: Hilfslosigkeit und Resignation).

zu (E) Das Konzept der **Wahrnehmungsabwehr** (perceptual defense) beruht auf der experimentellen Entdeckung, daß verschiedene Wörter bei kurzzeitiger Darbietung unterschiedlich schnell und zusätzlich nicht in gleicher Weise aufgefaßt wurden. Es ergaben sich längere Auffassungszeiten für abgelehnte, unangenehme oder uninteressante Wörter. Dieses Ergebnis wurde damit begründet, daß die Wahrnehmung äußerer Reize immer auch von Einstellungen, Erwartungen, unbewußten Abwehrmechanismen und Bedürfnissen abhängig ist.

3.2.51 — Antwort: B

zu (A) **Frustrationsintoleranz**: Fehlen der (erlernbaren) Fähigkeit, über längere Zeit (unvermeidliche) Frustrationen zu ertragen.

zu (B) **Reaktanz** ist eine Bezeichnung für die Tatsache, daß sich eine Person einer Beschränkung ihres Verhaltens widersetzt und so versucht, den verlorenen Handlungsspielraum wiederzugewinnen (Trotzreaktion nach dem Motto: Jetzt erst recht!). Diese Reaktion wird im vorliegenden Fall geschildert.

zu (C) **Paradoxe Intention**: Psychotherapeutische Technik zur Reduktion bzw. Vermeidung von Erwartungsängsten. Der Patient wird hierbei aufgefordert, sich für ganz kurze Zeit genau das zu wünschen, wovor er Angst hat.

zu (D) **Kollusion**: Begriff aus der Familientherapie, der das unbewußte Zusammenspiel beider Ehepartner bezeichnet. Beide Ehepartner sind nicht in der Lage, die Regeln, nach denen sie sich verhalten zu erkennen, wodurch eingefahrene Strukturen weiter erhalten bleiben.

zu (E) **Mißerfolgsmotivation** führt dazu, daß leistungsbezogene Tätigkeiten gemieden werden, vor allem dann, wenn es sich um mittelschwere Aufgaben handelt. Es werden stattdessen schwere oder leichte Aufgaben bevorzugt. Mißerfolgsorientierte Personen fühlen sich für ihre Mißerfolge verantwortlich und führen diese auf eine fehlende Begabung zurück. Genau das Gegenteil ist bei der **Erfolgsmotivation** der Fall. In dem **Modell der resultierenden Motivationstendenz** werden diese beiden Persönlichkeitstypen unterschieden.

3.2.52 Antwort: E

☞ Lernkasten: Ethologischer Ansatz zur Motivationsanalyse

Das **Lächeln des Säuglings** (exogenes Lächeln) ist ein wesentlicher Bestandteil des kindlichen Bindungsverhaltens. Es wird dem sogenannten Kindchenschema zugerechnet. Das Kindchenschema ist ein Komplex bzw. eine Kombination von Schlüsselreizen (Stupsnase, hohe Stirn, tollpatschige Bewegungen etc.), die alle die Aufgabe haben, Pflegeverhalten hervorzurufen.

Als **Schlüsselreize** (Signalreize) werden spezifische, mit einer Instinkthandlung gekoppelte Reize bezeichnet.

Das Lächeln des Säuglings wirkt jedoch nicht nur selbst als Schlüsselreiz, es wird auch **durch Schlüsselreize über einen Angeborenen Auslösemechanismus** hervorgerufen (z. B. freundliche, singende Stimme der Mutter, Lächeln).

Beim exogenen Lächeln des Säuglings handelt es sich um ein angeborenes Verhaltensmuster, das jedoch bei entsprechender Verstärkung durch **operante Lernprozesse** beeinflußt wird.

3.2.53 Antwort: A

☞ Lernkasten: Psychoanalytischer Ansatz zur Motivationsanalyse: Abwehrmechanismen

Konversion bezeichnet einen Abwehrmechanismus, bei dem sich aufgrund länger persistierender intrapsychischer Konflikte und fehlfunktionierender Abwehrmechanismen Krankheitssymptome als Ausdruck einer kompromißhaften Scheinlösung ergeben. Die **Scheinlösung** und die dadurch hervorgerufene **Reduktion der intrapsychischen Spannung** stellt dann den **primären Krankheitsgewinn** dar.

Alle übrigen Lösungen beschreiben Beipiele für den **sekundären Krankheitsgewinn** (sich aus der Erkrankung ergebende Vorteile, Zuwendung, Entlastung von Alltagsverpflichtungen).

3.2.54 — Antwort: C

☞ Lernkasten: Psychoanalytischer Ansatz zur Motivationsanalyse: Abwehrmechanismen

Verleugnung: Eine Vorstufe der Isolierung. Hierbei werden unangenehme Realitäten negiert, man will diese nicht wahrhaben („den Kopf in den Sand stecken"), der Zugang zum Bewußtsein wird verwehrt. Nach der Theorie der Psychoanalyse handelt es sich hierbei um eine ICH-Leistung.

Dieser Abwehrmechanismus kann dazu führen, daß karzinophobe Personen nicht an Vorsorgeuntersuchungen teilnehmen und somit möglicherweise die **Früherkennung einer bösartigen Erkrankung** verhindert wird. Gleichzeitig kann die Verleugnung – gewissermaßen als Schutzmechanismus – bei der Mitteilung der **Diagnose einer lebensbedrohlichen Erkrankung** auftreten.

Dadurch, daß sich der Patient durch Anwendung der Verleugnung einer konflikthaften Situation entzieht, kommt es **kurzfristig zur psychischen Stabilität**. Daraus ergibt sich, daß im Akutstadium einer Erkrankung die Verleugnung sogar einen positiven Effekt haben kann. Jenseits des Akutstadiums kann die Verleugnung jedoch lebensgefährliche Folgen haben, da durch sie die **Krankheitsverarbeitung und -bewältigung behindert** wird.

3.2.55 — Antwort: B

☞ Lernkasten: Ethologischer Ansatz zur Motivationsanalyse

zu (A) Bei der **klassischen Konditionierung** kommt es zur Verknüpfung zwischen dem unbedingten Reiz, der eine unbedingte Reaktion auslöst, und einem neutralen Reiz. Durch diese Verknüpfung beider Reize wird bewirkt, daß auch der neutrale Reiz alleine reaktionsauslösend wirkt und somit zum **bedingten Reiz** wird. Die ausgelöste Reaktion bezeichnet man dann als bedingte Reaktion. (☞ Kap. 4)

zu (D) Täglich strömen aus der Umwelt eine unüberschaubare Anzahl von Reizen auf uns ein. Das Individuum lernt aus diesen Reizen jene herauszufiltern, die nach Ausführung eines bestimmten operanten Verhaltens eine Verstärkung versprechen (für die es sich also „lohnt" zu reagieren). Solche Signale werden als **diskriminative Reize** bezeichnet.

3.2.56 — Antwort: B

zu (B), (D) und (E) ☞ Lernkasten: Psychoanalytischer Ansatz zur Motivationsanalyse: Abwehrmechanismen

Bei der **Regression** kommt es zur Abwehr einer nicht akzeptablen Realität durch Rückfall auf frühere Entwicklungsstufen. Es wird dabei prinzipiell zwischen zwei Regressionsformen unterschieden:

- ▶ **Regression der Ich-Funktion**: Bereits erworbene reife Ich-Funktionen (z. B. willkürliche Kontrolle der Blasenfunktion) werden durch Ich-Funktionen ersetzt, die der frühkindlichen Entwicklung entspringen (z. B. unkontrolliertes Wasserlassen).
- ▶ **Triebregression**: Zurückgreifen auf eine Art der Triebbefriedigung, die nicht dem gegenwärtigen, sondern einem früheren Entwicklungsstadium entspricht (z. B. erneutes Daumenlutschen bei einem Schulkind, das sich zurückgesetzt fühlt).

Der Abwehrmechanismus der Regression wird im Krankheitsfall durch eine Reihe von Bedingungen gefördert. Ähnlich wie im Kleinkindalter ist man auch hier oftmals unbeholfen und muß sich bei den einfachsten Verrichtungen helfen lassen. Daran ist einerseits die Krankheit selber schuld, aber auch die Bedingungen im Krankenhaus tragen wesentlich dazu bei. Besonders negativ wirkt es sich auf den Krankheitsverlauf aus, wenn sich der Patient auch noch über den Krankenhausaufenthalt hinaus in seiner Regression fixiert.

zu (A) **Introspektion** bedeutet Selbstbeobachtung. Hierbei macht eine Person Aussagen über sich selbst, ihre Erfahrungen und ihr Erleben.

zu (C) **Dissimulation**: Bewußtes Verheimlichen von Krankheiten bzw. Krankheitssymptomen.

3.2.57 Antwort: C

zu (A) Das **Typ-A-Verhalten** ist durch eine Vielzahl von Verhaltenselementen gekennzeichnet, die das Risiko für das Auftreten einer koronaren Herzkrankheit gegenüber dem Typ-B-Verhalten um das zwei- bis siebenfache erhöhen. Gemeinsam ist diesen Verhaltenselementen, daß sie alle mit einer verstärkten adrenergen Reaktion auf Alltagserfahrungen einhergehen. Das **Typ-B-Verhalten** zeichnet sich im Gegensatz dazu durch einen entspannten Lebensstil mit entsprechend geringerem Risiko für koronare Erkrankungen aus.

zu (B) ☞ Lernkasten: Handlungstheoretischer Ansatz zur Motivationsanalyse: Attributionsmodell

zu (C) ☞ Lernkasten: Handlungstheoretischer Ansatz zur Motivationsanalyse: Bewältigungsmodell.

zu (D) **Mißerfolgsmotivation** führt dazu, daß leistungsbezogene Tätigkeiten gemieden werden, vor allem dann, wenn es sich um mittelschwere Aufgaben handelt. Es werden stattdessen schwere oder leichte Aufgaben bevorzugt. Mißerfolgsorientierte Personen fühlen sich für ihre Mißerfolge verantwortlich und führen diese auf eine fehlende Begabung zurück. Genau das Gegenteil ist bei der **Erfolgsmotivation** der Fall.

zu (E) **Extraversion und Introversion** stellen zwei entgegengesetzte Komponenten in dem von EYSENCK entwickelten Persönlichkeitsmodell dar. Extraversion wird durch Eigenschaften wie Aktivität, Impulsivität, Lebenslust o.ä. beschrieben, Introversion durch entgegengesetzte Attribute.

3.2.58 Antwort: B

☞ Lernkasten: Psychoanalytischer Ansatz zur Motivationsanalyse: Abwehrmechanismen

3.2.59 Antwort: C

☞ Lernkasten: Psychoanalytischer Ansatz zur Motivationsanalyse: Abwehrmechanismen

3.2.60 Antwort: D

Der vorliegende Fragentext beschreibt den Abwehrmechanismus der Projektion,
☞ Lernkasten: Psychoanalytischer Ansatz zur Motivationsanalyse

zu (D) **Iatrogene Fixierung** besteht dann, wenn der Patient Krankheitssymptome aufgrund des Verhaltens des Arztes aufrechterhält. Wird ein Symptom vom Arzt besonders beachtet, so ist es möglich, daß sich dieses bei dem Patienten verfestigt, weil der Patient es ebenfalls für wichtig erachtet.

zu (E) **Systematische Beurteilungsfehler** verzerren das Ergebnis einer Beobachtung/Untersuchung in eine bestimmte Richtung. Durch Projektion kann ein solcher Fehler entstehen.

3.2.61 Antwort: B

☞ Lernkasten: Ethologischer Ansatz zur Motivationsanalyse

Die von HARLOW aufgezogenen Rhesusaffen wuchsen isoliert von ihren Artgenossen auf. Sie wurden bei künstlichen Affenmüttern untergebracht, von denen eine aus weichem Material, die andere aus einem Drahtgestell bestand. An letzterer war allerdings eine milchspendende Flasche befestigt. Alle Affen hatten die Möglichkeit, sich für die eine oder andere „Affenmutter" zu entscheiden. Die Untersuchungsergebnisse zeigten, daß mit zunehmendem Alter der Affen die Zuwendung zur milchspendenden „Drahtmutter" abnahm und sich diese eher der weichen Mutterattrappe zuwendeten. Das zeigt, daß die **Befriedigung der Kontaktbedürfnisse** in höherem Alter wichtiger wurde als die **Befriedigung der Nahrungsbedürfnisse**. Dies wurde insbesondere dann deutlich, wenn die Tiere in einen **ängstlich-erregten Zustand** versetzt wurden, sie liefen dann nämlich sofort zu der **weichen, nicht nährenden Mutterattrappe**.

3.2.62 Antwort: B

☞ Lernkasten: Handlungstheoretischer Ansatz zur Motivationsanalyse: Bewältigungsmodell

3.2.63 Antwort: C

zu (A) **Frustration** tritt ein, wenn ein Individuum daran gehindert wird, ein bestimmtes Ziel zu erreichen bzw. bestimmte Bedürfnisse zu befriedigen. Als Resultat entsteht ein Gefühl, übergangen oder ungerecht behandelt worden zu sein.

zu (B) **Reaktanz** ist eine Bezeichnung für die Tatsache, daß sich eine Person einer Beschränkung ihres Verhaltens widersetzt und so versucht, den verlorenen Handlungsspielraum wiederzugewinnen (Trotzreaktion nach dem Motto: Jetzt erst recht!).

zu (C) In seinem **Modell der resultierenden Motivationstendenz** unterscheidet ATKINSON erfolgs- und mißerfolgsorientierte Personen:
- ▶ **Mißerfolgsorientierte** Personen meiden leistungsbezogene Tätigkeiten, vor allem dann, wenn es sich um mittelschwere Aufgaben handelt. Es werden stattdessen **schwere oder leichte Aufgaben** bevorzugt. Mißerfolgsorientierte Personen fühlen **sich für ihre Mißerfolge verantwortlich** und **führen diese auf eine fehlende Begabung** zurück.
- ▶ **Erfolgsorientierte** Personen suchen leistungsbezogene Tätigkeiten, bevorzugen dabei allerdings **mittelschwere Aufgaben**. Sie fühlen sich besonders für ihre Erfolge verantwortlich und führen diese auf ihre Begabung zurück.

zu (D) **Locus of control**: Nach ROTTER eine Persönlichkeitsvariable, die Aussagen über die im Leben eines Menschen vorherrschende Form der Kausalattribuierung (☞ Lernkasten: Handlungstheoretischer Ansatz zur Motivationsanalyse: Attributionsmodell) macht.

zu (E) **Kognitive Dissonanz**: Erklärungsmodell für die Tatsache, daß Menschen in bestimmten Situationen ein Verhalten zeigen, von dem sie eigentlich nicht überzeugt sind (☞ Lernkasten: Handlungstheoretischer Ansatz zur Motivationsanalyse: Modell der kognitiven Dissonanz).

Motivation — 3.2

3.2.64   **Antwort: D**
3.2.65   **Antwort: E**
3.2.66   **Antwort: B**

☞ Lernkasten: Psychoanalytischer Ansatz zur Motivationsanalyse: Abwehrmechanismen

zu (A) **Reaktanz** ist eine Bezeichnung für die Tatsache, daß sich eine Person einer Beschränkung ihres Verhaltens widersetzt und so versucht, den verlorenen Handlungsspielraum wiederzugewinnen (Trotzreaktion nach dem Motto: Jetzt erst recht!).

zu (C) Projektion

3.2.67   **Antwort: B**

☞ Lernkasten: Psychoanalytischer Ansatz zur Motivationsanalyse

Primäre Motive sind angeborene Antriebe, die auf physiologischen Mangelzuständen beruhen und deren Zweck die Arterhaltung, die Erhaltung des Organismus und der Schutz des Organismus vor Verletzung und Gefahren ist. Primäre Motive sichern die vitalen Bedürfnisse, indem sie die Homöostase (= physiologisches Gleichgewicht des Organismus) aufrechterhalten und ein Weiterleben gewährleisten. Deshalb werden sie auch als **homöostatische Motive** bezeichnet. Beispiele sind Hunger, Durst, Schlaf, Muttertrieb, Aktivität.

Bei den **sekundären Motiven** handelt es sich um erworbene Bedürfnisse. Diese entstehen über Lernprozesse durch Modifikation primärer Triebe. Dazu gehören z.B. Schutz, Sicherheit, Zuneigung, Prestige, Erfolg, Anerkennung. **Sexualtrieb und Neugierde** gehören dazu, da sie für das Individuum vor allem soziale Bedeutung haben, (**B**) ist falsch. Über den Begriff „**Betätigungsdrang**" kann man sich meines Erachtens streiten, da er etwas schwammig ist. Meint er nun allgemeine Aktivität, dann würde er eher in die Kategorie der primären Bedürfnisse gehören. Ist hiermit Betätigungsdrang als Mittel zur Anerkennung gemeint, ist er bei den sekundären Motiven besser aufgehoben.

3.2.68   **Antwort: A**

☞ Lernkasten: Handlungstheoretischer Ansatz zur Motivationsanalyse: Attributionsmodell

Es handelt sich hierbei um eine **internale Kausalattribution**, weil die Person glaubt, ihr Verhalten selbst beeinflussen zu können.

zu (C) **Kognitive Rigidität**: Starrheit, Unbeweglichkeit und mangelnde Elastizität von Denkweisen und Einstellungen einer Person.

zu (D) **Extrinsische Motivation**: Fremd entstandene Motivation, die Denk-, Lern- und Reproduktionsvorgänge von außen aktiviert, z.B. durch Zeitdruck, Anreiz einer Belohnung.

3.2.69 — Antwort: A

☞ Lernkasten: Ethologischer Ansatz zur Motivationsanalyse

Die anderen Antwortmöglichkeiten sind offensichtlich falsch, was man in zwei Fällen auch an dem „Indikator" **nur** erkennen kann.

- zu (5) Als **Appetenzverhalten** bezeichnet man das ungerichtete Suchen nach einer die Instinkthandlung auslösenden Situation. Durch dieses Suchverhalten wird die Wahrscheinlichkeit erhöht, auf eine Reizbedingung zu treffen, die die Instinkthandlung ermöglicht.

3.2.70 — Antwort: D

☞ Lernkasten: Psychoanalytischer Ansatz zur Motivationsanalyse: Abwehrmechanismen

Die zweite Aussage ist richtig: **Sublimierung** ist ein Abwehrmechanismus, bei dem es zur Befriedigung triebhafter Bedürfnisse (ES-Impulse) durch gesellschaftlich anerkannte Ersatzhandlungen kommt.

Die erste Aussage und damit auch die Verknüpfung sind falsch, denn mit Konversion hat Sublimierung rein gar nichts zu tun!

Konversion bezeichnet einen Abwehrmechanismus, bei dem sich aufgrund länger persistierender intrapsychischer Konflikte und fehlfunktionierender Abwehrmechanismen Krankheitssymptome als Ausdruck einer kompromißhaften Scheinlösung ergeben. Die Scheinlösung und die dadurch hervorgerufene Reduktion der intrapsychischen Spannung stellt dann den primären Krankheitsgewinn dar.

3.2.71 — Antwort: C

☞ Lernkasten: Psychoanalytischer Ansatz zur Motivationsanalyse: Abwehrmechanismen

Abwehrmechnismen in einem gewissen Maß sind normal und keine Indikation zu psychotherapeutischer Behandlung. Dies ist nur dann der Fall, wenn sich aufgrund langer Zeit fortbestehender intrapsychischer Spannung neurotische Symptome ausbilden. Diese Neurosen – hier vor allem die Zwangsneurosen – sind natürlich Indikationen für eine **Psychotherapie**.

3.2.72 — Antwort: B

- zu (A) **Neurotizismus** gehört zu den Komponenten des von EYSENCK beschriebenen Persönlichkeitsmodells. Diese Komponente ist gekennzeichnet durch emotionale Labilität, was in exzessiv belastenden Situationen zur Ausbildung von neurotischen Symptomen, wie z.B. Launenhaftigkeit, Nervosität, Minderwertigkeitsgefühlen etc. führen kann.
- zu (B) ☞ Lernkasten: Handlungstheoretischer Ansatz zur Motivationsanalyse: Modell der kognitiven Dissonanz
- zu (C) ☞ Lernkasten: Hilfslosigkeit und Resignation
- zu (D) ☞ Lernkasten: Psychobiologischer Ansatz zur Motivationsanalyse
- zu (E) **Verlust an Kontrollüberzeugung**: Verlust der Fähigkeit, wichtige Ereignisse vorherzusehen und sie in eine gewünschte Richtung zu lenken.

3.2 Motivation

3.2.73   **Antwort: D**

☞ Lernkasten: Psychoanalytischer Ansatz zur Motivationsanalyse: Abwehrmechanismen
Die beschriebene Situation läßt sich mit Hilfe des Abwehrmechanismus der **Reaktionsbildung** erklären.

3.2.74   **Antwort: B**

☞ Lernkasten: Ethologischer Ansatz zur Motivationsanalyse
zu (C) Als **Appetenzverhalten** bezeichnet man das ungerichtete Suchen nach einer die Instinkthandlung auslösenden Situation. Durch dieses Suchverhalten wird die Wahrscheinlichkeit erhöht, auf eine Reizbedingung zu treffen, die die Instinkthandlung ermöglicht. Der Ausdruck **Appetenzsignal** ist mir persönlich noch nicht begegnet, aber wahrscheinlich ist anzunehmen, daß es sich hierbei um das Signal handelt, welches das Appetenzverhalten auslöst.
zu (D) **Erbkoordination** oder erbkoordinierte Endhandlung: Angeborenes, arttypisches Bewegungsmuster, das über einen angeborenen Auslösemechanismus (AAM) ausgelöst wird und immer gleichartig abläuft. Nach dem Ablauf der Endhandlung kommt es nach dem Prinzip der negativen Rückkopplung zur Reduktion des Handlungsantriebs und zur Bedürfnisbefriedigung.
zu (E) Die Reaktion auf einen **Reflexreiz** erfolgt ebenfalls nach einem festgelegten Schema, das durch den Willen nicht beeinflußt werden kann. Allerdings ist diese Reaktion nicht von einer inneren Motivation abhängig, so daß sie nahezu unendlich oft ausgelöst werden kann.

3.2.75   **Antwort: B**

☞ Lernkasten: Handlungstheoretischer Ansatz zur Motivationsanalyse: Bewältigungsmodell

3.2.76   **Antwort: A**

zu (A) Es handelt sich im vorliegenden Fall um eine **internale Attribution**, weil sich der Schüler seine Schulleistungen selbst zuschreibt und nicht etwa die Lehrer oder Umwelteinflüsse dafür verantwortlich macht (external). ☞ Lernkasten: Handlungstheoretischer Ansatz zur Motivationsanalyse: Attributionsmodell
zu (B) **Extraversion**: Komponente des Persönlichkeitsmodells nach EYSENCK, gekennzeichnet durch Eigenschaften wie Impulsivität, Sorglosigkeit, Lebenslust. Gegensatz zu Introversion. (☞ Kap. 5)
zu (C) **Kontingenz** des Verhaltens: Art des Zusammenhangs zwischen dem gezeigten Verhalten und den nachfolgenden Konsequenzen (z.B. positive Verstärkung)
zu (D) **Primäre Motivation**: Lebensnotwendig, da die primären Motive, wie Hunger, Durst etc., der Aufrechterhaltung körperlicher Grundfunktionen dienen.
zu (E) **Lernen am Modell**: Imitations- und Beobachtungslernen, ☞ Kap. 4

3.2.77 — Antwort: B

☞ Lernkasten: Handlungstheoretischer Ansatz zur Motivationsanalyse: Attributionsmodell

Die Kausalattribution ist **internal**, weil die Person sich die Ursache für das Scheitern selber zuschreibt. Sie ist **instabil**, weil die Situation durch ein zeitlich nicht überdauerndes (instabiles) Ereignis zustande gekommen ist (einmalig vor Aufregung nicht richtig ausgeschlafen).

3.2.78 — Antwort: D

☞ Lernkasten: Ethologischer Ansatz zur Motivationsanalyse

Die **Übersprungshandlung** ist eine Sonderform der Endhandlung. Es handelt sich dabei um eine Endhandlung, die zur gegebenen Situation inadäquat ist und in einem anderen Zusammenhang sinnvoll erscheint. Übersprungshandlungen treten bevorzugt bei Triebkonflikten auf (z. B. gleichzeitiges Auftreten verschiedener Schlüsselreize oder verschiedener Handlungstendenzen, wie z. B. Angriffs- und Fluchttendenz).
Beispiel: Beim Menschen kennt man Übersprungshandlungen in konflikthaften Situationen (z. B. Prüfung, Vortrag). Diese entstammen häufig dem Bereich der Körperpflege oder der Nahrungsaufnahme (z. B. Waschbewegungen der Hände, sich mit den Fingern durch die Haare fahren).
Gerade dieses Beispiel zeigt, daß derartige Übersprungshandlungen beim Menschen **nicht nur ausnahmsweise** auftreten. Bei regelmäßigem Auftreten können sie sogar **zu Ausdrucksbewegungen ritualisiert** sein.

3.2.79 — Antwort: C

☞ Lernkasten: Ethologischer Ansatz zur Motivationsanalyse

Die **triebphysiologische Reaktionskette** läuft immer nach einer festgelegten Reihenfolge ab:

- **Appetenzverhalten**: ungerichtetes Suchverhalten,
- **Konsumatorisches Verhalten**: triebverzehrende Endhandlung,
- **Nachlassen der Triebspannung**,
- **Spannungsreduktion**: kann noch für kurze Zeit verstärkend auf das konsumatorische Verhalten wirken,
- **Beendigung** des konsumatorischen Verhaltens

3.2.80 — Antwort: C

Nach Untersuchungen von MASLOW und der von ihm aufgestellten **Bedürfnishierarchie** ergab sich, daß die **physiologischen Bedürfnisse** (z. B. Essen, Trinken, Schlafen) an erster Stelle stehen. Diese Tatsache ist wohl jedem einleuchtend. Das an zweiter Stelle rangierende Bedürfnis ist das nach **Sicherheit** – genauso wie die physiologischen Bedürfnisse absolut lebensnotwendig! An dritter Stelle steht das **Bedürfnis nach Geltung** und Wertschätzung und auf dem vierten Platz der Bedürfnishierarchie findet sich **Selbstverwirklichung**.

3.3 Spezifische Emotionen und Motivationen

In diesem Unterkapitel sind die Fragen zusammengestellt, die die folgenden spezifischen Emotionen und Motivationen betreffen:

- Angst
- Ärger und Aggressivität bzw. Frustration
- Hilflosigkeit und Resignation
- Scham
- Sexualität
- Trauer

Lernkasten — **Trauer**

Mit Trauer bezeichnet man das schmerzliche Bewußtwerden eines Verlustes von Personen, Tieren oder Gegenständen, zu denen eine enge emotionale Beziehung bestand.
Im **Umgang mit Sterbenden** stellt das Trauern ein Stadium des Abschiednehmens dar. Nach KÜBLER-ROSS existieren hierbei fünf Phasen:

- Nicht-Wahrhaben-Wollen (Abwehr),
- Sich-Aufbäumen (Zorn),
- Feilschen (Verhandeln),
- Trauern (Depression),
- Sich-Fügen (Zustimmung und Hoffnung).

Lernkasten — **Hilflosigkeit und Resignation**

Ist eine Person nicht in der Lage, Probleme, Konflikte oder Trauer zu verarbeiten, können Hilflosigkeit und Resignation die Folge sein.

Konzept von Seligman

Ein Konzept zur Entstehung von Hilflosigkeit und Resignation wurde von SELIGMAN aufgestellt. Er postulierte den Begriff der **Erlernten Hilflosigkeit** und erklärte sein Konzept anhand eines lernpsychologischen Experiments: Hierbei erhielten Hunde Elektroschocks, denen sie sich nicht entziehen konnten. Sie machten also die Erfahrung, die **Situation nicht kontrollieren** zu können und ihr gegenüber hilflos zu sein. Dadurch wurde die Eigeninitiative zum aktiven Handeln gehemmt. Dieses Handlungsmuster wurde auch dann beibehalten, wenn in späteren Situationen objektiv eine Kontrollierbarkeit der Ereignisse gegeben war. Aktives Vermeidungsverhalten konnte später nur noch mit Verzögerung erlernt werden.
In zahlreichen ähnlichen Experimenten mit Menschen, die einer angstauslösenden Situation ausgesetzt waren, ließ sich feststellen, daß zumindest für bestimmte Formen der Depression eine Analogie zum erwähnten Hundeversuch besteht – Hilflosigkeit also gewissermaßen gelernt werden kann und einhergeht mit emotio-

Lernkasten Fortsetzung	Hilflosigkeit und Resignation

nalen kognitiven und unkognitiven Defiziten. Gestützt werden konnte diese Übertragung auf depressive Syndrome beim Menschen dadurch, daß **neurobiochemische Veränderungen** (Nettodepletion des Nocadienalingehaltes im ZVS) nachgewiesen werden konnten, wie sie sich ähnlich auch bei depressiven Syndromen nachweisen lassen.

Um das Modell der erlernten Hilflosigkeit an menschliches Verhalten anzupassen, wurden kognitive Prozesse in das Modell aufgenommen, sogenannte **Kausalattribuierungen**. Das Individuum versucht hierdurch, die Nichtkontrollierbarkeit der Situation zu erklären. In diesem Zusammenhang können drei verschiedene Dimensionen unterschieden werden:

- **internal vs. external**: Ursachen werden der eigenen Person (internal) oder anderen Personen bzw. Umweltbedingungen (external) zugeschrieben. In diesem Zusammenhang bedeutet internale Attribuierung persönliche Hilflosigkeit mit gleichzeitiger Reduktion des Selbstwertgefühls. Aus externaler Attribuierung folgt eine allgemeine Hilflosigkeit.
- **global vs. spezifisch**: Bei globaler Attribuierung wird ein weit gefaßtes Ursachenspektrum in Betracht gezogen, die Hilflosigkeit wird generalisiert. Das Gegenteil ist der Fall bei der spezifischen Attribuierung, wo von einer bestimmten Ursache ausgegangen wird.
- **stabil vs. variabel**: Bei stabilen Ursachenzuschreibungen besteht kein Zweifel an der Richtigkeit, die Attribuierung ist konstant. Daraus kann eine chronische Hilflosigkeit folgen. Variable Attribuierungen hingegen sind instabil und führen folglich eher zu kurzzeitiger Hilflosigkeit.

Prognostisch am ungünstigsten ist die Situation, wenn **internal, global** und **stabil** attribuiert wird.

Konzept von Engel und Schmale

Ein weiteres Modell, das sich mit dem Thema Resignation und Hilflosigkeit befaßt, ist das von ENGEL und SCHMALE erarbeitete **Konzept der Selbstaufgabe**. Mit Hilfe dieses Konzepts soll die Bedeutung der Selbstaufgabe für das Entstehen von somatischen Störungen herausgestellt werden. Nach diesem Konzept beruht die Selbstaufgabe auf **Verlusterlebnissen**. Hierbei kann es sich sowohl um tatsächlich drohende als auch um phantasierte Verlusterlebnisse handeln. Diese führen bei den Personen zunächst zu einem Aufgeben (**giving up**) nach längerer Zeit zu einem Aufgegebensein bzw. -haben (**given up**). Verlusterlebnisse müssen jedoch nicht notwendigerweise zu einer Selbstaufgabe führen. Behält ein Individuum ein inneres Bild des verlorengegangenen Objektes/der Person bei, kann auch „lediglich" eine traurig-depressive Verstimmung auftreten. Fehlt diese Möglichkeit zur Stabilisierung und Tröstung, dann tritt Hilflosigkeit oder gar Hoffnungslosigkeit ein.

Eine Person wird nach diesem Konzept als **hilflos** bezeichnet, wenn sie der Meinung ist, daß ihr Zustand nur durch das Zutun anderer geändert werden kann. Sie wird als **hoffnungslos** bezeichnet, wenn sie glaubt, daß eigenes Verschulden im Vordergrund steht und selbst die Hilfe von außen nicht mehr helfen kann und wenn sie zusätzlich der Überzeugung ist, daß sie dieser Hilfe auch gar nicht würdig wäre.

Ob eine Person bei einer Verlusterfahrung hilf- oder hoffnungslos wird, hängt nach ENGEL und SCHMALE von dem **Ausmaß der frühkindlichen Traumatisierung** ab.

3.3 Spezifische Emotionen und Motivationen

Lernkasten — Sexualität

Anfang der 70er Jahre führten MASTERS und JOHNSON Untersuchungen durch, deren Ergebnissen zufolge sich die **sexuelle Reaktion** sowohl beim Mann als auch bei der Frau in **vier Phasen** einteilen läßt:
- **Erregungsphase**: Hervorgerufen durch physische und/oder psychische Stimulation. Bei Fortbestehen Übergang in die
- **Plateauphase**: Zeitspanne gleichmäßig starker Erregung. Durch Summation der sexuellen Spannung Übergang in die
- **Orgasmusphase**: Weitgehend unwillkürliche, reflektorische Reaktion (Ejakulation bzw. muskuläre Kontraktion von Vagina und Uterus).
- **Rückbildungsphase**: Weitgehendes Abklingen der sexuellen Erregung.

Viele Frauen befinden sich längere Zeit in einem Zustand, der der Plateauphase entspricht und von dem aus sie relativ schnell wieder in die Orgasmusphase eintreten können.

In jeder dieser genannten Phasen kann es sowohl beim Mann als auch bei der Frau zu **sexuellen Funktionsstörungen** kommen:
- Libidoverlust
- sexuelle Aversion
- Erektionsstörungen beim Mann / Erregungsstörungen bei der Frau
- Ejakulation (zu früh (praecox), ausbleibend oder ohne Befriedigung
- Nachorgasmische Verstimmungen

Von den **sexuellen Funktionsstörungen** (sexuell defizitäres Verhalten) ist das sexuell deviante Verhalten abzugrenzen. Während es sich bei den sexuellen Funktionsstörungen um psychische oder physiologische Beeinträchtigungen sexueller Vorgänge handelt, bezeichnet man als **Sexualdeviation** Sexualverhalten, das von der statistischen Norm abweicht. Dieses läßt sich weiter klassifizieren in Abweichungen bezüglich des Sexualobjektes (Partneraspekt) und Abweichungen bezüglich der Sexualpraktik (Praktikaspekt).

Beispiele für den **Partneraspekt** sind
- **Homosexualität**: Sexuelle Befriedigung mit gleichgeschlechtlichen Partnern (wird heute auch einfach als andere Form der Sexualität begriffen; im Gegensatz zu allen anderen Deviationen ohne psychischen Krankheitswert
- **Pädophilie**: Sexuelle Befriedigung durch Sexualverkehr mit Kindern
- **Sodomie**: Sexuelle Befriedigung durch Sexualverkehr mit Tieren
- **Transvestitismus**: Sexuelle Befriedigung durch das Tragen gegengeschlechtlicher Kleidung; fließende Übergänge existieren zum
- **Fetischismus**: Triebziel ist ein Gegenstand (z.B. Unterhose, Stöckelschuh, Strumpfhalter)

Psychologie

Lernkasten Fortsetzung	Sexualität

Beispiele für den **Praktikaspekt** sind
- **Exhibitionismus**: Sexuelle Befriedigung durch Entblößen des Geschlechtsteils
- **Sadismus**: Sexuelle Befriedigung durch Gewaltausübung gegenüber dem Geschlechtspartner
- **Masochismus**: Sexuelle Befriedigung durch Unterwerfung gegenüber dem Geschlechtspartner, der sein „Opfer" körperlichen Qualen aussetzt
- **Voyeurismus**: Sexuelle Befriedigung durch Beobachten sexueller Aktionen bei anderen
- **Frotteurismus**: Sexuelle Befriedigung durch engen Körperkontakt bzw. sich Reiben an gegengeschlechtlichen Personen, z.B. in überfüllten Bussen, im Fahrstuhl
- **Erotophonie**: Sexuelle Befriedigung durch Telefonate mit erotischem Inhalt mit anonymen Personen

Lernkasten	Angst

Die Emotion **Angst** läßt sich als bedrohliche Empfindung angesichts vorhandener oder erwarteter Gefahr beschreiben. Sie ist immer ein psychosomatisches Phänomen, das mit vegetativen Erscheinungen wie Herzklopfen, Schweißausbrüchen, Zittern oder Magenschmerzen einhergeht.

Grundsätzlich unterscheidet man zwischen der **Zustandsangst (state anxiety)**, womit eine momentane, situationsbezogene Angst gemeint ist und der überdauernden **Persönlichkeitseigenschaft Ängstlichkeit bzw. Angstneigung (trait anxiety)**. Ängstliche Menschen neigen dazu, in als bedrohlich empfundenen Situationen mit Zustandsangst zu reagieren.

Von **Realangst** (Begriff aus der Psychoanalyse) oder **Furcht** spricht man, wenn sich die Angst auf eine **konkrete, unmittelbare Gefahr** bezieht, wobei die betroffene Person in angemessener, zweckmäßiger Weise mit Flucht oder einem Vermeidungsverhalten reagiert.

Als **Phobien** bezeichnet man Ängste, die sich auf Objekte bzw. eng umrissene Situationen beziehen, deren Bedrohlichkeit in keinem angemessenen Verhältnis zu der übergroßen Angstreaktion steht (☞ Exkurs Phobie weiter unten im Text).

Bei der **neurotischen Angst** (Begriff aus der Psychoanalyse) hat der Betroffene Angst vor einer Gefahr, die er nicht kennt. Diese Angst ist allgegenwärtig, **freiflottierend bzw. schwebend** (nicht faßbar) und wird als Ausdruck eines unbewußten Konflikts gedeutet.

Es existiert keine Beziehung zwischen einer umschriebenen bedrohlichen Situation und der Angstreaktion. Der Betroffene reagiert in übersteigender Form, ohne in der Lage zu sein, Gründe für seine Angst anzubringen. Typisch ist ferner das unerwartete, plötzliche Auftreten („aus heiterem Himmel"), sehr häufig in Ruhesituationen (v. a. nachts). Diese Angstform wird auch als **Panikattacke** bezeichnet.

Exkurs: Phobie

Phobien sind unbegründete oder übertriebene, nicht objektiv gerechtfertigte Ängste vor einer Situation oder einem Objekt. Sie drängen zur Vermeidung bestimmter Handlungen und erzeugen ein System von Schutzmaßnahmen.

Spezifische Emotionen und Motivationen 3.3

Lernkasten Fortsetzung — Angst

Klassische Phobien sind:
- Agoraphobie („Platzangst"): Angst vor dem Überschreiten freier, großer Plätze,
- Klaustrophobie: Angst vor engen Räumen,
- Brücken- und Höhenangst,
- Angst vor Dunkelheit,
- Angst vor Tieren.

Eine Art doppelte Angst kann sich entwickeln als Angst vor dem Angsterlebnis, z. B. in Form einer **Erythrophobie** (Angst vor dem Erröten). Wenn sich die Phobie generalisiert, kann die Angst vor der Angst (**Phobophobie**) zum Hauptereignis werden. Phobien weisen eine **hohe Löschungsresistenz** auf, die nach lerntheoretischen Grundlagen darauf zurückgeführt werden kann, daß die Vermeidungsreaktion als negativer Verstärker wirkt. Das phobische Verhalten wird darüber hinaus als **Konditionierungsprozeß** verstanden, der durch ein einmaliges Erlebnis ausgelöst werden kann.

Als **Therapie** der Phobie wird u. a. die **systematische Desensibilisierung** angewandt, die auf dem Verlernen des phobischen Verhaltens beruht. Zusammen mit dem Patienten wird zunächst eine Angsthierarchie erarbeitet. Der eigentliche Vorgang besteht dann darin, daß der Patient in einen entspannten Zustand gebracht wird. Anschließend wird er in langsam aufsteigender Reihenfolge solange mit den angstbesetzten Reizen konfrontiert, bis er die jeweilige Situation völlig angstfrei erleben kann. Der angstabbauende Effekt dieser Therapie beruht darauf, daß Angst und Entspannung zwei miteinander unvereinbare Zustände sind und sich gegenseitig hemmen (**reziproke Hemmung**). Ein weiteres Therapieprinzip ist die **Reizüberflutung (flooding, Expositionsbehandlung)**, die auf der klassischen Konditionierung beruht. Ein konditionierter Reiz (Katze) wird mehrfach und über längere Zeit ohne den unkonditionierten Reiz (unangenehmer Körperkontakt) dargeboten. Dadurch, daß der Patient bei der Expositionsbehandlung möglichst rasch nach dem Auftreten der Angstattacke wieder mit der angstauslösenden Situation konfrontiert und am Verlassen dieser Situation gehindert wird, kann der negativen **Verstärkung und der Ausbildung von Vermeidungsstrategien** entgegengewirkt werden. Mit Hilfe dieser Methode wird die ursprünglich erlernte Verbindung zwischen bedingtem Reiz (Katze) und bedingter Reaktion (unangenehmer Körperkontakt) gelöscht (Extinktion).

Lernkasten — Scham

Eine eng mit der Sexualität in Verbindung stehende, genuin menschliche Emotion ist die **Scham**. Daher wundert es nicht, daß der Begriff von dem althochdeutschen Begriff scama abstammt, der Geschlechtsorgane bedeutete. Als Scham bezeichnen wir eine **unlustbetonte Gefühlsreaktion**, die von vegetativen Erscheinungen (Erröten, Herzklopfen, Zittern) begleitet sein kann und durch einen sozialen Kontext (Erziehung) bedingt ist. Scham wird einerseits verursacht durch das Eindringen anderer in die eigene Intimsphäre, andererseits aber auch durch die eigene Einsicht in ein tatsächliches oder vermeintliches Versagen. Im letzteren Fall wird die Scham als Form des Minderwertigkeitsgefühls erlebt.

Die Schamreaktion zeigt interkulturell sehr viele Übereinstimmungen. Es handelt sich bei dieser Reaktion um ein **angeborenes Repertoire** von Verhaltensmustern, das allerdings durch **Erziehung und Sozialisation** einer erheblichen Variationsmöglichkeit unterliegt. Eine Schamreaktion kann jedoch erst dann ausgebildet werden, wenn die kognitive Entwicklung so ausgebildet ist, daß zwischen fremd und vertraut unterschieden werden kann.

3.3.a — Antwort: E

☞ Lernkasten: Trauer

3.3.b — Antwort: B

Um das Modell der erlernten Hilflosigkeit von Seligmann (☞ Lernkasten: Hilflosigkeit und Resignation) an menschliches Verhalten anzupassen, wurden sogenannte Kausalattribuierungen postuliert, bei denen – genau wie beim Attributionsmodell nach Heider (☞ Lernkasten: Handlungstheoretischer Ansatz zur Motivationsanalyse) drei Attributionsdimensionen unterschieden werden:

- **Internal vs. External**: Ursachen werden der eigenen Person (internal) oder der Umwelt zugeschrieben (external). Internale Attribution bedeutet, daß **persönliche Hilflosigkeit** (A) mit **Reduktion des Selbstwertgefühls** (D) einhergeht. Dieser Attributionsstil ist **pessimistisch** (C). Wenn eine Person verstärkt universale Hilflosigkeit erlebt, handelt es sich um externale Attribution (B trifft daher nicht zu).
- **Global vs. Spezifisch**: Globale Attribuierung umfaßt ein weites Ursachenspektrum, die Hilflosigkeit wird generalisiert. Bei der spezifischen Attribuierung hingegen wird von einer bestimmten Ursache ausgegangen.
- **Stabil vs. Instabil**: Bei stabilen Ursachenzuschreibungen besteht kein Zweifel an deren Richtigkeit, sie sind also konstant und daraus wiederum kann sich eine chronische Hilflosigkeit bis hin zur **Depression** (E) ergeben. Instabile Attribuierungen sind variabel und führen daher eher zur kurzzeitigen Hilflosigkeit.

3.3.1 — Antwort: D

☞ Lernkasten: Sexualität

3.3.2 — Antwort: D

Die Panikattacke wird auch als diffuse flottierende oder frei schwebende Angst bezeichnet. Charakteristika sind:
- Plötzliches, unerwartetes Auftreten („aus heiterem Himmel") (1)
- keine bewußte Beziehung zwischen Angst und einer umschriebenen Situation bzw. einem bestimmten Objekt ((2) und (3) sind falsch)
- Reaktion in übersteigerter Form
- Auftreten meist in Ruhe, oft nachts (4).

3.3.3 — Antwort: E

☞ Lernkasten: Hilflosigkeit und Resignation

3.3.4 — Antwort: C

☞ Lernkasten: Sexualität
Eine homosexuelle Orientierung (C) wird nicht zu den sexuellen Funktionsstörungen gezählt!

3.3.5 — Antwort: E

Phasen der Trauer nach Bowlby (1983):
- **Betäubung und Abgestumpftheit** (A): Die Todesnachricht eines nahestehenden Menschen kann zunächst nicht geglaubt werden, Benommenheit und Bewegungsunfähigkeit stellen sich ein. Wird die Person sich des extremen Verlusterlebnisses bewußt, ist Schock, gefolgt von Verzweiflung und Wut, die Folge. Dauer: einige Stunden bis eine Woche.
- **Sehnsucht und Suche** (B): Suche nach verantwortlichen Personen für den Tod des Angehörigen. Über die Dauer von Wochen und Monaten wird die Endgültigkeit immer klarer realisiert.
- **Desorganisation und Verzweiflung** (C): Der Hinterbliebene erkennt und akzeptiert langsam, daß der Verlust von Dauer ist. Daraus folgt die Notwendigkeit der Neuorganisation des eigenen Lebens, neue Muster des Denkens, Fühlens und Handelns müssen geschaffen werden. In dieser Phase verzweifeln viele Menschen und reagieren mit depressiven Verhaltensweisen.
- **Ablösephase**: Reorganisation (D) des Trauernden, vergesellschaftet mit schmerzhafter Neudefinition des Selbst, der sozialen Rolle und der eigenen Situation.

3.3.6 — Antwort: A

Sexuelle Störungen werden prinzipiell unterteilt in sexuell abweichendes (deviantes) Verhalten (Fetischismus, Sadismus etc.) und **sexuelle Funktionsstörungen**. Zu letzteren gehören:
- **Erektionsstörungen** (B) beim Mann bzw. **Erregungsstörungen** bei der Frau und **Verkürzung und Abschwächung der Phasen des sexuellen Erregungszyklus** (E)
- **Sexuelle Aversion** (Gleichgültigkeit und Libidoverlust, **D**)
- **Nachorgastische Verstimmung** oder **Mißempfindungen im Genitalbereich** (C)
- **Vaginismus** (Scheidenkrampf)
- **Dyspareunie** (Schmerzen beim Geschlechtsverkehr)
- **Ejakulationsstörungen** (vorzeitige oder ausbleibende Ejakulation)
- **Ejakulation bzw. Orgasmus ohne Befriedigung**

Das Ausbleiben der Befriedigung aufgrund von störenden Umwelteinflüssen (**A**) ist durchaus normal und gehört nicht zu den sexuellen Funktionsstörungen.

3.3.7 Antwort: E

Als **präsuizidales Syndrom** bezeichnet man denjenigen Symptomenkomplex, der einem Suizid vorausgeht. Nach RINGEL setzt sich dieses Syndrom aus drei Komponenten zusammen:
- Einengung der sozialen und psychischen Lebensbereiche (**passiver Rückzug auf die eigene Person** (2))
- Hemmung der Aggression nach außen und Ausrichtung der Aggression auf sich selbst (**Autoaggression** (2))
- Erste **Todesphantasien** und **Selbstmordankündigungen** (3, 4)

Wenn der Patient erstmalig Todesphantasien äußert, sollte dies für den Angehörigen oder den Arzt ein Hinweis auf ernstzunehmende Suizidgedanken sein. Gespräche über diese Todesphantasien und über die möglichen Ursachen hierfür entlasten den Betroffenen oftmals und geben dem Therapeuten die Möglichkeit, das Suizidrisiko besser einzuschätzen.

zu (1) **Konzentrationsstörungen** sind unspezifische Symptome, die bei vielen psychischen oder neurologischen Erkrankungen vorkommen können.

3.3.8 Antwort: D

Die **Katharsishypothese der Aggression** (HECKHAUSEN, 1980) besagt, daß ein Ausleben aggressiver Tendenzen die Bereitschaft aggressiv zu handeln vermindert. Diese Hypothese wurde durch die lerntheoretische Forschung widerlegt (**D** ist also falsch!): Man fand heraus, daß ein Ausleben aggressiver Tendenzen zwar zu einer Abreaktion führen kann, die darauf folgende Reduktion emotionaler Spannung jedoch zu einer positiven Verstärkung des Verhaltens führt! Dieser Mechanismus wird auch in (**C**) beschrieben.

zu (A) Bei **hoher Bereitschaft zu Aggressivität** können viele Situationen den Charakter von **Hinweisreizen** haben: Die Assistenzärztin wirkt kurz angebunden, dieses Verhalten wirkt sich als „Hinweisreiz" verstärkend auf die Aggression des Patienten aus, der sich durch ihr Verhalten provoziert fühlt.

zu (B) Ist wohl einleuchtend, oder?

zu (E) **Instrumentelle Aggression** beschreibt eine Aggression, die mit einem bestimmten Ziel begangen wird. Das Ziel muß dabei nicht unbedingt schädigend sein (z.B. eine MTA nimmt bei einem Patienten Blut ab, sie handelt damit instrumentell aggressiv, indem sie dem Patienten Schmerz zufügt).

3.3.9 Antwort: E

Als **Phobien** werden unbegründete, einer Situation vollständig unangemessene Ängste vor Objekten, Personen oder Situationen bezeichnet. Phobien führen zur Vermeidung bestimmter Handlungen und erzeugen ein System von Schutzmaßnahmen. Phobien weisen eine **hohe Löschungsresistenz** auf, die nach lerntheoretischen Grundlagen darauf zurückzuführen ist, daß die **Vermeidungsreaktion als positiver Verstärker** wirkt. Um eine Phobie zu therapieren, bieten sich verschiedene, in den Antwortmöglichkeiten A – E genannte Behandlungsmöglichkeiten an. Bei der im Fragentext beschriebenen Therapie handelt es sich um die **systematische Desensibilisierung**.

3.3 Spezifische Emotionen und Motivationen

zu (A) **Aversionstherapie**: Unerwünschtes Verhalten wird mit einem unangenehmen Reiz gekoppelt und dadurch quasi bestraft.

zu (B) und (C) **Lernen am Erfolg** und **operante Konditionierung** sind dadurch gekennzeichnet, daß durch Belohnung (positive Verstärkung) bzw. durch den Wegfall eines negativen Reizes (negative Verstärkung) die Auftretenswahrscheinlichkeit einer bestimmten Verhaltensweise gefördert wird.

zu (D) **Reizüberflutungstherapie** (flooding, Expositionsbehandlung): Gegenteil der systematischen Sensibilisierung. Nach vorheriger Einverständniserklärung wird der Patient daran gehindert, die Situation zu meiden, die ihm Angst macht.

Bei Wiederholungsbedarf ☞ Lernkasten: Angst.

3.3.10   Antwort: B

Depressive Störungen sind im Rahmen vieler psychiatrischer und neurologischer Erkrankungen zu beobachten. Frauen sind dabei ungefähr doppelt so häufig betroffen wie Männer. Die **kognitive Trias** (negative Selbsteinschätzung, negative Sicht der Umwelt und der Zukunft) erklärt für BECK sowohl Entstehung als auch Aufrechterhaltung von depressiven Störungen (**B**). Basierend auf dieser Auffassung fordert er daher eine speziell **verhaltensbezogene Therapie**.

Alle anderen genannten Störungen werden von BECK nicht durch die kognitive Trias erklärt.

3.3.11   Antwort: E

Solche Fragen empfinde ich als unfair, weil man statistische Zusammenhänge – zumal, wenn sie derart „schwammig" sind wie in der vorliegenden Frage – einfach schlecht lernen kann. Der Ideenreichtum des IMPP ließ ja schon immer zu wünschen übrig!

Viele von Euch haben die Frage wahrscheinlich intuitiv oder nach dem Motto „Rate mal mit Rosenthal" richtig beantwortet. Damit Ihr aber auch wißt, warum alle Antwortmöglichkeiten richtig sind, hier nun der theoretische Hintergrund:

Suizidhandlungen sind in den allermeisten Fällen in einem engen Zusammenhang mit Depressionen zu sehen. Da **Frauen häufiger** als Männer von Depressionen betroffen sind, finden sich bei ihnen auch häufiger Suizidversuche (**2**).

Bei der Wahl der Methode greifen Männer oftmals eher zu härteren und damit sicheren Suizidmethoden. Daher enden Selbstmordversuche **bei Männern häufiger tödlich** als bei Frauen (**1**).

Daß Suizidverhalten immer als „Hilfeschrei" in einer ausweglosen Situation interpretiert werden muß, ist wohl jedem klar. Eine große Bedeutung in diesem Zusammenhang hat das **soziale Umfeld** des Patienten, welches einen großen Einfluß auf die letztliche Vollendung des Suizids hat. Neben Familieneinbindung und Alter ist hierfür auch der Gesundheitszustand von Bedeutung (**3, 4**).

3.3.12   Antwort: E

☞ Lernkasten: Trauer

3.3.13 — Antwort: D

☞ Lernkasten: Angst

zu (A) Nach der amerikanischen Klassifikation psychischer Erkrankungen (DSM-IV) versteht man unter **Panikattacken** „plötzlich einsetzende (zeitlich) umschriebene Perioden mit intensiver Besorgnis, Angst oder Schrecken, häufig verbunden mit Gefühlen eines drohenden Unheils."

3.3.14 — Antwort: E

☞ Lernkasten: Angst

Beide Aussagen sind falsch, die Verknüpfung stimmt folglich ebenfalls nicht.

3.3.15 — Antwort: D

☞ Lernkasten: Hilflosigkeit und Resignation: Konzept von Seligman

3.3.16 — Antwort: C

☞ Lernkasten: Hilflosigkeit und Resignation: Konzept von Seligman

zu (3) Wenn das Tier einem unkontrollierbaren Schock ausgesetzt wird, entsteht eine abwehrende Reaktion im Sinne von **Furcht**. Eine verstärkte Aggression läßt sich nicht feststellen.

3.3.17 — Antwort: D

Die **Frustrations-Aggressionstheorie** besagt, daß Aggressionen meist durch typische Versagenssituationen verursacht werden. Bei der **Triebtheorie** wird ein angeborener Aggressionstrieb postuliert. Beiden Theorien gemeinsam ist die **Katharsishypothese**. Die Katharsis entspricht danach einer Triebentladung, die wiederum zur Reduktion der aggressiven Handlungsbereitschaft führt.

Der **lerntheoretische Ansatz** widerlegte diese Hypothese. Nach den Ergebnissen dieser Forschungsrichtung führt eine Abreaktion des aggressiven Verhaltens zwar zur Spannungsreduktion, der Erfolg des Handelns und die Spannungsreduktion führen jedoch gleichzeitig zu einer positiven Verstärkung (**A**).

3.3.18 — Antwort: C

☞ Lernkasten: Angst

3.3.19 — Antwort: C

☞ Lernkasten: Hilflosigkeit und Resignation: Konzept von Seligman

zu (B) und (C) Das Erleben von Hilflosigkeit führt auf Dauer zu Passivität und Depression, (**C**) ist falsch. Katecholamine sind eine Gruppe von Transmittern, die an der Entstehung der Depression beteiligt sind, (**B**) ist richtig.

3.3.20 — Antwort: C

☞ Lernkasten: Sexualität

zu (2) Schmerzhafter Geschlechtsverkehr (**Dyspareunie**): Brennen, Stechen, Jucken im Genitalbereich; bei Frauen auch wehenähnliche Krämpfe beim Orgasmus.

zu (4) **Vaginismus** (Scheidenkrampf): Einführen des Penis durch krampfartige Verengung des Scheideneingangs gar nicht oder nur unter Schmerzen möglich.

3.3.21 — Antwort: A

☞ Lernkasten: Sexualität

Homosexualität ist definiert als sexuelle Befriedigung mit gleichgeschlechtlichen Partnern. Homosexualität wird heute einfach als eine andere Form der Sexualität begriffen. In der Theorie ist sie aber trotzdem eine Form der Sexualdeviation, der im Gegensatz zu allen anderen Formen jedoch kein Krankheitswert zukommt.

Jetzt aber zu den Aussagemöglichkeiten, die – wie ich finde – wieder mal ziemlich detailliertes Wissen erfordern. Das IMPP macht es Euch hier jedoch leicht, denn die Aussagen 2 und 3 sind glücklicherweise derartig überzogen formuliert, daß sie einfach falsch sein müssen.

zu (1) Tatsächlich stimmt es, daß die meisten der ausschließlich homosexuellen Männer – nämlich **etwa 80 %** – ihr **erstes partnerbezogenes Sexualerlebnis mit einem männlichen Partner** gehabt haben. Nur etwa 4 % dieser Männer haben zum Zeitpunkt ihres ersten Geschlechtsverkehrs mit einem männlichen Partner auch schon oft Verkehr mit Frauen gehabt.

zu (2) Ein erster homosexueller Kontakt reicht jedoch keinesfalls aus, um eine bereits bestehende heterosexuelle Beziehung abrupt zu beenden.

zu (3) Daß homosexuelle Beziehungen mit einer Verführung durch ältere Männer beginnen, ist nicht die Regel und entspricht wohl eher einem Märchen, an das Lieschen Müller glauben mag. Das erste Sexualerlebnis findet meist in einer Gruppe von Gleichaltrigen bzw. wenig Älteren/Jüngeren statt.

3.3.22 — Antwort: A

☞ Lernkasten: Scham

In der Psychoanalyse wird Scham als Reaktionsbildung (☞ Lernkasten: Psychoanalytischer Ansatz zur Motivationsanalyse: Abwehrmechanismen) auf den Wunsch, sich zu zeigen, verstanden. Scham entsteht in psychoanalytischem Sinne also als **Abwehr exhibitionistischer Wünsche (1)**.

zu (2) und (3) Die Schamreaktion selber und der Exhibitionismus sind jedoch für sich genommen keine Abwehrmechanismen.

3.3.23 — Antwort: C

☞ Lernkasten: Angst

zu (C) Nach der amerikanischen Klassifikation psychischer Erkrankungen (DSM-IV) versteht man unter **Panikattacken** „plötzlich einsetzende (zeitlich) umschriebene Perioden mit intensiver Besorgnis, Angst oder Schrecken, häufig verbunden mit Gefühlen eines drohenden Unheils."

zu (E) **Existentielle Angst** tritt v. a. während Krisen auf, in denen die Lebensbasis der betroffenen Person bedroht scheint (z. B. durch Arbeitslosigkeit).

3.3.24 — Antwort: B

☞ Lernkasten: Hilfslosigkeit und Resignation: Konzept von Seligman
zu (1) **Mißerfolgsmotivation**: Tendenz von Personen, sich schwere Aufgaben auszuwählen sowie die Verursachung ungünstiger Ergebnisse sich selbst zuzuschreiben.

3.3.25 — Antwort: B

☞ Lernkasten: Angst

3.3.26 — Antwort: A

☞ Lernkasten: Hilfslosigkeit und Resignation: Konzept von Seligman
zu (B) ☞ Lernkasten: Handlungstheoretischer Ansatz zur Motivationsanalyse: Modell der kognitiven Dissonanz
zu (C) **Aggressionsbereitschaft**: Tendenz, in als frustrierend erlebten Situationen aggressives Verhalten zu zeigen.
zu (D) **Frustrationstoleranz**: Erlernbare Fähigkeit, (unvermeidbare) Frustrationen über einen längeren Zeitraum zu ertragen, ohne mit depressivem oder aggressivem Verhalten zu reagieren.
zu (E) **Reaktanz**: Bezeichnung dafür, daß eine Person sich einer Beschränkung ihres Handlungsspielraumes widersetzt und versucht, diesen wiederzugewinnen. Es kann dabei zu einer sogenannten Trotzreaktion kommen.

3.3.27 — Antwort: E

Das Gegenteil der ersten Aussage ist der Fall, die sexuelle Empfindsamkeit und **Erregbarkeit der Frau steigt** um den Eisprung an. Das ist auch im Sinne der Fortpflanzung nur sinnvoll!
Zur zweiten Aussage: Bei hormonellen Störungen ist ein Einfluß auf das Sexualverhalten nachzuweisen. Umgekehrt wird jedoch kein Schuh daraus. Bei einem normalen Hormonhaushalt lassen sich **keine eindeutigen Hinweise auf spezifische Korrelationen zwischen Hormonspiegel und Sexualität** herstellen. Die Orgasmusfähigkeit der Frau ist daher auch nicht mit der Höhe des Östrogenspiegels korreliert!

3.3.28 — Antwort: D

Als **Frustrationstoleranz** wird die erlernbare Fähigkeit bezeichnet, eine länger andauernde frustrierende Situation zu ertragen, ohne daß die dadurch entstehende Spannung indirekt durch depressive oder aggressive Reaktionen, ausweichendes Verhalten oder direkt durch ursprüngliche Befriedigung des Motivs gemildert wird.

Spezifische Emotionen und Motivationen — 3.3

3.3.29   Antwort: C
3.3.30   Antwort: A

☞ Lernkasten: Angst
Vermeidungsverhalten, durch das kurzfristig eine Angst gemindert, längerfristig aber nicht bewältigt wird, ist bei **Phobien** zu beobachten.

3.3.31   Antwort: B

Wenn ein Individuum daran gehindert wird, ein angestrebtes Ziel zu erreichen oder ein Bedürfnis zu befriedigen, so entstehen **Frustrationen**. (**A**) ist richtig. Gleiches kann auch passieren, wenn ein Individuum das Gefühl hat, übergangen oder ungerecht behandelt zu werden.
Nach der **Frustrations-Aggressions-Hypothese** kommt es aufgrund von frustrierenden Ereignissen zu aggressivem Verhalten. Umgekehrt kann es dabei nach Meinung der Psychoanalyse auch zu **regressivem Verhalten** (Auftreten früherer kindlicher Verhaltensweisen) kommen, (**C**) ist richtig, oder es können **Depressionen** entstehen, (**D**) ist richtig.
Eine spontane Entstehung von Frustrationen gibt es nicht, das ergibt sich schon aus der oben genannten Definition, (**B**) ist falsch.
Durch Lernprozesse kann es nach erlebten Frustrationen zu einer **Änderung des Attributions- und Problemlöseverhaltens** kommen, (**E**) ist richtig. Als **Frustrationstoleranz** wird die erlernbare Fähigkeit bezeichnet, eine länger andauernde frustrierende Situation zu ertragen, ohne daß die dadurch entstehende Spannung indirekt durch depressive oder aggressive Reaktionen, ausweichendes Verhalten oder direkt durch ursprüngliche Befriedigung des Motivs gemildert wird.

3.3.32   Antwort: A

☞ Lernkasten: Angst

3.3.33   Antwort: C

☞ Lernkasten: Trauer
Vorsicht! Die Fangschaltung der Frage liegt bei „zu Beginn".

3.3.34   Antwort: C

☞ Lernkasten: Hilflosigkeit und Resignation: Konzept von Engel und Schmale

3.3.35   Antwort: E

☞ Lernkasten: Sexualität

3.3.36 — Antwort: A

☞ Lernkasten: Angst
Mit **Expositionsbehandlung** ist das Therapiemodell der **Reizüberflutung** gemeint.

3.3.37 — Antwort: A

☞ Lernkasten: Hilfslosigkeit und Resignation: Konzept von Seligman
Als **Kontingenz** des Verhaltens wird die Art des Zusammenhangs zwischen dem gezeigten Verhalten und den ihm nachfolgenden Konsequenzen bezeichnet (z. B. positive Verstärkung bei erwünschter Reaktion). Nach dem Konzept der Erlernten Hilflosigkeit macht das betreffende Individuum die Erfahrung, daß die auf ein von ihm gezeigtes Verhalten folgenden Konsequenzen von ihm nicht kontrolliert werden können. Es besteht also kein Zusammenhang von Verhalten und Konsequenz. Aussage **A** ist somit falsch!

3.3.38 — Antwort: E

☞ Lernkasten: Scham

3.3.39 — Antwort: E

Homosexualität bedeutet sexuelle Befriedigung mit gleichgeschlechtlichen Partnern und wird heute einfach als andere Form der Sexualität begriffen. Im Gegensatz zu allen anderen Sexualdeviationen (☞ Lernkasten: Sexualität) ist sie ohne psychischen Krankheitswert.

3.3.40 — Antwort: D

☞ Lernkasten: Angst

3.3.41 — Antwort: E

☞ Lernkasten: Angst
Daß die unter **1** und **2** genannten Faktoren Angstgefühle unterstützen und aufrechterhalten ist wohl jedem klar. Aber auch die Vermeidung von angstauslösenden Situationen fördert die Angst, weil man sie letztlich nur verdrängt und auf einen späteren Zeitpunkt verschiebt. Dadurch wird immer wieder eine Verarbeitung vermieden, was schließlich zur Gefühlsvermehrung führen kann.

3.3.42 — Antwort: E
3.3.43 — Antwort: C
3.3.44 — Antwort: B

☞ Lernkasten: Angst

4 Lernen und Gedächtnis

Verhalten wird unter anderem durch Lernprozesse beeinflußt, insofern sind die Lerntheorien wichtiger Bestandteil der medizinischen Psychologie. Die neueren IMPP-Fragen enthalten in ihren Distraktoren immer wieder neue, bis dato in der einschlägigen Literatur relativ unbekannte Theorien und Begriffe, die auch die Autorinnen gelegentlich vor Rätsel stellen. Zum Trost kann man sagen, daß es bisher gereicht hat, die üblichen, „alten" Theorien zu kennen, um aus den vielen komplizierten Distraktoren die richtige Antwort herauszusuchen.

4.1 Gedächtnis

Als Gedächtnis bezeichnet man ein System, das der Speicherung von Informationen dient. Der Gedächtnisprozeß verläuft in drei Phasen:
1. **Encodierung**: Verschlüsselung der Informationen
2. **Speicherung**: Zuordnung der kodierten Informationen zu einem hypothetischen Gedächtnissystem.
3. **Abruf**: Wiedergabe der gespeicherten Informationen zu einem späteren Zeitpunkt.

Störungen während eines jeden dieser Abschnitte beeinflussen, was erinnert wird.

Lernkasten **Amnesien**

Unter **Amnesie** versteht man den Ausfall der Gedächtnisleistung nach einer Schädigung des Gehirns, z. B. Schädel-Hirn-Trauma.
Man unterscheidet folgende Arten der Amnesie:
- **Anterograde Amnesie**: Ereignisse werden nicht erinnert, die kurz nach der cerebralen Schädigung erlebt wurden.
- **Retrograde Amnesie**: Die Erinnerungslücke bezieht sich auf den Zeitabschnitt vor dem auslösenden Ereignis.
- **Psychogene Amnesie**: Abwehrmechanismen wie Verdrängung und Verleugnung können zu partieller Amnesie führen. Sie bezieht sich zumeist auf traumatische Lebensereignisse.

> **Lernkasten** **Interferenz**
>
> Werden zwei Inhalte hintereinander gelernt, können sie sich gegenseitig behindern. Diese wechselseitige Beeinflussung von alten und neuen Gedächtnisinhalten nennt man **Interferenz**. Man unterscheidet proaktive und retroaktive Hemmung:
> - Unter **proaktiver Hemmung** versteht man, daß ein alter Lernstoff das Lernen eines neuen Inhaltes behindert. Dieses Phänomen ist v. a. bei ähnlichen Lerninhalten zu beobachten.
>   **Beispiel**: Ein Student lernt das Kapitel „Verdauung" zuerst in Biochemie, dann in Physiologie. Das Wissen aus dem Physiologiekapitel behält er schlechter.
> - Von **retroaktiver Hemmung** spricht man, wenn ein neu erlernter Inhalt das Behalten eines alten Lernstoffes behindert.
>   **Beispiel**: Nach dem Erlernen eines Gedichtes lernt jemand ein zweites Gedicht. Anschließend ist er nicht mehr in der Lage, das erste wiederzugeben.

4.1.a Antwort: E

zu (E) ☞ Lernkasten: Amnesien

zu (A) Unter **Aphasie** versteht man das Unvermögen zu sprechen. Sie ist meist Ausdruck einer umschriebenen Hirnschädigung.

zu (B) **Extinktion** bedeutet Löschung. Dieser Begriff gehört in die Lernpsychologie. Wird ein erlerntes Verhalten über längere Zeit nicht verstärkt, setzen Löschungsvorgänge ein.

zu (C) Mit **Perseveration** bezeichnet man das starre Festhalten an bestimmten Denkinhalten, die ständige Wiederholung derselben Geschichten. Auch sie ist Folge einer Hirnschädigung.

zu (D) Als **Interferenz** bezeichnet man die wechselseitige Beeinflussung von hintereinander gelernten Lerninhalten. Von retroaktiver Hemmung spricht man, wenn der neu erlernte Stoff das Behalten des zuerst gelernten Stoffes behindert. Proaktive Hemmung hingegen bedeutet, daß der alte Lernstoff das Lernen des neuen Inhaltes behindert.

4.1.1 Antwort: A

Agnosie (A) bedeutet, daß der Patient trotz intakter Sinnesorgane nicht in der Lage ist, Wahrgenommenes zu erkennen und benennen.

zu (B) Unter **Amnesien** versteht man organisch bedingte Gedächtnisstörungen. Man unterscheidet die retrograde Amnesie (Erinnerungsverlust, bezogen auf Ereignisse, die vor dem Unfall stattfanden) von der anterograden Amnesie (Gedächtnisausfall für Ereignisse, die auf eine cerebrale Schädigung folgen).

zu (C) Unter **Konfabulation** versteht man den Versuch, Gedächtnislücken durch phantasievolles Ausschmücken zu überspielen. Dabei wird Gedächtnismaterial oft scheinbar sinnvoll verknüpft, so daß Erfundenes tatsächlich erlebt zu sein scheint.

zu (D) Eine **Aphasie** bezeichnet allgemein eine Sprachstörung. Es können z.B. die sprachliche Ausdrucksfähigkeit (spontanes Sprachverhalten, Nachsprechen) sowie das Sprachverständnis gestört sein.

zu (E) Die **Perseveration** ist durch ein gänzlich unflexibles, starres Festhalten an bestimmten Gedankengängen und Vorstellungen (z.B. dauernde Wiederholung eines Begriffs oder Sinns) gekennzeichnet. Diese Störung kommt v.a. bei hirnorganischen Erkrankungen vor.

Gedächtnis 4.1

4.1.2   **Antwort: D**

Das beschriebene Verhalten des Patienten entspricht einer **Perseveration** (D).

- zu (A) **Agnosie** bedeutet, daß der Patient einzelne Gegenstände erkennt, sie aber nicht zu einem Gesamtbild zusammenfügen kann. Bei einem Fahrrad können Räder, Lenkstange, Rahmen erkannt werden, aber nicht zu der Einheit "Fahrrad" kombiniert werden.
- zu (C) Unter **Transfer** versteht man die Beeinflussung des Lernverhaltens durch frühere Lernerfahrungen oder erworbenes Wissen, die sowohl im Positiven als auch im Negativen eintreten kann.
- zu (E) Auch die **Hemmung** ist ein Begriff aus der Gedächtnispsychologie. Sie wird unterteilt in eine retroaktive, proaktive und assoziative Hemmung. Eine assoziative Hemmung kann dann auftreten, wenn ein Gedächtnisinhalt, der bereits mit einem anderen assoziiert ist, mit einem neuen verbunden werden soll.
  ☞ Lernkasten: Interferenz

4.1.3   **Antwort: D**

Im Beispiel wird die **retroaktive Hemmung**, ein Interferenzprozeß, beschrieben.
☞ Lernkasten: Interferenz.

Von den Interferenzprozessen muß man die **Amnesien** unterscheiden. In den Distraktoren tauchen immer wieder diese ähnlichen Begriffe auf, um Verwirrung zu stiften! Unter Amnesien versteht man Gedächtnislücken, die infolge einer Gehirnschädigung entstehen. Die Formen der Amnesie werden in Lernkasten: Amnesien erläutert.

Die **Verdrängung** ist ein Abwehrmechanismus nach FREUD. Bei der Verdrängung werden innere spannungserzeugende Triebe oder Konflikte unbewußt gehalten.

4.1.4   **Antwort: B**

☞ Lernkasten: Amnesien
Das Beispiel beschreibt sehr wortreich die einfache Tatsache, daß Peter durch seinen Sturz eine **retrograde Amnesie** (B), d.h. eine Erinnerungslücke für den Zeitraum vor dem Trauma hat.

- zu (A) Eine **infantile Amnesie** wird in der einschlägigen Literatur nicht beschrieben.
- zu (C) Bereits vorhandenes Wissen dient als Bezugssystem bei der Verarbeitung neuer Informationen. Wird das Erlernen neuer Informationen durch altes Wissen beeinträchtigt, spricht man von **negativem Transfer**. **Positiver Transfer** bedeutet, daß Vorerfahrungen die Lernleistung begünstigen.
- zu (D) Die **proaktive Hemmung** ist ein Interferenzprozeß und wird im Lernkasten: Interferenz näher beschrieben.
- zu (E) Mit **Verdrängung** ist ein Abwehrmechanismus nach FREUD gemeint, ☞ Lernkasten: Abwehrmechanismen.

4.1.5 — Antwort: B

Die Begriffe **pro-** (**A**) und **retroaktive Hemmung** (**B**) bezeichnen Interferenzprozesse, die im Lernkasten: Interferenz erklärt werden.
Mit **retrograder Amnesie** (**C**) wird ein Gedächtnisverlust durch eine Hirnschädigung beschrieben, ☞ Lernkasten: Amnesien.
Die Begriffe „assoziative Hemmung" (**D**) und „Zerfall von Gedächtnisspuren" (**E**) sind frei erfunden.

4.1.6 — Antwort: D

Die **Interferenzprozesse** werden in Lernkasten: Interferenz, die Amnesien in Lernkasten: Amnesien beschrieben. Mit Extinktion (**E**) ist Löschung im lerntheoretischen Sinne gemeint. Der Begriff „Kontextspezifizierung" (**A**) ist ein in der einschlägigen Literatur nicht zu findender Distraktor.

4.1.7 — Antwort: D

Die Aussagen (**2**) und (**4**) treffen auf die **proaktive Hemmung** zu, ☞ Lernkasten: Interferenz. In Aussage (**1**) ist die reziproke Hemmung oder das Prinzip der Desensibilisierung bei Phobien gemeint (☞ Lernkasten: Verhaltenstherapien). Die Aussage (**3**) definiert die anterograde Amnesie, ☞ Lernkasten: Amnesien.

4.2 Lernen

Lernen ist ein Prozeß, in dessen Verlauf Verhaltensweisen erworben oder verändert werden. Verhaltensänderungen aufgrund von Lernprozessen basieren auf Erfahrungen des Individuums. Vom Begriff Lernen abgegrenzt werden angeborene Verhaltensweisen, Reifungsvorgänge sowie Verhaltensänderungen durch Ermüdung, Medikamente oder Drogen.

Zur systematischen Erklärung von Lernprozessen dienen verschiedene **Lerntheorien**, auf die sich viele der IMPP-Fragen beziehen. Man unterscheidet dabei folgende Theorien:
- **Klassische Konditionierung** (Lernen einer neuen Assoziation zwischen zwei Reizen, ☞ Lernkasten: Klassische Konditionierung)
- **Operante Konditionierung** (Lernen am Erfolg, Lernen der Beziehung zwischen einer Reaktion und ihren Konsequenzen, ☞ Lernkasten: Operante Konditionierung)
- **Lernen am Modell** (Immitationslernen, ☞ Lernkasten: Modell-Lernen)
- **Lernen durch Eigensteuerung** (kognitives Lernen, Lernen durch Einsicht)

Lernkasten — Modell-Lernen

Synonyme: Imitationslernen, soziales Lernen, Beobachtungslernen, „no-trial-learning"

Ein Großteil unseres Verhaltens lernen wir durch Beobachtung des Verhaltens anderer. BANDURA (1976) beschrieb Modellernen als eine Form des Lernens, bei der ein Individuum durch die Beobachtung des Verhaltens anderer sowie der darauf folgenden Konsequenzen sein eigenes Verhalten ändert bzw. sich neue Verhaltensweisen aneignet.

Kennzeichnend für das Modellernen sind:
- **Lerneffekt**: Der Lernende erwirbt neue Verhaltensweisen unter Nutzung fremder Erfahrungen.
- **Stellvertretende Verstärkung**: Der Lernende beobachtet nicht nur das Verhalten seines Modells, sondern auch dessen Konsequenzen. Somit entfällt die Notwendigkeit einer unmittelbaren Verstärkung des Verhaltens des Lernenden. Eine direkte Verstärkung, die der Beobachter auf das imitierte Verhalten erfährt, erhöht natürlich dennoch die Auftretenswahrscheinlichkeit für das imitierte Verhalten.
- **Hemmende oder enthemmende Effekte**: Wird das Modell für sein Verhalten belohnt, kommt es beim Beobachter zur Enthemmung schon vorher gelernter Verhaltensweisen, wird es bestraft, kommt es zur Hemmung des Verhaltens.
- **Auslöseeffekt**: Das beobachtete Verhalten wirkt als Reiz beim Beobachter, dieses Verhalten selbst zu zeigen.

Die **Fähigkeit und die Motivation zum Modellernen** hängen von vielen Faktoren ab:
- **Aufmerksamkeit**, die der Beobachter dem Modell schenkt
- Die **motorische und intellektuelle Fähigkeit** des Lernenden, das beobachtete Verhalten zu imitieren. Die meisten von uns würden vergeblich versuchen, die Turnübungen von Spitzensportlern nachzuahmen.
- Die **soziale Attraktivität**, die **Kompetenz** und die **Autorität des Modells** sowie des Verstärkers.

Modellernen ökonomisiert die Lernarbeit und ist im Sozialisationsprozeß von großer Bedeutung. Nicht nur Kinder entwickeln einen Großteil ihrer Fähigkeiten aufgrund von Modellernen, auch Erwachsene lernen durch Imitation. So basiert z. B. die praktische ärztliche Ausbildung im wesentlichen auf Modellernen.

| Lernkasten | Klassische Konditionierung |

Das **Signallernen** oder die **klassische Konditionierung** wurde von dem russischen Physiologen PAWLOW um 1900 zufällig entdeckt. Er stellte fest, daß Hunde nicht erst bei der Darbietung von Futter Speichel sezernierten, sondern schon beim Auftreten sogenannter Signalreize (z. B. Klingelton), wenn diese der Futterverabreichung einige Male vorausgegangen waren.

Das **Prinzip der klassischen Konditionierung** sei am Beispiel der Pawlowschen Hunde erklärt:

1. Voraussetzung ist immer eine **angeborene Reiz-Reaktions-Verbindung**, in unserem Fall die Speichelsekretion bei der Wahrnehmung von Futter. Die Nahrung ist ein **unbedingter Reiz** (**UCS**: unconditioned stimulus), die darauf erfolgende Speichelsekretion eine **unbedingte Reaktion** (**UCR**: unconditioned reaction).
2. Der unbedingte Reiz (Futter) wird mehrere Male zusammen mit einem **neutralen Reiz** (z. B. einem Klingelton) dargeboten, der die unbedingte Reaktion (Speichelfluß) bislang nicht auslöste.
3. Nach einer gewissen Anzahl von Darbietungen löst der Klingelton den Speichelfluß alleine aus. Der Klingelton wird somit vom vormals neutralen zum **bedingten Reiz** (**CS**: conditioned stimulus), die Speichelsekretion zur **bedingten Reaktion** (**CR**: conditioned reaction).

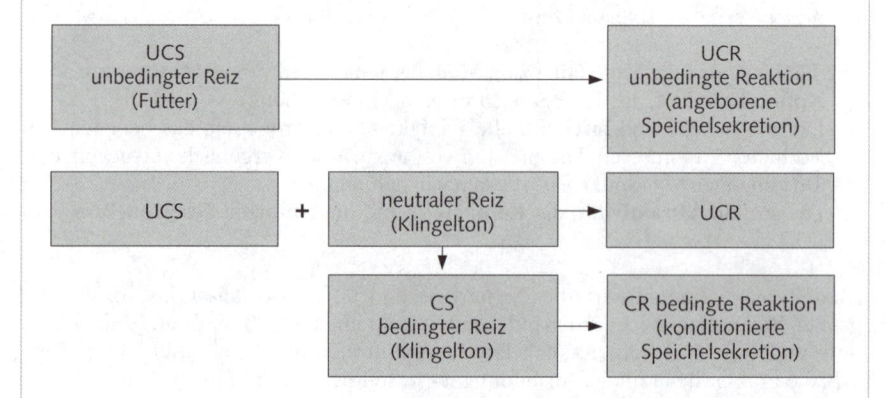

```
UCS                         →    UCR
unbedingter Reiz                 unbedingte Reaktion
(Futter)                         (angeborene
                                 Speichelsekretion)

UCS        +    neutraler Reiz   →    UCR
                (Klingelton)

                CS               →    CR bedingte Reaktion
                bedingter Reiz        (konditionierte
                (Klingelton)          Speichelsekretion)
```

Folgende Bedingungen haben einen **Einfluß auf die Ausbildung einer bedingten Reaktion**:

▶ Reizgröße,
▶ Reizart,
▶ zeitlicher Abstand zwischen unbedingtem und bedingtem Reiz (die beiden Reize müssen zeitlich nahe genug beieinander liegen, um vom Organismus als verbunden wahrgenommen zu werden),
▶ Motivation,
▶ physiologische Zustände (z. B. Müdigkeit).

Lernen — 4.2

Lernkasten — **Operante Konditionierung**

Synonyme: Lernen am Erfolg, instrumentelle Konditionierung oder „trial and error".

Diese Lerntheorie wurde von dem amerikanischen Psychologen SKINNER entwickelt.
SKINNER ging von der Beobachtung aus, daß die Auftretenswahrscheinlichkeit eines Verhaltens von den Folgen abhängt, die das Verhalten hervorruft. Belohnung führt dazu, daß das Verhalten öfter wiederholt wird, Bestrafung bewirkt das Gegenteil. Im Gegensatz zur bedingten Reaktion ist also keine Verknüpfung von Reizen nötig, sondern nur die gezielte Verstärkung einer Verhaltensweise, die aus dem zufällig (!) auftretenden Verhaltensrepertoire ausgewählt wird.

In der typischen Versuchsanordnung wird ein Versuchstier in eine sog. **SKINNER-BOX** gebracht. Diese besteht aus einem Käfig, in dem das Tier z. B. durch Druck auf einen Hebel Futter erhält. Der (zunächst zufällige) Hebeldruck ist in diesem Beispiel das operante Verhalten, das zu einer für das Tier positiven Konsequenz (Nahrung) führt.
Verstärker sind Reize, die als Konsequenz auf ein Verhalten die Auftretenswahrscheinlichkeit dieses Verhaltens erhöhen. In der SKINNER-BOX ist die Nahrung der Verstärker für das zu lernende Verhalten (Hebeldruck).
▶ **Primäre Verstärker** sind solche, die elementare biologische Bedürfnisse befriedigen (Essen, Trinken etc.).
▶ **Sekundäre Verstärker** hingegen sind meist soziale (Lob, Zuwendung) oder materielle Verstärker (Geld, Süßigkeiten). Sie haben ursprünglich keine verstärkende Wirkung, sondern sind erst durch einen vorangegangenen Lernvorgang zu Verstärkern geworden.

Wird die Auftretenswahrscheinlichkeit eines Verhaltens erhöht, indem angenehme Reize dargeboten werden, spricht man von **positiver Verstärkung**.
Wird die Auftretenswahrscheinlichkeit eines Verhaltens erhöht, indem unangenehme Reize beseitigt werden, spricht man von **negativer Verstärkung**.

Bestrafung ist nicht mit negativer Verstärkung zu verwechseln! Während bei der negativen Verstärkung das Auftreten eines Verhaltens durch Vermeidung unangenehmer Reize *erhöht* wird, ist es das Ziel der Bestrafung, die Auftretenswahrscheinlichkeit eines bestimmten Verhaltens zu *senken*. Bestrafung kann erfolgen
▶ indem negative Verstärker, wie z. B. Schläge, eingesetzt werden,
▶ oder indem positive Verstärker, wie z. B. Liebe, entzogen werden.

Belohnung	Bestrafung
positive Verstärkung (z. B. Süßigkeiten)	unangenehme Konsequenzen (z. B. Schläge)
negative Verstärkung (z. B. Abbruch einer schmerzhaften Zahnbehandlung)	Entzug positiver Verstärker (z. B. Liebesentzug)

Lernkasten Fortsetzung	Operante Konditionierung

Als **Kontingenz** bezeichnet man die Bedingungen, unter denen auf ein bestimmtes Verhalten eine Konsequenz erfolgt. Diese Bedingungen werden durch **Verstärkerpläne** festgelegt.
Bei den Verstärkerplänen unterscheidet man grundsätzlich zwischen kontinuierlicher und intermittierender Verstärkung:
- **Kontinuierliche Verstärkung**: Jedes Auftreten des gewünschten Verhaltens wird verstärkt. Auf diese Weise wird sehr rasch gelernt, aber bei Ausbleiben der Verstärkung auch schnell wieder vergessen.
- **Intermittierende Verstärkung**: Das gewünschte Verhalten wird nicht jedes Mal sondern unregelmäßig verstärkt. Der Lernvorgang dauert so länger, das Gelernte ist jedoch löschungsresistenter als bei der kontinuierlichen Verstärkung.
  - **Fixierte Quotenverstärkung**: Jede x-te Reaktion, z.B. jede fünfte, wird verstärkt.
  - **Variable Quotenverstärkung**: Mal wird z.B. nach der dritten, mal nach der fünften Reaktion verstärkt.
  - **Fixierte Intervallverstärkung**: Die Verstärkung erfolgt nach Ablauf einer bestimmten Zeit, vorausgesetzt die Reaktion hat in dieser Zeit stattgefunden (z.B. das Verhalten wird nur alle fünf Minuten verstärkt).
  - **Variable Intervallverstärkung**: Es wird nach unterschiedlichen Zeitintervallen verstärkt, z.B. mal alle drei, mal alle fünf Minuten.

Der stabilste Lernerfolg wird mit variablen Quoten- und Intervallplänen erreicht. Soll so schnell wie möglich ein möglichst löschungsresistentes Verhalten erlernt werden, wird man zunächst kontinuierlich und dann intermittierend verstärken.

Neben der Verstärkungsart wird die Lerngeschwindigkeit beeinflußt durch
- die Intensität der Verstärker,
- den zeitlichen Zusammenhang zwischen Reaktion und Konsequenz,
- die Motivationslage des Lernenden.

Je angenehmer der Verstärker auf den Lernenden wirkt und je näher der zeitliche Zusammenhang zwischen Verhalten und Konsequenz ist, umso schneller wird gelernt. Die geeignete Motivation führt ebenfalls zu einer raschen Verhaltensausformung.

Lernen

Lernkasten — Verhaltensdiagnostik – das SORKC-Modell

Vor Beginn verhaltenstherapeutischer Maßnahmen wird eine Verhaltensdiagnostik durchgeführt.
KANFER und SASLOW (1976) faßten die unterschiedlichen Lernprozesse in dem sog. S-O-R-K-C-Modell zusammen:

- S = Stimulus: Reiz.
- O = Organismus: Individuum mit seiner Motivation, Lernkapazität, Persönlichkeitsfaktoren, Beeinträchtigung durch Pharmaka.
- R = Reaktion: Verhalten auf einen bestimmten Reiz.
- K = Konsequenz: Einsetzen einer Verstärkung oder Bestrafung als Folge eines Verhaltens.
- C = Contingenz: Zusammenhang zwischen Verhalten (R) und Konsequenz (K). Hiermit sind die sog. Verstärkerpläne gemeint, die festlegen, ob eine Verstärkung immer auf das gewünschte Verhalten hin (kontinuierliche Verstärkung) oder unter bestimmten Bedingungen (intermittierende Verstärkung) erfolgt.

Die sog. Verhaltensgleichung besagt, daß Verhaltensänderungen (R = Reaktionen) funktionell abhängig sind von Reizen (S = Stimuli), von Organismusbedingungen (O = Organismus), von Konsequenzen (K = Konsequenzen) und von Contingenzen (C = Contingenzen).

$R = f(S,O,K,C)$.

Wird die Reaktion (R) durch einen vorangegangenen Reiz (S) kontrolliert, spricht man von **respondentem Verhalten**. Das Verhalten ist also eine bestimmte Reaktion auf einen Reiz, wie es typischerweise bei angeborenen und erlernten Reiz-Reaktions-Mustern der Fall ist. Diesem Verhalten liegt die klassische Konditionierung zugrunde.
Operantes oder instrumentelles Verhalten liegt vor, wenn die Konsequenzen (K) die Reaktion (R) bestimmen. Die zugrundeliegende Theorie ist die operante Konditionierung.

Lernkasten — Biofeedback

Das **Biofeedback** beruht auf der operanten Konditionierung. Nach dem Prinzip der stufenweisen Annäherung soll der Patient lernen, vegetative Funktionen, z.B. die Herzfrequenz, unter seine eigene willkürliche Kontrolle zu bringen.
Die zu ändernde physiologische Funktion (Pulsschlag) wird durch ein elektronisches Rückmeldesystem akustisch oder optisch wahrgenommen (z.B. hörbarer Ton bei jedem Herzschlag). Die Versuchsperson erfährt über dieses Rückmeldesystem sofort den Erfolg seiner Bemühungen und wird dadurch positiv verstärkt.

Lernkasten — Verhaltenstherapien

Die **Verhaltenstherapie** kennt verschiedene, auf den Erkenntnissen der Lerntheorien basierende Methoden, die zur Verhaltensmodifikation angewandt werden. Sie geht dabei symptomzentriert vor, d. h. das falsche Verhalten wird in den Mittelpunkt gestellt. Durch Lernprozesse soll es allmählich gelöscht und durch richtiges Verhalten ersetzt werden. Die Entstehungsursache für das falsche Verhalten wird dabei nicht berücksichtigt (anders als bei der Psychoanalyse!).

Gegenstand der Verhaltenstherapie sind häufig **Phobien**. Dies sind extreme und unverhältnismäßige Ängste, deren Entstehung sich durch das Zusammenwirken von klassischer und operanter Konditionierung erklären läßt.
Beispiel: Ein kleines Kind spielt mit Ratten. Beim Ertönen eines Gongs erschrickt das Kind. Die unbedingte Reiz-Reaktions-Verbindung „Schreck löst Angst aus" wird bald auf die Ratten übertragen. Nach dem Prinzip der klassischen Konditionierung entsteht so eine Phobie vor den Ratten. Durch Reizgeneralisierung kann auch eine Phobie vor allen Pelztieren entstehen, sogar die bloße Vorstellung eines solchen Tieres vermag womöglich Angst auszulösen.
Wenn das Kind nun in Zukunft Ratten meidet, erfährt es, daß es damit auch das unangenehme Gefühl „Angst" vermeidet. Dieses sog. **Vermeidungsverhalten** wirkt im Sinne der operanten Konditionierung als negativer Verstärker. Phobien sind daher sehr löschungsresistent.

Systematische Desensibilisierung oder reziproke Hemmung

Dieses Verfahren zur Beseitigung von Phobien wurde in den 50er Jahren von WOLPE entwickelt. Zunächst wird gemeinsam mit dem Patienten eine **Angsthierarchie** erarbeitet. Der am wenigsten angstbesetzte Reiz (z. B. Vorstellung einer Ratte) steht in dieser Hierarchie ganz unten, der am meisten Angst auslösende (z. B. Berühren einer Ratte) ganz oben. Die eigentliche **systematische Desensibilisierung** verläuft dann in zwei Schritten:
1. Der Patient wird z. B. durch vorangehendes Entspannungstraining in einen entspannten Zustand gebracht.
2. Im entspannten Zustand wird er dann entsprechend der Angsthierarchie zunächst mit wenig angstbesetzten, später mit stark angstauslösenden Reizen konfrontiert. Jede Stufe der Angsthierarchie wird auf diese Art solange durchgearbeitet, bis der Patient die jeweilige Situation völlig angstfrei erleben kann.

Der angstabbauende Effekt dieser Therapie beruht darauf, daß Angst und Entspannung zwei miteinander unvereinbare Zustände sind und sich gegenseitig hemmen (reziproke Hemmung).

Reizüberflutung (flooding)

Die **Reizüberflutung** beruht auf der klassischen Konditionierung. Ein konditionierter, bedingter Reiz (z. B. Höhe) wird mehrfach oder über längere Zeit ohne den unkonditionierten Reiz (z. B. Gefahr) dargeboten. Dadurch wird die ursprünglich gelernte Verbindung zwischen bedingtem Reiz (Höhe) und bedingter Reaktion (Angst) gelöscht (Extinktion).
Der Patient wird mit dem angstauslösenden Reiz voll konfrontiert. Er darf die Situation erst dann verlassen, wenn eine Habituation erfolgt und die Angst somit langsam abnimmt. Dieses Verfahren muß dem Patienten natürlich vor Anwendung genau erklärt und darf niemals ohne seine Zustimmung durchgeführt werden.

4.2.a   Antwort: B

zu (B) **Positive Verstärkung** bedeutet **Belohnung.** Das geschilderte Experiment ist sicherlich sehr theoretisch. Dennoch wird hier eine bestimmte gewünschte Reaktion (Verlangsamung der Herzfrequenz) durch einen positiven Verstärker (Stimulierung bestimmter Areale im Hypothalamus) „belohnt".

zu (B) und (E) ☞ auch Lernkasten: Operante Konditionierung.

zu (A) Von **Koordinierung höherer Ordnung** spricht man, wenn ein konditionierter Reiz (klassische Konditionierung) mit einem zweiten neutralen Reiz so häufig angeboten wird, daß dieser zweite Reiz ebenfalls die konditionierte Reaktion auszulösen vermag.

zu (C) Wenn nur ein ganz bestimmter Reiz die konditionierte Reaktion auslöst, diesem Reiz ähnliche Stimuli jedoch nicht zur gewünschten Reaktion führen, spricht man von Reizdiskriminierung.

zu (D) **Reizgeneralisierung** ist das Gegenteil von Reizdiskriminierung. Hiermit ist gemeint, daß auch ein Stimulus, der dem konditionierten Reiz nur ähnlich ist, ebenfalls das gewünschte Verhalten hervorruft.

4.2.b   Antwort: E

zu (E) Die **systematische Desensibilisierung** gehört zu den Verhaltenstherapien. Sie wird in der Fragestellung zusammenfassend beschrieben. ☞ hierzu auch Lernkasten: Verhaltenstherapien.

zu (C) Auch die **Reizüberflutung** wird in Lernkasten: Verhaltenstherapien erläutert.

zu (A) Die **kognitive Umstrukturierung** gehört zu den psychischen Abwehrmechanismen, mit denen eine Person den Konflikt zwischen einem Vorsatz (z.B. Nikotinverzicht) und tatsächlichem Verhalten (Rauchen) „löst". Dabei kann sie z.B. die Anzahl der tatsächlich gerauchten Zigaretten nicht wahrnehmen (Wahrnehmungsabwehr) oder z. B. die schädliche Wirkung des Nikotins bagatellisieren (kognitive Umstrukturierung).

zu (B) und (D)   Die Begriffe paradoxe Intention und Streßimpfung werden in der einschlägigen Literatur nicht erwähnt.

4.2.c   Antwort: E

zu (E) Im geschilderten Beispiel wird ein gewünschtes Verhalten (Reduktion von aggressivem Verhalten) mit Gutscheinen belohnt. Dieses Prinzip beruht auf der **operanten Konditionierung.** ☞ hierzu auch Lernkasten: Operante Konditionierung.

zu (A) und (B)   Die Begriffe aversive Konditionierung und Diskriminationslernen sind in der den Autoren zur Verfügung stehenden Literatur nicht auffindbar, vermutlich sind sie vom IMPP als Distraktoren frei erfunden.

zu (C) ☞ Lernkasten: Klassische Konditionierung.

zu (D) ☞ Lernkasten: Modell-Lernen.

4.2.d Antwort: D

zu (D) Die Frage schildert im Prinzip den **Entstehungsmechanismus von Phobie**. Das Meiden der angstauslösenden Situation führt zum Wegfall des ungewünschten Gefühls (Angst). Diese negative Verstärkung des sog. Vermeidungsverhaltens erklärt die Löschungsresistenz von Phobien. Zur Behandlung von Phobien werden die systematische Desensibilisierung und die Reizüberflutung eingesetzt, ☞ Lernkasten: Verhaltenstherapien)

zu (B) Das **Biofeedback** beruht auf der operanten Konditionierung. Hier werden mittels eines elektronischen Rückmeldesystems (positive Verstärkung) vegetative Funktionen (z. B. Blutdruck) unter die willkürliche Kontrolle des Patienten gebracht. ☞ auch Lernkasten: Biofeedback.

zu (C) Die **instrumentelle Konditionierung** ist ein Synonym für die **operante Konditionierung**, die außerdem noch als Lernen am Erfolg oder „trial and error" bezeichnet wird.

zu (E) Der **Entzug eines Verstärker**s ist eine Form der **Bestrafung**. Er wird z. B. in der Erziehung von Kindern eingesetzt. Hierbei wenden sich die Eltern z. B. vom Kind ab, wenn es ein ungewünschtes Verhalten zeigt (Liebesentzug).

zu (A) Die Aversionstherapie ist keine näher definierte Lerntheorie.

4.2.e Antwort: C

☞ auch Lernkasten: Variablen in Kap. 1

zu (C) Unter **Operationalisierung** versteht man, daß bei der Definition eines Begriffs auch immer zusätzlich dessen Beobachtungs- und Untersuchungsverfahren angegeben wird.

zu (E) **Randomisierung** bedeutet, daß (bei großen Stichproben) die Versuchspersonen nach dem Zufallsprinzip aufgeteilt werden.

4.2.f Antwort: B

Das **Biofeedback** beruht auf der operanten Konditionierung. Mittels eines elektronischen Rückmeldesystems (positive Verstärkung) soll der Patient lernen, vegetative Funktionen unter seine willkürliche Kontrolle zu bringen. Zu diesen vegetativen Funktionen gehören z. B. Blutdruck und Puls. Aber auch ein **erhöhter Muskeltonus** (C), der wiederum Auslöser für **Spannungskopfschmerzen** sein kann (E), kann mittels Biofeedback verändert werden. Mit **Bruxismus** (A) ist das Zähneknirschen im Schlaf gemeint. Hier kann ebenso wie bei der Migräne (D) das Biofeedback sinnvoll eingesetzt werden. Der Begriff **chronische Hautveränderungen** (B) ist sehr weit gefaßt. Hierzu gehören von der Narbe, dem „Leberfleck" bis zur Neurodermitis sämtliche der unendlich vielen Hautveränderungen. Selbst wenn einige von ihnen durch das Biofeedback günstig beeinflußt würden, trifft diese Aussage sicherlich nicht für diese Vielzahl von Veränderungen zu.

Lernen 4.2

4.2.1 — Antwort: A

zu (A) ☞ Lernkasten: Klassische Konditionierung. Wird ein konditionierter Reiz zusammen mit einem zweiten neutralen Reiz so oft dargeboten, daß dieser zweite Stimulus die konditionierte Reaktion auszulösen vermag, spricht man von einer **Konditionierung höherer Ordnung**.

zu (B) ☞ Lernkasten: Operante Konditionierung

Bei den beiden oben genannten Konditionierungsverfahren kann eine **Reizgeneralisierung** (E) auftreten. Von Reizgeneralisierung spricht man, wenn Verhaltensweisen, die bei einem Lernprozeß mit einer bestimmten Reizsituation gebunden wurden, nicht nur durch genau den gleichen Reiz, sondern auch durch diesem ähnliche Reize hervorgerufen werden können. Umgekehrt kann Verhalten oftmals nur durch einen ganz bestimmten Reiz hervorgerufen werden, und ein anderer Reiz läßt dieses Verhalten nicht auftreten (sog. **Reizdiskrimination** (D)).

4.2.2 — Antwort: E

☞ Lernkasten: Operante Konditionierung

Das Kind lernt durch Vermeidung negativer Konsequenzen (Wegfall schmerzhafter Zahnbehandlung), regelmäßig die Zähne zu putzen (E). Dieser Lernvorgang gehört zu den **operanten Konditionierungsverfahren**. Die operante Konditionierung bzw. das Lernen am Erfolg ist dadurch gekennzeichnet, daß durch Belohnung (positive Verstärkung) bzw. Wegfall eines negativen Reizes (negative Verstärkung) die Auftretenswahrscheinlichkeit einer bestimmten Verhaltensweise gefördert wird.

zu (B) Die **Identifikation** gehört zu den Abwehrmechanismen nach Freud. Dabei werden unbewußt Eigenschaften, Denk- und Verhaltensweisen anderer Personen in die eigene Person integriert.

4.2.3 — Antwort: D

☞ Lernkasten: Operante Konditionierung

Die Eltern handeln nach dem Lernprinzip der **operanten Konditionierung** (D).

zu (A) Beim Signallernen oder **klassischen Konditionieren** wird eine Reaktion auf einen bedingten Reiz ausgebildet. ☞ Lernkasten: Klassische Konditionierung

zu (B) **Lernen durch Eigensteuerung** bedeutet, daß sich die Person entsprechend ihrer internalisierten Normen selbst belohnt bzw. bestraft.

zu (C) Beim **Lernen am Modell** (Imitations-, Beobachtungslernen; Bandura 1976) beobachtet eine Person, wie eine andere, als Verhaltensmodell dienende Person, bestimmte Verhaltensweisen zeigt. Anschließend versucht die beobachtende Person - mehr oder weniger erfolgreich - diese Verhaltensweise zu imitieren.

zu (E) **Stellvertretende Verstärkung**: Die lernende Person beobachtet nicht nur das Verhalten des Modells, sondern auch dessen Konsequenzen. Auf diese Weise muß ein Verstärkungsmechanismus nicht unmittelbar vom Lernenden selbst erlebt werden, er kann auch als stellvertretende Verstärkung am Modell entsprechende Wirkung zeigen.

4.2.4 — Antwort: D

☞ Lernkasten: Verhaltenstherapien

zu (D) Bei der **Reizüberflutung** wird der Patient nach vorheriger Einwilligung daran gehindert, die Situation, die ihm Angst macht, zu verlassen. Die Reizüberflutung geht davon aus, daß sich die physiologischen Angstreaktionen erschöpfen.

zu (A) Die **Biofeedback-Methode** beruht auf dem Prinzip der operanten Konditionierung. Hierbei werden insbesondere autonome Funktionen (z.B. Pulsschlag, Blutdruck) willkürlich verändert. ☞ Lernkasten: Biofeedback

zu (B) **Kognitiv-verhaltenstherapeutische Verfahren** kombinieren operante und respondente Aspekte sowie kognitive Variablen und körperbeeinflußende Verfahren (Entspannungstraining, Biofeedback). Der Patient soll lernen, schmerzauslösende oder -aufrechterhaltende Bedingungen zu identifizieren und durch trainierte Bewältigungsfertigkeiten mit Schmerzen besser umzugehen bzw. sie zu reduzieren.

4.2.5 — Antwort: E

☞ Lernkasten: Biofeedback

In Lösungsvorschlag (E) wird kein Beispiel der Biofeedback-Methode beschrieben, viel mehr handelt es sich hier um eine Form der **Bestrafung** bei falsch gegebenen Antworten!

4.2.6 — Antwort: A

Zu den **nicht-assoziativen Formen des Lernens** zählen die Sensitivierung und die Habituation:

zu (1) Die **Sensitivierung** (aktive Zuwendung) bezeichnet eine besondere Aufmerksamkeit für die Wahrnehmung von Bedrohung oder Belastung. Es gilt das Motto „auf alles gefaßt zu sein, um nicht überrascht zu werden". Der Begriff bezieht sich sowohl auf eine generelle Persönlichkeitseigenschaft, als auch auf eine aktuelle Anpassungsform.

zu (2) Die **Habituation** wird als einfacher Lernprozeß interpretiert. Ein zunächst reaktionsauslösender Reiz wird bei Wiederholung zunehmend indifferent und die eigentlich folgende Reaktion wird immer schwächer (Gewöhnung). Eine Habituation kann nur auf wiederholt dargebotene gleichartige Reize erfolgen.

Das Modell-Lernen (3) und das Lernen am Erfolg (4) gehören zu den **assoziativen (verbindenden) Formen des Lernens**.

zu (3) ☞ Lernkasten: Modellernen

zu (4) ☞ Lernkasten: Operante Konditionierung

4.2.7 — Antwort: E

Die Stabilität (Löschungsresistenz) von abergläubischem Verhalten kann lerntheoretisch durch eine **intermittierende Verstärkung** erklärt werden (E) (die angenommenen Folgen des Aberglaubens treten nicht immer auf).

zu (A) Die **verbale Konditionierung** bezeichnet einen Lernvorgang, bei dem nur verbale Verstärkung bzw. Belohnung und Bestrafung eingesetzt werden.

zu (B) Von **Reizgeneralisierung** (B) spricht man, wenn Verhaltensweisen, die bei einem Lernprozeß mit einer bestimmten Reizsituation gekoppelt wurden, nicht nur durch genau den gleichen Reiz, sondern auch durch diesem ähnliche Reize hervorgerufen werden können.
zu (D) Umgekehrt kann Verhalten oftmals nur durch einen ganz bestimmten Reiz hervorgerufen werden, und ein anderer Reiz läßt dieses Verhalten nicht auftreten. Hier spricht man von einer **Reizdiskrimination** (D).

4.2.8 Antwort: E

Das geschilderte Token-Programm basiert auf der operanten Konditionierung (E). Hierbei wird die Auftretenswahrscheinlichkeit einer bestimmten Verhaltensweise durch Belohnung (z.B. Kinobesuch durch eingetauschte Punkte) bzw. Bestrafung gefördert.
zu (A) Beim **Diskriminationslernen** soll der Patient lernen, zwischen angemessenen und unangemessenen Reizen für ein bestimmtes Verhalten zu unterscheiden.
zu (C) Die **Konditionierung höherer Ordnung** ist eine Erweiterung der klassischen Konditionierung. Ein zweiter neutraler Reiz wird mit dem konditionierten Reiz solange zusammen dargeboten, bis auch der zweite Reiz die konditionierte Reaktion auslöst.

4.2.9 Antwort: A

Die Abneigung gegen den Kollegen läßt sich lerntheoretisch als **Konditionierung höherer Ordnung** (A) verstehen: Die Wissenschaftlerin sieht den Kollegen immer, wenn sie ihre Aversion gegen Hunde spürt, d.h. der konditionierte Reiz (Anblick des Hundes) wird ihr immer mit einem zweiten neutralen Reiz (Anblick des Kollegen) dargeboten, so daß mit der Zeit dieser zweite Stimulus die konditionierte Reaktion (Aversion) auszulösen vermag.
zu (B) Die **Reaktionsgeneralisation** ist das Gegenstück zur Reizgeneralisierung. Es werden hier auf einen gleichen Reiz ähnliche Reaktionen gezeigt. Beispiel: Ein Hund lernt, auf einen Reiz hin seine Pfote zu heben. Wird diese Pfote nun festgehalten, dann hebt er bei dem gleichen Reiz eine andere Pfote.
zu (C) Man spricht von **Reizdiskrimination**, wenn nur ein ganz bestimmter Reiz, nicht aber ähnliche Reize, die gewünschte Reaktion auslösen.
zu (D) **Reizgeneralisierung** (Reizverallgemeinerung) bedeutet, Verhaltensweisen werden nicht nur durch den konditionierten Reiz sondern auch durch ähnliche Reize hervorgerufen.
zu (E) Unter einer **Verhaltensformung** (shaping of behavior) versteht man die Verstärkung von Verhaltenstendenzen, die einer gewünschten Reaktion ähnlich sind. Dadurch wird die Wahrscheinlichkeit des Auftretens dieser gewünschten Reaktion erhöht. Später wird dann nur noch gezielt das gewünschte Verhalten verstärkt.

4.2.10 Antwort: A

☞ Lernkasten: Verhaltensdiagnostik – das SORKC-Modell
zu (A) Auslösebedingung (Stimulus) für das Problemverhalten ist die Angst vor einer schmerzhaften Zahnbehandlung.

4.2.11 Antwort: A

zu (A) Die **klassische Konditionierung** wird im Lernkasten: Klassische Konditionierung erklärt.
Unter **Konditionierung höherer Ordnung** versteht man eine Erweiterung der klassischen Konditionierung. Dabei wird ein zweiter neutraler Reiz mit dem konditionierten Reiz gekoppelt und solange gemeinsam mit jenem dargeboten, bis auch der zweite Reiz die konditionierte Reaktion auszulösen vermag.
zu (B) Die **operante Konditionierung** wird in Lernkasten: Operante Konditionierung erläutert.
zu (C) **Reizgeneralisierung** bedeutet, daß Verhalten, das beim Lernprozeß an einen bestimmten Reiz gebunden war, nicht nur auf genau diesen, sondern auch auf ähnliche Reize hin erfolgt.
zu (D) Unter **Stimuluskontrolle** versteht man die Kontrolle von Reizen, die ein bestimmtes Verhalten auslösen. Sie gehört zu den Grundlagen des Lernens und wird bei verschiedenen verhaltenstherapeutischen Konzepten, z.B. zur Raucherentwöhnung, eingesetzt.
zu (E) Die **Verhaltensformung (shaping of behavior)** ist ein Verfahren der Verhaltenstherapie, bei dem bereits Verhaltenstendenzen, die der gewünschten Reaktion ähnlich sind, verstärkt werden. Später wird nur noch gezielt das gewünschte Verhalten belohnt.

4.2.12 Antwort: D

☞ Lernkasten: Verhaltensdiagnostik – das SORKC-Modell
Die Begriffe klassische Konditionierung (**A**), verbale Dekonditionierung (**C**) und Löschung (**E**) sind keine Bestandteile des SORKC-Modells.

4.2.13 Antwort: B

☞ Lernkasten: Verhaltenstherapien
Phobische Ängste sind aufgrund des sog. **Vermeidungsverhaltens** sehr löschungsresistent. Wird die angstauslösende Situation gemieden, tritt die Angst gar nicht erst auf. Dieses kann als negative Verstärkung im Sinne der operanten Konditionierung gewertet werden.

4.2.14 Antwort: B

zu (A), (B), (C) und (E)   ☞ Lernkasten: Operante Konditionierung
Unter **Reizgeneralisierung** versteht man, daß die konditionierte Reaktion auch durch dem konditionierten Reiz ähnliche Reize ausgelöst werden kann. Aussage (**D**) ist also eine richtige Definition des Begriffs Reizgeneralisierung.

4.2.15 Antwort: C

☞ Lernkasten: Klassische Konditionierung
Bei der **Allergie** (**1**) bewirkt ein bestimmter Stoff (unkonditionierter Reiz) eine bestimmte Gewebereaktion (unkonditionierte Reaktion). Man kann beobachten,

daß mit der Reizsituation verbundene äußere und innere Momente zu weiteren Auslösern werden können. Somit sind auch allergische Reaktionen konditionierbar. Nach dem gleichen Prinzip kann man **Geschmacksabneigungen** (**3**) klassisch konditionieren.

Das **Biofeedback** (**2**) beruht auf der operanten Konditionierung, ☞ auch Lernkasten: Biofeedback.

4.2.16   Antwort: C

Die Beibehaltung der Schonhaltung läßt sich mit der **operanten Konditionierung** (☞ Lernkasten: Operante Konditionierung) erklären.
Durch die Schonhaltung fällt ein negativer Reiz, der Schmerz, weg. Dieses ist als **negative Verstärkung** bzw. Belohnung zu verstehen und erhöht damit die Auftretenswahrscheinlichkeit der Schonhaltung.

- zu (1) Ein **bedingter Reflex** ist erlernt, während ein unbedingter Reflex angeboren ist. Wenn ein unbedingter Reiz, der eine angeborene Reaktion hervorruft, zusammen mit einem neutralen Reiz angeboten wird, so kann nach einer gewissen Zeit der neutrale Reiz alleine ebenfalls die Reaktion hervorrufen. Der zunächst neutrale Reiz ist nun zum bedingten Reiz bzw. Reflex geworden. Eine solche Reiz-Reaktions-Verbindung, wie sie für die **klassische Konditionierung** typisch ist (☞ Lernkasten: Klassische Konditionierung), wird im Beispiel nicht beschrieben.
- zu (4) Unter **Habituation** versteht man, daß nach mehrfacher Darbietung identischer Reize die darauf folgende Reaktion im Laufe der Zeit immer schwächer wird.

4.2.17   Antwort: C

☞ Lernkasten: Modell-Lernen.
Die Voraussetzung für das Modellernen ist natürlich die **Verhaltensausführung** des Modells (**4**).
Unter **Aquisition** (**2**) versteht man intrapersonelle Prozesse der Informationsaufnahme, -speicherung und -aktivierung. Neben einigen anderen Faktoren hängt der Erfolg des Modellernens auch davon ab, daß das beobachtete Verhalten die Verhaltensmöglichkeiten und die Aquisitionsmöglichkeiten des Beobachters nicht überschreitet.

- zu (1) **Primäre Verstärker** befriedigen primäre Bedürfnisse, wie z.B. Nahrungsaufnahme. Sekundäre Verstärker hingegen sind z.B. Lob, Zuwendung oder Strafe.
- zu (3) Unter **Prompting** versteht man, daß das gewünschte Verhalten, wenn es nicht spontan gezeigt wird, zunächst durch externe Kräfte veranlaßt und dann verstärkt wird. Beispiel: Ein Hund springt nicht durch einen Reifen. Er wird zunächst durch diesen getragen, dieser Prozeß wird verstärkt.
- zu (5) Bei der **Verhaltensausformung (shaping of behavior)** werden zunächst auch Verhaltenstendenzen, die der zu erlernenden Reaktion ähnlich sind, verstärkt. Später wird dann nur noch gezielt das gewünschte Verhalten belohnt.

4.2.18   Antwort: D

☞ Lernkasten: Klassische Konditionierung

4.2.19 — Antwort: E

Extinktion bedeutet Löschung. Wenn ein konditionierter Reiz nicht mehr verstärkt wird, setzt ein allmählicher Abbau der Reiz-Reaktions-Verbindung ein. Diesem Prozeß des Verlernens kann man natürlich durch erneutes Darbieten des unkonditionierten zusammen mit dem konditionierten Reiz entgegenwirken, ☞ auch Lernkasten: Klassische Konditionierung.

- zu (A) Die **Bestrafung** ist ein Begriff der **operanten Konditionierung**. Durch die Darbietung unangenehmer Reize oder den Wegfall angenehmer Konsequenzen soll eine Verhaltensweise gelöscht werden.
- zu (B) Eine Form der **Gegenkonditionierung** ist z.B. die systematische Desensibilisierung, die bei der Therapie von Phobien eingesetzt wird, ☞ Lernkasten: Verhaltenstherapien.
- zu (C) **Primäre Verstärker** befriedigen vitale Bedürfnisse (Hunger, Durst). Sekundäre Verstärker sind z.B. Lob, Komplimente.
- zu (D) Die **Stimuluskontrolle** gehört zu komplexen verhaltenstherapeutischen Strategien, z.B. der Raucherentwöhnung.

4.2.20 — Antwort: A

☞ Lernkasten: Klassische Konditionierung
- zu (B) Unter **Extinktion** versteht man die allmählich einsetzende Löschung eines konditionierten Verhaltens, wenn keine Verstärkung mehr auftritt.
- zu (C) ☞ Lernkasten: Modell-Lernen.
- zu (D) ☞ Lernkasten: Operante Konditionierung.
- zu (E) ☞ Lernkasten: Verhaltenstherapien.

4.2.21 — Antwort: D

☞ Lernkasten: Verhaltensdiagnostik – das SORKC-Modell.

4.2.22 — Antwort: D
4.2.23 — Antwort: B

☞ Lernkasten: Klassische Konditionierung.
Der **Harn- und Stuhldrang** ist ein **unbedingter Reiz**, dem eine **unbedingte Reaktion**, die Harn- und Stuhlentleerung, folgt. Mit zunehmender körperlicher und geistiger Reife merkt ein Kind, daß gemeinsam mit dem Harn- und Stuhldrang eine Kontrollierbarkeit (**neutraler Reiz**) auftritt. Die Blasen- und Darmkontrolle wird dann zur **bedingten Reaktion** auf einen **bedingten Reiz** (Kontrollierbarkeit). Das zu erlernende Verhalten kann durch die Bezugspersonen im Sinne der operanten Konditionierung **verstärkt** werden.

4.2.24 Antwort: A

Zum **Modell-Lernen** ☞ Lernkasten: Modell-Lernen.
Eine positive Beziehung zur Modellperson ist zwar eine günstige, keinesfalls jedoch eine notwendige Voraussetzung. Ebensowenig muß die Modellperson beim Lernen direkt beobachtbar sein, es kann auch eine indirekte Beobachtung zum Lernen am Modell führen.

4.2.25 Antwort: C

Bei der **klassischen Konditionierung** wird eine Reaktion auf einen bedingten Reiz ausgebildet. Im Unterschied dazu wird bei der **operanten Konditionierung** die Auftretenswahrscheinlichkeit einer Verhaltensweise durch Belohnung (positive Verstärkung) oder Wegfall negativer Reize (negative Verstärkung) erhöht. Bei beiden Verfahren können Reizgeneralisierung (**4**), Reizdiskriminierung (**3**) und Extinktion (**1**) auftreten.
- **Reizgeneralisierung** bedeutet, daß Verhaltensweisen, die im Lernprozeß an bestimmte Reize gekoppelt wurden, nicht nur auf genau den gleichen Reiz erfolgen, sondern auch durch ähnliche Reize ausgelöst werden können.
- Wenn jedoch trotz des Angebots ähnlicher Reize das gelernte Verhalten nur auf einen ganz bestimmten Reiz hin erfolgt, spricht man von **Reizdiskriminierung**.
- Sobald eine Verstärkung des gelernten Verhaltens unterbleibt, setzten **Extinktionsvorgänge**, d.h. eine Löschung des gelernten Verhaltens ein.

zu (1) Unabhängig von Konditionierungsvorgängen kann eine Verhaltensänderung durch die **Internalisierung** neuer Wertvorstellungen erfolgen.
zu (5) Die **Verhaltensformung (shaping)** ist ein Verfahren der Verhaltenstherapie (☞ Lernkasten: Verhaltenstherapien), bei dem Verhaltensweisen ausgeformt werden, indem bereits Reaktionen verstärkt werden, die nur in die Richtung des gewünschten Verhaltens weisen. Später wird nur noch das gewünschte Verhalten selbst verstärkt.

4.2.26 Antwort: E

Sowohl bei der klassischen, als auch bei der operanten Konditionierung kann das gelernte Verhalten wieder gelöscht werden. Diesen Vorgang nennt man **Extinktion**. Sie setzt dann ein, wenn die Verstärkung unterbleibt. Dann wird nämlich die Kopplung zwischen konditioniertem Reiz und unkonditioniertem Stimulus aufgehoben und ein Abbau der Reiz-Reaktionsverbindung setzt ein – die betreffende Verhaltensweise wird verlernt, (**E**) ist richtig.

zu (A) **Flucht- und Vermeidungsverhalten** führen dazu, daß der angstauslösende Stimulus gemieden wird und die Angst nicht auftritt. Somit wirkt dieses Verhalten als negativer Verstärker (Wegfall aversiver Reize) und die konditionierte Furcht tritt gehäuft auf!
zu (B) Eine erneute Konfrontation mit dem unkonditionierten Stimulus führt in Abhängigkeit von den Verstärkerplänen zu erneutem Lernen, nicht zur Extinktion.
zu (D) **Bestrafung**, d.h. Darbietung unangenehmer Konsequenzen (z.B. Schläge) oder Entzug positiver Verstärker (Liebesentzug) wird eingesetzt, um die Auftretenswahrscheinlichkeit eines unerwünschten Verhaltens zu senken. Sie führt ebenfalls nicht zur Extinktion.

4.2.27 Antwort: A

Die geschilderte Situation ist ein Beispiel für die **klassische Konditionierung**, ☞ Lernkasten: Klassische Konditionierung. Der Schmerz ist eine unbedingte Reaktion auf einen unbedingten Reiz (Spritze). Das Behandlungszimmer ist ein zunächst neutraler Reiz. Die Verknüpfung Spritze – Behandlungszimmer bewirkt, daß beim folgenden Arztbesuch die Reaktion (Schmerz, Angst) schon beim Anblick des Behandlungszimmers ausgelöst wird. Dieses wird nun zum bedingten Reiz.

zu (B) ☞ Lernkasten: Operante Konditionierung
zu (C) ☞ Lernkasten: Modell-Lernen
zu (D) Durch **negative Verstärkung** wird die Auftretenswahrscheinlichkeit eines Verhaltens erhöht, indem unangenehme Reize beseitigt werden.
zu (E) Unter **Prägung** versteht man ein irreversibles (unterliegt nicht der Löschung) Lernen von artfremden Auslösern für angeborene arteigene Verhaltensmuster in sog. kritischen Phasen (meist kurz nach der Geburt).

4.2.28 Antwort: B

Zum Verfahren des **Biofeedbacks** ☞ Lernkasten: Biofeedback.
zu (A) Das **autogene Training** ist ein bekanntes Entspannungstraining.
zu (C) Die Biofeedbackmethode ist ein Verfahren, bei dem die Viszerozeption (Wahrnehmung aus dem Bereich der Viscera, d.h. des kardiovaskulären Systems oder der endokrinen Funktionen) betroffen ist. Mit **Propriozeption** hingegen ist die Wahrnehmung von Muskelbewegungen und Gelenkstellungen gemeint.
zu (D) Beim **Selbstinstruktionstraining** werden mentale Bewältigungsfertigkeiten erlernt. Die Handlungen des Individuums werden durch innere Selbstgespräche vorbereitet, neben der Handlung kommentiert und nach Ablauf kritisch bewertet.
zu (E) Das **Sensitivitätstraining** ist eine der Gruppen-Psychotherapie nahestehende Methode. Die Teilnehmer sollen dabei lernen, wie andere Menschen auf sie reagieren und wie sie selbst auf andere Menschen wirken. Auf diese Weise sollen sie „soziale Sensitivität" gewinnen.

4.2.29 Antwort: E

zu (A) Bei der **Aversionstherapie** wird das ungewünschte Verhalten mit einem unangenehmen Reiz gekoppelt, also quasi bestraft.
zu (B) Beim **Diskriminationstraining** soll der Patient lernen, zwischen angemessenen und unangemessenen Reizen für ein bestimmtes Verhalten zu unterscheiden.
zu (C) Bei der **kognitiven Umstrukturierung** wird der Patient unter Berücksichtigung, daß Verhalten auch von intrapsychischen Prozessen begleitet wird, gezielt zur Änderung von Einstellungen, Haltungen, Erwartungen angeleitet.
zu (D) ☞ Lernkasten: Verhaltenstherapien
zu (E) Das geschilderte Beispiel beschreibt die Therapie der **systematischen Desensibilisierung**, mit der insbesondere phobische Ängste gelöscht werden sollen, ☞ Lernkasten: Verhaltenstherapien.

4.2.30 — Antwort: C

Das Prinzip der **reziproken Hemmung** oder **systematischen Desensibilisierung** ist eines der Verfahren der Verhaltenstherapie, die zur Behandlung von Phobien eingesetzt werden, ☞ Lernkasten: Verhaltenstherapien.
Vorsicht, mit Aussage (1) ist die **retroaktive Hemmung** (☞ Lernkasten: Interferenz) gemeint!

4.2.31 — Antwort: E

Eine beliebte Falle!
Bestrafung ist nicht mit negativer Verstärkung zu verwechseln!
Während bei der **negativen Verstärkung** die Auftretenswahrscheinlichkeit eines Verhaltens erhöht werden soll (durch Wegfall unangenehmer Reize), soll diese durch die **Bestrafung** gesenkt werden (durch Entzug angenehmer Reize oder durch Einsatz unangenehmer Reize).

4.2.32 — Antwort: E

☞ Lernkasten: Verhaltenstherapien
Phobische Ängste werden mit verhaltenstherapeutischen Verfahren wie der **systematischen Desensibilisierung** und der **Reizüberflutung** oft sehr erfolgreich behandelt. Wird die Konfrontation mit der angstauslösenden Situation jedoch vermieden (**Flucht- oder Vermeidungsverhalten**), tritt die Angst gar nicht erst auf. Dieses Vermeidungsverhalten wirkt also im Sinne der operanten Konditionierung als negative Verstärkung! Phobien sind daher sehr löschungsresistent.

4.2.33 — Antwort: E

Das Verfahren des Biofeedbacks wird in Lernkasten: Biofeedback beschrieben.
Muskelverspannungen sind häufig die Ursache chronischer Schmerzen. Deswegen wird insbesondere in der Schmerztherapie und bei Entspannungsverfahren das Biofeedback als Rückmeldung der Muskelaktivität benutzt. Neben vegetativen Funktionen, wie z. B. Pulsschlag und Blutdruck, können mit dem Biofeedback aber auch hirnelektrische Aktivitäten verändert werden.

4.2.34 — Antwort: D

☞ Lernkasten: Verhaltensdiagnostik – das SORKC-Modell
Bevor verhaltenstherapeutische Maßnahmen ergriffen werden, soll eine **diagnostische Verhaltensanalyse** Klärung darüber bringen, wie das symptomatische Verhalten aussieht und inwiefern es mit den dieses Verhalten steuernden Reizen zusammenhängt.
zu (D) Im Gegensatz zur traditionellen Psychotherapie beachtet die Verhaltenstherapie nicht die Motivationen, Konflikte, Gedanken und Gefühle, die ein bestimmtes Verhalten bedingen und erklären, sondern behandelt nur das am Kranken offen beobachtbare gestörte Verhalten.

4.2.35 — Antwort: C

zu (A) und (C)   Unter **Habituation** versteht man die Tatsache, daß ein zunächst neuartiger Reiz nach mehrfacher Darbietung keine Reaktion mehr auslöst. Davon abzugrenzen ist die **Adaptation**, die Anpassung an einen immer wiederkehrenden, gleichbleibenden Reiz. (☞ auch Lernkasten: Aktivation und Aufmerksamkeit)

zu (B)   Der Begriff **Assimilation** hat unterschiedliche Bedeutungen. C.G. JUNG versteht darunter die Angleichung neuer Bewußtseinsinhalte an bereits vorhandene Vorstellungen. In der Sozialpsychologie versteht man darunter die Angleichung von Minoritäten an einen Sozialkörper. PIAGET verwendet den Begriff für die Anpassung der Umwelt an das Denkschema im Rahmen der Intelligenzentwicklung. Außerdem beschreibt der Begriff das Phänomen, daß bei der Wahrnehmung Flächen mit leichten Helligkeitsunterschieden als gleichmäßig hell oder dunkel angesehen werden.

zu (D)   **Konditionierung** bedeutet das Ausbilden einer Reaktion auf einen bestimmten Reiz.

zu (E)   Unter **Extinktion** versteht man die Löschung eines gelernten Verhalten, wenn die Verstärkungsmechanismen ausbleiben und ein Abbau der Reiz-Reaktions-Verbindung einsetzt.

4.2.36 — Antwort: E

☞ Lernkasten: Klassische Konditionierung und Lernkasten: Operante Konditionierung

zu (1)   **Reizgeneralisierung**: Verhaltensweisen, die im Lernprozeß an einen bestimmten Reiz gekoppelt wurden, werden auch durch diesem Reiz ähnliche Reize hervorgerufen.

zu (2)   **Reizdiskriminierung**: Unter verschiedenen ähnlichen Reizen wird das gewünschte Verhalten nur auf einen ganz bestimmten Reiz gezeigt, die anderen Reize lösen das Verhalten nicht aus.

zu (3)   **Extinktion**: Wenn die im Lernprozeß eingesetzten Verstärkermechanismen aussetzen, beginnt ein Abbau der Reiz-Reaktions-Verbindung und das erlernte Verhalten wird gelöscht.

Alle drei Phänomene können sowohl bei der klassischen als auch bei der operanten Konditionierung auftreten.

4.2.37 — Antwort: E

Sämtliche genannten Faktoren beeinflussen das **Modellernen**, ☞Lernkasten: Modell-Lernen

4.2.38 — Antwort: C

Das Training der Blasenkontrolle beim Säugling mittels **Konditionierungsvorgängen** führt deswegen nicht zum Erfolg, weil die zentralnervösen Reifungsprozesse, die dazu nötig sind, noch nicht ausreichend entwickelt sind. In anderen Bereichen ist die Konditionierung von Säuglingen selbstverständlich möglich.

Lernen 4.2

4.2.39   **Antwort: A**

Beide Aussagen zu **Phobien** sowie die Verknüpfung der beiden Aussagen sind korrekt, ☞ Lernkasten: Verhaltenstherapien.

4.2.40   **Antwort: A**

Zu den Grundannahmen **sozialkognitiver Lerntheorien** gehört, daß das menschliche Verhalten und seine Änderungen eine Folge der Interaktion zwischen Mensch und Umwelt sind, in der Erfahrungen eine zentrale Rolle spielen. ROTTER und HOCHREICH (1979) definieren das gegenwärtige Verhalten eines Individuums als Endprodukt der bisher gemachten Erfahrungen, wobei neue Erfahrungen in den bisherigen Erfahrungsschatz integriert werden. Der Mensch sucht dabei immer aktiv und zielorientiert positive Verstärker auf. Nach ROTTER wird das Verhalten des Menschen durch vier sich beeinflussende Parameter bestimmt: Verhaltenspotential (in einer Situation bedürfnisbefriedigend zu reagieren), Erwartungen, individueller Verstärkungswert der Konsequenz, persönliche psychologische Situation.
zu (A) Diese Aussage trifft auf das **psychoanalytische Entwicklungsmodell** zu.

4.2.41   **Antwort: E**

Die einzelnen **Verstärkerpläne** werden im Lernkasten: Operante Konditionierung erläutert.
Der **variable Intervallplan** führt zwar zu einer relativ langsamen Verhaltensausformung, dafür ist das dann gelernte Verhalten am stabilsten.

4.2.42   **Antwort: D**

Im Sinne der **klassischen Konditionierung** (☞ Lernkasten: Klassische Konditionierung) ist die Saccharinlösung vor dem Experiment ein neutraler Reiz. Nach kombinierter Darbietung mit dem Immunsuppressivum (unkonditionierter Reiz) wird die Zuckerlösung zum konditionierten Reiz.

4.2.43   **Antwort: C**

☞ Lernkasten: Operante Konditionierung
Sekundäre Verstärker besitzen zunächst keine verstärkende Wirkung. Sie müssen erst mittels klassischer Konditionierung erlernt werden und können dann durch die konditionierte Beziehung mit **primären Verstärkern** ihre verhaltensändernde Wirkung erhalten.
Die Aussage (**C**) ist völlig unsinnig. Der Entzug aversiver Reize wird als **negative Verstärkung** im Sinne der operanten Konditionierung bezeichnet.

4.2.44 — Antwort: C

Die Verfahren der **Verhaltenstherapie** werden im Lernkasten: Verhaltenstherapien erläutert. Die ersten beiden Aussagen sind richtig.

zu (3) Angstvermeidung ist in keinem Fall eine geeignete Methode zur Behandlung von Phobien, da sie eine Auseinandersetzung mit der Phobie verhindert (negative Verstärkung).

zu (4) Eine Angsthierarchie wird nur bei der Methode der systematischen Desensibilisierung erstellt.

4.2.45 — Antwort: C

Die Aussagen (**1**), (**2**), (**4**) und (**5**) enthalten Bestandteile der diagnostischen Verhaltensanalyse als Voraussetzung einer Verhaltenstherapie. Diese wurden von Kanfer und Saslow im sog. **SORKC-Modell** zusammengefaßt (☞ Lernkasten: Verhaltensdiagnostik – das SORKC-Modell).

Die psychodynamischen Ursachen von menschlichem Verhalten (**3**) sind Mittelpunkt der psychoanalytischen Therapie.

4.2.46 — Antwort: B

Zum Verfahren der **operanten Konditionierung** ☞ Lernkasten: Operante Konditionierung.

Der Schmerz erfährt in dem Beispiel keinerlei Verstärkung. Nach dem Prinzip der operanten Konditionierung wird konditioniertes, dann aber nicht mehr konsequent verstärktes Verhalten allmählich gelöscht.

4.2.47 — Antwort: D

Die Begriffe **kontinuierliche** und **intermittierende Verstärkung** werden im Lernkasten: Operante Konditionierung erklärt. Da die kontinuierliche Verstärkung zu einer raschen Verhaltensausformung führt, die intermittierende Verstärkung jedoch einen dauerhaften Lernerfolg nach sich zieht, empfiehlt es sich, beide Formen, wie in Aussage (**D**) beschrieben, miteinander zu kombinieren.

4.2.48 — Antwort: A

Negative Verstärkung bedeutet Wegfallen von unangenehmen Konsequenzen und damit Erhöhung der Auftretenswahrscheinlichkeit des gewünschten Verhaltens. Wenn das Befolgen einer Therapie zur Beendigung der krankheitsbedingten unangenehmen Situation (z.B. Schmerzen) führt, wird die Compliance (gewünschtes Verhalten) negativ verstärkt.

Minderung oder Entzug angenehmer Reize bedeuten immer Bestrafung, insofern sind die Aussagen (B) – (E) alle falsch.

4.2.49 Antwort: E

Intermittierende Verstärkung bedeutet, daß nicht jede Reaktion verstärkt wird. Diese unregelmäßige Belohnung erfordert zwar eine längere Lernphase, das Erlernte ist dafür aber relativ löschungsresistent. Aus lerntheoretischer Sicht ist dies der Grund für das Weiterspielen des Spielers auch nach zwischenzeitlichem Erleiden von Verlusten.

- zu (A) Bereits vorhandenes Wissen dient als Bezugssystem bei der Verarbeitung neuer Informationen. Wird das Erlernen neuer Informationen durch altes Wissen beeinträchtigt, spricht man von **negativem Transfer**. **Positiver Transfer** bedeutet, daß Vorerfahrungen die Lernleistung begünstigen.
- zu (B) **Negative Verstärkung** bedeutet, daß das Wegfallen negativer Konsequenzen einer Situation die Auftretenswahrscheinlichkeit eines gewünschten Verhaltens erhöht.
- zu (C) **Konditionierung höherer Ordnung** ist eine Erweiterung der klassischen Konditionierung. Dabei wird ein konditionierter Reiz mit einem neuen neutralen Reiz gekoppelt. Dieser neue Reiz kann dann ebenfalls die konditionierte Reaktion hervorrufen.
- zu (D) Sollen komplexe Verhaltensmuster erlernt werden, besteht die Möglichkeit des Aufbaus von **Verhaltensketten (chaining)**. Es werden zuerst die einzelnen Teilelemente der Verhaltenskette gelernt, dann werden immer längere Verhaltenssequenzen verstärkt.

4.2.50 Antwort: E

Die Erkenntnisse aus der Lernpsychologie haben zur Entwicklung eines eigenständigen Zweiges der psychotherapeutischen Verfahren geführt, bei dem die Beteiligung von Lernprozessen an der Verhaltensformung therapeutisch genutzt wird. Diese Therapien werden als **Verhaltenstherapien** bezeichnet. Sämtliche der genannten Vorgehensweisen gehören zum Repertoire der Verhaltenstherapie. Die Reizüberflutung und die systematische Desensibilisierung werden im Lernkasten: Verhaltenstherapien, das Biofeedback im Lernkasten: Biofeedback, das Modell-Lernen im Lernkasten: Modell-Lernen erklärt.

4.2.51 Antwort: C

- zu (1) Aus der Sicht des Strafenden findet aufgrund seines Verhaltens **(Bestrafung)** eine negative Verstärkung (Ausbleiben der unerwünschten Handlung) statt. Dadurch wird das Auftreten dieses Verhaltens wahrscheinlicher.
- zu (2) Bestrafung bedeutet auch, daß dem Bestraften ein gewisses Maß an Aufmerksamkeit geschenkt wird (positiver Verstärker). Dies kann dazu führen, daß der Bestrafte das unerwünschte Verhalten besonders häufig zeigt.
- zu (3) Im Gegenteil! Oft findet Modellernen statt, d.h. diese Kinder neigen besonders dazu, auf andere aggressiv zu reagieren.
- zu (4) Beim **operanten Konditionieren** wird mit positiver und negativer Verstärkung gearbeitet. Beides beinhaltet eine Form von Belohnung, ☞ Lernkasten: Operante Konditionierung.

4.2.52 — Antwort: B

Von **Konditionierung höherer Ordnung**, einer Form der klassischen Konditionierung (☞ Lernkasten: Klassische Konditionierung), spricht man, wenn ein weiterer neutraler Reiz mit dem konditionierten Reiz gekoppelt wird und dann ebenfalls die konditionierte Reaktion hervorrufen kann.

Beispiel: Futter (UCS) bewirkt beim Hund eine Speichelsekretion (UCR). Zunächst wird ein neutraler Reiz, z. B. Klingelton konditioniert, so daß der Hund dann auch auf den Klingelton mit einer Speichelsekretion reagiert (bedingter Reiz). Später wird dann der Klingelton wiederum mit einem weiteren neutralen Reiz, z. B. Lichtreiz gekoppelt. Nun reagiert der Hund auch auf den Lichtreiz mit der konditionierten Reaktion (Speichelfluß).

- zu (A) Wird ein bedingter Reiz (z. B. Klingelton), mehrmals ohne den unbedingten Reiz (z. B. Futter) dargeboten, erfolgt nach einiger Zeit keine bedingte Reaktion (z. B. Speichelfluß) mehr. Es kommt zu einer allmählichen Löschung (**Extinktion**) der konditionierten Reaktion. Nach Pausen tritt eine **spontane Erholung** der konditionierten Reaktion auf.
- zu (C) Von **Reizgeneralisierung** spricht man, wenn eine konditionierte Reaktion durch Reize ausgelöst wird, die dem bedingten Reiz ähnlich sind.
- zu (D) Eine konditionierte Reaktion kann positiv oder negativ verstärkt werden. In beiden Fällen wird die Auftretenswahrscheinlichkeit der konditionierten Reaktion erhöht, ☞ Lernkasten: Operante Konditionierung.
- zu (E) **Reizdiskriminierung** bedeutet im Zusammenhang mit der operanten Konditionierung, daß ein Verhalten nur in Anwesenheit eines bestimmten, diskriminativen Reizes verstärkt wird. In Anwesenheit eines ähnlichen Reizes wird es nicht verstärkt, ev. sogar bestraft.

4.2.53 — Antwort: A

☞ Lernkasten: Biofeedback.

4.2.54 — Antwort: B

Im Beispiel wird das Verfahren des **Biofeedbacks** angewendet, ☞ Lernkasten: Biofeedback.

Die systematische Desensibilisierung und die Reizüberflutung werden im Lernkasten: Verhaltenstherapien erläutert.

- zu (D) Die **Progressive Muskelrelaxation** nach JAKOBSEN (PM) ist ein Entspannungsverfahren, das der Therapie von Schmerzen gilt. ☞ Lernkasten: Schmerz

4.2.55 — Antwort: E

Hier treffen alle Aussagen zu, was man sich mit gesundem Menschenverstand auch leicht erklären kann.

- zu (1) Wenn der Bestrafte nur schwer zwischen dem speziell bestraften und dem gesamten Aktivitätsbereich differenzieren kann, versucht er u. U. diesen letzteren ganz zu meiden, um der Möglichkeit einer Bestrafung aus dem Weg zu gehen.
- zu (2) Modellernen kann hierbei natürlich auch auftreten.

zu (3) Schon in der Schule merkte man, daß die Lehrer störende Mitschüler teilweise bewußt ignorierten, um sie nicht erst durch Aufmerksamkeit zu belohnen.
zu (4) Ist zweifellos auch korrekt.

4.2.56 — Antwort: E
Alle drei genannten Faktoren beeinflussen die Wirksamkeit von **Verstärkern**, ☞ Lernkasten: Operante Konditionierung.

4.2.57 — Antwort: C
Negative Verstärkung bedeutet, daß als Folge eines Verhaltens ein als negativ erlebter Reiz entzogen wird. Damit wird die Auftretenswahrscheinlichkeit dieses Verhaltens erhöht.

4.2.58 — Antwort: D
Prägung ist ein irreversibles (d.h. unterliegt nicht der Löschung) Lernen von artfremden Auslösern für angeborene arteigene Verhaltensmuster in sog. kritischen Phasen (meist kurz nach der Geburt).
Die übrigen Distraktoren beschreiben Lernverfahren. Im Sinne der Lerntheorien erlerntes Verhalten kann auch wieder gelöscht werden, wenn es nicht mehr konsequent verstärkt wird.

4.2.59 — Antwort: E
Die Aussagen (A) bis (D) treffen auf die Methode der **Reizüberflutung** (☞ Lernkasten: Verhaltenstherapien) zu. Mit Modellernen hat diese Form der Verhaltenstherapie nichts zu tun.

4.2.60 — Antwort: B
☞ Lernkasten: Verhaltensdiagnostik – das SORKC-Modell

4.2.61 — Antwort: D
☞ Lernkasten: Operante Konditionierung
Bei der **kontinuierlichen Verstärkung** wird jedes Auftreten des gewünschten Verhaltens verstärkt. Letzteres wird also häufiger als bei der **intermittierenden Verstärkung** belohnt. Damit wird das gewünschte Verhalten zwar schneller erlernt als mit der intermittierenden Verstärkung, aber dafür auch schneller wieder vergessen.

4.2.62 — Antwort: B
☞ Lernkasten: Operante Konditionierung
Intermittierendes, d.h. unregelmäßiges Verstärken eines Verhaltens erfordert zwar einen länger andauernden Lernprozeß als die **kontinuierliche, d.h. regelmäßige Verstärkung**, dafür ist das einmal Gelernte relativ löschungsresistent.

4.2.63 — Antwort: B

Die Berührung eines heißen Gegenstandes verursacht Schmerzen. Das Zurückziehen der Hand muß dann nicht erst erlernt werden, es ist eine **unbedingte Reaktion**, ☞ Lernkasten: Klassische Konditionierung.

zu (1) Zu einer **Übersprungshandlung** kommt es, wenn zwei konträre Impulse (z. B. Angriffs- und Fluchtimpuls) gleich stark aktiviert sind, sich dadurch gegenseitig hemmen und sich ein dritter Impuls, der in keinem Bezug zur aktuellen Situation steht, als Ersatzhandlung durchsetzt (z. B. die Verlegenheitsgeste des Sich-am-Kopf-Kratzens). ☞ Lernkasten: Ethologischer Ansatz der Motivationsanalyse

4.2.64 — Antwort: B

Die **schrittweise Verhaltensausformung (shaping of behavior)** basiert auf dem Prinzip der operanten Konditionierung, bei dem zufällig auftretendes, gewünschtes Verhalten verstärkt wird. Dabei werden anfänglich auch Reaktionen verstärkt, die der gewünschten Reaktion ähnlich sind. Erst später wird dann nur noch speziell das gewünschte Verhalten verstärkt. Modellernen ist für diesen Vorgang nicht erforderlich.

4.2.65 — Antwort: B

Nach der Theorie der **operanten Konditionierung** wird gelerntes Verhalten allmählich gelöscht bzw. extingiert, wenn Verstärkungsmechanismen unterbleiben.

4.2.66 — Antwort: D

Verstärkung beeinflußt die Auftretenwahrscheinlichkeit eines Verhaltens durch Darbietung von angenehmen oder Entzug von unangenehmen Reizen.
In dem genannten Fall soll das Kind durch Belohnung, d. h. positive Verstärkung, lernen, auch bei Aufregung fließend zu sprechen.

zu (C) **Interferenz** bezeichnet die wechselseitige Beeinflussung von Lerninhalten, ☞ Lernkasten: Interferenz.

zu (E) Das Prinzip der **Operationalisierung** besteht darin, daß bei der Definition eines Begriffes immer auch dessen Untersuchungsverfahren mit angegeben wird.

4.2.67 — Antwort: A

Wenn ein Schüler durch sein auffallendes Verhalten eigentlich nur versucht, die Aufmerksamkeit des Lehrers und der Mitschüler auf sich zu lenken, ist in diesem Fall der Tadel als positive Verstärkung zu werten. Dann muß der Lehrer damit rechnen, daß der Schüler auch in Zukunft das bestrafte Verhalten zeigen wird.

4.2.68 — Antwort: D

☞ Lernkasten: Operante Konditionierung

Ein Verhalten kann auch infolge negativer Verstärkung (Wegfall unangenehmer Konsequenzen) häufiger auftreten.

4.2.69 — Antwort: D

Die **Verstärkerpläne** werden in Lernkasten: Operante Konditionierung erläutert. Die regelmäßige Verstärkung führt in Gegensatz zur intermittierenden Verstärkung zu einer schnelleren Verhaltensausformung, dafür aber auch zu schnellerem Vergessen nach Beendigung der Verstärkung.
Die Aussagen **(1)** und **(4)** sind falsch, da nach Wegfall jeglicher Verstärkung gar kein Lernzuwachs mehr erfolgt.

4.2.70 — Antwort: E

Mittlerweile dürfte der Begriff der negativen Verstärkung bekannt sein. Negative Verstärkung bedeutet, daß unangenehme Konsequenzen wegfallen und daher das gewünschte Verhalten gehäuft auftritt.

4.2.71 — Antwort: B

Das **Biofeedback** wird in Lernkasten: Biofeedback erklärt.
Die übrigen Verfahren der Verhaltensmodifikation kommen ohne Messung physiologischer Parameter aus. Sie alle hier zu erläutern, würde den Rahmen des Kommentars sprengen. Es wird daher auf die Lehrbücher der Psychologie verwiesen.

4.2.72 — Antwort: E

☞ Lernkasten: Operante Konditionierung
Ein Lernerfolg kann durch positive (Darbietung angenehmer Reize) oder durch negative (Wegfall unangenehmer Reize) Verstärkung erfolgen. Dabei ist auch die negative Verstärkung eine Form der Belohnung und erhöht die Auftretenswahrscheinlichkeit des gewünschten Verhaltens.

4.2.73 — Antwort: A

Die zweite Aussage beschreibt ein typisches Verhalten von ängstlichen Personen, nämlich das Vermeiden der angstauslösenden Situation. Im Sinne der operanten Konditionierung findet durch den Wegfall der Angst eine negative Verstärkung statt. Diese **Vermeidungsstrategien** bedingen daher die hohe Löschungsresistenz von Ängsten und Phobien.
Die in der ersten Aussage erwähnte **Expositionsbehandlung** ist eine Form der Verhaltenstherapie, bei der der Patient nach einer Angstattacke rasch wieder mit der angstauslösenden Situation konfrontiert werden soll. Man versucht, dem Erlernen von Vermeidungsverhalten entgegenzuwirken und den Patienten schrittweise von seiner Angst zu befreien.

4.2.74 **Antwort: D**

Die echte Rose ist ein unbedingter Reiz, der eine unbedingte Reaktion, nämlich den Asthmaanfall auslöst. Wenn der zunächst neutrale Reiz, die künstliche Blume, zusammen mit dem unbedingten Reiz angeboten wird und später dann der ursprünglich neutrale Reiz alleine auch die ursprünglich unbedingte Reaktion auslösen kann – wie im Beispiel beschrieben – dann ist in diesem Fall die künstliche Rose zum bedingten Reiz, der dadurch ausgelöste Asthmaanfall zur bedingten Reaktion geworden. Das Prinzip der **klassischen Konditionierung** wird im Lernkasten: Klassische Konditionierung erklärt.

4.2.75 **Antwort: A**
4.2.76 **Antwort: D**
4.2.77 **Antwort: B**

zu (A) **Positive Verstärkung** bedeutet, daß durch Belohnung (angenehme Konsequenz) das gewünschte Verhalten häufiger auftritt.

zu (B) **Negative Verstärkung** bedeutet, daß eine unangenehme Konsequenz des alten Verhaltens wegfällt. Dadurch wird die Auftretenswahrscheinlichkeit des neuen, gewünschten Verhaltens größer.

zu (C) Zur **Löschung** oder **Extinktion** von gelerntem Verhalten kommt es, wenn jegliche Verstärkungsmechanismen wegfallen.

zu (D) Wenn auf ein Verhalten eine unangenehme Konsequenz folgt, ist dieses als **Bestrafung** zu werten. Dieses führt dazu, daß das Verhalten seltener auftritt und ein Rest des unerwünschten Verhaltens bestehen bleibt.

zu (E) **Habituation** bedeutet, daß durch wiederholte Darbietung eines Reizes auf diesen nur noch abgeschwächt reagiert wird.

4.2.78 **Antwort: E**

Durch das Meiden einer angstbesetzten Situation fällt ein aversiver Reiz, nämlich die Angst, weg. Das Lernen dieses Zusammenhangs und die Ausrichtung des Verhaltens danach nennt man **Vermeidungsverhalten**.

zu (A) Zwar beruht das Lernen von Fluchtreaktionen auf dem gleichen Prinzip, genau genommen handelt es sich hier dann jedoch um Fluchtlernen.

zu (B) Völliger Unsinn!

zu (C) Beim Vermeidungslernen handelt es sich um einen Vorgang der operanten Konditionierung. Die klassische Konditionierung ist das Lernen von Signalen.

zu (D) Hiermit ist wohl eine Änderung eines an sich erwünschten Verhaltens gemeint. Wenn dieses durch unerwünschtes Verhalten ersetzt wird, sinkt die Wahrscheinlichkeit einer Belohnung.

5 Persönlichkeit

Ziel der Persönlichkeitsforschung ist es zu klären, inwieweit sich Verhalten und Erleben des Menschen durch dessen Persönlichkeitsstruktur vorhersagen lassen. Hierzu sind einige Theorien und Modelle entstanden, die man leider für das Physikum lernen muß.

5.1 Persönlichkeitsmodelle

Die verschiedenen Persönlichkeitsmodelle beruhen auf drei unterschiedlichen Ansätzen:

- **Typologische Ansätze**, die bestimmte Persönlichkeitsmerkmale auf Persönlichkeitstypen zurückzuführen versuchen. Zwischen den Persönlichkeitstypen gibt es keine Abstufungen.
  - ☞ Lernkasten: Konstitutionstypologie nach KRETSCHMER
- **Psychoanalytische Persönlichkeitsmodelle**
  - ☞ Lernkasten: Strukturmodell der Psychoanalyse nach FREUD
  - ☞ Lernkasten: Psychoanalytische Typenlehre nach FREUD
  - ☞ Lernkasten: Topographisches Modell der Psychoanalyse nach FREUD
- **Statistische Persönlichkeitsmodelle**, die von beobachtbaren Verhaltensweisen ausgehen und diese dann mit Hilfe mathematischer Methoden auf wenige Persönlichkeitsfaktoren zu reduzieren versuchen. Diese Modelle setzen die Existenz überdauernder Verhaltensdispositionen voraus, die anhand von Fragebögen und Tests erfaßt werden. Über Korrelationskoeffizienten (Maß des statistischen Zusammenhangs) werden solche Persönlichkeitseigenschaften zusammengefaßt, die überdurchschnittlich oft gemeinsam vorkommen.
  - ☞ Lernkasten: Intelligenz
  - ☞ Lernkasten: Persönlichkeitsmodell nach EYSENCK

Lernkasten — **Intelligenz**

Intelligenz ist ein **hypothetisches Konstrukt**, da sie sich selbst nicht unmittelbar beobachten, sondern nur in ihren Auswirkungen (Intelligenzleistungen) erfassen läßt. Sie wird definiert als
- Persönlichkeitsmerkmal,
- das, was der Intelligenztest mißt,
- multifaktorielle Eigenschaft,
- die Fähigkeit, rasch Probleme zu lösen.

Intelligenzquotienten

Der **klassische IQ** wurde von STERN eingeführt. Er ist definiert als das Verhältnis zwischen Intelligenzalter und Lebensalter:

$$IQ = \frac{\text{Intelligenzalter (IA)} \cdot 100}{\text{Lebensalter (LA)}}$$

| Lernkasten Fortsetzung | Intelligenz |

Mit diesem IQ läßt sich jedoch kein konstanter individueller Intelligenzquotient ermitteln, da mit zunehmendem Alter die Abweichungen vom Durchschnitts-IQ (= 100) bei gleichbleibendem Abstand zwischen Intelligenz- und Lebensalter immer geringer werden. So hätte z. B. ein Zehnjähriger mit einem Intelligenzalter von zwölf Jahren nach obiger Formel einen IQ von 120. Ein 20-Jähriger mit dem Intelligenzalter eines 22-Jährigen dagegen nur noch einen IQ von 110. Da die Intelligenz nicht kontinuierlich mit dem Lebensalter wächst, führt der klassische IQ etwa ab dem 15. Lebensjahr zu Fehleinschätzungen.

Der **Abweichungs-IQ** (WECHSLER 1939) ist eigentlich kein Quotient, der Begriff IQ hat sich aber dennoch eingebürgert. Er ergibt sich aus der Differenz zwischen Testleistung einer Einzelperson und Mittelwert einer Eichstichprobe. Dabei beschreibt er die relative Abweichung der Testperson von ihrer Bezugsgruppe und sagt somit etwas über die Stellung der Testperson in ihrer Vergleichsgruppe aus. Der wesentliche Vorteil des Abweichungs-IQ besteht darin, daß sich die aus Intelligenztests gewonnenen Daten ohne weiteres miteinander vergleichen lassen.

Der Intelligenzquotient ist kein absolutes, sondern nur ein relatives Maß, d. h. er gilt nur im Rahmen einer bestimmten Population.

Die **individuelle Intelligenzleistung** ist definiert als Grad der Abweichung von der statistischen Norm.

Die **Erstellung von Intelligenznormen** wird folgendermaßen durchgeführt: Für einen bestimmten Intelligenztest werden mit Hilfe einer repräsentativen Stichprobe **Eichwerte ermittelt**. Repräsentativ heißt, daß die Eichstichprobe hinsichtlich bestimmter Merkmale wie Alters-, Geschlechts- oder Berufsverteilung möglichst genau der Bezugspopulation entsprechen soll. Aus den Rohwerten der Eichstichprobe läßt sich dann die Verteilung der Intelligenz berechnen und so künftig jede Intelligenzleistung einer Person der Bezugspopulation zuordnen. Man berechnet dann aus den Rohwerten **Mittelwert und Streuungsmaß** und konstruiert damit einen Normmaßstab, der ermöglicht, auch Ergebnisse verschiedener Intelligenztests miteinander zu vergleichen. Die Transformation von Intelligenz-Rohwerten in Standardwerte setzt die Kenntnis von Mittelwert und Standardabweichung der Rohwerteverteilung voraus.

Vorsicht im Hinblick auf die Prüfungsfragen: Die Transformation in Standardwerte führt nicht zu einer Meßskala, die das Niveau einer Rationalskala erreicht. Außerdem setzt sie weder ein faktorenanalytisches Konzept der Intelligenz noch eine hohe Validität des Tests voraus!

Intelligenztests

Intelligenztests messen objektiv Leistungen, welche die allgemeine Intelligenz oder bestimmte Bereiche davon betreffen. Angewendet werden Intelligenztests in unterschiedlichen Bereichen, z. B. zur Beurteilung der Schulreife, der Allgemeinbegabung oder spezieller Fertigkeiten. In der Psychiatrie benutzt man sie auch, um das Ausmaß hirnorganischer Leistungsstörungen festzustellen. Kreativität wird beim Intelligenztest nicht mitberücksichtigt. Ebensowenig kann der Intelligenztest den Anteil der angeborenen Intelligenz messen.

Im folgenden werden einige Intelligenztests kurz beschrieben:

5.1 Persönlichkeitsmodelle

Lernkasten Fortsetzung — **Intelligenz**

- Der **Hamburger-Wechsler-Intelligenztest für Erwachsene (HAWIE)** ist für Personen zwischen 10 und 59 Jahren geeignet. Er ist in einen Verbal- und einen Handlungsteil mit entsprechenden Untertests aufgeteilt. Für 6- bis 16-Jährige gibt es den **Hamburger-Wechsler-Intelligenztest für Kinder (HAWIK)**. Mit dem HAWIE und HAWIK ist die Gesamtintelligenz feststellbar. Daneben können in Untertests die Ausprägungen bestimmter Leistungsmerkmale gemessen werden. Der Untertest Bilderordnen erfaßt z. B. die Fähigkeit, Gesamtsituationen zu erkennen.
- Der **Intelligenz-Strukturtest (IST)** von AMTSHAUER kann im Gegensatz zum HAWIE und HAWIK sowohl bei Gruppen als auch bei Einzelpersonen angewendet werden. Eine Eichung liegt für 13- bis 60-Jährige vor. Das Verfahren besteht aus neun Untertests.

Intelligenz-Skalen

- Die **IQ-Skala** hat bei HAWIE einen Mittelwert von $M = 100$ und eine Streuung von $s = 15$ IQ-Punkten. Die IQ-Werte variieren um den Mittelwert mit 3s, liegen also zwischen 55 und 145.
- Die **Z-Skala** findet Verwendung beim Intelligenz-Struktur-Test (IST). Sie hat einen Mittelwert von $M = 100$ und eine Streuung von $s = 10$. Die Z-Werte nennt man auch Standardwerte. Die Standardwerte variieren auch im IST mit 3s um den Mittelwert, liegen also zwischen 70 und 130.
- Die **C-Skala** ist durch einen Mittelwert von 5 und eine Streuung von $s = 2$ definiert. Sie werden beim Leistungsprüfsystem von HORN verwendet. Die Werte reichen hier von –1 bis 11.

Intelligenztheorien

Zweifaktorentheorie nach SPEARMAN

Die **Zweifaktorentheorie** oder Generalfaktorentheorie nach SPEARMAN ist eines der Strukturmodelle der Intelligenz. SPEARMAN ging von der Annahme aus, daß bei jeder Intelligenzleistung ein Generalfaktor g (generelle Fähigkeiten) und mehrere weitere s-Faktoren (spezielle Fähigkeiten) beteiligt sind. Letztere sind als besondere Begabungen zu verstehen. Bei Intelligenzleistungen werden sie nur zum Teil und unabhängig voneinander eingesetzt, während der Generalfaktor als die „allgemeine Intelligenz" immer beteiligt ist. Der Gesamt-IQ ergibt sich aus dem g- und den s-Faktoren.

Multiple Faktorentheorie nach THURSTONE

THURSTONE entwickelte sieben Primärfaktoren der Intelligenz:
- Wortverständnis,
- Wortflüssigkeit,
- Rechenfertigkeit,
- Raumvorstellung,
- Auffassungsgeschwindigkeit,
- Merkfähigkeit,
- schlußfolgerndes Denken.

Es handelt sich um voneinander unabhängige Komponenten, die in verschiedenem Ausmaß und unterschiedlicher Kombination die Intelligenzleistung determinieren.

> **Lernkasten** — **Strukturmodell der Psychoanalyse nach Freud**
>
> FREUD verglich das Seelenleben mit den Funktionen eines Apparates, der in drei funktional zusammenhängende Strukturen untergliedert ist, nämlich das Es, das ÜBER-ICH und das ICH:
>
> - **ES**: Das Es repräsentiert die Gesamtheit der **Triebe** bzw. der **primitiven Motive** des Menschen, zu denen auch die Libido und der individuelle Überlebensdrang gehören. Es fordert sofortige Befriedigung (Lustprinzip). Die Vorgänge im Es sind unbewußt und können dem Bewußten nur schwer zugänglich gemacht werden.
> - **ÜBER-ICH**: Das Über-Ich umfaßt die gesellschaftlichen und moralischen Vorschriften sowie ideelle Vorstellungen. Es handelt sich dabei also um **Normen,** die im Laufe der Sozialisierung übernommen wurden und die unter dem Begriff „**Gewissen**" zusammenzufassen sind. Das Über-Ich enthält bewußte und vorbewußte Anteile (☞ Lernkasten: Topographisches Modell der Psychoanalyse nach FREUD).
> - **ICH**: Das Ich ist die Instanz, die nach dem **Realitätsprinzip** zwischen den Trieben des Es und den Normen des Über-Ich vermittelt. Es unterscheidet zwischen inneren Bedürfnissen und den Anforderungen der Realität, zwischen Wunsch und Wirklichkeit. Somit dient das Ich der Anpassung und Selbsterhaltung. Das Ich erfährt seine Differenzierung etwa zwischen dem 8. Lebensmonat und dem 3. Lebensjahr. Wie das Über-Ich enthält auch das Ich bewußte und vorbewußte Anteile (☞ Lernkasten: Topographisches Modell der Psychoanalyse nach FREUD).

> **Lernkasten** — **Persönlichkeitsmodell nach Eysenck**
>
> EYSENCK entwickelte in den 50er Jahren **drei Faktoren, die ein bipolares Kontinuum** darstellen und mit deren Hilfe alle normalen und pathologischen Persönlichkeitstypen charakterisiert werden können:
>
> - **Extraversion** versus **Introversion**
> - **Emotionale Stabilität** versus **Labilität** (Neurotizismusneigung)
> - **Realismus** versus **Psychotizismus**
>
> **Extraversion versus Introversion**
>
> **Extravertierte** werden als sorglos, lebenslustig, heiter, aber auch schlecht konditionierbar und sozial eher unangepaßt beschrieben. **Introvertierte** hingegen sind eher zurückgezogene Wesen, die zögern und länger nachdenken, bevor sie etwas unternehmen. Die Ausprägung dieser Persönlichkeitsmerkmale ist nach EYSENCK zum Teil angeboren, teilweise jedoch auch abhängig von der Erregung bzw. Hemmung, die im Zentralnervensystem vorliegt.
> Extravertierte bewältigen ihre Krankheit durchschnittlich besser als introvertierte Menschen.
> Bei Extravertierten ist außerdem das Maximum der Leistung als Funktion der Aktivierung (YERKES-DODSON-Gesetz, ☞ Lernkasten: Aktivation und Aufmerksamkeit in Kap. 2) nach rechts verschoben.

| Lernkasten Fortsetzung | Persönlichkeitsmodell nach Eysenck |

Neurotizismusneigung

Der **Neurotizismus** stellt für EYSENCK die zweite wichtige Persönlichkeitsdimension dar. Gemeint ist damit eine starke emotionale Labilität, die in Streßsituationen dazu prädisponiert, neurotische Symptome zu entwickeln. Eine Person mit einer hohen Neurotizismusneigung muß jedoch nicht aktuell an einer neurotischen Störung leiden!

Psychotizismus

Der **Psychotizismus** ist ein weiterer, von Introversion – Extraversion und Neurotizismus unabhängiger Faktor. Er ist abhängig vom Realitätsbewußtsein einer Person. Menschen mit einem hohen Realitätsbewußtsein zeigen eine niedrige Psychotizismusneigung.

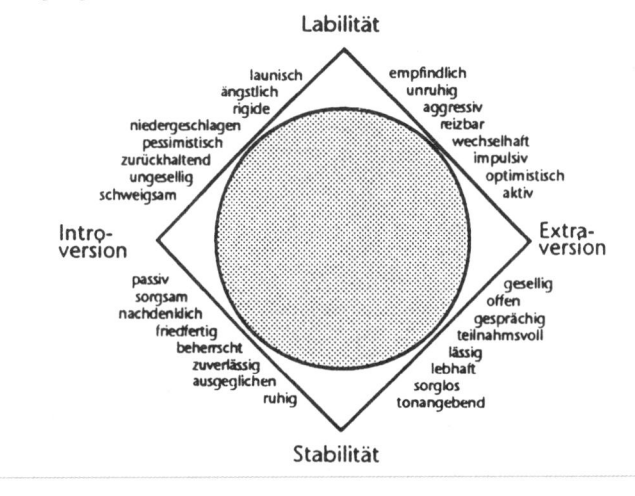

```
                    Labilität
              launisch    empfindlich
              ängstlich    unruhig
              rigide       aggressiv
         niedergeschlagen   reizbar
         pessimistisch      wechselhaft
         zurückhaltend      impulsiv
         ungesellig         optimistisch
         schweigsam         aktiv
   Intro-                          Extra-
   version                         version
         passiv             gesellig
         sorgsam            offen
         nachdenklich       gesprächig
         friedfertig        teilnahmsvoll
         beherrscht         lässig
         zuverlässig        lebhaft
         ausgeglichen       sorglos
              ruhig        tonangebend
                    Stabilität
```

| Lernkasten | Psychoanalytische Typenlehre nach Freud |

Nach der **psychoanalytischen Typenlehre** werden die verschiedenen Persönlichkeitsmerkmale auf die Entwicklungsbedingungen frühkindlicher Entwicklungsstufen zurückgeführt. Die Entstehung eines bestimmten Charakters wird als **Fixierung** in der jeweiligen Stufe der psychoanalytischen Entwicklung erklärt. Die Persönlichkeitsmerkmale können fließende Übergänge vom normalen zum krankhaft gestörten Verhalten aufweisen.

Nach FREUD können Charaktereigenschaften entweder als eine Fortsetzung unbewältigter Konflikte der jeweiligen Entwicklungsphase in Erscheinung treten oder durch **Sublimierung** in gesellschaftlich anerkannte Persönlichkeitseigenschaften einmünden. Unter **Sublimierung** versteht man, daß ein Trieb nicht verdrängt, sondern auf gesellschaftlich akzeptierte Ziele umgelenkt wird. Dadurch gelingt es dem Individuum, sich erfolgreich an die Realität anzupassen.
Die Phasen des psychoanalytischen Modells der frühkindlichen Entwicklung werden im Kapitel 6.1 beschrieben.

Entsprechend den **Phasen der psychosozialen Entwicklung** unterscheidet man vier Persönlichkeiten, nämlich die orale, anale, ödipale und genitale:

Lernkasten Fortsetzung — Psychoanalytische Typenlehre nach Freud

- Der **orale Charakter** zeichnet sich durch übertriebene Ansprüche und Erwartungen an die Umwelt aus. Werden diese nicht prompt befriedigt, resultieren bald depressive Züge. Menschen mit einem oralen Charaktertyp sind fordernd, empfindlich gegen Frustrationen, andererseits aber auch sehr fürsorglich und versorgend (altruistisch).
- Der **anale Typ** wird als pedantisch, geizig, eigensinnig und zwanghaft geschildert. Ferner kennzeichnet ihn ein ausgeprägter Ordnungssinn, Machtstreben und Festhalten an rigiden Einstellungen.
- Der **ödipale oder phallische Charakter** ist gekennzeichnet durch Probleme und Störungen im sexuellen Bereich. Ihm wird ehrgeiziges, rücksichtsloses und herrschsüchtiges Verhalten zugeschrieben.
- Der **genitale Charakter** ist im psychoanalytischen Sinn die reife, ausgewogene Persönlichkeit, die im Orgasmus Befriedigung findet. Die aus den anderen Phasen herrührenden Strebungen sind sublimiert.

Lernkasten — Konstitutionstypologie nach Kretschmer

Eine der bekanntesten Persönlichkeitstypologien ist die von KRETSCHMER 1921 veröffentlichte **Konstitutionstypologie**. KRETSCHMER postulierte aufgrund der Beobachtung an psychiatrischen Patienten einen Zusammenhang zwischen Körperbau und Anfälligkeit für bestimmte psychiatrische Erkrankungen. Die von ihm beschriebenen Konstitutionstypen sind:

- **Pykniker**: klein und rundlich; besonders anfällig für die manisch-depressive Krankheit; zyklothyme Persönlichkeitseigenschaften: jovial, gemütsvoll, gesellig, in seiner Stimmung jedoch schwankend und von der Arbeit leicht ablenkbar.
- **Leptosom**: hoher, schlanker Körperbau; Prädisposition für die Schizophrenie; schizothyme Persönlichkeitseigenschaften: emotional kühl, eher schüchtern, spärliche soziale Kontakte, hohes Durchhaltevermögen und große Denkfähigkeit.
- **Athletiker**: kräftige, muskulöse Gestalt; neigt zu epileptischen Anfällen; visköse Persönlichkeitseigenschaften: schwerfällig und zäh im Verhalten und Denken.

Lernkasten — Topographisches Modell der Psychoanalyse nach Freud

Das topographische Modell kennt drei psychische Qualitäten: bewußt, vorbewußt und unbewußt.

- **Bewußte Prozesse** sind solche, die unmittelbar erlebt werden.
- **Unbewußte Prozesse** können nur unter Schwierigkeiten und gegen inneren Widerstand der betreffenden Person bewußt gemacht werden. Es handelt sich dabei um Erlebnisse, Gedanken und Gefühle, die im Laufe des Lebens **verdrängt** wurden. Sie kommen oft in Träumen, Fehlleistungen des Alltags (Versprechern) und in psychischen Störungen einer Person zum Ausdruck, also vor allem in Situationen verminderter Wachheit oder Konzentrationsfähigkeit. Die **Psychoanalyse** ist eine Methode, bei der unbewußte Prozesse in die Ebene des Bewußten überführt werden sollen.
- **Vorbewußt** bedeutet, daß ein Geschehen zwar momentan nicht bewußt ist, durch Bemühen der betreffenden Person jedoch in die Ebene des Bewußten gelangen kann. Es handelt sich also um potentiell bewußte Prozesse, die meist ohne große Anstrengung bei entsprechender Anregung oder Gelegenheit bewußt werden können.

5.1 Persönlichkeitsmodelle

5.1.a   **Antwort: C**

Der klassische IQ ist definiert als das Verhältnis zwischen Intelligenz und Lebensalter. Der Abweichungs-IQ hingegen beschreibt die relative Abweichung der Testperson von ihrer Bezugsgruppe. Beiden gemeinsam ist, daß sie auf eine altersbezogene Normierung Bezug nehmen. ☞ auch Lernkasten: Intelligenz.

5.1.b   **Antwort: E**

☞ auch Lernkasten: Persönlichkeitsmodell nach EYSENCK.
Eysenck beschreibt ein **Persönlichkeitsmodell mit vier Polen**: **Extraversion** versus **Intraversion** und **emotionale Stabilität** versus **Labilität** (Neurotizismusneigung). Dabei ist die Persönlichkeitsstruktur eines Individuums irgendwo zwischen diesen Polen anzusiedeln. Der Ausprägungsgrad einer bestimmten Struktur läßt aber nicht automatisch auf das Vorhandensein eines bestimmten anderen Merkmals schließen (Aussage E ist falsch). Die übrigen Aussagen, die zur Neurotizismusneigung gemacht werden, sind richtig.

5.1.1   **Antwort: E**

☞ Lernkasten: Intelligenz
Verschiedene Modelle versuchen den Begriff der Intelligenz faßbar zu machen. Die **multiple Faktorentheorie von Thurstone** beschreibt 7 intellektuelle Primärfaktoren (siehe Aufgabe), die jeweils in unterschiedlichem Ausmaß an Intelligenzleistungen beteiligt sein sollen (E).
- zu (A) R.B. Cattell (1973) entwickelte eine empirisch-statistische Methode (Faktorenanalyse), um die grundlegende Struktur der menschlichen Persönlichkeit und Intelligenz zu erkennen. Der von ihm entwickelte Test umfaßt 16 Dimensionen der Persönlichkeit (16-PF-Test).
- zu (B) **Spearmans Generalfaktorentheorie** besagt, daß sich die Intelligenz aus einer allgemeinen Leistungsfähigkeit (general factor) und davon unabhängigen, speziellen Einzelfaktoren (specific factors) zusammensetzt. Die specific factors sind voneinander ebenfalls unabhängig.
- zu (C) Guillford (1961) beschreibt ein Intelligenzmodell, bei dem die intellektuelle Fähigkeit eine Kombination aus Inhalten, Produkten und Operationen darstellt. Nach seiner Theorie gibt es 120 verschiedene intellektuelle Fähigkeiten, die in einer bestimmten Ordnung zueinander stehen.
- zu (D) Jäger gliedert in seinem Modell die intellektuellen Fähigkeiten in vier operative und drei inhaltsgebundene Fähigkeitsbündel.

5.1.2   Antwort: C

Der **Interaktionismus** (C) ist eine sozialpsychologische Richtung, die davon ausgeht, daß individuelle Unterschiede im Verhalten und Erleben sowohl auf persönliche Eigenschaften als auch auf Umwelteinflüsse zurückzuführen sind.

zu (A) Der **Aktionismus** kennzeichnet das Bestreben, durch provozierende Aktionen das Bewußtsein der Menschen oder bestehende Zustände zu ändern.

zu (B) **Individualismus** ist eine Weltanschauung bzw. Lebensform, bei der die persönliche Eigenart der Einstellungen, Denk- und Verhaltensweisen stark hervorgehoben wird.

zu (D) Der **Prädispositionismus** geht davon aus, daß die Bereitschaft und die Fähigkeit zu bestimmten Leistungen, Erlebnisweisen und Reaktionskonfigurationen weitgehend anlagebedingt sind.

zu (E) Der amerikanische **Behaviorismus** (Watson 1913) und die russische **Reflexlehre** (klassische Konditionierung, Pawlow 1927) sind Vertreter des **Situationismus**: in beiden Modellen wird die Auffassung vertreten, daß individuelle Differenzen im Verhalten und Erleben weitgehend auf aktuelle Umwelteinflüsse zurückzuführen seien.

5.1.3   Antwort: B

Die Beschreibung trifft auf das von Friedman und Rosenman charakterisierte **Typ-A-Verhalten** (B) zu. Es ist durch zahlreiche Persönlichkeitsfaktoren charakterisiert, die das Risiko für das Auftreten einer koronaren Herzerkrankung im Vergleich zu **Typ-B-Verhalten** um das zwei- bis siebenfache erhöhen. Zusätzlich zu den genannten Persönlichkeitsmerkmalen, zeichnet sich das Typ-A-Verhaltensmuster durch ständig erhöhten Sympathikotonus, selbstverursachte Hetze, Ungeduld, feindlich-aggressive Grundhaltung aus. Typ-B-Verhalten ist dagegen durch einen entspannten Lebensstil gekennzeichnet.

zu (A) ☞ Lernkasten: Persönlichkeitsmodell nach Eysenck

zu (C) ☞ Lernkasten: Psychoanalytische Typenlehre nach Freud

zu (D) Das **Sensitizer/Repressor-Konzept** beschreibt zwei verschiedene Bewältigungsstile, belastende Situationen zu meistern. Die sogenannten Sensitizer gehören dabei zu den Personen, die eine aktive Informationssuche bezüglich des bedrohlichen Ereignisses betreiben, während Repressors zusätzliche Informationen möglichst meiden.

zu (E) Autoritäre Persönlichkeiten zeichnen sich nach Adorno durch folgende Merkmale aus: Antisemitische Einstellung sowie eine ablehnende Haltung gegenüber Ausländern bzw. allgemein gegenüber anderen kulturell unabhängigen Gruppen. Autoritäre Personen sind nach Adorno Anhänger des Faschismus und haben eine rechtskonservative Auffassung über den Wert von Besitz und Eigentum, Geld und Arbeit.

5.1.4   Antwort: C

☞ Lernkasten: Psychoanalytische Typenlehre nach Freud
Die schizoide Haltung (A) kann keinem der psychoanalytisch definierten Persönlichkeitstypen zugeordnet werden.

5.1 Persönlichkeitsmodelle

5.1.5   Antwort: E

☞ Lernkasten: Strukturmodell der Psychoanalyse nach Freud
Das **Strukturmodell der Psychoanalyse** nach FREUD unterscheidet drei Instanzen. Das **Es** beinhaltet die unkoordinierten Triebregungen, das **Über-Ich** umfaßt das Gewissen, die während der Sozialisierung internalisierten Normen.
Das **Ich** ist die Vermittlerinstanz zwischen dem **Es** und dem **Über-Ich**. Es hält den Kontakt zur Außen- und Innenwelt. Wenn das **Ich** nicht in der Lage ist, zwischen den Trieben des **Es** und den Ansprüchen der Außenwelt bzw. des **Über-Ich** zu vermitteln, so setzt es Abwehrmechanismen ein, die diesen Konflikt scheinbar lösen.
zu (1) Eine **Primärgruppe** besteht aus Mitgliedern, die eine starke und wichtige emotionale Bindung haben (z.B. Familie).

5.1.6   Antwort: C

☞ Lernkasten: Persönlichkeitsmodell nach EYSENCK
Die Schizothymie und die Zyklothymie sind Begriffe aus der **Konstitutionstypologie nach KRETSCHMER,** ☞ Lernkasten: Konstitutionstypologie nach KRETSCHMER.

5.1.7   Antwort: D

☞ Lernkasten: Psychoanalytische Typenlehre nach FREUD
zu (C) Der Begriff der **hysterischen Persönlichkeit** existiert sehr lange, entstammt aber nicht der psychoanalytischen Charaktertypologie. Hysterische Persönlichkeiten werden als exozentrisch und exhibitionistisch beschrieben. Sie zeichnen sich oft durch häufige Stimmungswechsel, eine fordernde Abhängigkeit und Angst vor Sexualität aus.

5.1.8   Antwort: D

☞ Lernkasten: Persönlichkeitsmodell nach EYSENCK

5.1.9   Antwort: B

☞ Lernkasten: Intelligenz
Intelligenz ist ein hypothetisches Konstrukt, da sie sich selbst nicht unmittelbar beobachten, sondern nur in ihren Auswirkungen (Intelligenzleistungen) erfassen läßt.

5.1.10   Antwort: D

☞ Lernkasten: Intelligenz
Der **Abweichungs-IQ** ist eine Maßzahl für die relative Position eines Individuums in seiner Vergleichsgruppe. **Intelligenztests**, in denen die Intelligenz gemessen wird sind natürlich immer eine „Momentaufnahme" und sagen etwas über die aktuelle geistige Leistungsfähigkeit aus. Das maximale intellektuelle Leistungsvermögen kann mit dem Intelligenztest nicht gemessen werden, da während des Tests neben der allgemeinen Leistungsfähigkeit auch die sog. „Tagesform" eine Rolle spielt.

5.1.11 — Antwort: B

Persönlichkeitsmodelle beziehen sich auf Verhaltensdispositionen im allgemeinen, ohne daß zwischen angeborenem und erworbenem Verhalten unterschieden werden kann. Ebensowenig sagen statistische Persönlichkeitsmodelle etwas über den Entstehungsmechanismus von Verhalten aus, es werden lediglich mit mathematischen Hilfsmitteln Dimensionen zur Erklärung und Beschreibung von Persönlichkeit erstellt.

5.1.12 — Antwort: C

☞ Lernkasten: Strukturmodell der Psychoanalyse nach Freud
zu (2) Das Vorhandensein von Es, Ich und Über-Ich ist unabhängig von der psychosexuellen Entwicklung!
zu (3) Wenn das **Ich** (Realitätsprinzip) nicht in der Lage ist, zwischen **Es** (Lustprinzip) und **Über-Ich** (Gewissen) zu vermitteln, treten Abwehrmechanismen durch das Ich auf (☞ Lernkasten: Psychoanalytischer Ansatz der Motivationsanalse).

5.1.13 — Antwort: D

☞ Lernkasten: Strukturmodell der Psychoanalyse nach Freud
Das **Über-Ich** ist das sog. Gewissen. Es umfaßt gesellschaftliche Normen und moralische Vorstellungen, die unter anderem von den Eltern während der Sozialisation weitergegeben wurden. Das Verhalten wird dann nach diesen Normen ausgerichtet. Verhaltensweisen, die diesem Gewissen nicht entprechen, werden u. U. durch Selbstbestrafung, Selbstkritik und Forderung nach Triebeinschränkung ausgeschaltet. Dabei erzeugt das Ich, die Vermittlungsinstanz zwischen Über-Ich und Es, möglicherweise Abwehrmechanismen, die den intrapsychischen Konflikt zwischen Es und Über-Ich scheinbar lösen sollen und dadurch Angst abbauen, ☞ Lernkasten: Psychoanalytischer Ansatz der Motivationsanalse.

5.1.14 — Antwort: C

Über längere Zeit fortbestehende intrapsychische Konflikte können zur neurotischen Symptombildung führen. Diese Neurosen stellen gewissermaßen einen Kompromiß zwischen Es und Über-Ich dar. Die tabuisierten Es-Antriebe verschaffen sich, vom Über-Ich meist unentdeckt, Ausdruck in meist unbewußten Symptomen und Handlungen. Die **Psychoanalyse** dient der Aufdeckung solcher Konflikte, der Stärkung des Ichs als Vermittlungsinstanz zwischen Triebinstanz und Gewissen und der Reduktion unbewußter Anteile der Persönlichkeit.
Eine explizite Stärkung des Über-Ichs ist nicht das Ziel der psychoanalytischen Therapie.

5.1.15 — Antwort: D

☞ Lernkasten: Intelligenz
Der Mittelwert und die Standardabweichung beim **HAWIE** und **HAWIK** sind

altersspezifisch, da die Rohwerte in Beziehung gesetzt werden mit dem Altersdurchschnitt. Somit haben Personen unterschiedlichen Alters mit identischen Rohwerten nicht den gleichen IQ.

5.1.16   Antwort: C

☞ Lernkasten: Intelligenz
Der im Beispiel genannte Patient hat genau den Mittelwert erreicht. Dieser ist beim HAWIE M = 100.

5.1.17   Antwort: C

Reine **Situationstheorien („state"-Theorien)** erklären menschliches Verhalten als ausschließlich von der Umwelt und der Situation bestimmt. (Aussage 1 ist richtig, Aussage 2 ist falsch.)
Im Gegensatz dazu führen reine **Persönlichkeitstheorien („trait"-Theorien)** das Verhalten ausschließlich auf die Persönlichkeitsstruktur des Menschen zurück.
Der **Interaktionismus** ist eine Theorie, die davon ausgeht, daß individuelle Differenzen im Verhalten und Erleben sowohl auf persönliche Eigenschaften als auch auf aktuelle Umwelteinflüsse zurückzuführen sind.

5.1.18   Antwort: B

☞ Lernkasten: Intelligenz
Der durchschnittliche altersnormierte IQ beim HAWIE beträgt M = 100 (**2**), die Standardabweichung s = 15. Der zugrundeliegenden Normalverteilung nach bedeutet dieses, daß 2/3 der Bevölkerung Werte zwischen 85 – 115 haben, (**3**) ist falsch. Die Paramerter M und s sind altersnormiert, daher haben Personen unterschiedlichen Alters mit den gleichen Rohwerten nicht den gleichen IQ, (**4**) ist falsch.
Die Altersnormierung beinhaltet, daß die entwicklungsbedingte Zunahme von Fertigkeiten eines Kindes nicht automatisch auf einen steigenden IQ schließen lassen, (**1**) ist falsch.

5.1.19   Antwort: B

zu (A) ☞ Lernkasten: Konstitutionstypologie nach KRETSCHMER
zu (B) Der Name KELLY ist im Zusammenhang mit Persönlichkeitsmodellen in den einschlägigen Lehrbüchern bis jetzt noch nicht gefallen.
zu (C) Die Stadien **der kognitiven Entwicklung nach PIAGET** werden im Lernkasten: Kognitives Entwicklungsmodell nach PIAGET erläutert.
zu (D) Zum **Persönlichkeitsmodell nach EYSENCK** siehe Lernkasten: Persönlichkeitsmodell nach EYSENCK.
zu (E) LERSCH beschreibt verschiedene Schichten einer Person, deren oberste das bewußte Handeln und Wollen ist, die niedrigste beinhaltet Emotionen und Triebhaftigkeit.

5.1.20 Antwort: B

☞ Lernkasten: Psychoanalytische Typenlehre nach FREUD
Sado-masochistische Neigungen oder künstlerische Interessen können keiner der typischen Phasen der psychosozialen Entwicklung zugeordnet werden.

5.1.21 Antwort: C

☞ Lernkasten: Intelligenz
Beide, Vater und Sohn, haben Testergebnisse, die über dem Mittelwert von M = 100 liegen, erreicht. Insofern kann man sagen, daß beide überdurchschnittlich intelligent sind. Da jedoch der mit dem **HAWIE** gemessene **Abweichungs-IQ** lediglich etwas über die relative Position des Probanden in seiner jeweiligen Bezugsgruppe aussagt, sind die in den Aussagen **(1)** und **(2)** angestellten Vergleiche unzulässig.

5.1.22 Antwort: E

☞ Lernkasten: Psychoanalytische Typenlehre nach FREUD.
Die genannten Persönlichkeitsmerkmale sind jeweils Pole des **Persönlichkeitsmodells von EYSENCK**. Sie stellen jedes für sich eine Grunddimension dar und werden nicht auf eine gemeinsame Grunddimension zurückgeführt. Die Persönlichkeitsstruktur eines Individuums ist irgendwo zwischen diesen Polen anzusiedeln, ohne daß der Ausprägungsgrad des einen Persönlichkeitszugs automatisch das Vorhandensein des anderen Merkmals nach sich zieht.

5.1.23 Antwort: A

Das **Persönlichkeitsmodell nach EYSENCK** wird in Lernkasten: Persönlichkeitsmodell nach EYSENCK erklärt.

5.1.24 Antwort: E

Die IQ-Meßskala (☞ Lernkasten: Intelligenz) erreicht nicht das Niveau einer Rationalskala (☞ Kapitel 1)! Daher sind Vergleiche wie in der ersten Aussage unzulässig!

5.1.25 Antwort: D

☞ Lernkasten: Topographisches Modell der Psychoanalyse nach FREUD
Die drei Qualitäten **des topographischen Modells der Psychoanalyse** nach Freud sind: bewußt, unbewußt und vorbewußt.

5.1 Persönlichkeitsmodelle

5.1.26 — Antwort: D

Die Eigenschaften, die im Beispiel genannt werden, sind typisch für die sog. phallische Persönlichkeit in der **psychoanalytischen Typologie nach FREUD**. Diese und die übrigen Persönlichkeiten (oral, anal, genital) werden im Lernkasten: Psychoanalytische Typenlehre nach FREUD erläutert. Eine anal-sadistische oder anal-retentive Persönlichkeit hat FREUD nicht beschrieben.

5.1.27 — Antwort: E

☞ Lernkasten: Strukturmodell der Psychoanalyse nach Freud
Die Instanz des ICHS vermittelt nach dem Realitätsprinzip (Aussage 4) zwischen dem ÜBER-ICH (Gewissen, internalisierte Normen) und dem Es (Triebe). Um diesen Konflikt zwischen Es und ÜBER-ICH scheinbar zu lösen, werden Abwehrmechanismen (Aussage 2) eingesetzt.

5.1.28 — Antwort: C

Das **Strukturmodell der Psychoanalyse** kennt die Instanzen ICH, ÜBER-ICH und ES, die mittlerweile hinreichend bekannt sein dürften – ansonsten: ☞ Lernkasten: Strukturmodell der Psychoanalyse nach Freud.
Die orale, anale, phallische und genitale Persönlichkeit werden in der psychoanalytischen Typenlehre nach FREUD beschrieben (Lernkasten: Psychoanalytische Typenlehre nach FREUD).
Aussage (1) hat mit sämtlichen Theorien von FREUD nichts zu tun.

5.1.29 — Antwort: A

☞ Lernkasten: Intelligenz
Der **HAWIE** ist ein Intelligenztest, der sich für Personen zwischen 10 und 59 Jahren eignet. Er sagt etwas über die Stellung einer Person in seiner Vergleichsgruppe aus, d.h. Personen unterschiedlichen Alters gehören zu verschiedenen Bezugsgruppen, wodurch sie bei gleichen Testergebnissen unterschiedliche Intelligenzquotienten haben können. Die IQ-Skala hat einen Mittelwert $M = 100$ und eine Standardabweichung $s = 15$. Die Kurve entspricht der Gaußschen Glockenkurve der Normalverteilung. Demnach erreichen ein Drittel der Bevölkerung Testergebnisse, die zwischen 85 und 100 liegen.

5.1.30 — Antwort: C

Diese Frage ist wirklich eine Zumutung! Kein Mensch kann ernsthaft die ganzen „Bündel von Merkmalen", die die Persönlichkeitsdimensionen des **Modells nach EYSENCK** charakterisieren, auswendig lernen. Einige davon sind im Lernkasten: Persönlichkeitsmodell nach EYSENCK genannt.

5.1.31 — Antwort: A

☞ Lernkasten: Intelligenz
Der mit dem **HAWIE** bzw. **HAWIK** ermittelte Intelligenzquotient beschreibt die Position einer Testperson innerhalb ihrer Bezugsgruppe. Es ist lediglich die Kenntnis des Lebensalters entscheidend, das Entwicklungsalter oder die Schulbildung spielen keine Rolle.

5.1.32 — Antwort: E

Statistische Persönlichkeitsmodelle werden nach dem Verfahren der Faktorenanalyse entwickelt. Dabei wird die unübersehbare Vielfalt von Variablen menschlichen Verhaltens, die in Tests und Beobachtungen ermittelt wurden, auf eine begrenzte Zahl von allen zugrundeliegenden Faktoren zurückgeführt. Solche statistische Persönlichkeitsmodelle existieren von EYSENCK (☞ Lernkasten: Persönlichkeitsmodell nach EYSENCK), GUILFORD und von CATELL.

5.1.33 — Antwort: B

Die **IQ-Skala** ist keine Verhältnisskala! Vergleiche wie „halb so groß" oder „doppelt so groß" sind nicht zulässig!

5.1.34 — Antwort: C

☞ Lernkasten: Strukturmodell der Psychoanalyse nach Freud
Das ICH wehrt die Triebimpulse mit Hilfe der Abwehrmechanismen ab. Die übrigen Aussagen zum **psychoanalytischen Strukturmodell** treffen zu.

5.1.35 — Antwort: C

SPEARMAN postuliert das Vorhandensein eines Generalfaktors und mehrerer spezieller Faktoren (spezielle Begabungen), ☞ Lernkasten: Intelligenz.
zu (A) THURSTONE beschreibt in seinem **Primärfaktorenmodell** sieben voneinander unabhängige Primärfaktoren der Intelligenz, ☞ Lernkasten: Intelligenz.
zu (B) Die **Faktorenanalyse** ist das Verfahren, nach dem die statistischen Persönlichkeitsmodelle erstellt werden. Im Test und in Beobachtungen werden eine Vielzahl von Variablen menschlichen Verhaltens ermittelt. Diese werden dann auf wenige, allen zugrundeliegende Faktoren zurückgeführt.
zu (D) Das **Anlage-Umwelt-Modell** ist als feststehender Begriff in der Literatur nicht zu finden. Dennoch ist bekannt, daß die menschliche Entwicklung sowohl von Erbfaktoren als auch von soziokulturellen Einflüssen abhängig ist.
zu (E) GUILFORD unterscheidet in seinem **Intelligenz-Struktur-Modell** 120 verschiedene, voneinander unabhängige intellektuelle Fähigkeiten. Dabei basiert jede Leistung auf verschiedenen intellektuellen Operationen, die zu unterschiedlichen Denkleistungen führen und auf verschiedenen Denkinhalten aufbauen.

5.1 Persönlichkeitsmodelle

5.1.36   **Antwort: E**

Eine Skala der Testnormierung ist gekennzeichnet durch Mittelwert und Standardabweichung Bei Kenntnis dieser beiden Größen lassen sich verschiedene Skalentypen miteinander vergleichen und untereinander darstellen. Der Prozentrangskala läßt sich entnehmen, wieviele Personen der Eichstichprobe intelligenter waren als die Testperson. Hier müßten folgende Zahlenwerte stehen: 2,3-15,9-50-84,1-97,7.

5.1.37   **Antwort: A**

FREUD führte in seinem **psychoanalytischen Persönlichkeitsmodell** die verschiedenen Persönlichkeitsmerkmale auf die Bedingungen während frühkindlicher Entwicklungsphasen eines Individuums zurück. Die Entstehung eines bestimmten Charaktertyps (☞ Lernkasten: Psychoanalytische Typenlehre nach FREUD) verstand Freud als Fixierung, d.h. die Fortsetzung unbewältigter Konflikte in der jeweiligen Entwicklungsphase.

zu (B) Das **Persönlichkeitsmodell** von EYSENCK wird in Lernkasten: Persönlichkeitsmodell nach EYSENCK erklärt.

zu (C) SCHNEIDER unterteilte abnorme Persönlichkeiten in bestimmte prägnante Typen, die als Extremvarianten menschlichen Seins aufgefaßt werden können.

zu (D) Der Beschreibung des **kognitiven Entwicklungsmodells** von PIAGET liegen die qualitativen Veränderungen der Intelligenzstruktur im Laufe der kindlichen Entwicklung zugrunde.

zu (E) KRETSCHMER beschrieb in seiner **Konstitutionstypologie** den Zusammenhang zwischen Körperbau und Charakter.

5.1.38   **Antwort: A**

☞ Lernkasten: Intelligenz
Die Definition des Intelligenzquotienten als „Intelligenzalter geteilt durch Lebensalter" trifft für den **klassischen Intelligenzquotienten** zu. Da diese Berechnung jedoch voraussetzt, daß die Intelligenz mit dem Lebensalter kontinuierlich wächst, und da dieses so uneingeschränkt nicht zutrifft, kann man davon ausgehen, daß der klassische IQ etwa ab dem 15. Lebensjahr zu Fehleinschätzungen führt.

5.1.39   **Antwort: D**

In unterschiedlicher Kombination werden diese Zusammenhänge immer wieder gefragt, ☞ Lernkasten: Intelligenz

5.1.40   **Antwort: B**

Die **Charaktertypen** im Sinne FREUDS werden im Lernkasten: Psychoanalytische Typenlehre nach FREUD erklärt. Die Tendenz, sich verwöhnen zu lassen, trifft für den oralen Typ zu. Die Eigenschaft Pedanterie paßt zum analen Typ. Die Aussagen (1) und (3) kennzeichnen den phallischen Typ.

5.1.41 — Antwort: B

Zu den sog. **Primärfaktoren der Intelligenz nach Thurstone** gehören: Wortverständnis, Wortflüssigkeit, Rechenfertigkeit, Raumvorstellungsvermögen, Auffassungsgeschwindigkeit, Merkfähigkeit, schlußfolgerndes Denken.

5.1.42 — Antwort: E

☞ Lernkasten: Intelligenz
Spearman ging von der Annahme aus, daß bei jeder Intelligenzleistung ein **Generalfaktor g** (generelle Fähigkeiten) und mehrere weitere **s-Faktoren** (spezielle Fähigkeiten) beteiligt sind. Letztere sind als besondere Begabungen zu verstehen. Bei Intelligenzleistungen werden sie nur zum Teil und unabhängig voneinander eingesetzt, während der Generalfaktor als die „allgemeine Intelligenz" immer beteiligt ist. Der Gesamt-IQ ergibt sich aus dem g- und den s-Faktoren.

5.1.43 — Antwort: E

Kennt man den Mittelwert und die Standardabweichung verschiedener Skalen, lassen sich diese untereinander darstellen und miteinander vergleichen.

5.1.44 — Antwort: C

☞ Lernkasten: Konstitutionstypologie nach Kretschmer
Einer der Kritikpunkte an der **Konstitutionstypologie** nach Kretschmer ist, daß er die Altersabhängigkeit in der Ausprägung der Körperbautypen unberücksichtigt ließ. Die Erstmanifestation einer Schizophrenie findet sich eher bei jungen und somit meist schlanken Menschen, während von manisch-depressiven Erkrankungen gehäuft ältere Menschen betroffen sind, die aufgrund ihres Alters oft etwas rundlicher sind.

5.1.45 — Antwort: D

☞ Lernkasten: Psychoanalytische Typenlehre nach Freud
Die **psychoanalytische Charaktertypologie** führt bestimmte Verhaltensweisen des Erwachsenen auf die besonderen Bedingungen frühkindlicher Entwicklungsphasen zurück. Unbewältigte Konflikte (nicht zwangsläufig nur Triebunterdrückung) in bestimmten Entwicklungsphasen führen zu laut Freud zu relativ typischen Persönlichkeitsstörungen. Natürlich wird die Persönlichkeitsentwicklung nicht vollständig in der frühen Kindheit festgelegt, sondern im Laufe des weiteren Lebens durch Lernvorgänge und andere Einflüsse modifiziert.
zu (E) Schneider unterschied zehn psychopathische Persönlichkeiten nach Merkmalen, die ihren Charakter determinieren (z. B. der Gemütlose, der Willenlose usw.).

5.1.46 Antwort: B

Die **Korrelation r** ist eine Wechselbeziehung zweier Werte. Wichtige Korrelationen hinsichtlich der Intelligenz sind:
eineiige Zwillinge: ca. r = 0,75
zweieiige Zwillinge: ca. r = 0,55.
Insofern sind beide Aussagen zwar richtig, sie haben aber nichts miteinander zu tun.

5.1.47 Antwort: A

Es lohnt sich tatsächlich, die sieben **Primärfaktoren der Intelligenz nach THURSTONE** auswendig zu lernen! ☞ Lernkasten: Intelligenz
zu (A) Die **kristalline Intelligenz** beschreibt die kognitive Leistungsfähigkeit, die Wortschatz, Allgemeinwissen, rechnerische Fähigkeiten usw. umfaßt. Sie bleibt meist lange konstant oder kann durch zunehmende Erfahrung im Laufe des Lebens noch verbessert werden. Die **fluide Intelligenz** umfaßt Wahrnehmungsfähigkeit, Flexibilität und motorische Fähigkeiten. Aufgrund eines altersentsprechenden neuronalen Abbaus nimmt sie meist im Alter ab.

5.1.48 Antwort: B

☞ Lernkasten: Intelligenz
Die Abweichung zwischen Intelligenz- und Lebensalter ist Grundlage der Berechnung des klassischen IQ.
Mittels des **Abweichungs-IQ** kann man die Position eines Individuums innerhalb seiner Vergleichsgruppe beschreiben. Er ist wesentlich präziser als der klassische IQ. Natürlich bleibt ein einmal ermittelter IQ nicht ein Leben lang konstant. Durch Lebenserfahrungen, Lernprozesse aber auch durch biologische Hirnabbauprozesse ändert sich der IQ im Laufe des Lebens immer mindestens ein wenig.
Kein IQ kann Aussagen über angeborene oder erworbene Anteile der Intelligenz machen.

5.2 Systematische Verhaltensdifferenzen

5.2.1 **Antwort: C**

Mit externaler bzw. internaler Attribuierung werden Formen der Ursachenzuschreibung von Ereignissen beschrieben.
Externale Attribuierung bedeutet, daß die Ursachen für bestimmte Ereignisse auf äußere Einflüsse zurückgeführt werden.
Werden die Gründe für Erfolg oder Mißerfolg im eigenen Handeln gesehen, liegt eine **internale Attribuierung** vor.
Erfolgsorientierte Menschen attribuieren Erfolg internal und Mißerfolg external. Mißerfolgsorientierte Menschen attribuieren Mißerfolg internal und Erfolg external.

6 Entwicklung

Die Entwicklungspsychologie beschäftigt sich mit den altersabhängigen Veränderungen psychischer Zustände sowie deren Ursachen. Das IMPP legt nach wie vor besonderen Wert auf das kognitive Entwicklungsmodell nach PIAGET und auf das psychoanalytische Modell der frühkindlichen Entwicklung nach FREUD!

6.1 Entwicklungspsychologische Methoden und Modelle

Lernkasten — **Kognitives Entwicklungsmodell nach Piaget**

Nach PIAGETs Theorie werden bei der Entwicklung der kindlichen Intelligenz fünf Phasen durchlaufen:
- **Sensumotorische Intelligenz (0 – 2 Jahre):**
  Das Kind setzt sich mit seiner Umwelt auf den Ebenen von Motorik und Wahrnehmung auseinander. Kennzeichnend sind: Reflexe, einfache Gewohnheiten, Experimentieren und Erfinden, Lernen von Ursache-Wirkungs-Zusammenhängen, Wiederholen.
- **Vorbegrifflich-symbolisches Denken (2 – 4 Jahre):**
  In diesem Alter werden Symbole und Vorstellungen entwickelt. Kennzeichnend sind: Generalisierung von Konzepten, Animismus, d.h. das Kind beobachtet alles, was sich bewegt, Egozentrik.
- **Anschauliches Denken (4 – 6 Jahre):**
  Größer-kleiner-Relationen sowie Raum-Zeit-Verhältnisse werden erlernt. Dabei können jedoch nur sehr eingeschränkt mehrere Dimensionen bedacht werden.
- **Konkretes Denken (6 – 8 Jahre):**
  Objekte können sinnvoll gruppiert werden, dazu werden Oberbegriffe und Begriffsdefinitionen gefunden. Denkoperationen sind reversibel.
- **Formales Denken (8 Jahre bis Jugendalter):**
  Ab diesem Alter kann das Kind mit abstrakten Zeichen arbeiten, erste systematische Hypothesen über die Realität werden gebildet. Das Kind lernt, durch logische Schlüsse auf die Folgerichtigkeit seines Denkens zu vertrauen.

| Lernkasten | Psychoanalytisches Entwicklungsmodell nach Freud |

Das FREUDsche Modell der psychosexuellen frühkindlichen Entwicklung unterscheidet folgende Phasen:

▶ **Orale Phase (0 – 1 Jahr):**
Triebbefriedigung erfolgt durch Nahrungsaufnahme, Zone des Lustgewinns ist der Mund. In diesem Alter werden Urvertrauen bzw. Urmißtrauen angelegt. Unbewältigte Konflikte können zu erhöhter Liebesbedürftigkeit, Abhängigkeit und Egozentrik führen.

▶ **Anale Phase (1 – 3 Jahre):**
Im Zentrum steht die Beschäftigung mit der Blasen- und Darmentleerung sowie deren Kontrolle. Zonen des Lustgewinns sind die Sphinkteren. Durch die Reinlichkeitserziehung erlebt das Kind den Konflikt zwischen Selbst- und Fremdbestimmung, zwischen Autonomie und Gehorsam. Fixierungen führen zu Pedanterie, Geiz und zwanghaftem Verhalten.

▶ **Phallische oder ödipale Phase (4 – 6 Jahre):**
Die Aufmerksamkeit richtet sich auf die Genitalzone. Die eigene Geschlechterrolle kristallisiert sich heraus. Die Libido des Kindes richtet sich auf den gegengeschlechtlichen Elternteil, der gleichgeschlechtliche wird als Rivale betrachtet und zugleich gehaßt, geliebt und gefürchtet (Ödipuskomplex bei Jungen, Elektrakomplex bei Mädchen). Die Lösung des Konfliktes führt über die Unterdrückung der Haßgefühle zur Identifikation mit dem gleichgeschlechtlichen Elternteil und zur Übernahme der eigenen Geschlechterrolle. Das Erkennen der anatomischen Unterschiede führt bei Jungen zur Kastrationsangst, bei Mädchen zum Penisneid.

▶ **Latenzzeit (6 Jahre bis zum Beginn der Pubertät):**
In dieser Zeit treten libidinöse Impulse in den Hintergrund und werden sublimiert. Es werden soziale und intellektuelle Fähigkeiten ausgebildet.

▶ **Genitale Phase (ab Beginn der Pubertät):**
In dieser Zeit werden frühkindliche libidinöse Impulse wiedererlebt und in reifere Formen gebracht. Heterosexuelle und außerfamiläre Beziehungen werden aufgebaut.

ERIKSON erweiterte das Konzept von FREUD, indem er die Entwicklung in das soziale Umfeld hinaus verlagerte und die daraus folgenden Krisensituationen beschrieb. Er dehnte sein Entwicklungsmodell auf das gesamte Leben einer Person aus.

6.1.a   Antwort: E

☞ Lernkasten: Kognitives Entwicklungsmodell nach PIAGET
Im formal operationalen Stadium lernt das Kind, durch logische Schlüsse auf die Folgerichtigkeit seines Denkens zu vertrauen. In diesem Beispiel führt es seine Kopfschmerzen darauf zurück, daß es sich zuvor sehr über seinen Bruder geärgert hat.

6.1.b   Antwort: E

Kohlberg (1964) beschreibt die unterschiedlichen **Stufen des moralischen Argumentierens und Bildens moralischer Urteile**. Dabei ist die Zuordnung einer Person zu einer bestimmten Entwicklungsstufe weniger durch das moralische Urteil selbst als

Entwicklungspsychologische Methoden und Modelle — 6.1

durch dessen **angegebene Begründung** gekennzeichnet. Nach Kohlberg sind die angegebenen Entwicklungsstufen universell in allen Kulturen gültig und werden immer der Reihe nach durchlaufen.

- Stufe 1: **Lust-Schmerz-Orientierung**:
  Grundlage des sozialen Handelns ist eine Schmerzvermeidung bzw. ein Sich-nicht-erwischen-Lassen". Die gültige Moral ist fremdbestimmt (heteronym).
- Stufe 2: **Kosten-Nutzen-Orientierung**:
  Hier wird moralisches Handeln stets mit einer zu erwartenden Belohnung begründet (naiv-instrumentell).
- Stufe 3: **Braves- Kind-Orientierung**:
  Ziel des moralischen Handelns ist die Gewinnung von Anerkennung und die Vermeidung von Kritik (E ist richtig).
- Stufe 4: **Recht-und-Ordnung-Orientierung**:
  Moralisches Handeln gehorcht Regeln und will Autoritäten nicht mißfallen. Die Gegenseitigkeit persönlicher Beziehungen wird betont.
- Stufe 5: **Orientierung am sozialen Vertrag**:
  Das soziale Handeln hat das Wohl der Gesellschaft zum Ziel. Das soziale System gewinnt eine universelle Bedeutung.
- Stufe 6: **Orientierung an ethischen Prinzipien**:
  Moralisches Handeln soll der Gerechtigkeit dienen und Selbstverdammung vermeiden. Urteile werden jenseits der sozialen Systeme begründet.
- Stufe 7: **Kosmische Orientierung** (Transzendenz):
  Moralische Handlungen folgen universellen Grundsätzen und man begreift sich selbst als Teil einer kosmischen Bewegung, welche soziale Normen überschreitet.

6.1.c   Antwort D

zu (4)   Mit **Invarianzbegriff** ist gemeint, daß das Kind fähig ist zu erfassen, daß z.B. Menge und Volumen einer Substanz gleich bleiben, wenn ihre Form verändert wird.
Zu den übrigen Aussagen ☞ Lernkasten: Kognitives Entwicklungsmodell nach PIAGET

6.1.1   Antwort: C

☞ Kommentar 6.1.b

6.1.2   Antwort: B

☞ Lernkasten: Kognitives Entwicklungsmodell nach Piaget
Die Stufen vorbegrifflich-symbolisches Denken und anschauliches Denken werden auch als **präoperationales Denken** zusammengefaßt.
zu (E) Auf das Stadium des formalen Denkens folgt das Stadium des hypothetisch-deduktiven Denkens, bei dem das Denken über die gegebenen Informationen hinausgeht.

6.1.3 — Antwort: C

Zwar sind die erwähnten Entwicklungsaufgaben nach Havighurst leider in der einschlägigen Literatur nicht zu finden, dennoch kann die Aufgabe mit grundsätzlichem Wissen über die kindliche Entwicklung gelöst werden.

Während der kindlichen Entwicklung sind schon im Säuglingsalter angeborene Verhaltensgrundlagen vorhanden, die den Aufbau und die Aufrechterhaltung sozialer Interaktionen sichern sollen. Eine **emotionale Bindung an die Eltern** erfolgt bereits zwischen dem 6. und 8. Lebensmonat (B). In diesem Alter kann der Säugling zwischen primären Bezugspersonen und anderen Personen unterscheiden.

Zum **Erlernen von Scham** kommt es etwa im Alter von drei bis vier Jahren (A).

Die **kognitive Unterscheidung zwischen „richtig" und „falsch"** beginnt mit dem zweiten Lebensjahr (D), die **Kontrolle über seine Körperausscheidungen** gewinnt das Kind ab dem zweiten bis dritten Lebensjahr (E).

Das **Beherrschen der eigenen Geschlechtsrolle** wird erst sehr viel später, nämlich während der Pubertät erlernt (C)!

6.1.4 — Antwort: A

☞ Lernkasten: Kognitives Entwicklungsmodell nach Piaget

Das „kombinatorisch-systemische Stadium" (E) tauchte bisher in der Literatur nicht auf, evtl. entspricht es dem „anschaulichen Denken".

6.1.5 — Antwort: C

Die **neuronale Plastizität** des Gehirns beschreibt dessen Fähigkeit zur Umstrukturierung. Einerseits kann sich das Gehirn an veränderte Bedingungen anpassen (2). Nach Läsionen von peripheren oder zentralen Funktionszentren können diese reorganisiert werden (3) oder entsprechende Funktionen werden von anderen Teilen des Organsystems übernommen.

Aussagen (1) und (4) haben nichts mit der genannten neuronalen Plastizität zu tun!

6.1.6 — Antwort: B

☞ Lernkasten: Kognitives Entwicklungsmodell nach Piaget

Die Stufen **vorbegrifflich-symbolisches Denken** und **anschauliches Denken** werden auch als **präoperationales Denken** zusammengefaßt.

Der Begriff „instrumentelle Wechselseitigkeit" ist bisher in der einschlägigen Literatur noch nicht erschienen. Mit dem kognitiven Entwicklungsmodell nach PIAGET hat er jedenfalls nichts zu tun.

6.1.7 — Antwort: C

Als **Objektpermanenz** bezeichnet man die Tatsache, daß Kinder ab einer bestimmten Entwicklungsstufe begreifen, daß Objekt und Personen auch dann noch existent sind, wenn sie aus dem Blickfeld verschwunden sind. Diese Eigenschaft wird der Stufe der **sensumotorischen Intelligenz (0 – 2 Jahre)** zugeordnet.

Die **präoperationale Intelligenz** wird als Überbegriff für das vorbegrifflich-symbolische und das anschauliche Denken benutzt. Diese Phase schließt sich an die Stufe der sensumotorischen Intelligenz an.
Unter **kognitiven Repräsentationen** versteht man größere Vorstellungen, die unabhängig von der Anschauung sind. Diese werden erst ab dem siebten Lebensjahr entwickelt.
☞ auch Lernkasten: Kognitives Entwicklungsmodell nach Piaget

6.1.8   Antwort: D

☞ Lernkasten: Psychoanalytisches Entwicklungsmodell nach Freud
Die Phasen der **psychosexuellen Entwicklung nach Freud** folgen regelhaft aufeinander (**1**).
Die jeweils höhere Phase wird auch dann erreicht, wenn die vorausgehende nicht störungsfrei bewältigt wurde (**2**). Allerdings kann es dann im späteren Leben zum Auftreten bestimmter Persönlichkeitsmerkmale kommen, die – laut Freud – auf einen unbewältigten Konflikt in der entsprechenden Entwicklungsphase hindeuten (**3**).

6.1.9   Antwort: A

Die **Objektpermanenz**, d.h. das Begreifen, daß auch aus dem Blickfeld verschwundene Gegenstände und Personen dennoch existent sind, entwickelt ein kleines Kind während der Phase der **sensumotorischen Intelligenz**, d.h. in den ersten zwei Lebensjahren.
☞ auch Lernkasten: Kognitives Entwicklungsmodell nach Piaget

6.1.10   Antwort: C

☞ Lernkasten: Kognitives Entwicklungsmodell nach Piaget
Die Entwicklungsphasen der kindlichen Intelligenz folgen regelhaft aufeinander (**1**), die nächste Phase kann nicht ohne Bewältigung der vorausgehenden erreicht werden (**2**).
Das **kognitive Entwicklungsmodell nach Piaget** beschreibt lediglich die Entwicklung des kindlichen Denkens und der Intelligenz. Mit der Persönlichkeitsentwicklung hat es nichts zu tun (**3**)!
Vorsicht! Diese Frage ist in abgewandelter Form auch schon zum psychoanalytischen Entwicklungsmodell nach Freud gestellt worden. Die Distraktoren sind dann anders zu bewerten!

6.1.11   Antwort: C

☞ Lernkasten: Kognitives Entwicklungsmodell nach Piaget
In dem genannten Beispiel befindet sich das Kind auf der Stufe des **anschaulichen Denkens**. Es kann mit Größer-kleiner-Relationen, nicht aber mit mehreren Dimensionen umgehen.

6.1.12 — Antwort: C

☞ Lernkasten: Psychoanalytisches Entwicklungsmodell nach Freud

Das Urvertrauen (**C**) wird in der oralen Phase, Selbstkontrolle (**A**) und Autonomie (**E**) werden in der analen Phase entwickelt. Liebesfähigkeit (**D**) und Frustrationstoleranz (**B**) sind keine von ERIKSON auf bestimmte Phasen festgelegten Begriffe. Ihre Ausprägung hängt vom gesamten Verlauf der psychosexuellen Entwicklung ab.

6.1.13 — Antwort: D

☞ Lernkasten: Kognitives Entwicklungsmodell nach Piaget
Die Reversibilität von Denkvorgängen (**D**) ist schon auf der Stufe des **konkreten Denkens** möglich. Die übrigen Aussagen kennzeichnen die Stufe des formalen Denkens in der Entwicklung der kindlichen Intelligenz.

6.1.14 — Antwort: B

☞ Lernkasten: Psychoanalytisches Entwicklungsmodell nach Freud

6.1.15 — Antwort: C

☞ Lernkasten: Kognitives Entwicklungsmodell nach Piaget
Eine Stufe des konvergenten Denkens (**C**) ist in der **Entwicklung der kindlichen Intelligenz** nach PIAGET nicht beschrieben.

6.1.16 — Antwort: E

☞ Lernkasten: Psychoanalytisches Entwicklungsmodell nach Freud

Mit positiver ödipaler Konstellation ist nichts anderes als der **Ödipuskomplex** gemeint, der in der ödipalen bzw. phallischen Phase der psychosexuellen frühkindlichen Entwicklung auftritt. Er beschreibt die Tatsache, daß das Kind in dieser Zeit seine sexuelle Energie auf den gegengeschlechtlichen Elternteil richtet (**2**) und mit dem gleichgeschlechtlichen rivalisiert (**4**).

6.1.17 — Antwort: C
6.1.18 — Antwort: A

☞ Lernkasten: Kognitives Entwicklungsmodell nach Piaget
Das Verständnis von Beziehungen in Raum und Zeit (**B**) wird auf der Stufe des **anschaulichen Denkens** entwickelt, der Umgang mit Symbolen (**E**) in der Phase des **vorbegrifflich-symbolischen Denkens** erlernt. Mit Transduktionsschlüssen (**D**) ist vermutlich das Übertragen von bestimmten gelernten Denkoperationen auf neue Situationen gemeint. Sie werden in allen Entwicklungsstufen benutzt.

6.1.19   **Antwort: A**

☞ Lernkasten: Psychoanalytisches Entwicklungsmodell nach Freud

6.1.20   **Antwort: B**
6.1.21   **Antwort: D**

☞ Lernkasten: Kognitives Entwicklungsmodell nach Piaget

6.1.22   **Antwort: E**
6.1.23   **Antwort: A**

☞ Lernkasten: Kognitives Entwicklungsmodell nach Piaget
Für die Stufen des **konkreten** und **formalen Denkens** werden gelegentlich synonyme Begriffe wie konkret-operationales oder konkret-logisches Denken bzw. formal-operationales und formal-logisches Denken benutzt. Dadurch darf man sich nicht beirren lassen.

6.1.24   **Antwort: C**

☞ Lernkasten: Kognitives Entwicklungsmodell nach Piaget
Die Fähigkeit zur Abstraktion (**A**) wird auf der Stufe des **formalen Denkens**, die Fähigkeit zur analytisch-synthetischen Begriffsbildung (**B**) auf der Stufe des **konkreten Denkens** erlernt. Die Beherrschung logischer Operationen (**D**) kann keiner einzelnen Phase spezifisch zugeordnet werden, sie wird während der gesamten Entwicklung erworben. Das **anschauliche Denken** wird im Alter von 4–6 Jahren erlernt.

6.1.25   **Antwort: D**

☞ Lernkasten: Psychoanalytisches Entwicklungsmodell nach Freud

6.1.26   **Antwort: B**

☞ Lernkasten: Psychoanalytisches Entwicklungsmodell nach Freud

Jürgen befindet sich in der **Latenzphase** der psychosexuellen frühkindlichen Entwicklung nach FREUD. In dieser Zeit, die etwa vom 6. Lebensjahr bis zum Beginn der Pubertät reicht, treten libidinöse Impulse in den Hintergrund. Stattdessen werden soziale Antriebe aktiv, d. h. der Kontakt zu Gleichaltrigen, im wesentlichen Gleichgeschlechtlichen, wird gesucht und intellektuelle Fähigkeiten werden ausgebaut.

6.1.27   **Antwort: B**

☞ Lernkasten: Psychoanalytisches Entwicklungsmodell nach Freud

6.2 Lebensabschnitte

Die wichtigsten Lebensabschnitte des Menschen sind:
- Geburt,
- Kindheit und Jugend (☞ Lernkasten: Achtmonatsangst oder Fremdeln, Lernkasten: Etappen des Spracherwerbs),
- Jugendalter und Pubertät,
- Erwachsenenalter,
- Altern (☞ Lernkasten: Intelligenz im Alter).

Lernkasten — **Intelligenz im Alter**

Die **Defizithypothese** besagt, daß mit dem Beginn des dritten Lebensjahrzehnts ein kaum zu verhindernder Abbau der intellektuellen Fähigkeiten beginnt.
Diese Aussage gilt heute als zu einfach. Man unterscheidet daher die kristalline von der fluiden Intelligenz.
- Die **kristalline Intelligenz** beschreibt die kognitive Leistungsfähigkeit, die Wortschatz, Allgemeinwissen, rechnerische Fähigkeiten usw. umfaßt. Sie bleibt meist lange konstant oder kann durch zunehmende Erfahrung im Laufe des Lebens noch verbessert werden.
- Die **fluide Intelligenz** umfaßt Wahrnehmungsfähigkeit, Flexibilität und motorische Fähigkeiten. Aufgrund eines altersentsprechenden neuronalen Abbaus nimmt sie meist im Alter ab.

Natürlich zeigt sich bei der Entwicklung der Intelligenzfaktoren wie auch beim altersbedingten Intelligenzabbau eine ausgeprägte interindividuelle Variabilität. Die Intelligenzentwicklung unterliegt nämlich nicht nur biologischen Prozessen, die von Individuum zu Individuum unterschiedlich verlaufen, sondern auch psychischen und sozialen Faktoren.

Lernkasten — **Etappen des Spracherwerbs**

Etwa am Ende des **ersten Lebensjahres** beginnt ein Kind, Silben vor sich her zu lallen (la, ba).
Ab Ende des **10. Lebensmonats** werden Silben gezielt nachgeahmt.
Mit etwa **einem Jahr** spricht ein Kind wenigstens zwei sinnvolle Wörter in Kindersprache (Mama, Papa).
Im Alter von **12 bis 18 Monaten** werden viele einzelne Wörter gelernt,
Etwa im Alter von **1,5 bis 2 Jahren** beginnt ein Kind Zwei-Wort-Sätze zu bilden (Teddy haben).

Lernkasten — **Achtmonatsangst oder Fremdeln**

Vor dem sechsten Lebensmonat besitzt das Kind ein sog. Urvertrauen und reagiert auf alle Menschen in ähnlicher Art.
Etwa ab dem achten Monat lernt es zwischen ihm vertrauten und fremden Personen zu unterscheiden. Auf Fremde reagiert es nun mit Angst. Dieses Verhalten nennt man „**Acht-Monats-Angst**" oder „**Fremdeln**". Es ist ein Zeichen der psychischen Reifung des Kindes.

6.2 Lebensabschnitte

6.2.1 — **Antwort: B**

☞ Lernkasten: Intelligenz im Alter
Im Laufe des Lebens ist mit einem Abbau der fluiden Intelligenz zu rechnen (B). Die übrigen genannten Faktoren sind Bestandteile der kristallinen Intelligenz. Sie nehmen durch Erfahrung und Lernen im Laufe des Alters eher noch zu.

6.2.2 — **Antwort: A**

Um Schulleistungen zu erklären, werden außer den Intelligenztests noch motivationale Faktoren hinzugezogen.
Underachiever erbringen in der Schule schlechtere Leistungen, als ihre gemessene Intelligenz erwarten läßt. Bei ihnen muß von einer niedrigen Leistungsmotivation ausgegangen werden.
Overachiever zeigen trotz relativ geringer Intelligenzleistung unerwartet gute Schulleistungen. Sie gleichen ihr Intelligenzdefizit durch hohe Motivation und Arbeitsbereitschaft aus.
Aussagen (**C**) und (**D**) treffen somit auf die sog. Overachiever zu, Aussage (**A**) auf die sog. Underachiever. Die oben genannten Begriffsdefinitionen sind unabhängig von der sozialen Schicht (**B**). In jeder Schicht gibt es Under- und Overachiever. Auch das Selbstbild im Hinblick auf die eigene Begabung hängt mit der oben genannten Definition nicht zwangsläufig zusammen (**E**).

6.2.3 — **Antwort: B**

☞ Lernkasten: Intelligenz im Alter
zu (2) Die Intelligenzentwicklung unterliegt in jedem Lebensabschnitt psychischen und sozialen Faktoren!

6.2.4 — **Antwort: E**

Wichtige Lebensereignisse (life events), z. B. Heirat, Krankheit, Verlust eines Familienangehörigen, Schwangerschaft etc. führen zu Entwicklungsveränderungen im Erwachsenenalter. Sie können positiv oder negativ erlebt werden. Immer sind sie jedoch eine psychische Belastung, da sie eine soziale Veränderung bedeuten und Anpassung an neue Gegebenheiten erfordern. Daher nennt man sie auch **kritische Lebensereignisse**. Beim Mißlingen dieser Anpassung können psychische Fehlentwicklungen oder auch Krankheiten entstehen. Als besonders kritisch gelten Ereignisse, die einerseits als sehr negativ erlebt werden, aber kaum kontrolliert und vorhergesagt werden können, wie z. B. der Tod des Ehepartners (Aussagen 1 und 2). Je früher sehr relevante Erlebnisse im Leben eintreten, desto höher ist die Wahrscheinlichkeit, daß sie psychosomatisch wirksam werden (Aussage 3). Personen mit hoher internaler Kontrollüberzeugung, Erfolgserwartung und Selbstvertrauen reagieren auf kritische Lebensereignisse mit mehr Widerstandskraft als andere.

6.2.5 — **Antwort: A**

☞ Lernkasten: Intelligenz im Alter

6.2.6 — **Antwort: D**

Das Erlernen komplexer Verhaltensweisen, wie z. B. der **Spracherwerb** setzt bestimmte cerebrale Reifungsprozesse voraus. Zwei-Wort-Sätze werden im Alter von 1,5 bis 2 Jahren gebildet, ☞ Lernkasten: Etappen des Spracherwerbs

6.2.7 — Antwort: E

Im **ersten Lebensjahr** lernt ein Kind,
- das menschliche Gesicht differenziert wahrzunehmen und bevorzugt auf visuelle Reize, die dem menschlichen Gesicht ähneln, zu reagieren (**1**),
- auf menschliche Gesichter mit eigener Mimik zu reagieren und so zu kommunizieren (**2**),
- zwischen fremden und vertrauten Personen zu unterscheiden (**3**), ☞ Lernkasten: Achtmonatsangst oder Fremdeln.

6.2.8 — Antwort: B

☞ Lernkasten: Achtmonatsangst oder Fremdeln
Die Achtmonatsangst bezieht sich lediglich auf fremde Personen. Die übrigen Distraktoren sind falsch.

6.2.9 — Antwort: C

Für Kinder bis zum sechsten Lebensmonat besteht ein relativ geringes Risiko, durch einen Krankenhausaufenthalt und die damit verbundene Trennungserfahrung, psychisch traumatisiert zu werden, da diese Kinder noch nicht zwischen fremden und vertrauten Personen unterscheiden können. Sie besitzen noch ein sog. **Urvertrauen** und reagieren auf alle Menschen in ähnlicher Form (C ist falsch!).
Die übrigen Aussagen sind richtig und sprechen für sich.

Zusätzlich erleichtern folgende Maßnahmen den **Krankenhausaufenthalt** für Kinder:
- Rooming-in, d.h. Mitaufnahme einer Bezugsperson
- Mitnahme von vertrauten Dingen wie z.B. Kuscheltier
- Einrichtung eines Spielzimmers
- Gruppenpflege, d.h. Pflege einer kleinen Gruppe von Kindern durch eine oder wenige Pflegekräfte, so daß das Kind feste Bezugspersonen hat
- Modellernen, d.h. Vorbereitung des Kindes auf den Krankenhausaufenthalt durch kindgerechte Darstellung wie z.B. in Bilderbüchern, Puppenspiel etc.

6.2.10 — Antwort: A

Durch unbewältigte Konflikte während der psychischen Entwicklung können sog. Fixierungen in der jeweiligen Phase entstehen, die sich in bestimmten Persönlichkeitsmerkmalen ausdrücken:
- **Schizoide Haltung:** Schizoide Persönlichkeitseigenschaften sind z.B. Autismus, Ungeselligkeit, Verschlossenheit, Vermeidung emotionaler und sozialer Kontakte, Mißtrauen, Introvertiertheit, abweisendes Verhalten.
- **Depressive Haltung**: Depressive Typen zeigen eine gedrückte, pessimistische Haltung.
- **Zwanghafte Haltung**: Die zwanghafte Persönlichkeit ist gekennzeichnet durch Geiz, Pedanterie, Festhalten an rigiden Einstellungen, Ordnungssinn, Machtstreben.
- **Ödipale Haltung**: Der ödipale Typ zeichnet sich aus durch Probleme und Störungen im sexuellen Bereich, ehrgeiziges, rücksichtsloses und herrschsüchtiges Verhalten.
- **Phallische Haltung**: Dieser Typus ist gekennzeichnet durch Überlegenheitsgefühle, Selbstbewußtsein, impulsives und energisches Verhalten.

6.3 Sozialisation

Als **Sozialisation** bezeichnet man einen lebenslangen Prozeß, in dem sich ein Individuum den ständig wechselnden sozialen Anforderungen seiner Umwelt anpaßt. Dabei macht es sich deren Normen zu eigen und lernt, den kulturellen Normen entsprechend zu handeln.

Lernkasten — Schichtspezifische Sozialisationsmerkmale

Zwischen Mittelschicht und Unterschicht gibt es **schichtspezifische Unterschiede im Erziehungsstil**.
In der **Unterschicht** stehen Eltern ihren Kindern oft ablehnend oder indifferent gegenüber. Verlangt wird das Befolgen von Regeln und Ordnungen sowie Gehorsam. Meist wird das gezeigte Verhalten (Verhaltenskonsequenz) bestraft, dann häufig in Form von körperlichen Sanktionen (Ohrfeige), Stubenarrest o. ä. Die Familienstruktur ist patriarchalisch, vorwiegend wird ein restringierter Sprachcode benutzt.
In der **Mittelschicht** hingegen besteht eine affektiv-emotionale, tolerante Haltung dem Kind gegenüber. Gefördert werden Leistungsbewußtsein und Zukunftsorientierung, Individualität und Selbständigkeit. Der Erziehungsstil ist liebesorientiert, Bestrafung findet in Form von Liebesentzug statt (personale Kontrollstrategien). Sanktioniert werden gezeigte Handlungsabsichten, Verbote werden begründet. Die Familienstruktur ist demokratisch, es wird bevorzugt ein elaborierter Sprachcode benutzt.

Lernkasten — Schichtspezifische Sprachcodes nach Bernstein

Man unterscheidet den elaborierten Sprachcode der Mittelschicht und den restringierten Sprachcode der Unterschicht:
- Der **elaborierte Sprachcode** ist gekennzeichnet durch genaue grammatikalische Ordnung, komplexe Satzstrukturen, Verwendung aller Zeitformen einschließlich des Konjunktivs, variationsreicher Wortschatz, Unterscheidung persönlicher und unpersönlicher Pronomina, differenzierte Verbalisierung von Handlungsabsichten.
- Der **restringierte Sprachcode** zeichnet sich aus durch einen begrenzten Wortschatz, kurze, grammatikalisch unvollständige Sätze, knappe Handlungsanweisungen, stereotyper Gebrauch des Vokabulars, Benutzung eingeschliffener Redensarten und Floskeln.

6.3.a   **Antwort: E**

☞ Lernkasten: Schichtspezifische Sozialisationnsmerkmale
In der Mittelschicht finden sich häufiger personale Kontrollstrategien (Liebesentzug), während in der Unterschicht oft positionale Kontrollstrategien (körperliche Sanktionen, Stubenarrest o.ä) eingesetzt werden.

6.3.1 — Antwort: C

Inter- und intraindividuelle Unterschiede im **Leistungsverhalten** werden durch die **Leistungsmotivation** erklärt. Diese wird im Sozialisationsprozeß verinnerlicht. Eine erfolgsorientierte Leistungsmotivation beinhaltet die Fähigkeit, unmittelbare Bedürfnisbefriedigung aufzuschieben (**A**) und selbstgesetzte Ziele zu verfolgen (**B**). Positive Erfahrungen des Modellernens (**D**) und der Selbstwirksamkeit (**E**) unterstützen den Sozialisierungsprozeß.

Eine moralische Urteilsfähigkeit auf der Stufe einer heteronomen (ungleichwertigen) Moral (**C**) ist keine Voraussetzung für eine erfolgreiche Verinnerlichung von Leistungsmotivation.

6.3.2 — Antwort: C

☞ Lernkasten: Schichtspezifische Sozialisationsmerkmale

Die Sanktionierung von Verhaltensabsichten ist ein Kennzeichen des mittelschichtspezifischen Erziehungsstils, Aussage (**C**) ist somit falsch. Die übrigen Aussagen zur **schichtspezifischen Sozialisation** treffen zu.

6.3.3 — Antwort: B

☞ Lernkasten: Schichtspezifische Sozialisationsmerkmale

Gehorsames und ordentliches Verhalten sowie das Befolgen von Regeln charakterisieren den unterschichtspezifischen Erziehungsstil. Eltern aus der sozialen Mittelschicht fördern eher Selbständigkeit, Eigenverantwortung, Individualität und Toleranz.

6.3.4 — Antwort: C

☞ Lernkasten: Schichtspezifische Sprachcodes nach Bernstein

Die in den Aussagen (**1**) und (**2**) genannten Merkmale gehören zum mittelschichtspezifischen **Sprachcode**, während die in den Aussagen (**3**) und (**4**) aufgeführten Faktoren typisch für den restringierten Sprachcode der Unterschicht sind.

6.3.5 — Antwort: E

Als **Sozialisation** bezeichnet man einen lebenslangen Prozeß, in dem sich ein Individuum den ständig wechselnden sozialen Anforderungen seiner Umwelt anpaßt.

Im Laufe der Sozialisation werden somit gesellschaftliche Normen, kulturelle Werte, Fertigkeiten und (Allgemein-)Wissen, eine schichtspezifische Sprache u. v. m. erlernt. Unterschiedliche Sozialisationsstile und -bedingungen führen so zu divergierenden Persönlichkeitsentwicklungen.

6.3.6 — Antwort: A

Die **primäre Sozialisation** spielt sich in der Kernfamilie ab (Aussage 2 ist falsch). Sie erstreckt sich auf den Zeitraum von der Geburt bis etwa zur Einschulung (Aussage 3 ist falsch). In dieser Zeit werden soziale Fähigkeiten und Fertigkeiten, die Generationen- und Geschlechterrolle erlernt.

7 Soziales Verhalten

7.1 Soziale Wahrnehmung und Personenwahrnehmung

Was die Prüfungen angeht, bislang kein allzu wichtiges Thema – für das Verständnis des täglichen Lebens aber nicht uninteressant!

Lernkasten — **Soziale Wahrnehmung**

Der Begriff **soziale Wahrnehmung** wird in der Literatur unterschiedlich definiert: Nach der engeren Definition ist damit gemeint, daß unsere Wahrnehmung nicht nur durch Reize, sondern auch durch persönliche und soziale Faktoren beeinflußt wird. Zu diesen Faktoren gehören z. B.:
- soziale Herkunft (Schicht, Erziehung),
- situative Bedingungen (Streß, Freude),
- Erwartungen,
- Einstellungen,
- Bedürfnisse,
- Stereotype („Pauschalurteile"),
- Motivationen,
- Konformitätsdruck in einer Gruppe.

Nach einer weiteren Definition bezeichnet der Begriff nicht nur die Abhängigkeit dieser Wahrnehmung von der sozialen Umwelt, sondern auch seine Bezogenheit auf sie, insbesondere auf den Menschen (**Personenwahrnehmung**).

Prüfungsrelevant ist die Definition der sozialen Wahrnehmung durch das IMPP, die leider nicht sehr eingängig ist. Laut IMPP versteht man unter sozialer Wahrnehmung:
- die Beeinflussung der Wahrnehmung durch soziale Erfahrungen, Einstellungen und Motivationen,
- die Beeinflussung der Wahrnehmung durch die individuelle Lerngeschichte (manche haben z. B. nie gelernt, Emotionen zu deuten),
- die Bedingtheit der Wahrnehmung durch Stereotype.

Mit dem Begriff **nicht gemeint sind laut IMPP** hingegen:
- die Übereinstimmung der Wahrnehmung mehrerer Personen,
- die gezielte Beobachtung des Gruppenverhaltens,
- die Wahrnehmung sozialer Probleme.

7.1.1   Antwort: B

Das **Konzept der Wahrnehmungsabwehr** (perceptual defense) wurde von BRUNER und POSTMAN entwickelt. Grundlage des Konzepts ist die experimentelle Entdeckung, daß für unterschiedliche Wörter bei gleicher Darbietung unterschiedliche Auffassungszeiten bestehen oder aber die Wörter nicht richtig aufgefaßt wurden. Deutlich **längere Auffassungszeiten** wurden dabei für **unangenehme, abgelehnte oder uninteressante Wörter** festgestellt. BRUNER und POSTMAN begründeten diese Tatsache damit, daß die Wahrnehmung äußerer Reize nicht frei von Einstellungen, Bedürfnissen, Erwartungen oder unbewußten Abwehrmechanismen (☞ Lernkasten: Psychoanalytischer Ansatz der Motivationsanalyse: Abwehrmechanismen) sein kann.

7.1.2   Antwort: E

Konflikte, deren Ursache in **anhaltenden Diskrepanzen zwischen den eigenen Verhaltensstandards und der Selbstbewertung des eigenen Verhaltens** liegt, können durch **Wahrnehmungsabwehr, positive Selbstverbalisation und Veränderungen der eigenen Standards** reduziert werden. Dem habe ich nichts hinzuzufügen!
Zusätzlich hilfreich können **Abwehrmechanismen** sein (☞ Lernkasten: Psychoanalytischer Ansatz der Motivationsanalyse)

7.1.3   Antwort: C

☞ Lernkasten: Soziale Wahrnehmung

7.2   Kommunikation

Mit Kommunikation bezeichnet man den **Austausch von Informationen**. Informationen können durch sprachliche (**verbale Kommunikation**) oder durch nichtsprachliche Zeichen (**nonverbale Kommunikation**) vermittelt werden.
Wer guten Gewissens in die Prüfung gehen möchte, sollte auf jeden Fall wissen, was es mit der Doppelbindung auf sich hat!

Lernkasten   **Doppelbindung**

Die **Doppelbindung** kennzeichnet eine besondere Art der Kommunikation (**double bind theory** oder auch „**Beziehungsfalle**"). Eine Doppelbindung entsteht, wenn eine Person in eine für sie lebenswichtige Beziehung eingebunden ist und Botschaften empfängt, die einander widersprechen.

Kommunikation

Lernkasten Fortsetzung — Doppelbindung

Die Doppelbindung ist durch folgende Merkmale charakterisiert:
- asymmetrische Interaktion,
- zwei gleichzeitig geäußerte Forderungen, deren Erfüllung sich gegenseitig ausschließt (**paradoxe Situation**),
- Abhängigkeit der Gesprächspartner voneinander,
- Ausweglosigkeit der Situation,
- (unter bestimmten Umständen) Panikreaktion des abhängigen Partners.

Beispiel: Eine Frau erzählt ihrem Freund, daß es ihr nichts ausmache, wenn er allein in den Urlaub fahre (verbal), gleichzeitig hat sie Tränen in den Augen (non-verbal).

Aus der Doppelbindung entwickelt sich eine **paradoxe Situation**, weil zwei sich widersprechende Forderungen gleichzeitig erfüllt werden sollen. Erfüllt die Person die erste (meist verbale) Forderung, so verstößt sie dadurch notwendigerweise gegen die zweite (meist non-verbale) und umgekehrt. Solche Kommunikationsstrukturen kommen häufig im Familienleben vor. Es wird vermutet, daß eine derartige Situation zu psychischen Erkrankungen beitragen kann, wenn sie als unausweichlich erlebt wird.

Lernkasten — Metakommunikation

Alle Botschaften – seien sie verbal oder non-verbal – welche die Beziehung zwischen den Gesprächspartnern definieren, faßt man unter dem Begriff **Metakommunikation** zusammen. Vereinfacht kann man Metakommunikation auch als „**Kommunikation über Kommunikation**" beschreiben. Als Beispiel sei ein prüfungsbeliebtes Kommunikationsfragment genannt: Jemand wirft seinem Gesprächspartner vor: „Du läßt mich nicht zu Wort kommen und versuchst, mich totzureden. So habe ich keine Möglichkeit, mich mit Dir auseinanderzusetzen."

Metakommunikation findet größtenteils auf der **non-verbalen** Ebene statt, wobei vor allem Gestik und Mimik sowie paralinguistische Aspekte (Tonfalländerung, Unterbrechen des Gesprächspartners) verwendet werden. Die wesentlichen **Grundregeln der Metakommunikation (kommunikationstheoretische Axiome)** wurden von WATZLAWICK formuliert:
- Jede Botschaft enthält sowohl einen **Inhalts-** als auch einen **Beziehungsaspekt**. Beide Aspekte beeinflussen sich gegenseitig, wobei der Beziehungsaspekt die Kommunikation bereits im voraus in eine bestimmte Richtung zu leiten vermag. (Die Ehefrau wird mit ihrem Mann anders über die gesundheitsschädliche Wirkung des Alkohols reden als mit einem entfernten Bekannten, weil ihr die Gesundheit ihres Mannes natürlich mehr am Herzen liegt.)
- Der Ablauf einer Kommunikation wird von jedem Gesprächspartner aus einem anderen Blickwinkel betrachtet und damit aus jeweiliger **Sicht unterschiedlich interpunktiert**. Dadurch entstehen Aktionen, die sich immer wieder aufschaukeln. (Im Streit: „Du hast doch mit dem Thema angefangen!" – „Nein, Du warst es doch, der mich darauf angesprochen hat!")
- Kommunikation kann **symmetrisch oder asymmetrisch** verlaufen. (Beide Partner reden gleich viel oder einer bestimmt das Gespräch.)
- Es besteht die **Unmöglichkeit, nicht zu kommunizieren** (Schweigen ist ebenfalls Kommunikation, wenn auch mit einem hohen Maß an non-verbaler Komponente und signalisiert dem Gegenüber, daß keine Kommunikation erwünscht ist.).

7.2.a   Antwort: C

Zu dem **Konzept der Doppelbindung** (double bind) ☞ Lernkasten: Doppelbindung. Ein wichtiges Merkmal dieser Beziehung ist die **emotionale Abhängigkeit** einer Person von der anderen (C), die soziale Nähe (E) allein ist nicht ausreichend.

zu (A) **Affektive Neutralität**: Fehlendes gefühlsmäßiges Betroffensein.

zu (B) **Direktivität**: Eine der zwei Hauptdimensionen (Direktivität versus Permissivität, Wertschätzung versus Geringschätzung), mit denen Verhalten von Eltern/Lehrern während der Erziehung/des Unterrichts beschrieben werden kann. Kennzeichen sind: Befehle, Anordnungen, Zurechtweisungen und häufiges Fragen. Folgen sind oftmals geringe Mitarbeit, Unterrichtsstörungen und unoriginelles Verhalten.

zu (D) **Empathie**: Einfühlungsvermögen

7.2.1   Antwort: C

☞ Lernkasten: Doppelbindung
Die Kommunikation fehlt nicht – es liegen sich widersprechende Botschaften vor.

7.2.2   Antwort: B

☞ Lernkasten: Doppelbindung.

zu (3) Ein **Interrollenkonflikt** tritt auf, wenn eine Person zwei verschiedene soziale Rollen einnimmt (z.B. Rolle der Mutter und Rolle der Ärztin) und sich aus dieser Rollenkonstellation Konflikte (z.B. zu wenig Zeit für die Kinder aufgrund starker beruflicher Einbindung) ergeben.

zu (4) **Generationskonflikte** kommen durch unterschiedliche Interaktionsformen von Jugendlichen und Erwachsenen zustande.

7.2.3   Antwort: B

☞ Lernkasten: Doppelbindung

zu (2) Zum Inhalts- und Beziehungsaspekt der Kommunikation ☞ Lernkasten: Metakommunikation.

7.2.4   Antwort: C

☞ Lernkasten: Doppelbindung

7.2.5   Antwort: D

☞ Lernkasten: Doppelbindung
Ein **Intrarollenkonflikt** liegt dann vor, wenn die Rollenerwartungen der verschiedenen Bezugspersonen nur schwer miteinander vereinbar oder die Anforderungen der verschiedenen Rollensektoren sogar widersprüchlich sind. Beispiel: Ein Arzt möch-

te dem Patienten einerseits eine intensive und umfassende Untersuchung gewährleisten, andererseits wird er durch die finanziellen und zeitlichen Einschränkungen der Gesundheitsreform daran gehindert. Aussage 1 ist also falsch.

7.2.6 — Antwort: C

☞ Lernkasten: Doppelbindung
Aussage 2 ist ein „nett gemeintes Ablenkungsmanöver", aber so offensichtlich falsch, daß sogar der berühmte „Blinde mit dem Krückstock" nicht darauf reinfällt!

7.2.7 — Antwort: B

Von der verbalen Kommunikation abgegrenzt wird **die non-verbale Kommunikation**. Hierzu gehören Ausdrucksformen wie Gestik, Mimik, Blickkontakt und die allgemeine Körpersprache (z.B. Körperhaltung). Auf dieser Ebene findet meist die **Übersendung von Emotionen** statt (Weinen, Lachen Erröten etc.) Im Gegensatz dazu eignet sich die **verbale Kommunikation** gut zur Vermittlung **kognitiver Sachverhalte**. Nach der Kommunikationstheorie ergeben sich für die beiden Kommunikationsformen folgende Charakteristika

Tabelle	Charakteristika der verbalen und non-verbalen Kommunikation
verbale Kommunikation	non-verbale Kommunikation
Äußerung kognitiver Sachverhalten	Ausdruck von Emotionen
eher durchdacht	eher spontan
hohes Maß an Kontrolle	Kontrolle schwierig
Kontrolle: Zentren des ZNS	Kontrolle: Autonomes Nervensystem
System von neutralen Zeichen	Äußerungen sind als Bestandteile emotionaler Reaktionsmuster meist nicht neutral
kulturelle Sprachbarrieren	transkulturelle Wirksamkeit („everybody smiles in the same language")

zu (2) Beziehungsaspekt der Kommunikation: Die Kommunikation wird durch die Beziehung beeinflußt, die die kommunizierenden Personen zueinander haben. ☞ Lernkasten: Metakommunikation
zu (3) Metakommunikation kann verbal und non-verbal sein, ☞ Lernkasten: Metakommunikation.
zu (4) Ein Widerspruch zwischen beiden Kommunikationsformen entsteht bei der **Doppelbindung** (☞ Lernkasten: Doppelbindung).

7.2.8 — Antwort: A

☞ Lernkasten: Metakommunikation

7.3 Einstellungen

> **Lernkasten** — **Stereotype**
>
> **Stereotype** sind relativ starre, auf wenige Merkmale reduzierte, zeitlich überdauernde, nicht empirisch überprüfte Einstellungen. Meistens handelt es sich dabei um vorgefaßte Meinungen über Klassen und Individuen, die nicht auf eigenen Beurteilungen und Meinungen, sondern auf schablonenhaften Formen der Wahrnehmung beruhen. Stereotype besitzen den Charakter eines **Pauschalurteils**. Von einem **Autostereotyp** spricht man, wenn eine Gruppe ein Urteil über sich selbst bildet. Ein pauschales Urteil, das sich eine Gruppe von einer anderen bildet, nennt man **Heterostereotyp**. **Mechanismen der Stereotypisierung** sind
> - **Projektion**: Eigene Triebregungen, die man sich selbst nicht zugesteht, werden anderen zugeschrieben.
> - **Identifikation**: Gegensatz von Projektion; Verhaltensweisen und Eigenschaften werden von anderen übernommen und in die eigene Persönlichkeit integriert.
> - **Generalisierung**: Verallgemeinerung.
>
> Die Stereotypisierungstendenz wächst in Abhängigkeit von dem Ausmaß der **sozialen Distanz**. Diese Distanz wird gemessen an Art und Umfang der Kommunikation zwischen verschiedenen Personen und Gruppen (z. B. Telefonkontakt, non-verbale Kontakte, wie Körperberührung u. ä.). Eine große soziale Distanz unter Gruppen oder Völkern führt im allgemeinen zu **negativen Stereotypen** (**Vorurteile**). Üblicherweise werden gegenüber der Gruppe, der man selber angehört oder angehören möchte, eher positive Stereotype gebildet. Die Eigenschaften, die einer ungünstigen Bewertung unterliegen, werden größtenteils der Fremdgruppe zugeschrieben. Die Fremdgruppe kann diese Bewertung akzeptieren, drückt sie aber meist in einer Wortwahl aus, die sie selbst als positiv erscheinen läßt. Auf den Gruppenzusammenhalt wirken Stereotype **stabilisierend**.
> Stereotype können manchmal auch den Charakter von sich selbst erfüllenden Prophezeihungen (**self fulfilling prophecy**) annehmen und innerhalb der Meinungsbildung viel Schaden anrichten! Verstärkt wird dieser Mechanismus dadurch, daß Stereotype durch Erfahrungen, die nicht mit dem Stereotyp übereinstimmen, nur sehr schwer beeinflußbar sind.

> **Lernkasten** — **Einstellungen**
>
> Einstellungen sind relativ überdauernde, durch Lernprozesse geformte komplexe Systeme von Anschauungen, Meinungen und Überzeugungen, die das Verhalten beeinflussen. Einstellungen haben eine **kognitive** (Meinungs-), eine **affektive** (Gefühls-) und eine **konative** (Verhaltens-) Komponente. Das Verhalten verstärkt die bestehende kognitive und affektive Komponente und beeinflußt dadurch die Einstellung. Gleiches geschieht natürlich auch umgekehrt – es kann dadurch zu einem Teufelskreis kommen.

7.3 Einstellungen

7.3.1 — Antwort: C

Als **Selbstkonzept** wird die Gesamtheit von Einstellungen, Urteilen und Wertvorstellungen eines Individuums bezüglich seines Verhaltens, seiner Fähigkeiten und seiner Eigenschaften bezeichnet. Eine Person nimmt sich selber wahr und bewertet sich auch. Dabei wird die Übereinstimmung von Selbst- und Idealbild als Maß der Selbstzufriedenheit benutzt (B). In hohem Maße beeinflußt wird das Selbstkonzept durch das elterliche Erziehungsverhalten. Bestehen Differenzen zwischen dem Selbstbild und dem erzieherisch vermittelten Sollbild können diese Anlaß zu Resignation sein (A). Das Selbstkonzept einer Person kann durch chronische Krankheiten oder auch eine körperliche Behinderung verändert werden, da hierdurch eine Änderung der Lebensführung notwendig wird. (z.B. strenge Diät, Abhängigkeit von Pflegepersonal). Folglich besteht ein Zusammenhang zwischen Selbstkonzept und gesundheitlichen Beschwerden (D).
Durch das Selbstkonzept einer Person wird sein gesamtes Verhalten beeinflußt. Es ist eine Hilfe auf dem Weg der Selbstverwirklichung, indem es für Bedürfnisbefriedigung, Selbstbestimmung und Selbstachtung sorgt. Es hat eine Kontrollfunktion in der Person-Umwelt-Beziehung (E).
Das von der Umwelt auf die Person signalisierte **Fremdbild** läßt keine verläßlichen Rückschlüsse auf das Selbstbild zu (C ist falsch).

7.3.2 — Antwort: A

☞ Lernkasten: Stereotype
Stereotype, die sich auf die eigene Person/Gruppe beziehen, bezeichnet man als **Autostereotype** (**1**), wenn sie sich auf andere Personen/Gruppen beziehen als **Heterostereotype** (**2**).

zu (3) Eine **Kollusion** (geheimes Einverständnis) liegt im vorliegenden Beispiel sicherlich nicht vor!

zu (4) Bei der **Wahrnehmungsabwehr** bestehen deutlich verlängerte Auffassungszeiten für unangenehme oder tabuisierte Wörter. Daraus wurde die Erkenntnis gezogen, daß die Wahrnehmung äußerer Reize nicht frei von Einstellungen, Bedürfnissen, Erwartungen und unbewußten Abwehrmechanismen ist.

7.3.3 — Antwort: E

Die Einstellungen der eigenen Person gegenüber (**Selbstkonzept**) werden vor allem in der Kind- und Jugendphase durch Erziehung und durch das damit verbundene **Sollbild** geprägt (**1**). Wenn seitens der Eltern eine uneingeschränkte Wertschätzung des Kindes besteht, wird dieses ein positives Selbstkonzept entwickeln und sich selbst sowohl als positiv als auch als stark wahrnehmen. Genauso wichtig für die Ausformung des Selbstkonzeptes sind aber auch das angestrebte **Idealbild** (**3**) und das von anderen rückgemeldete **Fremdbild** (**4**) sowie äußere Einflüsse, wie z.B. eine **körperliche Behinderung** (**2**).

7.3.4 — Antwort: D

zu (A) **Soziale Wahrnehmung**: ☞ Lernkasten: Schichtspezifische Sprachcodes nach Bernstein

zu (B) **Prägung**: Irreversibles (unterliegt nicht der Löschung) Lernen von artfremden Auslösern für angeborene arteigene Verhaltensmuster in einer zeitlich begrenzten Phase (sensible oder kritische Phase). ☞ Lernkasten: Ethologischer Ansatz der Motivationsanalyse in Kap. 3

zu (C) **Motivationen**: Richtungsweisende, das Verhalten bewegende Tendenzen, die sowohl durch psychische Ereignisse als auch durch Objekte, Reize oder Reaktionen bestimmt werden.

zu (D) ☞ Lernkasten: Einstellungen

7.3.5 — Antwort: D

☞ Lernkasten: Einstellungen

7.3.6 — Antwort: D

☞ Lernkasten: Stereotype

7.3.7 — Antwort: E

☞ Lernkasten: Stereotype

zu (3) **Sublimierung** ist ein Abwehrmechanismus, bei dem triebhafte Bedürfnisse (meist Libido) durch gesellschaftlich anerkannte Ersatzhandlungen befriedigt werden. ☞ Lernkasten: Abwehrmechanismen in Kap. 3

7.3.8 — Antwort: D

☞ Lernkasten: Modell der kognitiven Dissonanz in Kap. 3

7.3.9 — Antwort: C

☞ Lernkasten: Stereotype

7.3.10 — Antwort: D

Der Fragentext liefert die Definition des Begriffs **Ritual**.

zu (A) **anankastisches Verhalten** = zwanghaftes Verhalten

zu (B) **Konformität**: gleiche oder ähnliche Verhaltens- und Denkmuster bei Angehörigen einer Gruppe.

zu (C) **Reaktive Interaktion**: Bestimmte Verhaltensweisen stellen sich als Reaktion auf vorangegangenes Verhalten des Interaktionspartners dar.

zu (E) **Stereotypes Verhalten**: In bestimmten Situationen immer gleichförmig auftretendes Verhalten.

7.4 Interaktion in Gruppen

Der Begriff **Interaktion** beschreibt die wechselseitige Beeinflussung individueller Verhaltensweisen. Von **Gruppeninteraktion** spricht man, wenn Interaktionen innerhalb eines stabilen und organisierten Rahmens auftreten.

Lernkasten	Interaktionsniveaus

Nach JONES und GERARD werden **vier Interaktionsniveaus** unterschieden:
- **Pseudokontingente Interaktion**: Die Interaktionspartner verhalten sich entsprechend der eigenen Pläne, ihre Ziele haben sie schon vor der Interaktion festgelegt. Ihr Verhalten ist zwar aufeinander abgestimmt, sie beeinflussen sich aber nicht gegenseitig (z.B. formalisierter Austausch von Stellungnahmen, „Aneinandervorbeireden").
- **Asymmetrische Kontingenz**: Nur einer der Partner kann das Verhalten des anderen beeinflussen (z.B. direktives Gespräch mit Patienten). Asymmetrische Interaktionen sind häufig zwischen Partnern mit großer sozialer Distanz oder Rollendistanz zu finden.
- **Reaktive Kontingenz**: Beide Partner werden allein durch das Verhalten des anderen gesteuert. Sie reagieren aufeinander, ohne eigene Ziele zu realisieren. Die Interaktion ist meist spontan, sprunghaft und emotional (Plauderei, Small-Talk).
- **Wechselseitige Kontingenz**: Beide Partner verfolgen ihre eigenen Vorstellungen, sind aber gleichzeitig in der Lage, auf das Verhalten des anderen einzugehen. Auf diese Weise können gemeinsam Probleme gelöst werden (Verhandlungen, Diskussionen).

Lernkasten	Gruppen

Eine **Gruppe** besteht aus mehreren Personen, die durch aufeinander bezogene Interaktionen verbunden sind. Die Gruppenmitglieder haben **gemeinsame Ziele und Normen**. Ein wichtiges Merkmal einer Gruppe ist die **interne Rollendifferenzierung** (z.B. Vorsitzender, Kassenwart etc.)
Zufällige Menschenansammlungen ohne interne Rollendifferenzierung bezeichnet man als **Aggregate**.

Gruppentypen

Man unterscheidet sechs Gruppentypen:
- **Formelle Gruppe**: Die Ordnung der Gruppe wird durch äußere Bedingungen bestimmt (z.B. Operationsteam).
- **Informelle Gruppe**: Sie entsteht freiwillig aufgrund persönlicher, emotionaler Beziehungen, hat also keine äußere Strukturierung.
- **Interessengruppe** (**pressure group**): Vereinigung von Menschen, die ein gemeinsames Ziel durchsetzen möchten (z.B. Behindertenorganisation, die die Bedingungen für Behinderte verbessern möchte).
- **Bezugsgruppe**: Gruppe, an die ein Individuum emotional stark gebunden ist. Es übernimmt deren Normen, Ziele und Meinungen (Identifikation). Beispiel: Clique von Jugendlichen. Dabei muß das Individuum dieser Gruppe nicht notwendigerweise angehören, bzw. von der Gruppe Unterstützung erhalten. Eine Sonderform stellt die **peer-group** dar. Sie ist die Bezugsgruppe eines Individu-

| Lernkasten Fortsetzung | Gruppen |

ums, die aus Personen gleichen Alters, gleicher Interessenlage und ähnlicher sozialer Herkunft besteht. Das Individuum wird von ihr im Handeln und Denken sehr stark beeinflußt.
- **Primärgruppe**: basiert auf wichtigen emotionalen Bindungen der Mitglieder (z. B. Familie, Wohngemeinschaft).
- **Sekundärgruppe**: Verbindende Gemeinsamkeiten ohne notwendige emotionale Bindungen (spielende Kinder, Parteien, Berufsgruppen).

Gruppenbildung

Individuen bilden Gruppen, um arbeitsteilig gemeinsame Ziele zu erreichen. Im Laufe der Gruppenbildung kommt es daher zur Rollendifferenzierung. Als Rolle bezeichnet man ein Muster von Verhaltenserwartungen, über die die Funktion des Individuums in der Gruppe bestimmt wird. Die Rollendifferenzierung kann zum Aufsplittern und Auseinanderweichen (**Divergenz**) der Gruppe führen (**Divergenz-Theorem**).
Folgende Rollen findet man in fast allen Gruppen:
- **Führer**: ist dafür verantwortlich, das Gruppenziel möglichst effektiv durchzusetzen und zwischen den unterschiedlichen Tendenzen der Gruppenmitglieder zu vermitteln. Gruppenführer können dabei aus Sympathie und/oder Aufgabenbezogenheit gewählt werden.
- **Opponent**: personifiziert die Kritik der Gruppe am Führer.
- **Beliebtester**: befriedigt die emotionalen Bedürfnisse der Gruppenmitglieder, seine Rolle kann mit der Rolle des Führers zusammenfallen.
- **Sündenbock**: auf ihn werden die Enttäuschungen und Feindseligkeiten der Gruppe projiziert.

Jede Gruppe entwickelt ein gruppeninternes **Normensystem** mit Geboten und Verboten. Die Gruppenmitglieder müssen sich diesem System unterordnen, damit Konflikte vermieden und Reibungsverluste verringert werden können. Gruppennormen unterliegen der **sozialen Kontrolle**. Als Ergebnis entsteht eine für die Gruppe charakteristische **Konformität** (Gleichförmigkeit, Ähnlichkeit im Verhalten).
Eine nach außen demonstrierte Konformität der Gruppe, z. B. durch Kleidung, Bräuche, bestimmte Sprache, bezeichnet man als **Uniformität**. Diese äußerliche Verhaltensanpassung geschieht häufig nicht bewußt. Durch Lernen am Modell und durch die vielen positiven Verstärker, die die Gruppe im Falle einer Anpassung bereit hält, wird der Konformitätsdruck nicht als unangenehm empfunden. Hinzu kommt das Bedürfnis des einzelnen Gruppenmitgliedes nach Bestätigung, emotionaler Wärme und Selbstverwirklichung.

Den Zusammenhalt innerhalb einer Gruppe bezeichnet man als **Gruppenkohäsion**. Sie äußert sich in
- der Identifikation jedes Mitgliedes mit der Gesamtgruppe,
- der Zusammenarbeit für ein gemeinsames Ziel,
- der Loyalität gegenüber den anderen Gruppenmitgliedern und
- der Bereitschaft, die Gruppe gegen Angriffe von außen zu verteidigen.

Gruppenstruktur

Verbunden mit jeder Gruppenbildung ist eine **informelle Gruppenstruktur**, die bedingt durch Rollenverteilung und Rollendifferenzierung, Führungs- und Leistungsfunktion sowie durch verschiedene Strukturen der Kooperations- und Kom-

Interaktion in Gruppen 7.4

Lernkasten Fortsetzung — **Gruppen**

munikationsbeziehungen entsteht. Mit Hilfe der **Soziometrie**, einer von MORENO geschaffenen Methode zur Analyse von Gruppenstrukturen, lassen sich Beziehungen innerhalb einer Gruppe analysieren.

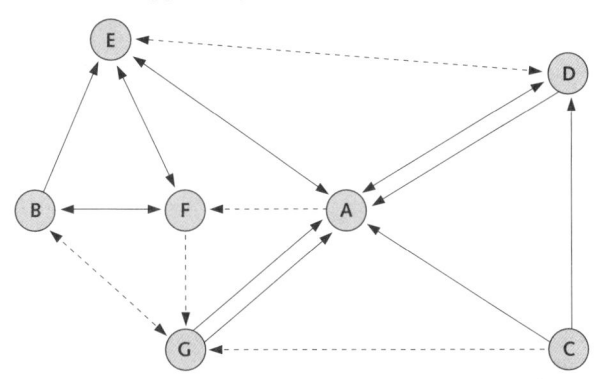

Abb. 7.1 Soziogramm einer aus 7 Personen bestehenden Gruppe

Jedes der sieben Gruppenmitglieder gab zwei positive Wahlen und eine negative Wahl ab. Positive Wahlen (Sympathie) sind durch durchgezogene Pfeile gekennzeichnet, negative Wahlen (Antipathie) durch unterbrochene Pfeile.
- A ist der Beliebteste und damit wahrscheinlich auch der Führer der Gruppe. Er erhält die meisten Wahlen und wird von niemandem abgelehnt.
- D unterhält enge Kontakte zu A und wird auch von A anerkannt. Er besitzt möglicherweise eine beratende Funktion.
- C wird weder gewählt noch abgelehnt. Er hat eine unbedeutende Rolle in der Gruppe und schließt sich seinerseits an niemanden fest an. Er ist ein Mitläufer.
- G ist ein abgelehntes Gruppenmitglied, ein Außenseiter. Er sucht engen Kontakt zum Führer.
- E, B und F bilden eine Untergruppe, eine Clique.

7.4.1 Antwort: E

Der Fragentext beschreibt das Phänomen der **sozialen Konformität** (E). Für Mitglieder einer sozialen Gruppe gelten Regeln (Normen), die das Verhalten der Gruppenmitglieder steuern, durch die Verhaltensregelmäßigkeiten und schlußendlich Verhaltenskonformitäten entstehen. Bei Nichteinhaltung der Normen droht möglicherweise Gruppenausschluß, hierdurch läßt sich die Reaktion der Versuchsperson, die sich einem offensichtlichen Fehlurteil anschließt, erklären.

zu (C) Bei der **Attribuierung** wird nach Gründen/Ursachen für beobachtete oder erlebte Ereignisse gesucht, um zukünftiges Verhalten situationsangemessener zu machen. Wie bei jeder menschlichen Handlung kann es natürlich auch hier zu Fehleinschätzungen kommen, bei denen der Beobachter objektiv falsche Ursachen für das beobachtete Ereignis annimmt (**Attributionsfehler**).

zu (A) **Abschwächungsprinzip**: Ein Ereignis kann durch verschiedene Ursachen erklärt werden, der Beobachter ist daher mit einer eindeutigen Schlußfolgerung nur sehr vorsichtig.

zu (B) **Aufwertungsprinzip**: Gegenteil des Abschwächunsprinzips.

zu (D) ☞ Lernkasten: Soziale Rolle

7.4.2 — Antwort: E

Nach Lektüre des Kommentars zu 7.4.6 ergeben sich die Antworten wie von selbst.

7.4.3 — Antwort: C

☞ Kommentar zu: Stereotype.
zu (4) **Soziale Netzwerke** sind gekennzeichnet durch gegenseitige Hilfe und Beratung **ohne sozialstaatliche Unterstützung**.

7.4.4 — Antwort: B
7.4.5 — Antwort: A

☞ Lernkasten: Interaktionsviveaus
zu (E) Dem Streit oder der Auseinandersetzung wird kein eigenes Interaktionsniveau zugeordnet.

7.4.6 — Antwort: E

Soziale Netzwerke (social support systems) entwickelten sich Anfang unseres Jahrhunderts in den Arbeiterschichten. Ziel dieser Netzwerke war die gegenseitige **Hilfe und Beratung im Sinne eines sozialen Rückhalts**. Zum sozialen Netzwerk **zählen Familie, Verwandtschaft, Nachbarn und Arbeitskollegen**. Soziale Netzwerke werden anhand folgender **Merkmale** beschrieben:
▶ Stabilität der Beziehungen,
▶ Anzahl der Beteiligten (kleinere Netzwerke in den unteren sozialen Schichten als in den höheren),
▶ Reziprozität (Wechselseitigkeit) und
▶ Qualität der Beziehungen.

7.4.7 — Antwort: B

☞ Lernkasten: Gruppen: Gruppentypen

7.4.8 — Antwort: B

☞ Lernkasten: Gruppen: Gruppenstruktur

7.4.9 — Antwort: E

zu (1) und (2) ☞ Lernkasten: Gruppen: Gruppenstruktur
zu (3) Als **Gruppenkohäsion** bezeichnet man den Zusammenhalt innerhalb einer Gruppe. Sie äußert sich in der Identifikation jedes Mitgliedes mit der

Interaktion in Gruppen

Gesamtgruppe, in der Zusammenarbeit für ein gemeinsames Ziel, in der Loyalität gegenüber den anderen Gruppenmitgliedern und in der Bereitschaft, die Gruppe gegen Angriffe von außen zu verteidigen. Das Ausmaß der Gruppenkohäsion kann mit der geschilderten Analyse untersucht werden.

7.4.10   Antwort: B

☞ Lernkasten: Gruppen

7.4.11   Antwort: D

☞ Kommentar zu: Stereotype.

7.4.12   Antwort: B

Die **Disengagement-Theorie** beschreibt soziale und psychische Prozesse, die sich in einem Nachlassen des Engagements für die Umgebung auswirken. Die ersten beiden Aussagen sind für diese Theorie durchaus zutreffend. Disengagement ist jedoch keinesfalls immer mit sozialem Rückzug und Isolation gleichzusetzen. Ein ehemaliger Politiker muß trotz Übergabe der politischen Verantwortung an Nachfolger durchaus nicht isoliert sein und sich vollständig aus dem sozialen Umfeld zurückziehen!

7.4.13   Antwort: D

Bei dem vorliegenden Beispiel handelt es sich um den Vorgang der **Stigmatisierung**. Stigma bedeutet Zeichen, Brandmal: Menschen mit bestimmten Merkmalen (z.B. einer Behinderung) werden Eigenschaften zugeschrieben, die sie nicht haben und die sie erniedrigen.
zu (A) Hier werden Eigenschaften und keine Verhaltenserwartungen zugeschrieben!
zu (B) ☞ Lernkasten: Stereotype
zu (C) ☞ Lernkasten: Schichtspezifische Sprachcodes nach Bernstein
zu (E) ☞ Lernkasten: Psychoanalytischer Ansatz der Motivationsanalye: Abwehrmechanismen

7.4.14   Antwort: A

☞ Lernkasten: Gruppen: Gruppenbildung
Das **Divergenz-Theorem** der Gruppendynamik beschreibt die Tatsache, daß sich innerhalb einer zu Beginn vollkommen homogenen Gruppe einzelne Rollen ausbilden, die zum Aufsplittern oder Auseinanderweichen (Divergenz) der Gruppe führen. Das Divergenz-Theorem bezieht sich auf die oft zu beobachtenden Rollendifferenzierungen in Kleingruppen.

7.5 Soziale Norm

Wichtiges Prüfungsthema (1 – 2 Fragen pro Prüfung).

> **Lernkasten** — **Soziale Normen**
>
> Jedes Sozialsystem, jede Gruppe und jede Subkultur hat ihre eigenen Verhaltensvorschriften. Jeder erwartet von seinem Mitmenschen ein bestimmtes und allgemein übliches Verhalten (**Verhaltenserwartung**). Er erwartet ferner, daß sein Mitmensch dieses Verhalten regelmäßig an den Tag legt (**Verhaltensregelmäßigkeit**). In diesem Zusammenhang stehen der antizipatorische und der normative Aspekt der Verhaltenserwartung in enger Beziehung. Unter **Antizipation** versteht man Erwartungen bezüglich eines Verhaltens. Die Antizipation hat eine wichtige Steuerungsfunktion für zwischenmenschliches Verhalten, da das eigene Verhalten durch gedankliche Vorwegnahme des erwarteten Verhaltens anderer modifiziert werden kann. Der **normative Aspekt der Verhaltenserwartung** äußert sich darin, daß man von dem Mitmenschen nicht nur ein bestimmtes Verhalten erwartet, sondern auch der Ansicht ist, daß er sich in dieser erwarteten Weise verhalten müßte.
>
> **Soziale Normen** sind Regeln, die das Verhalten in einem Sozialsystem bestimmen. Normen erfüllen die wichtige Aufgabe, das Verhalten von Interaktionen vorhersagbar zu machen. Sie werden im Laufe des Sozialisationsprozesses erlernt. Dieser Prozeß erfolgt meist durch **Orientierung an einer Bezugsgruppe**. Während dieses Lernprozesses wird rollenkonformes Verhalten verstärkt und deviantes (abweichendes) Verhalten bestraft, wobei die äußere soziale Kontrolle immer mehr zugunsten der Selbstkontrolle weicht. Schließlich werden die Normen **internalisiert** und wirken als inneres Steuerungsprinzip auf das Sozialverhalten. In ihrer *orientierenden Funktion* entlasten sie menschliches Verhalten von Komplexität und Unsicherheit. In ihrer *steuernden Funktion* engen sie menschliches Verhalten ein, erzwingen Gleichförmigkeit und partielle Unfreiheit. Normkonformes Verhalten kann jedoch auch auf der **Identifikation mit der Rolle** beruhen.
>
> Neben der sozialen Norm lassen sich drei weitere Normbegriffe voneinander abgrenzen.
> - **Statistische Norm**: Eine Verhaltensweise ist dann normal, wenn sie häufig genug auftritt (z.B. ist der Anblick unverschleierter Frauen bei uns normal, in streng islamischen Ländern jedoch keinesfalls).
> - **Funktionelle Norm**: Eine Verhaltensweise ist dann normal, wenn sie zu einer Handlung/zu einem Beruf dazugehört (z.B. ist der Anblick einer Leiche für den Pathologen normal).
> - **Idealnorm**: Wünschens- und erstrebenswerter Zustand mit stark subjektiver Tönung (z.B. Schönheitsideal).

Soziale Norm — 7.5

Lernkasten — Sanktionen

Werden soziale Normen nicht eingehalten, erfolgen Sanktionen. **Sanktionen** sind allgemein übliche Verstärkungsmechanismen, die ein Verhalten durch Belohnung (**positive Sanktion**) oder Bestrafung (**negative Sanktion**) hin zur gesetzten Norm lenken sollen.

Während normabweichendes Verhalten häufig mit negativen Sanktionen belegt wird, ist die Erteilung positiver Sanktionen bei Norm-Konformität relativ selten. Regelrechtes Verhalten im Straßenverkehr wird als selbstverständlich hingenommen und nicht belohnt, während Regelübertretungen (z.B. Geschwindigkeitsüberschreitungen) mit Bußgeldern bestraft werden. Folgende Formen werden unterschieden:

- **Formelle Sanktionen**: Offiziell festgelegter Sanktionenablauf bei definierten Tatbeständen (z.B. Gerichtsbeschluß zur Verhängung der Strafe für einen Bankraub).
- **Informelle Sanktionen**: Sanktionenablauf ist nicht festgelegt und wird daher den unmittelbar von dieser Normenübertretung betroffenen Personen überlassen (z.B. Boykott eines neuen Kollegen, der aufgrund seiner Arroganz bei gleichzeitig fehlender Kompetenz die Zusammenarbeit erschwert).

Vorsicht Falle – Bestrafung ist nicht mit negativer Verstärkung zu verwechseln! Während bei der negativen Verstärkung das Auftreten eines Verhaltens durch Vermeidung unangenehmer Reize *erhöht* wird, ist es das Ziel der Bestrafung, die Auftretenswahrscheinlichkeit eines bestimmten Verhaltens zu *senken*. Bestrafung kann erfolgen, indem negative Verstärker (z.B. Schläge) eingesetzt werden oder indem positive Verstärker (z.B. Liebe) entzogen werden.

Das den Sanktionen vorangehende Verhalten nennt man Devianz und unterscheidet
- **Primäre Devianz**: Ursprünglich normverletzendes Verhalten, „Anders-Sein" (z.B. Eigenbrödler) von
- **Sekundärer Devianz**: Abweichendes Verhalten, das erst erst durch Reaktionen der Umgebung ausgelöst wird (aufgrund fehlender Anerkennung; Isolation aus der Gruppe).

7.5.1 Antwort: E

Der Arzt bezieht sich dem Patienten gegenüber auf die **statistische Norm** (E). Danach ist eine Verhaltensweise/ein Merkmal normal, wenn es in einer Gruppe häufig auftritt (Gelenkschmerzen in höheren Altersgruppen).
☞ Lernkasten: Soziale Normen

7.5.2 Antwort: D

☞ Kommentar Frage 7.5.10.
Der Mann mit der Narbe im Gesicht mußte schon mal für eine Frage mit gleichem Inhalt herhalten!
zu (A) **Soziale Anomie**: Gesetzeswidrigkeit
zu (B) **Reaktionsbildung**: Abwehrmechanismus, bei dem Verhaltensweisen gezeigt werden, die zum ursprünglichen, verdrängten Triebimpuls im Gegensatz stehen (aus Haß wird übermäßige Liebe).
zu (E) **universale Hilflosigkeit**: Weder sich selbst, noch anderen wird die Kontrolle einer Situation zugetraut.

7.5.3 Antwort: E
☞ Lernkasten: Soziale Normen
Die Verhaltensanpassung an die jeweiligen Erfordernisse einer Situation ist kein Kennzeichen der sozialen Norm (E ist falsch).

7.5.4 Antwort: D
Der Begriff **Sozialisation** beschreibt den lebenslangen Prozeß, in dem sich ein Individuum den ständig wechselnden Anforderungen seiner sozialen Umwelt anpaßt. Dabei **verinnerlicht** es deren Normen und lernt, sich den Normen entsprechend zu verhalten. Dieser Vorgang wird in der Frage anhand eines Beispiels illustriert.

7.5.5 Antwort: D
☞ Lernkasten: Soziale Normen
Bei dem Gesundheitsverhalten unserer Gesellschaft liegt eine Dissoziation zwischen der **Idealnorm** (wünschens- oder erstrebenswerter Zustand) und der **statistischen Norm** (Verhaltensweise ist dann normal, wenn sie häufig auftritt) - (D) vor. Individuelle Gesundheitsüberzeugungen oder schichtspezifisches Gesundheitsverhalten (E) werden hier nicht gezeigt.

7.5.6 Antwort: E
Devianz beschreibt ein Verhalten, das mit geltenden Werten und Normen nicht übereinstimmt. Man unterscheidet:
- **Primäre Devianz**: Ursprüngliches (nicht als Reaktion auf äußere Einflüsse entstehendes) abweichendes und die Norm mißachtendes Verhalten, „Anders-Sein", z.B. Eigenbrödlerdasein.
- **Sekundäre Devianz**: Abweichendes Verhalten als Folge von Reaktionen aus der Umgebung, z.B. als Folge ärztlicher Diagnosen und Behandlung (3). Die Erfahrung der Stigmatisierung (infolge einer chronischen Erkrankung) kann das Entstehen sekundärer Devianz begünstigen (4).

Kranksein gilt als normabweichend. Die Übernahme der Krankenrolle kann sowohl mit als auch ohne Einfluß der Umwelt entstehen (Aussage 1 und 2 sind richtig).

7.5.7 Antwort: C
zu (A) **Reaktionsbildung**: Abwehrmechanismus, bei dem sich eine abgewehrte Reaktion (z.B. Aggression) in das Gegenteil verkehrt (z.B. übertriebene Freundlichkeit).
zu (B) und (C) Das im Fragentext geschilderte Verhalten ist ein Beispiel für die **sekundäre Devianz**, ☞ Lernkasten: Sanktionen.
zu (D) **Nonkonformität**: Eine Person identifiziert sich nicht mit ihrer sozialen Rolle und entspricht daher in ihrem Verhalten nicht den Erwartungen.
zu (E) **Rollendistanz**: Fähigkeit einer Person, sich mit seiner Rolle auseinanderzusetzen und sie objektiv zu betrachten.

7.5.8 — Antwort: E

☞ Lernkasten: Sanktionen

Werden soziale Normen nicht eingehalten, so erfolgen **Sanktionen**. Hierunter versteht man Verstärkungsmechanismen, die ein Verhalten durch Belohnung (**positive Sanktionen**) oder durch Strafe (**negative Sanktionen**) zur gesetzten Norm hin lenken sollen. Aussagen A – D treffen also zu.

zu (E) Achtung, das IMPP versucht Euch durch vermeintlich gleichlautende Begriffe in die Falle zu locken! **Negative Verstärkung** im Sinne der operanten Konditionierung bedeutet, daß das Auftreten eines Verhaltens durch Vermeidung unangenehmer Reize erhöht wird. **Negative Sanktionen** (Bestrafung) führen im Gegensatz dazu zu einer Senkung der Auftretenswahrscheinlichkeit!

7.5.9 — Antwort: E

☞ Lernkasten: Soziale Normen

7.5.10 — Antwort: C

☞ Lernkasten: Sanktionen

Das Verhalten des Mannes läßt sich durch zwei Begriffe kennzeichnen:
Sekundäre Devianz: Abweichendes Verhalten wird erst durch Reaktionen der Umgebung ausgelöst (in diesem Fall Isolation aus der Gruppe wegen **Stigmatisierung**).

7.5.11 — Antwort: B

☞ Lernkasten: Sanktionen und Lernkasten: Soziale Normen

zu (B) Da jedes Sozialsystem seine eigenen Normen hat, sind Normen keineswegs unabhängig vom sozialen Kontext gültig.

7.5.12 — Antwort: A

☞ Lernkasten: Soziale Normen

7.5.13 — Antwort: D

☞ Lernkasten: Sanktionen und Lernkasten: Soziale Normen

Vorsicht Fußangel: Normen gelten für alle Mitglieder eines Sozialsystems (z.B. Clique), dies ist jedoch nicht mit dem Begriff Kulturkreis (z.B. Westeuropa) gleichzusetzen!

7.5.14 — Antwort: D

Der einzige Begriff, der das in der Frage beschriebene Verhalten nicht zu erklären vermag, ist die **sekundäre Devianz** (☞ Lernkasten: Sanktionen).

Das beschriebene Wahrnehmungsexperiment wurde erstmals von dem amerikanischen Sozialpsychologen AsH durchgeführt. Mit diesem Experiment konnte gezeigt werden, daß sich folgende Faktoren auf die Wahrnehmung des Individuums auswirkten:

zu (A) und (C) **Konformitäts-(Gruppen)Druck**: Dieser Faktor ist umso wirksamer, je einheitlicher die Gruppenmeinung ist.

zu (B) ☞ Lernkasten: Modell der **kognitiven Dissonanz**. Eine Person versucht, zwei im Widerspruch stehende Erkenntnisse in Einklang zu bringen, indem sie entweder ihre Einstellung oder ihr Verhalten ändert. Die Entscheidung fällt dabei überwiegend zugunsten der Einstellungsänderung aus, weil dadurch die gewohnte Bedürfnislage beibehalten werden kann.

zu (E) **Soziale Wahrnehmung**, ☞ Lernkasten: Schichtspezifische Sprachcodes nach Bernstein

7.5.15 — Antwort: C

Bei der Aussage handelt es sich um eine Verhaltensvorschrift innerhalb eines sozialen Systems – also um eine **soziale Norm** (☞ Lernkasten: Soziale Normen).
Die anderen Distraktoren sind offensichtlich falsch.

7.5.16 — Antwort: C

Aussage 1 ist richtig und leicht nachvollziehbar. Aussage 2 beschreibt genau das Gegenteil von dem, was tatsächlich stimmt (☞ Lernkasten: Sanktionen und Lernkasten: Soziale Normen).

7.5.17 — Antwort: D

Primäre Motive sind Bedürfnisse, die dafür sorgen, daß unser Organismus am Leben gehalten wird (z.B. Schlaf, Muttertrieb, Hunger, Durst) – soziale Normen gehören sicherlich nicht dazu, auch wenn ihnen von einigen Gesellschaftsmitgliedern eine außerordentlich große Bedeutung zugeschrieben wird. Die übrigen Aussagen sind richtig (☞ Lernkasten: Soziale Normen).

7.5.18 — Antwort: D

☞ Lernkasten: Sanktionen

7.5.19 — Antwort: C

☞ Lernkasten: Sanktionen

Das Wörtchen „stets" weist Dich wieder auf eine „Fußangel" hin, in die Du hoffentlich nicht hineingetreten bist. Negative Sanktionen können natürlich theoretisch von einer Person über sich selbst verhängt werden (ist vielleicht selten, aber möglich).

7.5.20   Antwort: E

Zur **Erklärung menschlichen Erlebens und Handelns** kommen verschiedene Konzepte in Frage:
- zu (1) **Reaktanz**: Eine Person widersetzt sich der Beschränkung ihres Handelns und versucht, den verlorenen Handlungsspielraum wiederzugewinnen („Trotzreaktion").
- zu (2) **Sekundäre Devianz**: Abweichendes Verhalten wird erst durch Reaktionen der Umgebung ausgelöst (aufgrund fehlender Anerkennung; Isolation aus der Gruppe).
- zu (3) **Soziale Institution**: Strukturen der Ordnung, die normative Regeln aufstellen, und standardisierte Handlungsvorschriften festlegen, um dadurch die zwischenmenschlichen Beziehungen zu erleichtern (☞ Lernkasten: Institution).
- zu (4) **Soziale Kontrolle**: Kontrolle der Einhaltung von Verhaltensnormen durch die jeweilige Bezugsgruppe. Bei Nichteinhaltung negative Sanktionen.
- zu (5) **Internalisierung**: Verinnerlichung der im Rahmen der Sozialisation vermittelten moralischen Werte und Normen.

7.5.21   Antwort: C

zu (C) **Reaktanz**: Eine Person widersetzt sich der Beschränkung ihres Handelns (z. B. durch Normen) und versucht, den verlorenen Handlungsspielraum wiederzugewinnen („Trotzreaktion"). Nicht-normenkonformes Verhalten ist dadurch vorprogrammiert.

Alle übrigen Begriffe bezeichnen Grundlagen des normenkonformen Verhaltens (☞ Lernkasten: Soziale Normen).

7.6 Soziale Rolle

Auch zum Thema Rolle ist mit mindestens einer Frage pro Examen zu rechnen!

Lernkasten   **Soziale Rolle**

Jedes Mitglied einer sozialen Gemeinschaft unterliegt der Normierung seines Sozialverhaltens durch die besondere Funktion, die es in dieser Gemeinschaft einnimmt. Die **soziale Position** kennzeichnet den Standort innerhalb einer Gesellschaft, an dem das Individuum seine Funktion ausübt. Vom Inhaber einer sozialen Position wird eine Vielzahl von Verhaltensweisen und Einstellungen erwartet, die für die jeweilige Position typisch sind. Die Gesamtheit dieser Verhaltenserwartungen bezeichnet man als **soziale Rolle**. Mit der Rollenübernahme sind sowohl Rechte als auch Pflichten verbunden. Bei Nichteinhaltung der Pflichten erfolgen **Sanktionen**.

Der Rollenträger, von dem ein Verhalten erwartet wird, das sich an bestimmten Normen orientiert, wird als **Normadressat** bezeichnet, die Gruppe, die auf Existenz und Geltung dieser Normen hinweist bezeichnet man als **Normsender**.

Lernkasten Fortsetzung   **Soziale Rolle**

Die Tatsache, daß an verschiedene individuelle Rollenträger, die gleichzeitig Inhaber gleicher sozialer Positionen sind, gleiche Verhaltenserwartungen gestellt werden, bezeichnet man als **positionelle Differenzierung**.

Prinzipiell werden vier **Rollenformen** voneinander abgegrenzt:
- **Formelle Rolle**: Positionsspezifische Erwartung. Sie entspringt einer planvoll organisierten Festlegung mit zweckmäßigem Charakter. Ein typisches Beispiel ist die Berufsrolle, festgelegt durch kodifizierte Beschreibungen von Tätigkeitsfeldern, Berufsordnungen, etc. Für die formelle Rolle gilt, daß ihre Merkmale hinreichend fixiert sein müssen und daß bei Nichteinhaltung Sanktionen erfolgen (z.B. Entzug der Approbation).
- **Informelle Rolle**: Spontane, zufallsbedingte und ungeplante Entwicklung innerhalb einer Gruppe. Sie entsteht durch bewußte und unbewußte Erwartungen der Gruppenmitglieder. Ein Beispiel wäre die Chefsekretärin, die gleichzeitig für ihren Chef kocht und ihm die Knöpfe annäht.
- **Erworbene Rolle**: Erwerb durch Ausbildung, Befähigung oder im Rahmen des Sozialisationsvorgangs. Ausrichtung nach dem Leistungsprinzip (z.B. Rolle als Politiker, Klassensprecher).
- **Zugeschriebene Rolle**: Erwerb ohne eigenes Zutun aufgrund gegebener Umstände (z.B. Altersrolle, Geschlechtsrolle).

Soziale Rollen erfüllen folgende **Funktionen**: Sie
- erhöhen die Erwartbarkeit des Verhaltens anderer,
- steuern das Verhalten von Positionsinhabern,
- bieten Orientierungssicherheit für Positionsinhaber,
- begrenzen die individuelle Variationsbreite des Handelns,
- leisten einen Beitrag zur Entwicklung der soziokulturellen Persönlichkeit.

Innerhalb einer Ansammlung von Menschen, die sich selbst überlassen sind, ergibt sich die **Rollendifferenzierung** meist als spontaner Prozeß. Aus der Menschenansammlung wird eine Gruppe. Kennzeichnend für die Ausbildung von Gruppenstrukturen sind verschiedene Faktoren: der Einfluß der Gruppe auf die einzelnen Mitglieder, die Rollenverteilung innerhalb der Gruppe und die Übernahme der Rolle durch den einzelnen.

Wenn das faktische Verhalten des Rollenträgers mit den an ihn gestellten Rollenerwartungen übereinstimmt, bezeichnet man dies als **Rollenkonformität**. Sie entsteht im allgemeinen durch positive und negative Sanktionen sowie durch Lernen am Erfolg und Imitationslernen. Hierbei ist es wichtig zu unterscheiden, ob jemand vom erwarteten Rollenverhalten abweicht, weil er dies nicht gelernt hat oder ob er das traditionelle Rollenverständnis absichtlich verletzt, weil er mit der herkömmlichen Rollentradition nicht einverstanden ist. In beiden Fällen handelt es sich um eine **Rollenabweichung**, da die gesetzte Rollenerwartung nicht erfüllt wird.

Das Rollenverhältnis des einzelnen ist für die Beschreibung der normativen Rollenrealität von großer Bedeutung. So kann sich der eine bei rein äußerlich gleichen Rollennormen völlig mit der Rolle identifizieren (**Rollenidentifikation**), während ein anderer **Rollendistanz** an den Tag legt, indem er zeigt, wie wenig er im Kern seiner Person von den Rollenerwartungen betroffen ist.
Beispiel: Wenn ein Arzt medizinische Hilfe leistet, obwohl für ihn klar ersichtlich ist, daß er dem totkranken Patienten doch nicht mehr helfen kann und schon

7.6 Soziale Rolle

Lernkasten Fortsetzung — **Soziale Rolle**

während des Helfens sein eigenes Tun in Frage stellt, so handelt es sich hierbei soziologisch gesehen um **Rollendistanz**. Wenn sich eine Krankenschwester mit voller Hingabe und Gewissenhaftigkeit ihrem Beruf widmet und alle Regeln gewissenhaft befolgt, dann handelt es sich aus soziologischer Sicht um **Rollenidentifikation**.

Der Begriff **Rollensektor** beschreibt den sozialen Bereich oder Wirkungskreis, über den sich eine Rolle erstreckt (z. B. Familie als Rollensektor für die Vaterrolle).

Die Rolle eines Menschen verbindet Kultur und Persönlichkeit. Sie ist insofern ein Teil der Kultur, als daß sie deren Modellvorstellungen entspricht. Weil jedes Individuum in seinem Verhalten immer ein wenig von den kulturellen Modellen der Rolle abweicht und zudem zur Übernahme mehrerer Rollen gezwungen wird, kann es zu **Rollenkonflikten** kommen. Man unterscheidet Intrarollenkonflikte und Interrollenkonflikte:

- Ein **Intrarollenkonflikt** liegt vor, wenn zwei oder mehrere unterschiedliche, sich gegenseitig ausschließende Tendenzen von demselben Rolleninhaber gleichzeitig erfüllt werden müssen. Beispiel: Diesen Rollenkonflikt erleben Ärzte, die versuchen, dem Patienten eine intensive und umfassende Untersuchung zukommen zu lassen, sich aber unter dem Zeitdruck und der Menge der wartenden Patienten gar nicht in der Lage sehen, diese durchführen zu können.
- Der **Interrollenkonflikt** entsteht, wenn zwei verschiedene Rollen ein und derselben Person im Widerspruch zueinander stehen. Beispiel: Dieser Rollenkonflikt kann entstehen zwischen der Rolle des Arztes und der Rolle des fürsorglichen Familienvaters. Hierbei gerät der Vater zunehmend in Konflikt zwischen den familiären Verpflichtungen und den hohen zeitlichen und körperlichen Anforderungen, die der Beruf mit sich bringt.

7.6.a — Antwort: C

Der Fragentext gibt die Definition des Begriffs **Rollensektor**.
zu (E) **Statusinkonsistenz**: Soziale Merkmale differieren erheblich, weil sie auf einer unterschiedlichen Rangstufe stehen (z.B. König kauft bei Aldi ein).

7.6.1 — Antwort: D

☞ Lernkasten: Soziale Rolle

Bei einem **Intra-Rollenkonflikt** liegen widersprüchliche Rollenerwartungen an einen Rolleninhaber vor. Ein Beispiel hierfür ist ein Arzt, an den durch die Patienten einerseits und das Pflegepersonal andererseits widersprüchliche Erwartungen gerichtet werden (D).
zu (B) **Inter-Rollenkonflikt**: zwei oder mehrere Rollen sind untereinander nicht vereinbar, weil sie zu verschiedenen sozialen Systemen gehören (Rolle des Vaters und Rolle des Arztes).
Aussagen A, C und E beschreiben keinen der genannten Rollenkonflikte.

7.6.2 — Antwort: C

☞ Lernkasten: Soziale Rolle

Bei einem **Intra-Rollenkonflikt** liegen widersprüchliche Rollenerwartungen an einen Rolleninhaber vor. Ein Beispiel hierfür ist ein Arzt, an den durch die Patienten einerseits und das Pflegepersonal andererseits widersprüchliche Erwartungen gerichtet werden. Intra-Rollenkonflikte sind Folgen der sozialen Differenzierung (1, 2). Aussagen (4) und (5) beschreiben einen **Inter-Rollenkonflikt**.

7.6.3 — Antwort: C

Zum **Intra-Rollenkonflikt** siehe Lernkasten: Soziale Rolle.
zu (E) Hier wird ein **Inter-Rollenkonflikt** beschrieben.
Die übrigen Antwortmöglichkeiten haben überhaupt nichts mit Rollenkonflikten zu tun.

7.6.4 — Antwort: E

☞ Lernkasten: Soziale Rolle

7.6.5 — Antwort: B

☞ Lernkasten: Soziale Rolle
zu (B) Hierbei handelt es sich um einen **Interrollenkonflikt**!

7.6.6 — Antwort: B

☞ Lernkasten: Soziale Rolle
zu (A) Die **soziale Distanz** wird gemessen an Art und Umfang der Kommunikation zwischen verschiedenen Personen und Gruppen.
zu (C) ☞ Lernkasten: Handlungstheoretischer Ansatz zur Motivationsanalyse: Modell der **kognitiven Dissonanz**. Eine Person versucht, zwei im Widerspruch stehende Erkenntnisse in Einklang zu bringen, indem sie entweder ihre Einstellung oder ihr Verhalten ändert. Die Entscheidung fällt dabei überwiegend zugunsten der Einstellungsänderung aus, weil dadurch die gewohnte Bedürfnislage beibehalten werden kann.
zu (E) **Sekundäre Devianz**: Abweichendes Verhalten, das erst durch Reaktionen der Umgebung ausgelöst wird (☞ Lernkasten: Sanktionen).

7.6.7 — Antwort: B

zu (1) und (2) ☞ Lernkasten: Soziale Rolle
zu (3) und (4) ☞ Lernkasten: Psychobiologischer Ansatz der Motivationsanalyse

7.6.8 — Antwort: D

☞ Lernkasten: Soziale Rolle
zu (A) **Sozialer Status**: Position einer Person in der Schichtungshierarchie.

7.6 Soziale Rolle

7.6.9   Antwort: C

☞ Lernkasten: Soziale Rolle
zu (4)   Daraus resultiert ein *Inter*rollenkonflikt.

7.6.10   Antwort: C

☞ Lernkasten: Soziale Rolle

7.6.11   Antwort: E

☞ Lernkasten: Soziale Rolle

7.6.12   Antwort: C

☞ Lernkasten: Soziale Rolle
zu (3) ☞ Lernkasten: Psychobiologischer Ansatz der Motivationsanalyse

7.6.13   Antwort: C

☞ Lernkasten: Soziale Rolle
Unter (**1**) und (**2**) werden **Intra**-Rollenkonflikte beschrieben.
Aussage (**3**) beschreibt keinen Rollenkonflikt.

7.6.14   Antwort: E

☞ Lernkasten: Soziale Rolle
Aussagen (1), (3) und (4) beschreiben **Inter**-Rollenkonflikte.
Aussage (2) beschreibt einen **Intra**-Rollenkonflikt.

7.6.15   Antwort: D

☞ Lernkasten: Soziale Rolle
Aussagen (**1**) und (**3**) sind zutreffend.
Die **Rollendistanz** (**2**) bezieht sich lediglich auf die Einstellung des Rollenträgers zu seiner Rolle. **Soziale Distanz** wird gemessen an Art und Umfang der Kommunikation zwischen Personen, Gruppen etc.

7.6.16   Antwort: E

Auf den **Sündenbock** werden die Enttäuschungen und Feindseligkeiten innerhalb einer Gruppe projiziert. Diese Rolle erhält man zufällig, es handelt sich daher **keineswegs um eine formelle Rolle**. Die übrigen Aussagen treffen zu und sind leicht nachvollziehbar.

7.7 Institution

> **Lernkasten** — **Institution**
>
> Unter dem Begriff **Institution** versteht man eine normierte, verfestigte soziale Ordnung in einem Teilbereich der Gesellschaft. Sie beinhaltet die Gesamtheit von Vorstellungen, Verhaltensweisen und Normen der Gesellschaft.
> Folgende **Merkmale** sind kennzeichnend für eine Institution:
> - Vorhandensein geregelter und stabiler Interaktionsmuster,
> - internalisierte Normen und Wertvorstellungen,
> - definierter Mitgliederkreis,
> - interne Rollendifferenzierung,
> - spezifische Zielorientierung der Mitglieder.
>
> Ihre **Funktionen** bestehen in:
> - Formaler Ordnung sozialer Beziehungen und sozialer Rollen sowie materieller und sozialer Austauschprozesse,
> - Zuordnung von Positionen und Sanktionsmitteln,
> - Regelung sozialer Gratifikation,
> - Repräsentation von Zweckzusammenhängen eines sozialen Systems.
>
> Unter **Institutionalisierung** versteht man einen Prozeß zunehmender Verfestigung des Verhaltens, so daß sich relativ konstante Handlungs- und Beziehungsmuster ausbilden. Abweichendes Verhalten, Spontanität oder Enthusiasmus werden geringer, die Verhaltenskonformität größer, die Normakzeptierung hoch, die Normkenntnis genau, die Sanktionierung stark und die soziale Kontrolle rigide. Institution ist daher nicht gleichbedeutend mit dem Begriff **Organisation**: einer Institution ist man unterworfen, einer Organisation gehört man an.
>
> Der Begriff **totale Institution** beschreibt eine gesellschaftliche Einrichtung, die den Handlungs- und Freiheitsraum ihrer Mitglieder stark einschränkt (z.B. Kaserne, Gefängnis). Kennzeichen der totalen Institution sind:
> - festgelegter Ort,
> - festgelegter Tagesablauf,
> - geringer Freiheitsspielraum,
> - soziale Distanz unter den Mitgliedern.

7.7.1   Antwort: A
☞ Lernkasten: Institution

7.7.2   Antwort: E
☞ Lernkasten: Institution

7.7.3   Antwort: C

☞ Lernkasten: Institution

zu (C) Auch in einem Gefängnis sind – trotz sozialer Distanz – informelle Beziehungen zwischen „Mitgliedern" möglich.

7.7.4   Antwort: D

☞ Lernkasten: Institution

zu (4) Institution ist nicht gleichbedeutend mit dem Begriff **Organisation**. Einer Institution ist man unterworfen, einer Organisation gehört man an!

8 Gesundheits- und Krankheitsverhalten

Die Fragen dieses Kapitels setzen sich einerseits mit dem Zustand des Krankseins, andererseits mit dem Verhalten, das zum Zeitpunkt der Erkrankung einsetzt und mit den vielen Faktoren, von denen dieses Krankheitsverhalten abhängt (z.B. Krankenrolle, Krankheitsgewinn) auseinander. Der **Zustand des Krankseins** läßt sich als physiologische oder psychische Veränderung oder Störung beschreiben, die von dem Kranken selbst subjektiv empfunden wird (z.B. Schmerzen), aber auch mittels objektiver Kriterien (z.B. Laborparameter) nachweisbar ist.

8.1 Erklärungsmodelle von Krankheit und Kranksein

Insgesamt kennt man vier Erklärungsmodelle von Krankheit und Kranksein:

- **Biomedizinisches Modell**: Krankheit als Ausdruck biologischer (physiologischer, biochemischer) Fehlfunktionen; dies gilt sowohl für somatische wie auch für psychische Erkrankungen. Die Ursache der Krankheit steht im Hintergrund, das Hauptaugenmerk liegt auf den patho(physio)logischen Veränderungen, auf deren Basis das Symptom entsteht. Folglich liegt das Therapieziel in einer Beseitigung der pathologischen Faktoren.

- **Psychoanalytisches Modell**: Krankheit als Spiegel intrapsychischer Konflikte. Diese Konflikte entstehen aus den divergierenden Bedürfnissen des Es (Triebe) und des Über-Ichs (Moral). Wenn sie nicht durch Abwehrmechanismen verarbeitet werden, kann es zur Symptombildung (Somatisierung) kommen. Therapieziel ist die Aufdeckung und Verarbeitung der intrapsychischen Konflikte.

- **Verhaltenstheoretisches Modell**: Ursache für das Auftreten von Krankheiten sind erlernte Verhaltensweisen. Ziel der Therapie ist das systematische Verlernen dieser Verhaltensweisen und das Erlernen neuer gesundheitsförderlicher Verhaltensarten.

- **Soziologisches Modell**: Das Auftreten von Krankheiten wird unter zwei Annahmen betrachtet:
    a) Die Gesellschaft definiert, welches Verhalten als abweichend (deviant) und damit als krankhaft zu bezeichnen ist.
    b) Soziale Faktoren (soziale Rolle, Rollenerwartungen, Rollenkonflikte) können Krankheitsprozesse auslösen.

8.1.1 Antwort: E

Das Beispiel illustriert das **Modell des sozialen Vergleichsprozesses**. Alle Mitglieder der Gruppe (Klasse) verfolgen ein gemeinsames Ziel (Sieg des Wettbewerbs). Innerhalb der Gruppe kommt es zu Rollenverteilung, -differenzierung, Führungs- und Leitungsfunktionen, um das Erreichen des Ziels zu unterstützen.

zu (A) **Health-Belief-Modell**: Beschreibung von Faktoren, die für präventives Verhalten verantwortlich sind.

zu (B) **Sekundäre Prävention**: Maßnahmen, die der Verschlimmerung/Chronifizierung einer Krankheit entgegenwirken sollen (Früherkennung, Screening).

zu (C) **Strukturelle Prävention**: Begriffsschöpfung des IMPP? Mir sagt dieser Terminus jedenfalls nichts.

zu (D) **Modell der Kompetenzerwartung**: gehört nach Parson zu den Rollenerwartungen, die ein Patient an einen Arzt stellt.

8.1.2 Antwort: B

Der vorliegende Fragentext beschreibt ein Vorgehen, daß sich am **Modell des sozialen Vergleichsprozesses** orientiert: Alle Mitglieder einer Gruppe (Klasse) konzentrieren sich auf ein gemeinsames Ziel (Nichtrauchen → Wettbewerbsgewinn → Klassenfahrt). Innerhalb der Gruppe entstehen während dieses Prozesses unterschiedliche Rollendifferenzierungen und -verteilungen, damit das erwünschte Ziel erreicht werden kann.

zu (1) Das **Modell der Kompetenzerwartung** ist eine Komponente des von PARSONS beschriebenen Konzepts der Arztrolle.

zu (3) Zum **Health-Belief-Modell** ☞ Lernkasten: Health-Belief-Modell.

8.2 Prävention

Fragen zur Prävention und zum Health-Belief-Modell werden immer wieder gerne gestellt, also gut aufgepaßt!

Lernkasten — **Health-Belief-Modell**

Nach dem **Health-Belief-Modell** hängt die Motivation, präventive Leistungen des Gesundheitssystems in Anspruch zu nehmen von sog. *health beliefs* ab. Darunter versteht man Einstellungen gegenüber der eigenen Gesundheit, die zum einen durch die Wertigkeit bzw. Attraktivität eines Ziels, zum anderen durch die subjektiv empfundene Wahrscheinlichkeit, dieses Ziel zu erreichen, beeinflußt werden. Dazu zählen:
- der Glaube an die Wirksamkeit präventiver Maßnahmen (Vorerfahrungen!),
- die Bewertung der Gefährlichkeit der Erkrankung (je belastender der eigene Gesundheitszustand, desto höher die Inanspruchnahme),
- die subjektive Beurteilung der eigenen Krankheitsanfälligkeit (je höher das Lebensalter, desto höher die Inanspruchnahme),

Prävention — 8.2

Lernkasten Fortsetzung — Health-Belief-Modell

▶ die Höhe der Kosten/Opfer (Barrieren), die mit der präventiven Maßnahme verbunden sind und die gleichzeitige Bilanzierung gegenüber dem Nutzen (je höher die Selbstbeteiligung, desto geringer die Inanspruchnahme).

Der objektive Schweregrad der Erkrankung spielt beim Entscheidungsprozeß die geringste Rolle!

Meist ist selbst bei Patienten, bei denen alle genannten Bedingungen erfüllt sind, zusätzlich ein **externaler Anstoß** (z.B. Gesundheitssendung im Fernsehen) oder ein **internaler Anlaß** (z.B. Schmerzen) notwendig, damit präventive Maßnahmen tatsächlich genutzt werden.

Lernkasten — Prävention

Krankheiten können bereits im Vorfeld verhindert bzw. zumindest in ihrer Intensität, Dauer und Auswirkung begrenzt werden. Wichtigstes Mittel hierzu ist die **Prävention** (Vorbeugung). In Abhängigkeit vom *zeitlichen Angriffspunkt* unterscheidet man drei Formen:

▶ **Primäre Prävention**: Beim *gesunden* Menschen soll eine *akute* Erkrankung verhindert werden, indem krankheitsauslösende Faktoren bereits vor dem Wirksamwerden ausgeschaltet werden (z.B. durch Reduktion von Risikofaktoren, Schutzimpfung). Daneben versucht man, Faktoren zum Schutz vor einer Krankheit ausfindig zu machen und zu verstärken. Ziel ist die **Verringerung der Inzidenz** (Häufigkeit des Neuauftretens).

▶ **Sekundäre Prävention**: Bei Personen, die schon erste Krankheitsanzeichen aufweisen, soll eine Verschlimmerung bzw. Chronifizierung der Krankheit verhindert werden. Dazu dienen **Früherkennungsuntersuchungen** und Methoden der **Krisenintervention**.

▶ **Tertiäre Prävention**: Bei Personen in einem fortgeschrittenen Stadium der Erkrankung sollen vermeidbare Folgeschäden verhindert werden. Dies geschieht durch Nachbehandlungen in **Rehabilitation**skliniken oder bei der **Rezidivprophylaxe** (Senkung der Wiederauftretenswahrscheinlichkeit einer Erkrankung).

Lernkasten — Typ A- vs. Typ B-Verhalten

Das **Typ A-Verhalten** ist durch eine Vielzahl von Verhaltenselementen gekennzeichnet, die das Risiko für das Auftreten einer koronaren Herzkrankheit gegenüber dem Typ B-Verhalten um das zwei- bis siebenfache erhöhen. Gemeinsam ist diesen Verhaltenselementen, daß sie mit einer verstärkten adrenergen Reaktion auf Alltagserfahrungen einhergehen. Dazu gehören:

▶ **Verhaltensdispositionen**: Ehrgeiz, Aggressivität, Ungeduld und Rivalität, Konkurrenzstreben, Verantwortungsbereitschaft, Kontrollambitionen,
▶ **Emotionale Reaktionen**: Irritierbarkeit, erhöhte Anfälligkeit für Ärger und Feindseligkeit,
▶ **Spezifische „physiologische" Reaktionen**: Gespannte Aufmerksamkeit, Muskelanspannung, insgesamt Beschleunigung aller Aktivitäten, schnelle und empathische Art zu sprechen.

Das **Typ B-Verhalten** zeichnet sich im Gegensatz dazu durch einen entspannten Lebensstil mit entsprechend geringerem Risiko für koronare Erkrankungen aus.

8.2.a — Antwort: B

Zum Health-Belief-Modell ☞ Lernkasten: Health-Belief-Modell. Die wahrgenommene Mißachtung des präventiven Verhaltens (B ist falsch) spielt hierbei keine Rolle.

8.2.b — Antwort: C
8.2.c — Antwort: E

Dieses Thema wird auch immer wieder gern genommen! ☞ hierzu Lernkasten: Prävention.

8.2.1 — Antwort: B

☞ Lernkasten: Health-Belief-Modell
Die Qualität des sozialen Netzwerkes und die Verfügbarkeit professioneller Hilfe, wie in Antwortmöglichkeit B angegeben, gehören nicht zu den Bestimmungsfaktoren, die nach dem Health-Belief-Modell gesundheitsbezogenes Verhalten fördern.

8.2.2 — Antwort: B
8.2.3 — Antwort: A
8.2.4 — Antwort: D

☞ Lernkasten: Prävention.
Lösungen (C) und (E) haben rein gar nichts mit präventiven Maßnahmen zu tun!

8.2.5 — Antwort: C

Das Thema wird in Lernkasten: Typ A- vs. Typ B-Verhalten „flächendeckend" besprochen.
zu (1) **Herz-Kreislauf-Erkrankungen**, insbesondere koronare Herzkrankheit!
zu (4) Darauf ist ja wohl hoffentlich keiner reingefallen, oder? Genau das Gegenteil ist doch der Fall!

8.2.6 — Antwort: E

Alle Antwortmöglichkeiten sind richtig – wenn ihr noch mehr wissen möchtet, schaut einfach in Lernkasten: Typ A- vs. Typ B-Verhalten.

8.2.7 — Antwort: C

☞ Lernkasten: Prävention
Sekundäre Prävention umfaßt Maßnahmen und Bemühungen, die die Verschlechterung bzw. Chronifizierung einer Krankheit verhindern sollen (Früherkennung, Screening). Antwort **(C)** beschreibt dagegen eine Maßnahme der primären Prävention.

8.2.8 — Antwort: B

☞ Lernkasten: Prävention
Beide Aussagen sind richtig, die Verknüpfung ergibt jedoch keinen Sinn.

8.2.9 — Antwort: E
☞ Lernkasten: Health-Belief-Modell

8.2.10 — Antwort: A
☞ Lernkasten: Prävention
Krebsfrüherkennung gehört in den Bereich der Vorsorgeuntersuchungen/des Screenings, ist also eine Maßnahme der **sekundären Prävention**.
Impfungen sind ein Beispiel für **primäre Prävention**. Raucherentwöhnungskurs und Rezidivprophylaxe gehören in den Bereich der **tertiären Prävention**.

8.2.11 — Antwort: B
☞ Lernkasten: Prävention
Antwortmöglichkeiten 1 und 3 beschreiben Aufgaben der **primären Prävention**. Früherkennung von Krankheiten mit möglichst frühzeitiger Krisenintervention ist das Ziel der **sekundären Prävention**.

8.2.12 — Antwort: C
☞ Lernkasten: Typ A- vs. Typ B-Verhalten
Antwortmöglichkeiten 3 und 4 passen zum Patiententypus mit Typ B-Verhalten.

8.2.13 — Antwort: B
☞ Lernkasten: Prävention
Lediglich Antwortmöglichkeit 2 gehört zu den Maßnahmen der **Primärprävention**.
Antwortmöglichkeit 1: Tertiäre Prävention
Antwortmöglichkeit 3: Sekundäre Prävention

8.2.14 — Antwort: E
☞ Lernkasten: Health-Belief-Modell

8.2.15 — Antwort: E
☞ Lernkasten: Health-Belief-Modell

8.2.16 — Antwort: E
☞ Lernkasten: Prävention
Vorsorgeuntersuchungen (screening) fallen unter den Begriff der **sekundären Prävention**, die zum Ziel hat, Krankheiten im **asymptomatischen Frühstadium** zu erkennen.

8.2.17   Antwort: B

☞ Lernkasten: Health-Belief-Modell
Nach dem Health-Belief-Modell hat der **objektive Schweregrad einer Krankheit** den **geringsten Einfluß** auf die Inanspruchnahme präventiver medizinischer Maßnahmen.

8.2.18   Antwort: B

Als **under-utilizers** werden solche Personen bezeichnet, die trotz vorhandener deutlicher Krankheitszeichen keinen Arzt aufsuchen, sondern dies erst dann tun, wenn sich der Krankheitszustand in einem späteren Stadium befindet.
Over-utilizers zeigen ein genau entgegengesetztes Verhalten, sie rennen nämlich bei den kleinsten „Zipperlein" oder sogar ohne erkennbaren Grund zum Arzt (Antwort **A**).
Antwort **D** beschreibt den Zustand einer **Non-Compliance**.

8.2.19   Antwort: A

☞ Lernkasten: Prävention
Aussage 2 beschreibt die Primärprävention, Aussage 3 die Sekundärprävention.

8.3 Krankheitsverhalten

Der Begriff **Krankheitsverhalten** bezeichnet das Verhalten eines Menschen, der sich für krank hält oder der von einer ärztlich bei ihm festgestellten Krankheit weiß.
Mit dem Begriff **Gesundheitsverhalten** ist das Bestreben eines vermeintlich oder tatsächlich gesunden Menschen gemeint, den Gesundheitszustand zu erhalten oder zu verbessern.

Lernkasten   **Krankheitsgewinn**

Unter **Krankheitsgewinn** versteht man den Vorteil, den eine Person durch Krankheit bzw. Krankheitsverhalten gewinnt. Dabei werden zwei Formen unterschieden:
- ▶ **Primärer Krankheitsgewinn**: Lösung eines intrapsychischen Konflikts durch Symptombildung. Dadurch kommt es zur Reduktion der inneren Spannung und zur Abwehr von Schuld („Flucht in die Krankheit"). Nach FREUDS Auffassung wird eine Neurose als Flucht in die Krankheit oder als vorteilhafte Neubeziehung zur Umwelt zusätzlich gefestigt.
- ▶ **Sekundärer Krankheitsgewinn**: Die eingetretene Erkrankung bringt für den Patienten nachträglich einen Vorteil. Der Kranke erhält z.B. Anteilnahme und Zuwendung und wird von alltäglichen Verpflichtungen entlastet.

Krankheitsverhalten

Lernkasten — Stadien des Krankheitsverhalten

Bevor sich der Kranke zu einem Arzt begibt, ist er meist schon seit geraumer Zeit krank und hat bereits einige **Stadien des Krankheitsverhaltens** durchlaufen. Prinzipiell werden hierbei zwei verschiedene Formen unterschieden:

1. **Hilfe-suchendes Verhalten**: Verhalten, das mit der Vorstellung des Menschen von Krankheit zusammenhängt und das vor der Inanspruchnahme des professionellen Systems stattfindet. Das Ausmaß hängt davon ab, wie die jeweilige Person ihren Zustand einschätzt/wahrnimmt und welche Möglichkeiten sich bieten, diese Situation zu bewältigen (Coping-Potential).
2. **Verhalten des Suchens, Findens und der Inanspruchnahme** medizinischer Hilfen: Hierbei werden fünf Phasen unterschieden:
   - **Symptomwahrnehmung**: In dieser ersten Phase entscheidet sich, ob Symptome als Krankheit bewertet werden oder nicht. Eine wichtige Rolle spielt hierbei die Laienätiologie (☞ Lernkasten: Laienätiologie).
   - **Konsultation von Nichtärzten**: Die Rolle des Kranken wurde angenommen, der Kranke sucht nun nach Rat im **Laiensystem**. Dieses System besteht aus Nicht-Medizinern und macht sich Gedanken über das Zustandekommen einer Erkrankung und deren Therapie (Laienätiologie). Innerhalb dieses Systems gibt es Möglichkeiten der Überweisung zu anderen Instanzen oder Personen (entweder halbprofessionellen oder professionellen)(Laienzuweisungssystem). Die Position des Laiendiagnostikers bzw. Laientherapeuten kann entweder durch den Kranken selbst, aber auch durch Personen aus seinem sozialen Umfeld (Nachbarn, Freunde) wahrgenommen werden. In diese Phase fällt z.B. die Selbstmedikation oder die Bagatellisierung der Symptome mit nachfolgend verzögerter Inanspruchnahme ärztlicher Hilfe.
   - **Kontaktaufnahme** mit Vertretern des professionellen Systems (z.B. Krankenschwester, Arzt).
   - **Übernahme der Patientenrolle** durch Diagnosestellung nach Arzt-Patient-Interaktion. Hier zeigt sich, ob der Patient ärztliche Verordnungen befolgt oder nicht (Compliance).
   - **Aufgabe der Patientenrolle** bei erfolgreicher Behandlung, Beibehaltung der Rolle bei Chronifizierung.

Lernkasten — Laienätiologie

Der Begriff **Laienätiologie** bezeichnet die Alltagsvorstellungen, die sich medizinische Laien über die Ursachen von Krankheiten machen. Sie kann ein Ergebnis familiärer Krankheitsüberlieferungen oder eines durch Presse und Fernsehen beeinflußten Halbwissens sein. Unbewußte Vorgänge führen dazu, daß zufällig mit der Erkrankung auftretende Ereignisse als deren Ursache angesehen werden. Die Vorstellungen der Laienätiologie sind oft so fest verankert, daß auch eindringliche Belehrungen des Arztes manchmal nicht korrigierend wirken können.

Der **größte Anteil aller Zustände** körperlichen Unwohlseins wird im Laiensystem diagnostiziert und therapiert. Bei Mißerfolg weist das Laiensystem den Kranken halbprofessionellen Beratern (Apotheker, Heilpraktiker) und schließlich einem Arzt zu (**Laienzuweisungssystem**). Laienhilfe kann professionelle medizinische Hilfe sowohl **ergänzen** (Nachsorge, Rehabilitation), als auch mit ihr **konkurrieren**.

8.3.a   Antwort: D

Auch ohne jeglichen Kommentar ist diese Antwort wohl reflexartig klar, oder? Wer trotzdem noch Informationsbedarf hat, führe sich Lernkasten: Stadien des Krankheitsverhaltens zu Gemüte.

8.3.b   Antwort: A

Tja, so passiert das in der Realität tatsächlich häufig! Der Patient bemüht hier die **Laienätiologie**. Damit werden Alltagsvorstellungen bezeichnet, die sich medizinische Laien über die Ursachen von Krankheiten machen. Siehe hierzu und zum Laienzuweisungssystem auch Lernkasten: Laienätiologie.

- zu (C) **Internale Kontrollüberzeugung**: Das Eintreten bestimmter Ereignisse wird der eigenen Person zugeschrieben.
- zu (D) **Reaktionsbildung**: Abwehrmechanismus, bei dem abgewehrte Gefühle ins Gegenteil verkehrt werden (aus Neid wird übermäßige Bewunderung).
- zu (E) **Sekundäre Devianz**: Abweichendes Verhalten wird durch Reaktion der Umwelt verstärkt.

8.3.1   Antwort: B

Die Erwartungen der Patientin sind ein Beispiel für **internale Kontrollüberzeugung** (B), da sie das Eintreten bestimmter Ereignisse der eigenen Person zuschreibt. Werden hierfür aber Umweltfaktoren oder andere Menschen zur Verantwortung gezogen, spricht man von **externaler Kontrollüberzeugung**.

- zu (A) **Attribuierung**: Ursachenforschung für beobachtete oder erlebte Ereignisse, um eigenes und fremdes Verhalten zu erklären.
- zu (C) **Primäre Prävention**: Bei einem gesunden Menschen soll eine akute Krankheit verhindert werden.
- zu (D) **Rationalisierung**: Abwehrmechanismus, bei dem durch unbewußt falsche Begründung widersprüchliche Triebsituationen überspielt werden.
- zu (E) **Sekundärer Krankheitsgewinn**: Aus der Erkrankung erwachsen für den Patienten nachträglich Vorteile.

8.3.2   Antwort: C

☞ Lernkasten: Stadien des Krankheitsverhaltens
Der Fragentext beschreibt das **Laienzuweisungssystem** (C).

- zu (B) **Laienätiologie**: Alltagsvorstellungen, die sich Laien (Nicht-Mediziner) über das Zustandekommen einer Krankheit und deren Therapie machen.
- zu (D) **Patientenkarriere**: Lange Krankengeschichte mit Beanspruchung sämtlicher Institutionen des Gesundheitswesens.

8.3.3   Antwort: B

☞ Lernkasten: Krankheitsgewinn
Wenn die Erkrankung dem Kranken nachträglich einen Vorteil (hier Zuwendung) bringt, handelt es sich um einen **sekundären Krankheitsgewinn**, **B** ist richtig.
Lösungen **A** und **C** können nach Freud zum primären Krankheitsgewinn gezählt werden (Verringern einer intrapsychischen Spannung durch Symptombildung).

8.3.4 — Antwort: D

Das Konzept des **Health locus of control** wurde 1982 von WALLSTON und WALLSTON postuliert. Danach haben generalisierte Erwartungen einen Einfluß auf das Krankheitsverhalten. Die Einflußmöglichkeiten werden dabei entweder sich selbst (**intern**) – (Antworten **1** und **2**), anderen **Menschen (extern – powerful others**) oder aber dem Schicksal bzw. dem Zufall (**extern – fatalism**) zugeschrieben.
Situationsabhängige Einflüsse auf den Krankheitsverlauf werden in diesem Konzept nicht berücksichtigt (Aussage **4** ist daher falsch).

8.3.5 — Antwort: C

Für Koronarpatienten ist eine Verbesserung der interozeptiven Wahrnehmung von großer Bedeutung, weil sie oftmals eine Neigung haben, ihre kardiovaskuläre Belastung zu **unterschätzen** (!). Aussage **1** ist also richtig, Aussage **2** falsch. Koronarpatienten zeigen oft ein Typ-A-Verhalten, ☞ Lernkasten: Typ A- vs. Typ B-Verhalten.

8.3.6 — Antwort: B

☞ Lernkasten: Stadien des Krankheitsverhalten

8.3.7 — Antwort: B

zu (A) ☞ Lernkasten: Handlungstheoretischer Ansatz zur Motivatiobsanalüße: Modell der kognitiven Dissonanz. Eine Person versucht, zwei im Widerspruch stehende Erkenntnisse in Einklang zu bringen, indem sie entweder ihre Einstellung oder ihr Verhalten ändert. Die Entscheidung fällt dabei überwiegend zugunsten der Einstellungsänderung aus, weil dadurch die gewohnte Bedürfnislage beibehalten werden kann.
zu (B) und (C) ☞ Lernkasten: Krankheitsgewinn
zu (D) **Aversions-Aversions-Konflikt:** Nach LEWIN liegen intrapsychischen Konflikten immer Annäherungs- (Appetenz) und Vermeidungstendenz (Aversion) zugrunde. Bei einem Aversions-Aversions-Konflikt liegen zwei Auswahlmöglichkeiten vor, die beide unangenehme Konsequenzen haben (z.B. unangenehmer amulanter Eingriff versus Operation mit stationärem Aufenthalt).
☞ Lernkasten: Psychobiologischer Ansatz der Motivationsanalyse
zu (E) **Symptomverschiebung**: Hilfsmittel der Kommunikationstherapie nach WATZLAWICK. Der Patient wird aufgefordert, sein bisheriges problematisches Verhalten, welches das zu behandelnde Symptom zur Folge hatte, unverändert beizubehalten, es jedoch zugleich von der inneren Bewertung her zu verändern.

8.3.8 — Antwort: C

☞ Lernkasten: Laienätiologie
zu (4) Die **arztaverse Einstellung** kann sicherlich aus dem Umgang mit dem Laiensystem entstehen, ist jedoch kein Beispiel für die Laienätiologie.

8.3.9 Antwort: E

zu (A) und (B) Unter **Gruppenkohäsion** wird die Identifikation der einzelnen Mitglieder einer Gesamtgruppe, die gemeinsam an der Verwirklichung eines Ziels arbeiten, verstanden. Hierbei entsteht ein Zusammengehörigkeitsgefühl (**Solidarität**), das zur gegenseitigen Loyalität der einzelnen Mitglieder führt.

zu (C) Als **positive Verstärkung** wirken solche Reize/Situationen, die die Auftretenswahrscheinlichkeit einer Handlung/eines Verhaltens erhöhen (z. B. Hundekräcker als Belohnung für erfolgreiches Apportieren der Hausschuhe).

zu (D) und (E) ☞ Lernkasten: Krankheitsgewinn

8.3.10 Antwort: E

zu (A), (B) und (C) Wenn das Eintreten eines bestimmten Ereignisses der eigenen Person zugeschrieben wird, bezeichnet man dies als **internale Kontrollüberzeugung**. Werden hingegen Umweltfaktoren dafür verantwortlich gemacht, spricht man von **externaler Kontrollüberzeugung**. Bei der das Leben eines Menschen bestimmenden Kontrollüberzeugung (**Attributionsstil**) handelt es sich um eine Persönlichkeitsvariable.

zu (D) ☞ Lernkasten: Typ A- vs. Typ B-Verhalten

zu (E) Zum sozialen Netzwerk zählen nahestehende Personen aus Familie und Verwandtschaft, Nachbarschaft, Arbeitskollegium etc.

8.3.11 Antwort: D

☞ Lernkasten: Krankheitsgewinn

Alle übrigen Lösungen sind Beispiele für den **sekundären Krankheitsgewinn** (Entlastung von Alltagsverpflichtungen, vermehrte Rücksichtnahme und Zuwendung durch Angehörige oder die Zuerkennung einer Rente).

8.3.12 Antwort: A

zu (1) und (2) ☞ Lernkasten: Laienätiologie
zu (3) ☞ Lernkasten: Health-Belief-Modell

8.3.13 Antwort: C

Der Begriff **Krankheitsverhalten** bezeichnet das Verhalten eines Menschen, der sich für krank hält oder der von einer ärztlich bei ihm festgestellten Krankheit weiß.
Mit dem Begriff **Gesundheitsverhalten** ist das Bestreben eines vermeintlich oder tatsächlich gesunden Menschen gemeint, den Gesundheitszustand zu erhalten oder zu verbessern.
Aussagen 1 und 5 beschreiben **präventive Maßnahmen** zur Krankheitsverhütung, es kann sich hierbei also schlecht um Krankheitsverhalten handeln.

8.3.14 Antwort: E

☞ Lernkasten: Laienätiologie

8.3.15 — Antwort: E

☞ Lernkasten: Stadien des Krankheitsverhalten

8.3.16 — Antwort: C

☞ Lernkasten: Krankheitsgewinn
Aussage C beschreibt den **primären Krankheitsgewinn**.

8.3.17 — Antwort: B

Zu den Stadien des Krankheitsverhaltens ☞ Lernkasten: Stadien des Krankheitsverhalten
Der Begriff **Gegenübertragung** entstammt der Psychoanalyse und bedeutet, daß ein Therapeut, der von seinem Patienten eine Rolle (z. B. die Vaterrolle) zugeschrieben bekommt (Übertragung), diese auch tatsächlich übernimmt.

8.4 Krankenrolle

Als **Krankenrolle** bezeichnet man die Summe der Erwartungen, die von der Gesellschaft an einen kranken Menschen gerichtet werden.

8.4.1 — Antwort: A

☞ Kommentar zu 8.4.3.
Nach Parsons wird der Patient für seinen Zustand **nicht verantwortlich** gemacht. Der Slogan „AIDS kriegt man nicht, AIDS holt man sich" unterstellt, daß dieser Aspekt auf AIDS-Kranke nicht zutrifft (A).

8.4.2 — Antwort: E

Es gibt viele Gründe für einen starken Raucher, sich nicht an den Rat seines Hausarztes zu halten, das Rauchen aufzugeben:
▶ **Normen einer Mitgliedschafts- oder Bezugsgruppe** (z. B. Stammtischkumpels): Soziale Normen werden durch Verhaltenserwartungen bestimmt. Für jedes Gruppenmitglied ergibt sich daraus ein Bündel von Verhaltensnormen, deren Einhaltung negativ (z. B. Ausschluß aus der Gruppe) oder positiv (z. B. Wahl zum Gruppenleiter) sanktioniert wird. Durch Normen kann also akzeptiertes oder nicht akzeptiertes Verhalten festgelegt werden.
▶ **Geringe Zukunftsorientierung**, z. B. aufgrund von Einsamkeit oder schwerer Krankheit (Für mich interessiert sich doch sowieso keiner, warum soll ich also gesund leben?).
▶ **Annahme einer ungünstigen Aufwand-Nutzen-Beziehung** durch den Patienten im Sinne des Health-Belief-Modells (☞ Lernkasten: Health-Belief-Modell).

8.4.3 — Antwort: D

☞ Lernkasten: Laienätiologie

Die **Besonderheiten und Verpflichtungen der Krankenrolle** wurden von PARSONS zusammengefaßt:

▶ Aufgrund seiner Krankheit wird es dem Menschen unmöglich, seinen normalen Verpflichtungen nachzukommen, er wird automatisch davon befreit.
▶ Da der Krankheitseintritt kaum beeinflußbar ist, wird der Patient für seinen Zustand nicht verantwortlich gemacht.
▶ Das soziale Umfeld und die Gesellschaft erwarten von dem Kranken, daß er so schnell wie möglich wieder gesund werden will.
▶ Gegenüber dem behandelnden Arzt und dem ärztlichen Hilfspersonal wird von dem Kranken Kooperationswille erwartet.

Die zweite Aussage ist also richtig.
Aussage 1 ist dagegen offensichtlich falsch: Nicht **alle** somatischen Krankheiten entbinden von Alltagspflichten, so z. B. Bagatellerkrankungen wie Schnupfen oder Heiserkeit.

8.5 Krankheitsverarbeitung

Erst in neuerer Zeit finden Bewältigungsstrategien zur Krankheitsüberwindung Beachtung. Man hat mittlerweile erkannt, daß ein gesunder Geist nicht nur Folge eines gesunden Körpers ist („mens sana in corpore sano"), sondern daß auch die umgekehrte Folge gilt.

8.5.1 — Antwort: C

Bewältigungsverhalten bezeichnet man auch als **Coping**. Nach dem von Lazarus 1966 entwickelten **Coping-Modell** spielen neben physiologischen und emotionalen auch kognitive Prozesse eine entscheidende Rolle, d.h. der Patient beurteilt seine eigenen Möglichkeiten. Der Ablauf einer Bewältigungsreaktion beinhaltet in der Regel die

▶ Informationssuche
▶ direkte (sofortige) Aktion
▶ Aktionshemmung (Fatalismus)
▶ intrapsychische und kognitive Reaktionen (z.B. Resignation (C))
▶ Hilfesuchen bei anderen.

Im Anschluß an die Bewältigungsreaktion erfolgt eine **Neubewertung** der Situation. Danach ist die Reaktion entweder abgeschlossen oder aber der Kranke durchläuft erneute Bewältigungsvorgänge.

8.5 Krankheitsverarbeitung

8.5.2 **Antwort: D**

Das Verhalten des Patienten ist ein Beispiel für **Reaktanz**: Eine Person widersetzt sich einer Beschränkung ihres Verhaltens und versucht so, den verlorenen Handlungsspielraum wiederzugewinnen (Trotzreaktion nach dem Motto: Jetzt erst recht!)

zu (A) Bei dem Abwehrmechanismus **Regression** kommt es zum Rückfall auf entwicklungsgeschichtlich frühere Stufen (Bsp.: ein Schulkind beginnt erneut mit dem Daumenlutschen, weil es sich zurückgesetzt fühlt). ☞ Lernkasten: Psychoanalytischer Ansatz der Motivationsanalyse: Abwehrmechanismen

zu (B) ☞ Lernkasten: Hilflosigkeit und Resignation

zu (C) ☞ Lernkasten: Krankheitsgewinn

zu (E) Als **Resignation** bezeichnet man eine Verzichtsleistung, durch die sich der Patient seinem Schicksal fügt, auf das er mit Hilflosigkeit oder einem Gefühl der Hoffnungslosigkeit reagiert. ☞ Lernkasten: Hilflosigkeit und Resignation

8.5.3 **Antwort: A**

☞ Lernkasten: Psychoanalytischer Ansatz der Motivationsanalyse: Abwehrmechanismen

Im vorliegenden Beispiel wird der Abwehrmechanismus der **Verleugnung** beschrieben. Hierbei werden unangenehme Realitäten (Risiken der Operation) negiert, weil der Patient diese nicht wahrhaben will. Dieser Abwehrmechanismus läßt sich durch die Redensarten „was ich nicht weiß, macht mich nicht heiß" bzw. „den Kopf in den Sand stecken" beschreiben.

zu (1) **Dissimulation** bedeutet Herunterspielen von Symptomen und gehört neben der Erwünschtheit und der Simulation zu den Antworttendenzen bei der Selbsteinschätzung von Probanden.

zu (2) Bei der Verleugnung spielen äußere Einflüsse eine Rolle. Das Gegenteil ist bei der **Verdrängung** der Fall. Hierbei handelt es sich um den häufigsten Konfliktlösemechanismus. Ein Konflikt wird aus dem Bewußtsein verdrängt, so daß er ähnlich wie beim Blickabwenden nicht mehr beachtet wird. Im Gegensatz zum Vergessen stellt die Verdrängung also eine nicht gelungene Verarbeitung des Unterdrückten dar.

zu (3) **Sensitivierung** bezieht sich unter anderem auf den Umgang bzw. die Wahrnehmung von Schmerz. Sie entspricht im Gegensatz zu Repression (Unterdrückung) einer intensiveren Wahrnehmung von Schmerzen.

zu (4) **Sublimierung** bezeichnet einen Vorgang, bei dem triebhafte Bedürfnisse (meist Libido) durch gesellschaftlich anerkannte Ersatzhandlungen (schöpferisch, künstlerisch, sozial engagiert etc.) befriedigt werden.

8.5.4   **Antwort: E**

Vorreiter für alle **Selbsthilfegruppen** sind die Anonymen Alkoholiker, die bereits im Jahr 1935 gegründet wurden. Bei den verschiedenen Formen von Selbsthilfegruppen unterscheidet man:
- Rehabilitationsgruppen,
- Gruppen, die der Primärversorgung dienen (z. B. für Multiple-Sklerose-Erkrankte),
- Gruppen, deren Ziel eine Verhaltensänderung ist (z. B. Weight-Watchers, Anonyme Alkoholiker).

Selbsthilfegruppen nehmen vor allem im Rahmen der primären Prävention eine wichtige Rolle ein (☞ Lernkasten: Prävention). Ihre **Aufgaben** sind:
- Informationsvermittlung (z. B. durch Broschüren, Vorträge),
- Psychische Unterstützung durch Austausch untereinander und entsprechende Betreuung,
- Stützung des Selbstwertgefühls und Festigung der Widerstandskraft durch die Tatsache, daß man im Kreise von gleichartig Betroffenen ist,
- Stabilisierung der personalen und sozialen Identität (Anerkennung innerhalb der Gruppe).

8.5.5   **Antwort: E**

In einer Untersuchung über das **Ausmaß von präoperativen Ängsten** und dem postoperativen emotionalen Verhalten stellte JANIS folgende Zusammenhänge fest:
- Ein sehr hohes Maß, wie auch ein sehr geringes Maß an präoperativer Angst gehen mit starken postoperativen Störungen einher.
- Die geringsten emotionalen Störungen nach einer Operation ergeben sich bei einem mittleren Maß an Angst.
- Zusätzlich maßgebend sind natürlich die Informationsvermittlung seitens des klinischen Personals sowie der individuelle Stil der Angstbewältigung.

9 Arzt-Patient-Beziehung

Dieses Kapitel beschäftigt sich mit den Faktoren, die das Arzt-Patient-Verhältnis beeinflussen. Die hier beschriebenen und abgefragten Sachverhalte sind dabei nicht nur für das bevorstehende Physikum sondern tatsächlich für den späteren klinischen Alltag wichtig. Hier lernt Ihr also wirklich fürs Leben!

9.1 Arztrolle

Der Begriff **Arztrolle** bezeichnet die Summe der gesellschaftlichen Erwartungen an das Verhalten eines Arztes.

Lernkasten — **Rollenerwartungen an den Arzt nach Parsons**

PARSONS definierte die Rollenerwartungen, die an den Arzt gestellt werden:
- **Universelle Orientierung**: Ein Arzt soll jeden Patienten ohne Einschränkung behandeln.
- **Affektive Neutralität**: Der Arzt soll sachlich und unbeeinflußt von eigenen Emotionen handeln.
- **Uneigennützigkeit, Altruismus** oder **Kollektivorientierung**: Bei der Patientenbehandlung sollen keine eigennützige Gedanken eine Rolle spielen (Abrechnung überflüssiger Untersuchungen).
- **Funktionale Spezifität**: Das ärztliche Handeln soll sich auf das Erkennen und Behandeln von Krankheiten beschränken. Dabei soll der Arzt die ihm zugewiesenen Grenzen nicht überschreiten (nur die den Fachbereich betreffenden Krankheiten behandeln).
- **Fachliche Kompetenz**: Die an ihn gestellten Anforderungen soll der Arzt optimal erfüllen.

Lernkasten — **Professionalisierung des Arztberufs**

Unter dem Begriff „**Professionalisierung**" versteht man das Ordnen und Zusammenfassen von Tätigkeiten zu gesellschaftlich anerkannten Berufen sowie bei bereits bestehenden Berufen die Spezialisierung und Differenzierung der Ausbildung.
Merkmale der Professionalisierung des Arztberufs sind:
- Selbstkontrolle bzw. kollegiale Kontrolle durch die Berufsgruppe (Berufsgerichte),
- berufliche Autonomie und Selbständigkeit,
- funktionale Differenzierung ärztlicher Tätigkeitsfelder, d.h. berufsinterne Arbeitsteilung (Fachärzte),

> **Lernkasten Fortsetzung** **Professionalisierung des Arztberufs**
>
> ▶ Kontrolle des Arbeitsinhaltes anderer Berufe (z.B. Krankenpflege),
> ▶ Prestige- und Einkommensvorteile gegenüber nichtärztlichen Leistungsanbietern,
> ▶ Leistungen werden weitgehend als Monopol angeboten, das durch den Staat geregelt und verteidigt wird,
> ▶ Lizenz z.B. zum Ausstellen von Rezepten,
> ▶ wissenschaftlich begründete Diagnostik und Therapie,
> ▶ Weiterbildung und Erfahrungsaustausch, standardisierte Ausbildung.

9.1.a   Antwort: B

☞ Lernkasten: Professionalisierung des Arztberufs

9.1.b   Antwort: E

Die Kassenärztlichen Vereinigungen als Körperschaften des öffentlichen Rechts haben vom Staat einen sog. Sicherstellungsauftrag, d.h. sie haben die medizinische Versorgung der Mitglieder der gesetzlichen Krankenkassen sicherzustellen. Dabei handeln sie nicht nur mit den Krankenkassen die Entgelte für ärztliche Tätigkeiten aus und verteilen die Gelder als Honorare für nachgewiesene Leistungen. Sie überwachen außerdem die Wirtschaftlichkeit ärztlicher Verschreibungspraxis. Die Kassenärztlichen Vereinigungen sind somit „Vermittler" zwischen Arzt und Krankenkasse. An dem Sicherheitsauftrag nehmen die niedergelassenen und die Krankenhausärzte teil.

9.1.1   Antwort: A

Die soziale Distanz in einer Arzt-Patient-Beziehung ist abhängig von der sozialen Herkunft (1), den Sprachcodes (2), der aktuellen Schichtzugehörigkeit und der medizinischen Kompetenz.
Der Altersunterschied zwischen Arzt und Patient und der Familienstand des Patienten können eine soziale Distanz nicht beeinflussen (3 und 4 sind falsch).

9.1.2   Antwort: C

☞ Lernkasten: Rollenerwartungen an den Arzt nach Parsons

Eine emotionale Stabilität des Arztes (**C**) ist sicherlich für die Patientenbetreuung von Vorteil, kann jedoch kaum von jedem Arzt zu jedem Zeitpunkt erwartet werden. Ein Arzt ist schließlich auch nur ein Mensch! Außerdem wird diese Erwartung von **PARSONS** nicht erwähnt.

9.1.3   Antwort: B

Unter der **sozialen Distanz** in der Arzt-Patient-Beziehung versteht man die sozialen Unterschiede zwischen Arzt und Patient. Diese betreffen die soziale Herkunft, die aktuelle Schichtzugehörigkeit, den Sprachcode und die medizinische Kompetenz. Eine große soziale Distanz kann die Kommunikation zwischen Arzt und Patient erheblich erschweren.

9.1.4 — Antwort: C

☞ Lernkasten: Rollenerwartungen an den Arzt nach Parsons

Dr. D. verstieß gegen die **universalistische Einstellung**, da er die Behandlung des HIV-Patienten nach dessen „coming out" ablehnte. Der Arzt soll nach den Rollenerwartungen PARSONS bereit sein, ohne Einschränkung jeden Patienten zu behandeln. Desweiteren wird vom Arzt erwartet, daß er seine Patienten ohne eigennützige Gedanken wie z. B. Einkommenssteigerung oder -verluste behandelt. Da Dr. D. die Behandlung des HIV-Patienten aus Furcht, die anderen Patienten könnten wegbleiben, ablehnte, verstieß er gegen den von PARSONS geforderten **Altruismus**.

9.1.5 — Antwort: C

☞ Lernkasten: Professionalisierung des Arztberufs.
Die ärztlichen Leistungen werden weitgehend als Monopol, das vom Staat geregelt wird, angeboten. Es gibt keine staatlich sanktionierte Konkurrenz zwischen ärztlichen und nichtärztlichen Leistungsanbietern. Aussage (**C**) ist also falsch.

9.1.6 — Antwort: C

Unter der **funktionalen Spezifität** (C) versteht man das Beschränken des ärztlichen Handelns auf das Erkennen und Behandeln von Krankheiten. Die Beratung in weltanschaulichen Dingen ist also keine ärztliche Tätigkeit im Sinne der Rollenerwartung nach PARSONS. ☞ Lernkasten: Rollenerwartungen an den Arzt nach Parsons

9.1.7 — Antwort: B

Mit **funktionaler Spezifität** ist nicht nur gemeint, daß der Arzt sich bei seinem Tun auf das Erkennen und Behandeln von Krankheiten beschränkt, sondern auch, daß die eigenen Fachbereichsgrenzen nicht überschritten werden. Dagegen verstößt der Gynäkologe, der sich für die Mitbehandlung internistischer Krankheiten seiner Patientinnen zuständig erklärt (Aussage 3).
Zu den übrigen Distraktoren ☞ Lernkasten: Rollenerwartungen an den Arzt nach Parsons

9.1.8 — Antwort: E

Unter **Empathie** versteht man eine emotionale Wärme, ein einfühlsames Zugehen auf jeden (!) Patienten und ein Versuch, dessen Gefühle und Gedanken nachzuvollziehen. Dieser Begriff stammt aus der klientenorientierten Gesprächstherapie nach ROGERS. Dieses widerspricht keineswegs der Forderung nach **affektiver Neutralität**. Hiermit ist gemeint, daß der Arzt unbeeinflußt von eigenen Emotionen, wie z. B. Antipathie gegen bestimmte Patienten, handeln soll. Gerade eine echte Empathie bedeutet, daß jeder Patient in seiner Person voll akzeptiert wird, und führt keineswegs zur Ungleichbehandlung. Empathie beinhaltet nicht die bevorzugte Behandlung von Patienten, die einem sympathisch sind! Beide Aussagen sind also falsch.

9.1.9 — Antwort: D

Mit **affektiver Neutralität** ist gemeint, daß der Arzt sachlich und unabhängig von eigenen Gefühlen auf seine Patienten zugeht. In Aussage (**3**) findet sie ein treffendes Beispiel.

zu (1) Die von PARSONS formulierten Rollenerwartungen an den Arzt beziehen sich auf dessen Umgang mit den Patienten. Ein vermittelndes und ausgleichendes Verhalten des Arztes auf der Station ist sicherlich erwünscht und nützlich, hat aber mit den Verhaltenserwartungen nach PARSONS (☞ Lernkasten: Rollenerwartungen an den Arzt nach Parsons) nichts zu tun.

zu (2) Diese Aussage ist ein typisches Beispiel für eine asymmetrische Gesprächsführung.

9.1.10 — Antwort: C

Mit den Rollensektoren, aus denen sich die Arztrolle zusammensetzt, sind wohl **die Verhaltenserwartungen PARSONS** an den Arzt gemeint, ☞ hierzu Lernkasten: Rollenerwartungen an den Arzt nach Parsons

Natürlich sind mit dieser Rolle positionsspezifische Erwartungen, z.B. ein bestimmtes gesellschaftliches Auftreten und ein entsprechender Sprachcode, verknüpft. Wie eigentlich fast alle Berufe ist der Arztberuf bzw. die Arztrolle einem soziokulturellen Wandel unterworfen. Man denke dabei an die gesellschaftliche Stellung, die ein Arzt vor 100 Jahren hatte! Die Arztrolle ist eine **erworbene Rolle**. Zugeschriebene Rollen sind vom Individuum nicht beeinflußbar, wie z.B. Geschlecht, Alter, soziale Herkunft.

9.1.11 — Antwort: E

☞ Lernkasten: Professionalisierung des Arztberufs
Unter **Professionalisierung** versteht man Prozesse, die einen entstandenen Beruf in seiner Bedeutung und Eigenständigkeit gegen andere Berufe abgrenzen.
Der Krankenpflegeberuf besitzt Merkmale der Professionalisierung, wie z.B. die Standardisierung der Ausbildung, berufsinterne Arbeitsteilung (Kinderkrankenpflege, Intensivpflege). Ebenso lassen sich aber auch nichtprofessionelle Faktoren feststellen. So besteht z.B. nicht uneingeschränkt berufliche Autonomie und Selbständigkeit. Im Gesundheitswesen ist der Arztberuf der am höchsten professionalisierte.

9.2 Interaktion

Die Interaktion zwischen Arzt und Patient und damit auch der Behandlungsverlauf und Erfolg wird beeinflußt durch institutionelle Rahmenbedingungen, demographische Faktoren (Schichtzugehörigkeit), die Behandlungsart sowie psychologische Effekte.

Lernkasten — **Übertragung und Gegenübertragung**

Die Begriffe Übertragung und Gegenübertragung stammen aus der Psychoanalyse nach FREUD.
- Bei der **Übertragung** projiziert der Patient unverarbeitete emotionale Einstellungen zu Schlüsselfiguren aus der Kindheit auf den Therapeuten. In der Kindheit erworbene, unbewußte Erwartungen werden wiederholt und neu durchlebt. So wird versucht, frühkindliche Konflikte aufzudecken und zu bewältigen.
- Unter **Gegenübertragung** versteht man die unbewußte Reaktion des Arztes auf die Übertragung des Patienten. Mittels Selbstreflexion sollte der Arzt seine Gegenübertragung erkennen und kontrollieren. Sie behindert sonst den Therapieverlauf, andererseits dient ihre Analyse als diagnostisches Hilfsmittel. Dabei sind Balint-Gruppen oft eine große Hilfe.

Lernkasten — **Placeboeffekt**

Ein **Placebo** ist eine wirkstofffreie Substanz, die das gleiche Aussehen hat wie das den Wirkstoff enthaltende Medikament. Auch ohne Wirkstoff kann das Placebo beim Patienten subjektive und objektive Zustandsänderungen hervorrufen. Diese beruhen dann auf **Suggestionsvorgängen**.
- **Hetero**- oder **Fremdsuggestion** bedeutet, daß der Arzt dem Patienten eine bestimmte Erwartung dem Medikament gegenüber vermittelt
- Unter **Autosuggestion** versteht man die vom Patienten selbst erzeugte Erwartungshaltung.

9.2.a — Antwort: D

Zu den Abwehrmechanismen im psychoanalytischen Sinne ☞ Lernkasten: Psychoanalytischer Ansatz der Motivationsanalyse.
Mit Übertragung und Gegenübertragung wurden ursprünglich Vorgänge während der Psychoanalyse beschreiben.
Mit **Übertragung** ist gemeint, daß der Patient unverarbeitete emotionale Einstellungen zu Schlüsselfiguren aus seiner Kindheit auf den Therapeuten projiziert. Die **Gegenübertragung** beschreibt die unbewußte Reaktion des Arztes auf die Übertragungsvorgänge des Patienten.

9.2.b — Antwort: A

Bei der **iatrogenen Fixierung** wird der Patient durch das Verhalten des Arztes auf einen bestimmten Sachverhalt oder ein Symptom fixiert. Beispiel: Einem Patienten, der unter funktionellen Oberbauchschmerzen im Rahmen eines psychosomatischen Symptomenkomplexes leidet, wird nach einer Magenspiegelung eine „leichte Schleimhautreizung" mitgeteilt. Diese Mitteilung von seiten des Arztes (iatrogen) kann zur Folge haben, daß sich der Patient gänzlich auf diesen organischen Befund fixiert, u.a. weil er die psychische Genese seiner Beschwerden für sich nicht akzeptieren kann. Auf diese Weise können die Krankheitssymptome aufrecht erhalten und eine hypochondrische Entwicklung eingeleitet werden

9.2.1 — Antwort: B

Das Beispiel beschreibt die iatrogene Fixierung (B): Der Patient wurde durch den Arzt (iatrogen) auf ein bestimmtes Symptom fixiert und hält an seiner Vorstellung fest, auch wenn diese gegenstandslos ist.

- zu (A) Die **Autosuggestion** ist neben der Heterosuggestion der wichtigste psychologische Mechanismus zur Erklärung des Placeboeffektes. Die Autosuggestion beschreibt die vom Patienten selbst erzeugte Erwartung.
- zu (C) Die **Compliance bzw. Non-Compliance** bezeichnet, wie gut der Patient die Anordnungen des Arztes befolgt oder auch nicht.
- zu (D) Die **Reaktanz** ist eine Verhaltensweise, bei der eine Person sich einer Beschränkung ihres Verhaltensspielraums widersetzt und versucht, den verlorenen Handlungsspielraum zurückzugewinnen.
- zu (E) Bei der **Somatisierung** werden psychische Konflikte in körperlichen Beschwerden ausgedrückt.

9.2.2 — Antwort: A

Balintgruppen sind organisierte Arbeitsgruppen von Ärzten, in denen unter Anleitung eines Gruppenleiters regelmäßig problematische Arzt-Patient-Beziehungen besprochen werden. Dabei werden insbesondere das Übertragungsverhalten des Patienten (B), das Übertragungs- und Gegenübertragungsgeschehen beim Arzt (C), die emotionale Beteiligung des Arztes (D) und die unbewußten Motive des Patienten (E) erörtert (Beziehungsdiagnose).

Das in Lösungsvorschlag (A) angegebene Verhaltensmodell von Kanfer („SORKC") umfaßt fünf Bestimmungsstücke als Grundlage eines Lernvorganges.

9.2.3 — Antwort: B

☞ Lernkasten: Übertragung und Gegenübertragung

zu (A), (C), (D) und (E) **Projektion, Identifikation, Verschiebung und Konversion** sind von FREUD beschriebene Abwehrmechanismen, ☞ Lernkasten: Psychoanalytischer Ansatz der Motivationsanalyse.

9.2.4 — Antwort: B

☞ Lernkasten: Übertragung und Gegenübertragung

9.2.5 — Antwort: C

In der **Psychoanalyse** oder **Tiefenpsychologie**, die von FREUD begründet wurde, werden Fehlentwicklungen des Patienten durch dessen Biographie erklärt. Es geht auch darum, unbewußte Prozesse und Konflikte bewußt zu machen. Der Patient soll dabei unter anderem **Trauminhalte, Gedanken, Fehlleistungen, freie Assoziationen** beschreiben, denn sie können Manifestationen unbewußter Prozesse sein. Weitere wichtige Bestandteile sind die Deutung von **Übertragungs- und Gegenübertragungsvorgängen**, ☞ Lernkasten: Übertragung und Gegenübertragung.
Der **Widerstand** des Patienten gegen das Eindringen des Therapeuten in unbewußte Vorgänge macht die ganze Psychotherapie unmöglich. Er muß deshalb vom Therapeuten erkannt und gedeutet und vom Patienten überwunden werden, um eine Weiterführung der Tiefenpsychologie zu gewährleisten.
zu (C) **Intention** bedeutet Absicht. Menschen können durchaus paradoxe, also sich widersprechende Absichten haben. In der psychoanalytischen Therapie finden sie jedoch keine Beachtung.

9.2.6 — Antwort: D

☞ Lernkasten: Übertragung und Gegenübertragung
Die frühkindlichen Emotionen, die der Patient während des Übertragungsvorganges bei der Psychoanalyse auf den Therapeuten überträgt, können sowohl positiv als auch negativ getönt sein.
In Aussage (**1**) wird der Vorgang der Gegenübertragung beschrieben.

9.2.7 — Antwort: D

☞ Lernkasten: Placeboeffekt
Neben Auto- und Heterosuggestion spielen beim **Placeboeffekt** noch Konditionierungsvorgänge und der Rosenthaleffekt eine Rolle. Unter dem **Rosenthaleffekt** versteht man, daß vom Versuchsleiter eine bestimmte Erwartungshaltung ausgeht, die das Verhalten des Patienten so beeinflußt, daß dieser das erwartete Verhalten dann auch tatsächlich zeigt.
Projektion ist einer der von FREUD beschriebenen Abwehrmechanismen, bei dem eigene unerwünschte Einstellungen oder Gefühle unbewußt einer anderen Person zugeschrieben werden. Dieses Phänomen kann nicht zur Erklärung des Placeboeffektes herangezogen werden.

9.2.8 Antwort: D

Die Begriffe **Neurotizismus, Introversion und emotionale Labilität** gehören zum bipolaren Persönlichkeitsmodell nach EYSENCK (☞ Lernkasten: Persönlichkeitsmodell nach EYSENCK). Mit **Regression** wird ein Zurückfallen in frühere Entwicklungsstadien beschrieben. Dieses ist einer der Abwehrmechanismen nach FREUD.
Das genannte Beispiel beschreibt den Vorgang der **iatrogenen Fixierung**, Darunter versteht man, daß ein Patient aufgrund des ärztlichen Verhaltens an bestimmten Symptomen oder Sachverhalten festhält, auch wenn diese sich als gegenstandslos erweisen und dies dem Patienten auch mitgeteilt wird.

9.2.9 Antwort: C

zu (A) und (B) **Projektion** und **Identifikation** gehören zu den Abwehrmechanismen nach FREUD.
zu (C) Mit **Gegenübertragung** ist die unbewußte Reaktion des Arztes auf die Übertragungsvorgänge des Patienten gemeint, wie im Beispiel geschildert, ☞ Lernkasten: Übertragung und Gegenübertragung.
zu (D) Mit **Empathie** ist das einfühlsame Zugehen auf den Patienten gemeint. Diese ist ein Bestandteil der Gesprächstherapie nach ROGERS (☞ Lernkasten: Non-direktive, klientenzentrierte Gesprächstherapie nach Rogers).
zu (E) Die **Generalisierung** ist ein Phänomen, das bei der klassischen Konditionierung auftritt, wenn eine Reaktion durch mehrere ähnliche Reize ausgelöst wird.

9.2.10 Antwort: C

Bei der **Psychoanalyse** werden unter anderem unbewußte frühkindliche Konflikte bewußt gemacht, um neurotische Symtome zu beseitigen. Dieses geschieht häufig gegen einen gewissen Widerstand des ICHs, der überwunden werden muß (Aussage 2 ist falsch). Während der psychoanalytischen Therapie werden unbewußte emotionale Zustände des Patienten auf den Therapeuten projiziert und damit neu durchlebt. Diesen Vorgang nennt man **Übertragung**. Er ist für das Bewußtwerden bis dahin unbewußter Konflikte sehr wirkungsvoll.

9.2.11 Antwort: C

Als **iatrogene Fixierung** bezeichnet man die durch das ärztliche Verhalten oder die ärztliche Meinung bedingte Fixierung eines Patienten auf einen bestimmten Sachverhalt oder ein bestimmtes Symptom. Im genannten Beispiel zielt der Arzt durch seine Anamnese und seine vorwiegend technischen Untersuchungen auf eine rein organische Ursache der Beschwerden des Patienten ab. Dieser übernimmt dann die Einstellung des Arztes, auch wenn sich reichlich psychische Konflikte als Ursache der Symptomatik des Patienten finden lassen könnten. So können sich die Beschwerden des Patienten chronifizieren, da der Patient weiter an eine organische Ursache glaubt. Die übrigen Distraktoren haben mit dem Begriff **iatrogene Fixierung** nichts zu tun.

9.2 Interaktion

9.2.12   **Antwort: E**

Zu **Übertragung** und **Gegenübertragung** ☞ Lernkasten: Übertragung und Gegenübertragung.
Während Übertragungsvorgänge gewünscht sind und der Aufdeckung frühkindlicher Konflikte dienen, sollte die Gegenübertragung möglichst vermieden werden. Sie kann nämlich die Therapie verhindern. Allerdings kann die Analyse der Gegenübertragung dem geschulten Therapeuten ein diagnostisches Hilfsmittel bei der Psychoanalyse sein.

9.2.13   **Antwort: C**

Zum Begriff **Übertragung** ☞ Lernkasten: Übertragung und Gegenübertragung.
Die übrigen Distraktoren haben mit der Übertragung nichts zu tun.

9.2.14   **Antwort: D**

zu (A) und (C)   Abwehrmechanismen dienen dazu, Konflikte ins Unterbewußtsein abzudrängen und damit das ICH vor Angst- und Schuldgefühlen zu schützen. Es resultiert eine Reduktion des Konfliktdrucks.
zu (B)   Wenn ein Arzt einem Patienten eigene, für ihn selbst jedoch nicht akzeptable Motive unterstellt, so handelt es sich um **Projektion**, einem Abwehrmechanismus nach FREUD.
zu (D)   Als **iatrogene Fixierung** bezeichnet man die durch das ärztliche Verhalten oder die ärztliche Meinung bedingte Fixierung eines Patienten auf einen bestimmten Sachverhalt oder ein bestimmtes Symptom.
zu (E)   Unter einem **systematischen Fehler** versteht man, daß Ergebnisse von Untersuchungen immer in eine bestimmte Richtung verfälscht werden. Dieses geschieht, wenn ein Arzt seinen Patienten eigene Motive unterstellt („Meine Patienten sind alle so aggressiv").

9.2.15   **Antwort: B**

Zum **Placebo-Effekt** ☞ Lernkasten: Placeboeffekt.
Wenn weder Arzt noch Patient wissen, ob das Placebo oder ein echtes Pharmakon verabreicht wurden (Doppelblindversuch) können Suggestionsvorgänge zumindest teilweise kontrolliert werden.
Wichtig ist jedoch, daß durch Auto- und Heterosuggestion nicht nur gewünschte Wirkungen sondern auch Nebenwirkungen erzeugt werden können.

9.3 Ärztliches Gespräch

Für die Interaktion zwischen Arzt und Patient, aber auch für die Diagnosefindung und die Erarbeitung von Behandlungsstrategien hat das ärztliche Gespräch eine zentrale Bedeutung. Es besitzt folgende Funktionen:
- Gegenseitige Informationsgewinnung,
- Eröffnung eines Arbeitsbündnisses zwischen Arzt und Patient,
- Aufklärung und Entlastung des Patienten.

Lernkasten — Direktive Gesprächsführung

In der Realität, insbesondere im Krankenhaus ist die Arzt-Patient-Beziehung oft **asymmetrisch,** die ärztliche Gesprächsführung **direktiv.** Der Arzt stellt überwiegend geschlossene Fragen und bestimmt Inhalt und Verlauf des Gesprächs. Dadurch gewinnt er schnell die für ihn wichtigen Informationen, was insbesondere die Anamnese bei weitschweifigen oder sprachlich unsicheren Patienten erleichtert. Andererseits werden die Äußerungsmöglichkeiten des Patienten sehr eingeschränkt, wodurch unter Umständen dem Arzt wichtige anamnestische Details entgehen. So entsteht das Risiko, daß das differentialdiagnostische Denken des Arztes eingeengt wird. Desweiteren trifft der Arzt die Entscheidungen alleine, häufig werden Diagnosen dem Patienten kaum erläutert.

Nach SIEGRIST ist das **asymmetrische Gesprächsverhalten** geprägt durch:
- Nicht-Beachten von Fragen und Einwänden des Patienten,
- Themen- oder Adressatwechsel seitens des Arztes,
- Suggestivfragen,
- funktionale Unsicherheit: der Arzt gibt vor, bestimmte Untersuchungsergebnisse noch nicht zu kennen,
- Beziehungskommentar: der Inhalt der Frage wird übergangen, dafür der Beziehungsaspekt kommentiert.

Lernkasten — Non-direktive, klientenzentrierte Gesprächstherapie nach ROGERS

Die **non-direktive Gesprächsführung nach ROGERS** zeichnet sich durch folgende Merkmale aus:
- **Positive Wertschätzung und Akzeptanz**: Der Arzt akzeptiert den Patienten, ohne dieses an Bedingungen zu knüpfen, d.h. unabhängig von dessen Verhalten, Gefühlen und Einstellungen. Das heißt jedoch nicht, daß sämtliche Verhaltensweisen des Patienten gutgeheißen werden.
- **Emotionale Wärme (Empathie):** Der Arzt wendet sich seinem Patienten emotional zu und versucht durch Einfühlung, dessen Gefühle und Gedanken zu verstehen.
- **Echtheit (Kongruenz)**: Der Arzt zeigt seine wahren Gefühle. Sein Verhalten dem Patienten gegenüber deckt sich mit seinen inneren Einstellungen.
- **Unspezifische Eröffnung des Gesprächs mit offenen Fragen**: Dadurch wird dem Patienten ein möglichst großer Raum für Antworten gelassen. Der Patient wird ermutigt, seine Probleme in eigene Worte zu fassen („Was führt Sie zu mir?").
- **Zurückhaltung in der Erteilung von Ratschlägen und Handlungsanweisungen**: Der Patient soll selbst für ihn adäquate Lösungsstrategien erarbeiten.
- **Verbalisierung von Erlebnisinhalten**: Der Arzt gibt dem Patienten Rückmeldung über seine Gefühle und versucht damit, dessen Introspektionsfähigkeit zu fördern. („Sie haben das Gefühl, ihr Vater liebte Sie nicht.")

9.3.a — Antwort: A

In dem genannten Beispiel wird die Frage der Patientin schlichtweg inhaltlich nicht beachtet, der Arzt gibt vor, die Diagnose noch nicht zu kennen (funktionale Unsicherheit). Dieses Verhalten ist typisch für eine asymmetrische Gesprächsführung.
☞ hierzu Lernkasten: Direktive Gesprächsführung.
Die übrigen Aussagen sind falsch und sprechen größtenteils für sich.
zu (D) „Implizieren" bedeutet mit einbeziehen. Die geschilderte Information ist sicherlich nicht implizit an den Patienten gerichtet.
zu (E) Wenn ein und dieselbe Person mehrere Rollen einnimmt und diese im Konflikt miteinander stehen, spricht man von Rollenkonflikt (z.B. Arzt ist der Sohn der Patientin).

9.3.b — Antwort: C

Zur patientenorientierten Gesprächsführung nach Rogers ☞ Lernkasten: Nondirektive, klientenzentrierte Gesprächstherapie nach Rogers.
Die übrigen Aussagen charakterisieren eine asymmetrische Gesprächsführung.

9.3.c — Antwort: D

Der non-direktive Gesprächsstil ist ein wesentliches Merkmal der klientenzentrierten Gesprächsführung nach Rogers.
Die übrigen Aussagen kennzeichnen den asymmetrischen Gesprächsstil nach Siegrist. ☞ hierzu auch Lernkasten: Direktive Gesprächsführung.

9.3.1 — Antwort: B

☞ Lernkasten: Non-direktive, klientenzentrierte Gesprächstherapie nach Rogers
Die Einsicht und die gleichbleibende Aufmerksamkeit werden von Rogers nicht aufgezählt.

9.3.2 — Antwort: A

☞ Lernkasten: Non-direktive, klientenzentrierte Gesprächstherapie nach Rogers

9.3.3 — Antwort: D

☞ Lernkasten: Direktive Gesprächsführung
zu (3) Mit der Steuerungsmacht des Arztes ist gemeint, daß der Arzt den Gesprächsverlauf vorgeben kann.
zu (4) **Restringierter Sprachcode**: begrenzter Wortschatz, kurze, grammatikalisch unvollständige Sätze, knappe Handlungsanweisungen, stereotyper Gebrauch des Vokabulars, Benutzung von Floskeln. Gegenteil: Elaborierter Sprachcode, ☞ Lernkasten: Schichtspezifische Sprachcodes nach Bernstein.

9.3.4 — Antwort: D

☞ Lernkasten: Non-direktive, klientenzentrierte Gesprächstherapie nach Rogers
Die Aussagen (**1**) und (**4**) kennzeichnen den **direktiven Gesprächsstil**, ☞ Lernkasten: Direktive Gesprächsführung.

9.3.5 — Antwort: B

Die **Empathie** ist ein wichtiger Bestandteil der **klientenzentrierten Gesprächsführung nach ROGERS**. Verhaltensempfehlungen oder Verhaltensbewertungen sind kein Bestandteil die Gesprächstherapie! ☞ Lernkasten: Non-direktive, klientenzentrierte Gesprächstherapie nach Rogers.

9.3.6 — Antwort: E

☞ Lernkasten: Direktive Gesprächsführung
Als Gründe für die asymmetrische Kommunikation kommen organisatorische Gegebenheiten (Arbeitsteilung, nur kurzer Kontakt mit dem Patienten im Rahmen des Krankenhausaufenthaltes), mangelnde medizinische Kenntnisse des Patienten, oft dessen restringierter Sprachcode sowie die ärztliche Sozialisation in Frage.

9.3.7 — Antwort: C

Positive Wertschätzung, Echtheit und Empathie sind Komponenten der **klientenzentrierten, non-direktiven Gesprächstherapie** nach ROGERS, die im Lernkasten: Non-direktive, klientenzentrierte Gesprächstherapie nach Rogers weiter erläutert wird. Universalismus und affektive Neutralität zählen zu den fünf Rollenerwartungen nach PARSONS (☞ Lernkasten: Rollenerwartungen an den Arzt nach Parsons).

9.3.8 — Antwort: E

Die Aussagen (2) bis (4) kennzeichnen den **direktiven Gesprächsstil**, ☞ Lernkasten: Direktive Gesprächsführung. Im Gegensatz zur klientenzentrierten Gesprächsführung ist der direktive Stil trotz all seiner Nachteile eher zeitsparend.

9.3.9 — Antwort: C

Echtheit oder Kongruenz (**1**), positive Wertschätzung (**2**), Empathie (**3**) kennzeichnen die **klientenzentrierte Gesprächsführung** nach ROGERS, ☞ Lernkasten: Non-direktive, klientenzentrierte Gesprächstherapie nach Rogers.
Bei der Erteilung von Verhaltensempfehlungen hält sich der Therapeut hingegen eher zurück. Der Patient soll selbst Lösungsstrategien für seine Probleme entwickeln.

9.3.10 — Antwort: C

Die Aussagen (1) bis (3) charakterisieren den **direktiven Gesprächsstil** in der Arzt-Patient-Beziehung, ☞ Lernkasten: Direktive Gesprächsführung.
Diese Art der Gesprächsführung baut sicherlich keine Spannungen beim Patienten ab. Dieses geschieht eher bei der **klientenzentrierten Gesprächsform** nach ROGERS, die sich u. a. durch positive Wertschätzung und Empathie sowie durch einen unspezifischen Beginn des Gesprächs mit offenen Fragen auszeichnet.

9.3.11 — Antwort: A
9.3.12 — Antwort: C

Bei der **psychoanalytischen Therapie** geht es darum, frühkindliche Konflikte als Ursache neurotischer Störungen aufzudecken und zu therapieren. Dabei assoziiert der Patient frei.
Die **klientenzentrierte Gesprächstherapie** nach ROGERS wird im Lernkasten: Nondirektive, klientenzentrierte Gesprächstherapie nach Rogers erläutert.

9.3.13 — Antwort: C

In den Aussagen (1) und (3) werden die mittlerweile wohl bekannten Kennzeichen der **klientenzentrierten Gesprächstherapie** nach ROGERS beschrieben, ☞ Lernkasten: Nondirektive, klientenzentrierte Gesprächstherapie nach Rogers.
Diese Art der Gesprächsführung ist vor allem bei psychischen und psychosomatischen Erkrankungen besonders wichtig. Außerdem bietet sie die Vorteile, daß sie das Arzt-Patient-Verhältnis oft günstig beeinflussen und daß der Arzt über seine Patienten Informationen erhält, die über die eigentlichen somatischen Beschwerden hinausgehen. Zur Diagnosefindung ist sie jedoch längst nicht immer notwendig. Manchmal ist eine direktive Gesprächsführung mit geschlossenen Fragen sogar hilfreicher, z. B. wenn ein Patient akut schwer krank ist. Hier muß oft mit wenigen Fragen innerhalb kurzer Zeit die Diagnose gestellt und eine entsprechende Therapie eingeleitet werden (z. B. beim Herzinfarkt).

9.3.14 — Antwort: D

Zu den Kennzeichen der **klientenzentrierten Gesprächstherapie**, ☞ Lernkasten: Non-direktive, klientenzentrierte Gesprächstherapie nach Rogers. Sie soll dem Patienten die aus früheren Zeiten fehlenden positiven Erfahrungen mit sich selbst und im Umgang mit seinen Gefühlen vermitteln. Die zweite Aussage ist also richtig. Die erste Aussage trifft auf die **psychoanalytische Therapie** zu, bei der frühkindliche Konflikte als Ursache neurotischer Störungen beim Patienten aufgedeckt werden sollen.

9.3.15　　　　　　　　　　　　　　　　　　　　　　　　　　　Antwort: D

Geschlossene Fragen, also solche, bei denen der Befragte aus vorgegebenen Antworten auswählen kann bzw. mit ja oder nein antworten muß, haben den Vorteil, daß man rasch präzise Informationen mit einer hohen Vergleichbarkeit erhält. Dafür gehen eventuell wichtige Details, nach denen nicht explizit gefragt wird, verloren. Insofern können sie zu einer diagnostischen Einengung führen. Der Patient bleibt bei der direktiven Gesprächsform, die sich durch einen hohen Anteil geschlossener Fragen auszeichnet, passiv. Seine Mitverantwortung wird eher durch die klientenzentrierte Gesprächsführung nach ROGERS gefördert.

9.3.16　　　　　　　　　　　　　　　　　　　　　　　　　　　Antwort: C

Einmal mehr werden die Kennzeichen der **klientenzentrierten Gesprächsform** nach ROGERS abgefragt. Abstinenz und gerichtete Aufmerksamkeit sind keine Bestandteile dieser non-direktiven Gesprächsführung.

9.3.17　　　　　　　　　　　　　　　　　　　　　　　　　　　Antwort: D

In der Aussage (**D**) versucht der Arzt, die Introspektionsfähigkeit des Patienten zu fördern, indem er ihm Rückmeldung über seine Gefühle gibt. Diese Verbalisierung von Erlebnisinhalten ist eines der Kennzeichen **der non-direktiven, klientenzentrierten Gesprächsführung** nach ROGERS, ☞ Lernkasten: Non-direktive, klientenzentrierte Gesprächstherapie nach Rogers .
Die übrigen Distraktoren enthalten entweder geschlossene Fragen (**B**) oder Handlungsanweisungen und Ratschläge (**A**), (**C**) und (**E**) als Zeichen einer direktiven Gesprächsform.

9.4 Compliance

Lernkasten	Compliance

Die **Compliance** beschreibt die Bereitschaft des Patienten, sich gemäß den ärztlichen Anordnungen und Empfehlungen zu verhalten.
Sie wird gefördert durch:
- Einbettung des Patienten in ein familiäres Umfeld,
- stabiles Vertrauensverhältnis zwischen Arzt und Patient,
- Zufriedenheit des Patienten mit der medizinischen Betreuung,
- für den Patienten erkennbare Wirkung der Therapie,
- Leidensdruck des Patienten durch die Erkrankung,
- gute Kontrollmöglichkeit des Patienten durch den Arzt,
- ausreichende und anschauliche Information über Diagnose und Therapie.

Zusätzlich ist für den Behandlungserfolg das **Behalten der ärztlichen Informationen** und Anweisungen entscheidend. Dieses wird gefördert durch:
- hohe **sprachliche Redundanz**, d.h. wichtige Sachverhalte werden mehrmals in unterschiedlicher sprachlicher Form wiederholt,
- **Vorabgliederung der Einzelheiten** („Wir besprechen jetzt erst Ihre Herzbeschwerden, dann wenden wir uns Ihrem Magen zu."),
- **Plazierung wichtiger Details an den Anfang und an das Ende des Gesprächs**. Zwischendurch Gesagtes wird am schnellsten vergessen.

9.4.1   Antwort: C

☞ Lernkasten: Compliance
Je komplexer der Therapieplan (**2**), desto schwerer ist er für den Patienten zu befolgen. Dieses ist einer Compliance natürlich nicht zuträglich. Desweiteren zeigt die Realität, daß insbesondere intelligente Patienten sich oft nicht an die ärztlichen Anweisungen halten (**3**), da sie meinen, ihre Therapie selbst beeinflussen zu können und müssen. Dieses ist häufig auch bei Kollegen der Fall!

9.4.2   Antwort: D

Sprachliche Redundanz (**1**) bedeutet, daß wesentliche Gesprächsinhalte hervorgehoben und mit anderen Worten wiederholt werden. Dieses erhöht selbstverständlich die Wahrscheinlichkeit, daß das Gesagte auch behalten wird.
Pro- und retroaktive Hemmung (**2** und **3**) sind Beispiele für sog. Interferenzprozesse, die für das Vergessen mitverantwortlich gemacht werden. Wenn ein alter Gedächtnisinhalt das Lernen eines neuen Sachverhaltes behindert, spricht man von proaktiver Hemmung. Bei der retroaktiven Hemmung führen neu gelernte Inhalte zum Vergessen von alten Gedächtnisinhalten.
Affektive Erregung führt zu einer ständigen Ablenkung während des Lernprozesses und behindert diesen.

9.4.3 Antwort: A
☞ Lernkasten: Compliance
Non-Compliance ist die fehlende Bereitschaft des Patienten, sich gemäß den Empfehlungen des Arztes zu verhalten. Dieses wird in den Beispielen der Aussagen (**B**) bis (**E**) ausgedrückt. Der Widerstand im psychoanalytischen Sinne (**A**), der dazu führt, daß konflikthafte abgewehrte Impulse dem ICH nicht oder nur schwer zugänglich sind, hat mit der Non-Compliance nichts zu tun.

9.4.4 Antwort: D
☞ Lernkasten: Compliance
Bei längerfristigen Maßnahmen werden Patienten häufiger „therapiemüde" und neigen eher dazu, diese abzubrechen als bei kurzfristigen Behandlungen.

10 Bevölkerungsstruktur und -entwicklung

Dieses Kapitel erfordert das Lernen einer großen Menge von Daten und Begriffen, die immer wieder abgefragt werden!

10.1 Demographische Grundbegriffe, Daten und Methoden

> **Lernkasten**   **Hypothese von Fourastier**
>
> Man unterscheidet vier **Wirtschaftssektoren:**
> - **Primärer Sektor**: Land- und Forstwirtschaft, Fischerei
> - **Sekundärer Sektor**: Industrie und gewerbliche Produktion
> - **Tertiärer Sektor**: Büro- und Verwaltungsbereich
> - **Quartärer Sektor**: Dienstleistungen
>
> Nach FOURASTIER wird der Personalbedarf eines Wirtschaftssektors umso geringer, je mehr dieser Sektor technisiert wird.
> Im einzelnen ergeben sich durch Fortschritt und Technisierung folgende Veränderungen:
> - Der Anteil der im **primären Sektor** Tätigen nimmt stetig ab, um sich auf einem niedrigen Niveau zu stabilisieren.
> - Der Anteil der im **sekundären Sektor** Beschäftigten nimmt parallel zur industriellen Entwicklung zunächst rasch zu. Danach nimmt er jedoch durch zunehmende Automatisierung und Rationalisierung langsam wieder ab, da durch diese Prozesse Arbeitskräfte freigesetzt werden.
> - Der Automatisierung des sekundären Sektors folgt zeitlich verzögert die Automatisierung des **tertiären Sektors** mit den gleichen Auswirkungen. Dieser Prozeß findet derzeit bei uns statt.
> - Der Anteil der im **quartären Sektor** Tätigen nimmt stetig zu, da Dienstleistungen nur in sehr begrenztem Maße durch technischen Fortschritt rationalisierbar sind.

Bevölkerungsstruktur- und entwicklung

Lernkasten — Wichtige demographische Grundbegriffe

▶ **Quote**: Eine Teilmenge wird auf die Gesamtmenge bezogen, z. B. Knabengeburten/Geburten insgesamt.

▶ **Proportion**: Zwei Teilmengen einer Gesamtmenge werden aufeinander bezogen, z. B. Knabengeburten/Mädchengeburten

▶ **Ziffer**: Verhältnisausdruck, der zwei voneinander geschiedene Mengen, die nicht Teil einer Gesamtmenge sein können, aufeinander bezieht. Man unterscheidet zwischen allgemeinen Ziffern und spezifischen Ziffern.
- **allgemeine Sterbeziffer**: Zahl der Gestorbenen/mittlere Bevölkerung(szahl) eines Jahres x 1000
- **altersspezifische Sterbeziffer**: Gestorbene im Lebensalter X/Bevölkerungszahl im Alter X
- **Säuglingssterblichkeitsziffer**: Zahl der während eines Jahres im ersten Lebensjahr gestorbenen Säuglinge/1000 Lebendgeborene

Die **perinatale Sterblichkeit** bezieht sich auf den Zeitraum zwischen der 29. Schwangerschaftswoche und dem 7. Tag der Geburt. Die **perinatale Sterblichkeitsziffer** ist definiert als die Zahl der in diesem Zeitraum gestorbenen Kinder/1000 Geborene.
- **mittlere Lebenserwartung**: durchschnittlich zu erwartende Lebensdauer eines Neugeborenen unter der Voraussetzung, daß die Sterbeverhältnisse im Laufe des Lebens gleich bleiben.
- **allgemeine Geburtenziffer**: Lebendgeborene eines Jahres/mittlere Bevölkerung des Jahres x 1000.
- Mit **spezifischen Geburtenziffern** kann man die Geburtenziffern für bestimmte Bevölkerungsgruppen angeben (z. B. Geburtenziffern für ausländische Mitbürger)
- **Geburtenüberschußziffer**: Differenz zwischen allgemeiner Geburten- und allgemeiner Sterbeziffer
- **allgemeine Fruchtbarkeitsziffer**: Lebendgeborene eines Jahres/Frauen im gebärfähigen Alter x 1000.
- **Bruttoreproduktionsziffer**: Zahl der Mädchengeburten/Frauen im gebärfähigen Alter.
- **Nettoreproduktionsziffer**: Zahl der Mädchengeburten/Frauen im gebärfähigen Alter x 1000 unter Berücksichtigung der altersspezifischen Sterblichkeit.

Lernkasten — Die Alterspyramide der Bundesrepublik Deutschland (1.1.1991)

Differenziert man die Bevölkerung nach Alter und Geschlecht, erhält man die Alters- oder Bevölkerungspyramide. Abbildung 10.1 zeigt die Alterspyramide der Bundesrepublik Deutschland am 1.1.1991.
Der Alterspyramide lassen sich entnehmen:
▶ Entwicklungstendenz der Gesamtbevölkerung (seit etwa 20 Jahren zunehmender Geburtenrückgang),
▶ Anteil der Personen im gebärfähigen Alter,
▶ wichtige demographische Ereignisse (z. B. hohe Sterblichkeit während der beiden Weltkriege, Geburtenausfall während der Weltwirtschaftskrise 1932),

Demographische Grundbegriffe, Daten und Methoden

10.1

Lernkasten Fortsetzung — **Die Alterspyramide der Bundesrepublik Deutschland (1.1.1991)**

▶ Unterschiede in den Geschlechtsproportionen der einzelnen Jahrgänge: deutlicher Frauenüberschuß der über 50jährigen (Gefallene des 2. Weltkrieges), geringer Männerüberschuß der unter 50jährigen (ca. 6 % Knabenüberschuß bei den Lebendgeborenen).

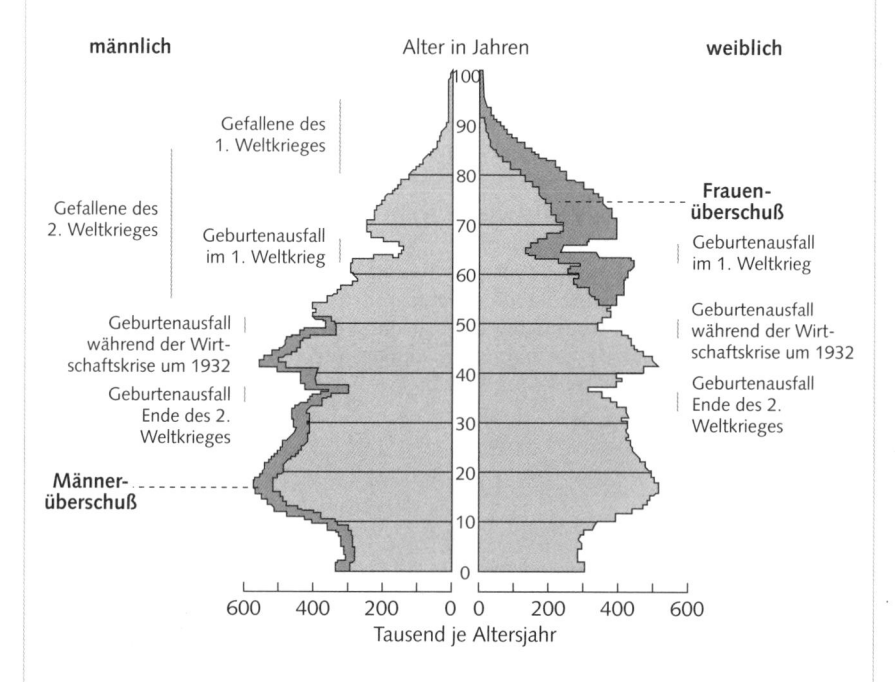

Abb. 10.1 Alterspyramide der Bundesrepublik Deutschland Stand 1.1.1991

Vorsicht: Da die Daten für die Alterspyramide an einem bestimmten Stichtag erhoben werden, sind ihr keine Aussagen über Sterbewahrscheinlichkeit, Lebenserwartung, jährliche Geburtenüberschüsse, Nettoreproduktionsziffer, geschlechtsspezifische Sterbeziffer oder Verlust an Lebensjahren zu entnehmen!

Lernkasten — **Mobilität**

Mobilitätsziffer: Zahl der Wohnortwechsel/1000 Einwohner einer bestimmten Bevölkerung
Man unterscheidet bei der Migration, d.h. Zu- und Abwanderung, Außen- und Binnenwanderungen sowie eine horizontale und vertikale Mobilität.
▶ **Außenwanderung**: Eine definierte Grenze wird überschritten (z.B. Bundesland)
▶ **Binnenwanderung**: Wanderungen innerhalb solcher Grenzen
▶ **Horizontale Mobilität**: räumliche Bevölkerungswanderungen ohne Änderung des sozialen Ranges, d.h. in der Regel Wohnortswechsel.
▶ **Vertikale Mobilität**: soziale Auf- und Abstiege (Kind eines Landarbeiters studiert Jura)

10 Bevölkerungsstruktur- und entwicklung

10.1.a — **Antwort: C**

☞ auch Lernkasten: Die Alterspyramide der Bundesrepublik Deutschland
Der erste Teil der Frage beschreibt sehr kompliziert die Erstellung einer Alters- oder Bevölkerungspyramide. Je nach Wachstum der Gesamtbevölkerung unterscheidet man drei Grundtypen der Bevölkerungspyramide. Wächst eine Bevölkerung sehr schnell, entsteht eine typische Pyramidenform. Bleibt das Bevölkerungswachstum stationär, erhält man eine Glockenform. Wenn die Geburtenzahlen einer Bevölkerung deutlich rückläufig sind und die Bevölkerung schrumpft, entsteht eine Pilzform bei der Erstellung der Alterspyramide. Eine Urnen- oder Spindelform wird in den einschlägigen Lehrbüchern nicht beschrieben.

10.1.1 — **Antwort: C**

Erwerbspersonen (B) bilden die Erwerbsbevölkerung (D) unserer Gesellschaft. Sie gliedern sich in folgende **drei Gruppen**:
- **Erwerbsfähige** (A): Personen zwischen 16 und 65 Jahren.
- **Erwerbstätige:** Personen mit steuerpflichtigem Einkommen (C ist falsch).
- **Erwerbslose:** Arbeitslose, die eine Erwerbstätigkeit suchen.

Alle Personen, die einer der genannten Gruppen angehören, sind Mitglieder der **Erwerbsklasse** (E) im Sinne von Max Weber.

10.1.2 — **Antwort: C**
10.1.3 — **Antwort: B**

Die **natürliche Bevölkerungsbewegung** in einer Gesellschaft wird durch die Geburtenzahl und die Sterblichkeit bestimmt (C). Eine Gesellschaft wird zusätzlich durch räumliche Bevölkerungsbewegungen (Wanderungen) beeinflußt. Dabei werden die horizontale und vertikale Mobilität unterschieden. Eine **horizontale Mobilität** beschreibt Wanderungen über die äußeren und inneren Grenzen eines Landes (B) (räumlich), während eine **vertikale Mobilität** soziale Auf- und Abstiege beschreibt (A).
Die Alterszusammensetzung einer Bevölkerung (D) kann an einer sogenannten Bevölkerungspyramide abgelesen werden. Eine andere Gliederung kann nach sozialen, ökonomischen oder rechtlichen Kriterien geschehen (E). Hier spielen die Ausbildung, die Stellung im Beruf, das Einkommen, der Familienstand und die Nationalität eine wichtige Rolle.

10.1.4 — **Antwort: C**

Die Größe einer Bevölkerung hängt ab von:
▶ Geburtenhäufigkeit
▶ Sterblichkeit
▶ Wanderungen.

Mit Geburtenhäufigkeit und Sterblichkeit beschreibt man natürliche, mit der Wanderung räumliche **Bevölkerungsbewegungen** (C ist falsch). Die Geburtenhäufigkeit wiederum hängt vom ehelichen und nichtehelichen Fortpflanzungsverhalten (B), mit dem Heiratsverhalten (D) und der Geburtenziffer (E) zusammen. Die altersspezifischen Sterbeverhältnisse (A) bestimmen u.a. die Sterblichkeit. Insofern treffen diese Aussagen zu.

10.1 Demographische Grundbegriffe, Daten und Methoden

10.1.5   Antwort: C

Der Begriff **demographisches Altern** beschreibt die Tendenz, daß sich die jüngeren Altersklassen zugunsten der älteren vermindern. Diese ist in den letzten 20 Jahren in Deutschland überwiegend auf sinkende Geburtenzahlen und einen Sterblichkeitsrückgang älterer Menschen zurückzuführen (Aussage **C** ist falsch). Die übrigen Aussagen beschreiben die logischen Konsequenzen des demographischen Alterns für die Gesellschaft und das Gesundheitswesen.

10.1.6   Antwort: C

☞ Lernkasten: Hypothese von Fourastier
Die übrigen Aussagen wurden nicht von **Fourastier** formuliert!
zu (D) Diese Aussage beschreibt das **Malthussche Gesetz.** ☞ Lernkasten: Malthussche Theorie

10.1.7   Antwort: C

Der **Männerüberschuß** bis zum ca. 50. Lebensjahr in der Bundesrepublik Deutschland hängt im wesentlichen mit der Geschlechterproportion der Neugeborenen zusammen (**2**). Es werden nämlich etwa 4% mehr Jungen als Mädchen geboren. Desweiteren spielen in den letzten Jahrzehnten zusätzlich Zuwanderungen meist männlicher Personen im jüngeren und mittleren Lebensalter eine Rolle (**5**), die ihre Heimat aus politischen oder wirtschaftlichen Gründen verlassen. Die Aussagen (**1**), (**3**) und (**4**) sind statistisch falsch und können den Männerüberschuß bis zum ca. 50. Lebensjahr nicht erklären.

10.1.8   Antwort: B

☞ Lernkasten: Hypothese von Fourastier
Die Aussagen (**1**), (**3**) und (**4**) sind korrekt. Die Beschäftigtenzahlen im sekundären Sektor nehmen zunächst zu, bevor es durch Technisierung und Automatisierung auch hier zu einem Arbeitsplatzabbau kommt (**2** ist falsch).
Als Ursachen für die unterschiedlich prognostizierte Entwicklung der einzelnen Sektoren gelten im wesentlichen die unterschiedliche Technisierbarkeit und die unterschiedlich wachsende Nachfrage (**4** ist richtig, **5** ist falsch).

10.1.9   Antwort: C

Die Aussagen (**1**), (**3**) und (**4**) bezüglich der **demographischen Grundbegriffe** sind richtig. ☞ Lernkasten: Wichtige demographische Grundbegriffe.
Die **Geschlechtsproportion** ist das Zahlenverhältnis zwischen Männern und Frauen in einer bestimmten Beobachtungsperiode (**2** ist falsch). Überwiegt ein Anteil, spricht man von einem Männer- bzw. Frauenüberschuß.

10.1.10 — Antwort: C

Mit der **demographischen Transformation** ist die Theorie der Entwicklung von der Agrar- zur Industriegesellschaft gemeint. ☞ hierzu auch Lernkasten: Phasen des demographischen Übergangs.
Die übrigen Begriffe sind Grundbegriffe aus der Bevölkerungslehre.

10.1.11 — Antwort: C

Mit der durchschnittlichen oder mittleren **Lebenserwartung** ist die Anzahl an Jahren gemeint, die ein Mensch eines bestimmten Alters unter den bestehenden Sterbeverhältnissen durchschnittlich noch leben wird. Die übrigen Aussagen definieren keine feststehenden demographischen Begriffe.

10.1.12 — Antwort: C

Zur **Alterspyramide** und den ihr zu entnehmenden Informationen ☞ Lernkasten: Die Alterspyramide der Bundesrepublik Deutschland (1.1.1991).

10.1.13 — Antwort: E

Die Aussage (**2**) definiert den Begriff der durchschnittlichen bzw. mittleren **Lebenserwartung**. Aussage (**1**) ist somit völlig falsch. Wenn jemand vor Erreichen der durchschnittlichen Lebenserwartung stirbt, kann die durchschnittliche Lebenserwartung zur Berechnung des Verlustes an Lebensjahren für diese Person dienen (Aussage **3** ist richtig).

10.1.14 — Antwort: B

Zur Beschreibung der **Wirtschaftssektoren** und der Hypothese von FOURASTIER ☞ Lernkasten: Hypothese von Fourastier.

10.1.15 — Antwort: E

Die **Hypothese von FOURASTER** wird im Lernkasten: Hypothese von Fourastier beschrieben. Die zu erwartenden Veränderungen in den einzelnen Wirtschaftssektoren erklären sich laut FOURASTIER durch die unterschiedliche Technisierbarkeit der verschiedenen Bereiche und den unterschiedlichen Bedarf an bestimmten Gütern aus den einzelnen Sektoren. Das Bildungsniveau und die Mobilität werden von FOURASTIER in seiner Theorie nicht erwähnt. Sie sind auch eher Folge dieser Wirtschaftsentwicklung als deren Ursache.

10.1.16 — Antwort: D

Zur **Mobilität** ☞ Lernkasten: Mobilität. Mobilität beschreibt nicht nur Wanderun-

Demographische Grundbegriffe, Daten und Methoden

gen über die Bundesgrenze (Aussage **2** ist falsch). Die Aussage (**4**) beschreibt lediglich die vertikale Mobilität, einen Teilaspekt der Mobilität.

10.1.17 Antwort: A
Zur **Bevölkerungspyramide** ☞ Lernkasten: Die Alterspyramide der Bundesrepublik Deutschland (1.1.1991).

10.1.18 Antwort: A
Laut FOURASTIER nimmt im Laufe zunehmender Technisierung und Automatisierung der einzelnen **Wirtschaftssektoren** der Anteil der im primären Sektor Tätigen stetig ab, um sich auf einem niedrigen Niveau zu stabilisieren. ☞ Lernkasten: Hypothese von Fourastier. Insofern sind die Aussagen (**1**) und (**3**) richtig. Der Rückgang der Beschäftigten im primären Sektor erklärt sich vorwiegend durch die ausgeprägte Technisierbarkeit dieses Sektors, weniger durch den sinkenden Bedarf an Produktionsgütern aus diesem Bereich (Aussage **4** ist falsch).
MALTHUS (**2**) beschäftigte sich mit der **Bevölkerungsexpansion** (☞ Lernkasten: Malthussche Theorie). Seine Theorie kann zur Erklärung des in der Frage beschriebenen Phänomens nicht herangezogen werden.

10.1.19 Antwort: D
Nur die **allgemeine Sterblichkeitsziffer** bezieht sich auf die mittlere Gesamtbevölkerung. Die übrigen genannten Ziffern (☞ auch Lernkasten: Wichtige demographische Grundbegriffe) beziehen sich jeweils auf unterschiedliche Teilmengen der Gesamtbevölkerung.

10.1.20 Antwort: A
Zu den immer wieder abgefragten Informationen, die sich der **Bevölkerungspyramide** entnehmen lassen ☞ Lernkasten: Die Alterspyramide der Bundesrepublik Deutschland (1.1.1991). Wie man sieht, sollte man unbedingt die typischen „Fallstricke" kennen!

10.1.21 Antwort: E
Die **natürliche Bevölkerungsbewegung** wird durch die Geburtenhäufigkeit und die Sterblichkeit bestimmt. Heiratsalter und Scheidungsquoten wiederum beeinflussen die Geburtenhäufigkeit, insofern sind die Aussagen (**2**) bis (**4**) richtig. Mit Zu- und Wegzügen (**1**) werden Wanderungen und damit räumliche Bevölkerungsbewegungen beschrieben. Natürliche und räumliche Bevölkerungsbewegungen zusammen bestimmen die Größe einer Bevölkerung.

10.2 Dynamik der Bevölkerungsentwicklung

Die Bevölkerungsentwicklung ist abhängig von verschiedenen Faktoren, insbesondere der industriellen Entwicklungsstufe einer Gesellschaft und den daraus resultierenden sozialen wie sozioökonomischen Bedingungen.

Lernkasten	Phasen des demographischen Übergangs

Beim Übergang von der Agrar- zur Industriegesellschaft unterscheidet man vier Phasen:
Phase 1: vorindustrielle Phase: hohe Geburtenrate (mangelnde Altersvorsorge, Familie als soziale Absicherung) und hohe Sterbeziffern (hohe Säuglingssterblichkeit, schlechte medizinische, nutritive und hygienische Versorgung).
Phase 2: frühindustrielle Phase: weiter hohe Geburtenraten (soziale Absicherung), abnehmende Sterbeziffern (verbesserte Ernährungsbedingungen, bessere medizinische Versorgung, gesteigerte landwirtschaftliche Produktion). Dadurch entsteht ein enormes Bevölkerungswachstum (Bevölkerungsschere).
Phase 3: spätindustrielle oder Übergangsphase: Abnehmende Geburtenzahlen (Veränderungen in der Erwerbstätigkeit der Frau und aufstiegsorientierte Erziehung) und abnehmende Sterbeziffern. Die Geburtenzahlen sind jedoch gegenüber den Sterbezahlen noch leicht erhöht. Daraus resultiert ein weiteres, aber nicht mehr so hohes Bevölkerungswachstum.
Phase 4: moderne Industriegesellschaft oder postindustrielle Phase: Niedrige Sterbezahlen und niedrige Geburtenzahlen lassen das Bevölkerungswachstum auf einem niedrigen Niveau stagnieren. Schwankungen sind Folge der Geburtenhäufigkeit, nicht mehr der Sterblichkeit. Zur Zeit sinkt das Bevölkerungswachstum in der Bundesrepublik Deutschland durch weiter rückläufige Geburtenzahlen und konstante Sterbeziffern.

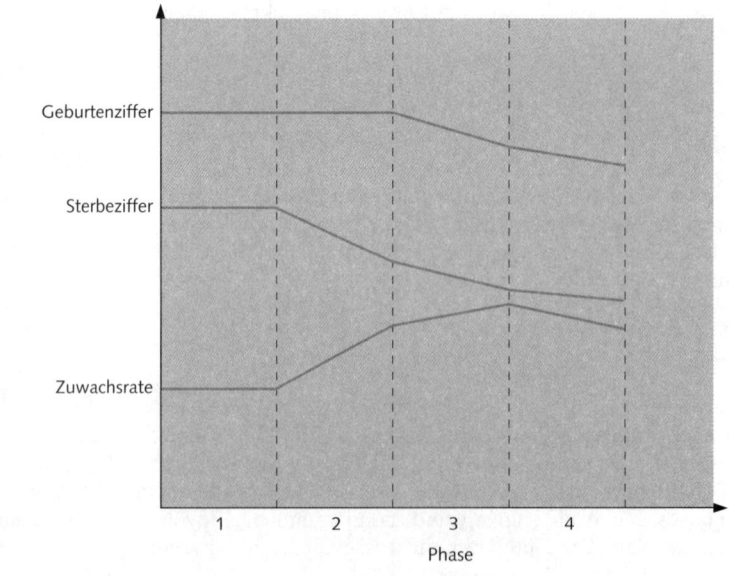

Abb. 10.2 Phasen des demographischen Übergangs

Dynamik der Bevölkerungsentwicklung 10.2

10.2.a   **Antwort: B**

☞ Lernkasten: Phasen des demographischen Übergangs

10.2.1   **Antwort: B**

☞ Lernkasten: Phasen des demographischen Übergangs

10.2.2   **Antwort: C**

Zu den Merkmalen des **Modernisierungsprozesses von Gesellschaften** gehören:
- die Zunahme der Arbeitsteilung und Spezialisierung (1)
- die Zunahme der Individualisierung gesellschaftlicher Prozesse (3)
- die Zunahme der Geltungskraft des zweckrationalen Handelns (nach Max Weber) (4).

Die Zunahme der Geltungskraft des zugeschriebenen sozialen Status ist während des Modernisierungsprozesses einer Gesellschaft nicht zu beobachten (2 ist falsch). Der zugeschriebene Status ist bei der Geburt festgelegt, z.B. soziale Herkunft, Geschlecht.

10.2.3   **Antwort: *****

Diese Frage wurde aus der Wertung genommen!
☞ Lernkasten: Phasen des demographischen Übergangs
In **Phase 1** herrscht eine vorindustrielle generative Struktur, in der **hohe Geburtenziffern**, aber auch **hohe Sterbeziffern** (vor allem eine hohe Säuglings- und Kindersterblichkeit) nur ein geringes Wachstum der Bevölkerung zulassen (1 ist richtig, aber 2 ist falsch) wenn die gängige Literatur herangezogen wird! Nach Siegrist ist allerdings ein Rückgang der Gesamtsterblichkeit zu Beginn des demographischen Übergangs sehr wohl auf den Rückgang der Säuglingssterblichkeit zurückzuführen, d.h. (2) wäre richtig und die Aufgabe wäre aufgrund der fehlenden richtigen Antwortkombination nicht zu beantworten!

10.2.4   **Antwort: C**

☞ Lernkasten: Phasen des demographischen Übergangs

10.2.5   **Antwort: C**

Der Begriff **demographischer Übergang** beschreibt die Entwicklung von einer Agrar- zur Industriegesellschaft (☞ Lernkasten: Phasen des demographischen Übergangs). Insofern ist die erste Aussage richtig.
Die Beziehungen zwischen Geburten- und Sterberaten werden nach der Theorie des demographischen Übergangs im wesentlichen durch verbesserte Hygiene, medizinischen Fortschritt, Geburtenkontrolle und veränderte soziale Strukturen, weniger durch Migration beeinflußt. Die zweite Aussage ist somit falsch.

10.2.6 — Antwort: C

Zur Theorie des **demographischen Übergangs** ☞ Lernkasten: Phasen des demographischen Übergangs.
Mit der Frühphase ist die Phase 2, die frühindustrielle Phase, gemeint. Die zunehmende Erwerbsquote der Frau ist ein Merkmal der spätindustriellen und postindustriellen Phase.

10.2.7 — Antwort: D

Mit der **Umschwungsphase** ist die **spätindustrielle oder Übergangsphase** gemeint. Sie ist gekennzeichnet durch sinkende Geburten- und Sterbeziffer. ☞ Lernkasten: Phasen des demographischen Übergangs.

10.3 Folgen demographischer Entwicklungen für die medizinische Versorgung

> **Lernkasten — Wichtige epidemiologische Maßzahlen**
>
> ▶ **Inzidenz**: Unter Inzidenz versteht man die Häufigkeit von Neuerkrankungen (bez. auf eine bestimmte Krankheit) in der beobachteten Population.
> ▶ **Prävalenz**: Die Prävalenz beschreibt die zu einem bestimmten Zeitpunkt an einer Krankheit Erkrankten im Verhältnis zur untersuchten Population (Bestand der Erkrankten).
> ▶ **Morbidität**: Häufigkeit einer Erkrankung bezogen auf die mittlere Bevölkerung.
> ▶ **Mortalität**: Anzahl der Todesfälle bezogen auf die mittlere Bevölkerung.
> ▶ **Letalität**: Anzahl der an einer bestimmten Krankheit Gestorbenen in Bezug auf die an dieser Krankheit Erkrankten. Die Letalität ist somit ein Maß für die Gefährlichkeit einer Erkrankung.

10.3.a — Antwort: A

Der in der Frage beschriebene Sachverhalt spricht für sich selbst. Die in den Aussagen genannten Modelle tauchen in den einschlägigen Lehrbüchern leider nicht auf. Insofern muß die Frage mit dem gesunden Menschenverstand beantwortet werden. Letztlich treffen die in den Aussagen (B) bis (E) genannten Kriterien nicht auf die Frage zu, so daß als einzige mögliche Antwort die Antwort (A) bleibt.

10.3 Folgen demographischer Entwicklungen

10.3.b — Antwort: D

Die Aussagen (1) und (3) zur Lebenserwartung sind richtig, ihnen ist nichts hinzuzufügen. Die Lebenserwartung des Menschen hängt nur zum geringen Teil von den medizinisch möglichen Therapiemaßnahmen ab. Sie wird eher durch ökonomische Grundbedingungen wie z.B. Ernährung, Hygiene, Kinderzahl u.ä. beeinflußt. Insofern ist die Aussage (2) falsch.

10.3.1 — Antwort: A

☞ Lernkasten: Wichtige epidemiologische Maßzahlen

Da bei Multimorbidität von den befragten Personen jeweils nur die persönlich am schwersten erachtete Krankheit angegeben wird, ermöglicht das hier beschriebene Studiendesign keine systematische Untererfassung schwerer Krankheiten (B ist falsch).

Auch entspricht der Ansatz nicht der analytischen Epidemiologie (D ist falsch), da sonst neben der Häufigkeit bestimmter Erkrankungen auch kulturelle und soziale Bedingungen erfaßt werden müßten.

Es handelt sich bei der beschriebenen Befragung um eine **Querschnittuntersuchung**, da verschiedene Individuen zu einem bestimmten Zeitpunkt erfaßt werden. Bei einer **Längsschnittuntersuchung** werden bestimmte Individuen über einen längeren Zeitraum beobachtet (E ist falsch).

10.3.2 — Antwort: E

Ein **Risiko** ist in der Epidemiologie die Wahrscheinlichkeit für ein bestimmtes Ereignis (Erkrankungsrisiko (B)). Das **relative Risiko** gibt an, mit welchem Faktor das Risiko für eine bestimmte Erkrankung durch eine bestimmte Exposition multipliziert wird (siehe Beispiel, (E) ist richtig).

zu (A) Sowohl das zuschreibbare (attributable) Risiko als auch das relative Risiko haben gemeinsam, daß auch nicht exponierte Personen (ohne den betrachteten Risikofaktor) ein bestimmtes grundlegendes Erkrankungsrisiko (Baseline-Risiko) haben. Das **attributable Risiko** gibt an, wieviel durch die Exposition des Risikofaktors dem Baseline-Risiko zugefügt werden muß (auch sog. Überschußrisiko), um das Erkrankungsrisiko zu berechnen.

zu (C) und (D) Durch das **Exzeß-Risiko** und die **personale Risikodisposition** wird das Baseline-Risiko weiter erhöht.

10.3.3 — Antwort: E

☞ Lernkasten: Wichtige epidemiologische Maßzahlen

zu (B) Die **Periodenprävalenz** bestimmt die Prävalenz, d.h. die Häufigkeit einer bestimmten Krankheit in einem definierten Zeitraum.

zu (D) Der **Krankenstand** ist definiert als der Anteil der arbeitsunfähigen Versicherten am Kollektiv der pflichtversicherten Mitglieder einer gesetzlichen Krankenkasse.

10.3.4 — Antwort: E

Die **Prävalenz** ist ein Maß für die Häufigkeit einer bestimmten Erkrankung. Nimmt diese zu, können mehrere Ursachen zugrunde liegen: Zunahme der Bevölkerungszahl der betroffenen Altersgruppe (**A**), zahlenmäßige Zunahme der betroffenen Schicht durch sozialen Wandel (**B**), nachlassende Inanspruchnahme spezifischer Präventionsmaßnahmen (**C**), schlechtere Behandlungsergebnisse dieser Krankheit (**D**).
Die **Letalität** ist ein Maß für die Gefährlichkeit einer Krankheit. Sie beschreibt den Anteil derer, die an einer bestimmten Krankheit gestorben sind im Verhältnis zu den an dieser Krankheit erkrankten Patienten. Sie hat mit der Prävalenz nichts zu tun.

10.3.5 — Antwort: C

Die **durchschnittliche Lebenserwartung** ist die Anzahl an Jahren, die ein Mensch eines bestimmten Alters unter den bestehenden Sterbeverhältnissen noch zu leben hat. Frauen haben eine höhere Lebenserwartung als Männer und damit im mittleren und höheren Lebensalter eine höhere Überlebenswahrscheinlichkeit als diese. Die erste Aussage ist richtig.
Wenn man die Zahl der Arztkontakte zugrunde legt, haben Männer keine größere **Erkrankungshäufigkeit** als Frauen. Frauen gehen häufiger zum Arzt als Männer. Die zweite Aussage ist also falsch.

10.3.6 — Antwort: C

Der **Familienzyklus** beschreibt die zeitliche Abfolge der wichtigsten Ereignisse innerhalb der Familie, wie z. B. Alter der Frau bei der Heirat (**A**), Geburt des ersten oder letzten Kindes (**B**), Auszug des letzten Kindes (**D**) oder auch Tod eines Ehepartners (**E**). Ein Arbeitsplatzwechsel des Ehemanns hat mit der zeitlichen Abfolge wichtiger generativer Ereignisse innerhalb der Familie nichts zu tun (**C** ist falsch).

10.3.7 — Antwort: A

Die **Prävalenz** beschreibt die zu einem bestimmten Zeitpunkt an einer Krankheit Erkrankten im Verhältnis zur untersuchten Population. ☞ Lernkasten: Wichtige epidemiologische Maßzahlen.

10.3.8 — Antwort: E

Das **Krankheitsspektrum** einer Gesellschaft wird einerseits durch den medizinischen Fortschritt, andererseits durch den Altersaufbau der Gesellschaft bestimmt. In Deutschland haben in den letzten Jahren in der Todesursachenstatistik die Herz-Kreislauf-Erkrankungen und die Malignome stark zugenommen. Dieses liegt daran, daß unsere Gesellschaft immer „älter" wird (**D**), d. h. durch Geburtenrückgang vermindern sich die jüngeren Altersklassen zugunsten der älteren. Der medizinische Fortschritt und bessere hygienische Lebensbedingungen (**C**) bedingen einen Rückgang der Säuglingssterblichkeit (**A**) und der Infektionskrankheiten als Todesursachen (**B**). Degenerative Alterskrankheiten, wie z. B. der M. Alzheimer, haben zwar auch zugenommen, was jedoch nicht die Zunahme der Herz-Kreislauf-Krankheiten und der Malignome als Todesursachen erklärt (**E** ist falsch).

10.3.9   Antwort: D

Mit **Familienzyklus** beschreibt man die zeitliche Abfolge wichtiger Ereignisse innerhalb der Familie (Geburt des ersten Kindes, Auszug des letzten Kindes, Heirat der Frau, Tod eines Ehepartners). Im Familienzyklus verheirateter Frauen in Deutschland haben sich im letzten Jahrhundert einige Entwicklungen gezeigt:
- Verlängerung der Ausbildung, höheres Heiratsalter,
- Zunahme des Prozentsatzes erwerbstätiger Frauen,
- zeitliche Verdichtung der Aufgaben der Frau während der Reproduktionsphase (**1**),
- kleinere Familien, kürzere Reproduktionsphase (**2** ist falsch),
- Verlängerung der Lebenserwartung, Verlängerung der Postreproduktionsphase oder Spätphase (**3**).

10.3.10   Antwort: D

Der **Familienzyklus** verheirateter Frauen in Deutschland, also die zeitliche Abfolge wichtigster familiärer Ereignisse, hat sich in den letzten 100 Jahren deutlich verändert. Die Ausbildungszeiten haben sich verlängert (**1**) und der Prozentsatz erwerbstätiger Frauen hat zugenommen (**3**). Dadurch sind die Familien kleiner und die durchschnittliche Zeit der Reproduktionsphase, d.h. die Zeit von der Geburt des ersten Kindes bis zum Auszug des letzten Kindes, ist kürzer geworden (**2** ist falsch). Durch die verlängerte Lebenserwartung und die kürzere Reproduktionsphase ist die Postreproduktionsphase deutlich länger geworden (**4**).

10.3.11   Antwort: E

Die **Morbidität** ist das Verhältnis der an einer Krankheit Erkrankten zur Gesamtbevölkerung. Sie ist abhängig von der **Inzidenz** (**2**), d.h. der Zahl der in einem bestimmten Zeitraum neu aufgetretenen Krankheitsfälle, als auch von der **Prävalenz** (**3**), d.h. der zu einem bestimmten Zeitpunkt vorhandenen Krankheitsfälle. Die **Letalität** ist ein Maß für die Gefährlichkeit einer Krankheit. ☞ Lernkasten: Wichtige epidemiologische Maßzahlen.

10.3.12   Antwort: D

Die **Letalität** ist ein Maß für die Gefährlichkeit einer Krankheit, denn sie wird definiert als das Verhältnis zwischen den an einer bestimmten Erkrankung Gestorbenen zu den an dieser Krankheit Erkrankten. ☞ Lernkasten: Wichtige epidemiologische Maßzahlen.

10.3.13 — Antwort: D

Mit der **Inzidenz** einer Krankheit wird die Anzahl der Neuerkrankungen in einem bestimmten Zeitraum beschrieben. ☞ Lernkasten: Wichtige epidemiologische Maßzahlen.

10.3.14 — Antwort: E

Alle genannten Faktoren beeinflussen die **eheliche Fruchtbarkeit** und bedürfen wohl keiner weiteren Erklärung.

10.3.15 — Antwort: A

Die **Letalität** ist definiert als Zahl der an einer bestimmten Krankheit in einem bestimmten Zeitraum Gestorbenen bezogen auf die Zahl der an dieser Krankheit Erkrankten. Sie drückt also die Gefährlichkeit einer Krankheit aus. Diese läßt sich natürlich durch die biomedizinische Forschung, die letztlich die Therapiemöglichkeiten bestimmt, beeinflussen. Auch Faktoren wie der Lebensstandard, der sich auf die Ernährung und Hygiene auswirkt, spielen hier eine Rolle.
Sterbeziffer, Inzidenz und Morbidität (☞ Lernkasten: Wichtige epidemiologische Maßzahlen) stehen zwar mit der Letalität im Zusammenhang, üben jedoch keinen direkten Einfluß auf sie aus.

10.3.16 — Antwort: B

Das **Krankheitsspektrum** in der Bundesrepublik Deutschland hat sich in den letzten 100 Jahren insofern geändert, als eine Zunahme der chronisch-degenerativen Erkrankungen, der Herz-Kreislauf-Krankheiten und der bösartigen Tumore zu verzeichnen ist. Auch die Zahl der Unfälle (z. B. Straßenverkehr) hat zugenommen. Bei den Infektionskrankheiten, wie z. B. Pneumonien und Tuberkulose, ist ein deutlicher Rückgang zu beobachten.
Die Herz-Kreislauf-Krankheiten stehen mit ca. 51 % an erster Stelle der Statistik der häufigsten **Todesursachen**, ihnen folgen mit 23 % die bösartigen Neubildungen. Diese beiden Gruppen sind für etwa 2/3 der Todesfälle verantwortlich.

10.4 Bevölkerungspolitische Maßnahmen

> **Lernkasten — Malthussche Theorie**
>
> MALTHUS (1798) beschäftigte sich als einer der ersten mit dem Problem der Bevölkerungsexpansion. In seiner **Bevölkerungstheorie** behauptet er:
>
> ▶ Ein gleichbleibender, biologisch bestimmter Geschlechtstrieb bildet die Grundlage für eine stete Vermehrung der Bevölkerung.
> ▶ Durch ein schnelles Wachstum stößt die Bevölkerung bald an die obere Grenze des Nahrungsmittelspielraums, der sich nicht im gleichen Tempo steigern läßt.
> ▶ Während die Bevölkerung in exponentieller Reihe wächst, nimmt die Nahrungsmittelversorgung nur in arithmetischer Reihe zu.
> ▶ Diese Entwicklung muß zwangsläufig zu einer Katastrophe führen, wenn nicht eine Reihe präventiver und repressiver Hemmungen dagegen wirksam werden.
>
> Unter repressiven Hemmungen versteht MALTHUS Krankheiten, Seuchen und Hungersnöte. Als Möglichkeit zur Prävention erwähnt er die geschlechtliche Enthaltsamkeit.
> MALTHUS entwickelte seine Theorie unter dem Eindruck der expansiven Bevölkerungsvermehrung. Von den Möglichkeiten der **Produktivitätserhöhung** bei landwirtschaftlichen Produkten in den Industriestaaten sowie von den Methoden der **künstlichen Geburtenkontrolle** konnte er noch nichts wissen.
>
> Heutzutage beeinflussen fast alle Regierungen die Bevölkerungsentwicklung durch **staatliche Maßnahmen**. Durch Steuererleichterungen und Wohnungsbauförderung soll beispielsweise die Geburtenrate erhöht werden, Verbesserungen der medizinischen und hygienischen Standards beeinflussen die Sterblichkeit.

10.4.1   **Antwort: A**
10.4.2   **Antwort: B**

☞ Lernkasten: Malthussche Theorie
Das **Kontraktionsgesetz** ist eine jüngere Bevölkerungstheorie. Es beschreibt die in negativer Korrelation zusammenhängende gesellschaftliche Entwicklung und Familiengröße (A). Entsprechend versuchen viele Regierungen die Bevölkerungsentwicklung der industrialisierten Welt durch staatliche Maßnahmen dahingehend zu beeinflussen, daß die Geburtenraten wieder erhöht werden.
Alle übrigen Distraktoren der Liste 2 beinhalten keine Theorien der Bevölkerungsentwicklung.

10.4.3 Antwort: B

Das **Malthussche Gesetz** wird in Lernkasten: Malthussche Theorie, die **Theorie von Fourastier** in Lernkasten: Hypothese von Fourastier erläutert. Die Distraktoren (**C**)–(**E**) sind keine im Lernkatalog aufgeführten feststehenden soziologischen Begriffe, sondern dienen nur der Verwirrung.

10.4.4 Antwort: A

Beide Aussagen erläutern in Kurzform die **Malthussche Theorie zur Bevölkerungsexpansion**. ☞ Lernkasten: Malthussche Theorie.

10.4.5 Antwort: B

Zur Malthusschen Theorie der Bevölkerungsexpansion ☞ Lernkasten: Malthussche Theorie.

11 Soziale Schichtung

Der Begriff soziale Schicht ist ein Konstrukt. Er beschreibt eine Vielzahl von Individuen, die gemeinsame gesellschaftlich wichtige Statusmerkmale besitzen.
Da es einen Zusammenhang zwischen sozialer Schichtzugehörigkeit und Krankheitsverhalten, Lebenschancen und Arbeitsbedingungen gibt, ist die Kenntnis der Schichtungsstruktur der Bundesrepublik Deutschland durchaus von praktischer Bedeutung!

11.1 Erfassung sozialer Schichtung

Die Auswahl von Indikatoren und Merkmalen zur Differenzierung einer Gesellschaft in verschiedene Schichten bringt viele Probleme mit sich. So stellt sich z.B. die Frage, welche Faktoren zur Gliederung der Gesellschaft herangezogen werden sollen und wie sie jeweils gewichtet werden müssen.

> **Lernkasten** — **Sozialer Status**
>
> Als **Status** wird die Position einer Person in der Schichtungshierarchie einer Gesellschaft bezeichnet. Man unterscheidet:
> - den **zugeschriebenen Status**, der ohne eigenes Zutun erlangt wird und bereits bei der Geburt festgelegt ist, z.B. soziale Herkunft, Geschlecht von
> - dem **erworbenen Status**, den eine Person durch Leistung erreicht hat, z.B. Bildung, Einkommen, Beruf.
>
> **Statuskonsistenz** bedeutet, daß die sozialen Merkmale, also Beruf, Einkommen und Statussymbole auf ein und derselben Rangstufe stehen. (Der Oberarzt besitzt eine große Segelyacht.)
>
> **Statusinkonsistenz** liegt vor, wenn die sozialen Merkmale auf unterschiedlicher Rangstufe stehen und erheblich differieren. (Der Bankdirektor wohnt in einer kleinen Wohnung im Arbeiterviertel.)
>
> Daher werden zur Bestimmung der Schichtzugehörigkeit mehrere Statusmerkmale herangezogen, z.B. Bildung, Beruf, Einkommen **(multidimensionaler Schichtindex)**. Dabei werden die einzelnen Indikatoren unterschiedlich gewichtet. Der Beruf gilt als das wichtigste Schichtungskriterium. Als weniger geeignet gelten schwer erfaßbare theoretische Konstrukte, wie z.B. das Kulturniveau.

11 Soziale Schichtung

> **Lernkasten** — **Erfassungskriterien sozialer Schichtung**
>
> Zur Beschreibung sozialer Schichten lassen sich **objektive** und **subjektive** Kriterien heranziehen.
> Zu den **objektiven Schichtungskriterien** gehören:
> - Beruf
> - Ausbildung
> - Einkommen.
>
> Der **Beruf** ist dabei der wichtigste Parameter, da er ein wesentliches Ziel gesellschaftlicher Sozialisationsprozesse ist und weil Verhaltensstile, die durch den Beruf geprägt werden, in starkem Maße außerberufliche Lebensbereiche wie Freizeit- und Erziehungsverhalten beeinflussen.
> Das **Sozialprestige** und der **Einfluß**, den ein Individuum auf seine Umwelt auszuüben vermag, sind sog. **subjektive** Schichtungsindices. Diese sind zwar auch von Bedeutung aber nicht ganz so wichtig wie die objektiven Schichtungskriterien.

11.1.a — Antwort: C

Das Modell der sozialen Schichtung beruht auf der Tatsache der sozialen Ungleichheit der Individuen der Gesellschaft. Man unterteilt sie hinsichtlich bestimmter sozialer Kriterien (Beruf, Einkommen, Bildung, Herkunft usw.) in bestimmte Gruppen, die als soziale Schichten definiert werden.

- zu (A) **Horizontale Mobilität** bedeutet räumliche Bevölkerungswanderung ohne Änderung des sozialen Status.
- zu (B) Unter **sozialer Devianz** versteht man normverletzendes, abweichendes Verhalten.
- zu (D) **Statusinkonsistenz** beschreibt die Tatsache, daß verschiedene soziale Merkmale ein und derselben Person auf verschiedenen Rangstufen stehen (AIP'ler fährt mit einem Porsche zur Arbeit).
- zu (E) **Vertikale Mobilität** beinhaltet soziale Auf- und Abstiege.

11.1.b — Antwort: C

☞ Lernkasten: Sozialer Status

11.1.1 — Antwort: ***

Diese Frage wurde aus der Wertung genommen.
Alle genannten Indikatoren können zur Einteilung von sozialen Schichten herangezogen werden. Studien haben belegt, daß die Unterschiedlichkeit der Mortalität in verschiedenen sozialen Schichten **stark von dem Ausbildungsniveau** (A) abhängt. Ein erheblich höheres Sterberisiko wurde für die unteren sozialen Schichten nachgewiesen.
Neuere Untersuchungen zeigten jedoch einen noch **größeren Einfluß des Einkommens** (B) auf die schichtspezifischen Unterschiede der Mortalität. Somit sind also zwei Antworten möglich!

11.1 Erfassung sozialer Schichtung

11.1.2   Antwort: A

In der medizinsoziologischen Forschung wird der beschriebene Sachverhalt anhand des **Konzepts der Androgynie** (A) analysiert. Diese beschreibt die körperlich-seelische Mischung aus männlichen und weiblichen Wesenszügen. Sowohl Männer als auch Frauen zeigen jeweils Eigenschaften des anderen Geschlechts (z.B. weiblich-expressiv und männlich-instrumentell).
Alle anderen genannten Konzepte gehen nicht auf das Verhältnis der männlichen und weiblichen Wesenszüge eines Individuums ein.

11.1.3   Antwort: E

☞ Lernkasten: Sozialer Status
zu (A) Mit Entschichtung ist die Tatsache gemeint, daß mit Zunahme der Statusinkonsistenzen (ca. 25%) eine eindeutige Schichtzuordnung immer schwieriger wird.
zu (D) Eine soziale Ungleichheit ist wohl keiner Gesellschaft abzusprechen!

11.1.4   Antwort: B

☞ Lernkasten: Erfassungskriterien sozialer Schichtung
Nach dem Ausprägungsgrad verschiedener **Statusmerkmale** (Beruf, Einkommen, Bildung, Lebensstandard, soziales Ansehen etc.) werden die Gesellschaftsmitglieder verschiedenen sozialen Schichten zugeordnet. Durch die wachsende Anzahl von statusinkonsistenten Individuen (☞ Lernkasten: Sozialer Status) wird die Zuordnung der Gesellschaftsmitglieder zu den einzelnen Schichten zunehmend schwieriger (**3**). Ebenso können Hausfrauen, Rentner und in der Ausbildung stehende Menschen oft nicht eindeutig in das Schichtungsmodell eingeordnet werden, z.B. weil ihr Bildungsstand höher ist, als das Einkommen anderer Personen mit ähnlicher Bildung (**1**).
Zwar scheint die Anzahl derer, die der Mittelschicht zuzuordnen sind, im Laufe der Jahre größer geworden zu sein, die **vertikale Differenzierung** ist jedoch weiterhin von Bedeutung (**2** ist falsch), u.a. weil vertikale soziale Differenzierungsmerkmale bei der Erklärung unterschiedlichen Krankheitsverhaltens und ungleicher Verteilung von Morbidität und Mortalität nach wie vor eine Rolle spielen.

11.1.5   Antwort: E

☞ Lernkasten: Sozialer Status
Geschlecht, soziale Herkunft und ethnische Zugehörigkeit sind mit der Geburt festgelegt und damit **zugeschrieben**, während Einkommen und Beruf **erworbene** soziale Positionen beschreiben.

11.1.6 — Antwort: C

Zu den objektiven Schichtungskriterien zählen Beruf, Ausbildung und Einkommen,
☞ Lernkasten: Erfassungskriterien sozialer Schichtung
Soziale Netzwerke sind zwar in oberen sozialen Schichten meist besser ausgebildet als in den unteren, der Erfassung sozialer Schichtung können sie jedoch nicht dienen.

11.1.7 — Antwort: D

In Aussage (**D**) werden die drei wichtigsten **objektiven Schichtungskriterien** (Beruf, Einkommen und Ausbildung) genannt. Ihre Kombination ist bei der Bestimmung der sozialen Schichtzugehörigkeit am aussagekräftigsten. Das Sozialprestige und der Einfluß, den ein Individuum auf seine Umwelt auszuüben vermag, sind sog. **subjektive Schichtungsindices**. Diese spielen keine so große Rolle wie die objektiven Schichtungskriterien. ☞ Lernkasten: Erfassungskriterien sozialer Schichtung

11.1.8 — Antwort: A

☞ Lernkasten: Sozialer Status
Der **zugeschriebene Status** wird ohne eigenes Zutun erlangt und ist bereits bei der Geburt festgelegt, z. B. soziale Herkunft, Geschlecht.
Als **erworbenen Status** bezeichnet man die soziale Position, die eine Person durch Leistung erreicht hat, z. B. Bildung, Einkommen, Beruf.

11.1.9 — Antwort: C

Zur **Statuskonsistenz** und **-inkonsistenz** ☞ Lernkasten: Sozialer Status
zu (1) **Horizontale Mobilität** bedeutet eine Veränderung der sozialen Lage ohne Änderung des sozialen Rangs (z. B. Ortswechsel). Diese führt weniger zur Statusinkonsistenz als die **vertikale Mobilität**, d. h. sozialer Auf- oder Abstieg. (Eine deutliche Einkommenserhöhung durch den Aufstieg vom AiPler zum Assistenzarzt ist nicht immer damit verbunden, daß man sein altes verrostetes Studentenauto durch eine teure Limousine ersetzt.)
zu (4) Statuskonsistenz oder -inkonsistenz wird nur durch den Vergleich der Rangstufen der einzelnen Statuskriterien festgestellt. Ein Punktsummenindex existiert hierfür nicht.

11.1.10 — Antwort: E

Zur Bestimmung der **Schichtzugehörigkeit** sowie zur Bildung eines multidimensionalen Schichtungsindexes ☞ Lernkasten: Erfassungskriterien sozialer Schichtung und Lernkasten: Sozialer Status
Der Produktionsmittelbesitz ist ein Begriff, der dem **klassentheoretischen Ansatz** von MARX zuzuordnen ist. Nach MARX steht der Bourgeoisie (Klasse der Besitzer von Produktionsmitteln) die Klasse der abhängigen, besitzlosen Proletarier gegenüber. Man muß die Klassentheorie vom Schichtungsmodell unterscheiden!

11.1.11 — Antwort: C

Zur Bestimmung der **Schichtzugehörigkeit** ☞ Lernkasten: Erfassungskriterien sozialer Schichtung

Der Beruf gilt als das wichtigste **Schichtungskriterium**, da er das wesentliche Ziel gesellschaftlicher Sozialisationsprozesse ist und weil Verhaltensstile, die durch den Beruf geprägt werden, außerberufliche Lebensbereiche wie Erziehungs- und Freizeitverhalten beeinflussen. Dennoch sind berufliche Stellung und Bildungsgrad nicht in jeder sozialen Statusgruppe immer sehr hoch miteinander korreliert. Man denke z. B. an einen Unternehmer, der durch Cleverness und den richtigen „Riecher" vielleicht eine große Exportfirma gegründet hat, aber möglicherweise gar keinen Schulabschluß besitzt.

11.1.12 — Antwort: C

Statusmerkmale sind Kriterien, nach denen sich der soziale Status eines Individuums bestimmen läßt. Dazu gehören z. B. Bildung, Einkommen usw.
Statussymbole sollen nach außen hin die Zugehörigkeit zu einer bestimmten sozialen Schicht demonstrieren, z. B. großes Haus, teures Auto.

11.1.13 — Antwort: E

☞ Lernkasten: Erfassungskriterien sozialer Schichtung
Der Begriff **soziale Schicht** definiert sich als eine Vielzahl von Individuen, die empirisch feststellbare gemeinsame Merkmale besitzen. Zu diesen gehören die in den Antwortmöglichkeiten genannten sowie z. B. Lebensstandard, öffentliches Ansehen, Form der Kindererziehung etc.

11.1.14 — Antwort: A

zu (1) Die Merkmale Beruf, Ausbildung und Einkommen sind sog. **objektive Schichtungsindikatoren**, ☞ Lernkasten: Erfassungskriterien sozialer Schichtung

zu (2) Zur Schichtabgrenzung dienen nicht nur objektive und subjektive (Prestige, sozialer Einfluß) Schichtungskriterien, sondern auch die Methode der **sozialen Selbsteinschätzung**. Dabei werden Personen gefragt, wie sie sich die Schichtung der Gesellschaft vorstellen und wo sie sich selbst innerhalb dieses Modells einordnen würden.

zu (2) Unter **horizontaler Mobilität** versteht man den Wechsel der sozialen Lage ohne Änderung des sozialen Rangs. Meist sind hiermit Wanderungsprozesse, z. B. Ortswechsel, gemeint. Zur Erstellung eines horizontalen Mobilitätsindexes wären also Wanderungen sowie deren Folgeerscheinungen (z. B. Anpassungsprozesse) heranzuziehen, nicht jedoch die berufliche Stellung und der höchste Schulabschluß.

11.2 Systematische Ansätze zur Analyse sozialer Differenzierung

Zur Analyse der sozialen Differenzierung werden zwei verschiedene Ansätze herangezogen. Man unterscheidet den strukturfunktionalen von dem klassentheoretischen Ansatz.

> **Lernkasten** — **Klassentheoretischer Ansatz nach Marx**
>
> Der **klassentheoretische Ansatz** nach MARX teilt die Gesellschaft je nach Verfügungsgewalt über Produktionsmittel in zwei Klassen: Die **Bourgeoisie** ist die Klasse derer, die die Produktionsmittel besitzt, während das **Proletariat** vom Eigentum an Produktionsmitteln ausgeschlossen ist und seine Ware „Arbeitskraft" an die Bourgeoisie verkaufen muß. WEBER veränderte diese Überlegungen und führte folgende Begriffe ein:
> Angehörige einer **sozialen Klasse** haben im Marktprozeß ungefähr gleiche materielle Lebenschancen. Während Besitz an Produktionsmitteln (immobiles Eigentum) zu **Besitzklassen** führt, beruhen die **Erwerbsklassen** auf unterschiedlichen Erwerbsmöglichkeiten, die zu sozialen Unterschieden führen. Mitglieder der **Versorgungsklasse** sind solche, die ihren Lebensunterhalt im wesentlichen aus staatlichen Leistungen beziehen (Rentner, Sozialhilfeempfänger).

> **Lernkasten** — **Strukturfunktionale Schichtungstheorie**
>
> Die sog. **funktionalistische Schichtungstheorie** nach PARSONS, DAVIS und MOORE erklärt die Schaffung sozialer Unterschiede als unterschiedliches Belohnungsniveau verschiedener Berufsgruppen, das sich aus der unterschiedlichen Wichtigkeit dieser Berufe für die Erhaltung der Gesellschaft ableitet. Die Berufe unterscheiden sich voneinander durch ihre Ausbildungsdauer und ihren „Schwierigkeitsgrad". So sind für besonders „schwere" Berufe und wichtige Positionen außergewöhnliche Fähigkeiten und Talente erforderlich. Die Belohnung dafür erfolgt durch ein entsprechendes Einkommen und gesellschaftliches Ansehen. So erklärt sich letztlich nach dieser Theorie die soziale Ungleichheit.
> Einer der Kritikpunkte an dieser Theorie ist die Tatsache, daß Berufspositionen im freien Wettbewerb errungen werden und nicht durch die Motivation geeigneter Personen, entsprechende Ausbildungen zu durchlaufen.

11.2 Systematische Ansätze zur Analyse sozialer Differenzierung

11.2.1   Antwort: D
☞ Lernkasten: Klassentheoretischer Ansatz nach Marx

11.2.2   Antwort: B
☞ Lernkasten: Klassentheoretischer Ansatz nach Marx
zu (3) Der Besitz von Produktionsmitteln als Schichtungskriterium geht auf den **klassentheoretischen Ansatz** nach MARX zurück, ☞ Lernkasten: Klassentheoretischer Ansatz nach Marx

11.2.3   Antwort: B
☞ Lernkasten: Klassentheoretischer Ansatz nach Marx

11.2.4   Antwort: C
zu (1) Von **Stigmatisierung** spricht man, wenn Personen aufgrund bestimmter Merkmale, die Ekel, Angst, Unsicherheit oder Unverständnis erregen, ausgegrenzt oder zurückgewiesen werden.
zu (2) Mangelhaft geregelte Sozialsysteme und der Verlust gesellschaftlicher Normen und Werte können zu Desintegration und Geltungsverlust führen. Dieses Phänomen nennt man **Anomie.**
zu (3) Stigmatisierung, Intergenerationenmobilität und Anomie führen zu Konflikten und Spannungen beim Patienten, wodurch psychosomatische Erkrankungen begünstigt werden. Die Integration eines Individuums in eine Bezugsgruppe hingegen bietet ihm Sicherheit und wirkt einer Identitätskrise entgegen.
zu (4) Unter **vertikaler Mobilität** versteht man soziale Auf- und Abstiege. Man unterscheidet dabei zwischen **Inter-Generationen-Mobilität** und **Intra-Generationen-Mobilität**.

11.3 Schichtung und soziale Mobilität

| Lernkasten | Soziale Schichtung nach Bolte |

Das von BOLTE 1988 entwickelte Modell der sozialen Schichtung für die BRD (**Abb. 11.1**) basiert auf einer Kombination verschiedener Statusmerkmale, wie z. B. Einkommen, Beruf, Ausbildung, Besitz und Macht.
Das Modell läßt sich wie folgt beschreiben:
- es hat die Form einer Zwiebel,
- „Untere Mitte" und „Unterste Mitte/oberes Unten" sind am stärksten vertreten,
- der Anteil der Unterschicht ist größer als der Anteil der oberen Mittelschicht,
- die Grenzen zwischen den einzelnen Schichten sind nicht eindeutig bestimmbar, relativ eindeutig lassen sich nur die Extreme abgrenzen. Der Grund dafür sind Statusinkonsistenzen, die v. a. in der Mittelschicht zu finden sind. In den extremen Schichten (Ober- und Unterschicht) lassen sich hingegen die meisten Statuskristallisationen feststellen.
- die mittlere Mitte nach objektiven Kriterien und nach Vorstellungen der Bevölkerung (aufgrund von Selbsteinschätzungen) sind nicht identisch.

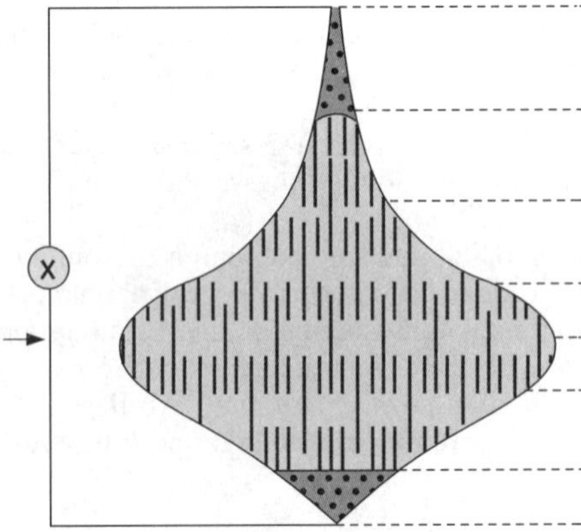

Bezeichnung der Statuszone	Anteil
Oberschicht	ca. 2 v. H.
obere Mitte	ca. 5 v. H.
mittlere Mitte	ca. 14 v. H.
untere Mitte	ca. (29) ⎫ 58 v. H.
u. Mitte/o. Unten	ca. (29) ⎭
Unten	ca. 17 v. H.
Sozialer Bodensatz	ca. 4 v. H.

Punkte zeigen an, daß ein bestimmter gesellschaftlicher Status fixiert werden kann.
Senkrechte Striche weisen darauf hin, daß nur eine Zone bezeichnet werden kann, innerhalb derer jemand etwa im Statusaufbau liegt.

(x) = Mittlere Mitte nach den Vorstellungen der Bevölkerung

→ = Mitte nach der Verteilung der Bevölkerung. 50 v. H. liegen oberhalb bzw. unterhalb im Statusaufbau

Abb 11.1 Modell der sozialen Schichtung in der BRD

11.3 Schichtung und soziale Mobilität

11.3.1 — Antwort: B

Die Entscheidung des Studenten wird durch den soziologischen Begriff der **Inter-Generationen-Mobilität** (B) erfaßt. Hierunter wird die Veränderung des sozialen Status innerhalb zweier Generationen verstanden.

zu (A) Die **Statuskonsistenz** wird bei der Einteilung von sozialen Schichten bestimmt. Statuskonsistenz liegt vor, wenn die verschiedenen Statusmerkmale einer Person auf einer Rangstufe stehen.

zu (C) Eine **horizontale Mobilität** beschreibt die räumliche Bevölkerungswanderung ohne Änderung des sozialen Ranges (z.B. Wohnortwechsel).

zu (D) und (E) Lernkasten: Soziale Rolle

11.3.2 — Antwort: A

zu (1) Diese Aussage ist korrekt. Der Anteil statusinkonsistenter Personen wird auf etwa 25% geschätzt.

zu (2) Unter **intergenerativer Mobilität** versteht man, daß innerhalb zweier Generationen der soziale Status der Eltern-Generation ererbt oder verändert werden kann. Natürlich gibt es diese auch bei Facharbeitern und Angestellten!

zu (3) Beruf und Einkommen gelten als die wichtigsten Schichtungsmerkmale.

zu (4) Der Anteil der Facharbeiter an der Erwerbsbevölkerung ist viel größer als der der Selbständigen.

11.3.3 — Antwort: B

Das **Gesundheits- und Krankheitsverhalten** der Mittelschicht kann man als zukunftsorientiertbeschreiben, während das der unteren sozialen Schichten gegenwartsorientiert ist. So läßt sich eine größere Inanspruchnahme von Präventionsmaßnahmen (**3**) der Mittelschichtsangehörigen erklären. Diese messen dem gesunden Körper auch ein erstrebenswertes Symbol bei, während in der Unterschicht der Körper meist lediglich einen Gebrauchswert (**1**) besitzt. Mittelschichtsangehörige schenken Symptomen oft schon Aufmerksamkeit, bevor sich diese durch eine körperliche Leistungseinschränkung bemerkbar machen, während Mitglieder der unteren Schichten meist erst deutlich später kompetente Hilfe suchen (**2**).

Es gibt schichtspezifische Unterschiede in der elterlichen Kontrollstrategie (Liebesentzug versus physische Gewalt), diese haben jedoch mit dem schichtspezifischen Gesundheits- und Krankheitsverhalten nichts zu tun.

11.3.4 — Antwort: E

☞ Lernkasten: Soziale Schichtung nach Bolte

Legt man das **Schichtungsmodell nach BOLTE** zugrunde, so sind bei uns die untere Mittelschicht und die obere Unterschicht zahlenmäßig am stärksten vertreten.

11.3.5 — Antwort: D

Das **Schichtungsmodell nach BOLTE** (☞ Lernkasten: Soziale Schichtung nach Bolte) ist durch die Verwendung verschiedener Indikatoren wie Beruf, Einkommen, Ausbildung, Einfluß, kulturelles Niveau usw. entstanden. Natürlich sind die so definierten Schichtgrenzen nicht eindeutig und die Übergänge fließend. Während die Ober- und Unterschicht durch das hier vorherrschende hohe Maß an Statuskonsistenzen recht gut abzugrenzen sind, sind in der mittleren Mitte die Unterschiede zwischen objektiven Kriterien und subjektiven Faktoren, wie z. B. der Selbsteinschätzung häufiger. Die übrigen Aussagen sind falsch.

11.3.6 — Antwort: B

☞ Lernkasten: Soziale Schichtung nach Bolte
Die **soziale Schicht** ist definiert als eine Vielzahl von Individuen, die sich hinsichtlich ihres Sozialstatus, der durch Beruf, Einkommen, Ausbildung, Besitz, Sozialprestige uvm. festgelegt wird, gleichen. Dabei sind die Übergänge zwischen den Schichten jedoch fließend. Besonders in der Mittelschicht treten viele **Statusinkonsistenzen** auf, so daß hier die Schichtzugehörigkeit oft besonders schwer zu definieren ist. Am stärksten vertreten sind die untere Mittel- und die obere Unterschicht.

11.3.7 — Antwort: D

Die Schichtzugehörigkeit beeinflußt unter anderem das Erziehungsverhalten. Die Antworten (**A**), (**B**), (**C**) und (**E**) enthalten korrekte Aussagen zum **schichtspezifischen Erziehungsstil**. Die Sanktionierung von Verhaltensabsichten und die damit verbundene Vermeidung von falschen Handlungen ist ein für die Mittelschicht typisches Erziehungsverhalten.

11.3.8 — Antwort: D

Jedes Individuum ist in ein Netzwerk von Faktoren eingebunden, die eine gewisse soziale Absicherung bieten. Dazu gehören Familie und Freunde, aber auch Beruf, Ausbildung und finanzielle Absicherungen. Diese **sozialen Netzwerke** sind, wie man sich vorstellen kann, in höheren sozialen Schichten stärker ausgeprägt und stabiler als in unteren sozialen Schichten. Ebenso sind die sozialen Ressourcen in Netzwerken höherer Schichten größer als in denen unterer Schichten. Eine Begründung hierfür ist z. B. die ausgeprägtere Zukunftsorientierung in der Ober- und Mittelschicht.

11.3.9 — Antwort: B

Das abgebildete **Schichtungsmodell** zeigt die Verteilung der Bevölkerung auf die einzelnen Schichten. Ihm sind daher nur die Verteilung der sozialen Ungleichheit und die Verteilung des Sozialstatus zu entnehmen. Die übrigen genannten Informationen kann dieses Modell nicht beschreiben.

11.3.10   Antwort: E

zu (1) und (2)   Die **Intergenerationen-Mobilität** beschreibt den Wechsel von sozialen Positionen, der sich von Generation zu Generation vollzieht (Sohn eines Arbeiters wird Bankdirektor). Unter **Intragenerationen-Mobilität** versteht man den sozialen Auf- oder Abstieg, den ein und dieselbe Person erlebt.
Aussage (1) ist somit falsch, Aussage (2) ist richtig.

zu (3) und (4)   Die Tatsache, daß eine Person aufgrund einer schweren psychischen Erkrankung einen sozialen Abstieg erfährt, ist ein Beispiel für die sog. **Selektionstheorie**. Diese besagt, daß z.B. Schizophrene aus allen Schichten aufgrund ihrer Krankheit einen sozialen Abstieg erleben und dadurch an den Boden der Gesellschaft gespült werden. Die **Milieutheorie** hingegen postuliert, daß die Unterschichtenpopulation aufgrund höherer Belastungen einem höheren Erkrankungsrisiko für z.B. Schizophrenie ausgeliefert ist. Die Aussage (3) ist damit falsch, die Aussage (4) ist richtig. ☞ auch Lernkasten: Zusammenhang Schichtzugehörigkeit – psychotische Erkrankungen

zu (5)   **Statusinkonsistenz** bedeutet, daß mehrere soziale Merkmale einer Person auf unterschiedlichem Niveau liegen, z.B. wenn – wie hier beschrieben – ein mittlerer Bankangestellter von Sozialhilfe lebt.

11.3.11   Antwort: D

Wieder einmal werden statistische Daten und Fakten abgefragt, die kein Student im Kopf haben kann. So muß man auf eigene Erfahrungen und Beobachtungen während der Schulzeit zurückgreifen.

11.3.12   Antwort: E

Schichtspezifische Verhaltensweisen der Mittelschicht sind:
▶ Zukunftsorientierung
▶ hohe Berufsorientierung
▶ Erfolgsstreben und hohes Anspruchsniveau
▶ individuelle Verantwortung
▶ gesteigertes Gesundheitsbewußtsein
▶ Bereitschaft, Belohnungen und Triebbefriedigungen aufzuschieben.

Zu einem **dichotomischen Gesellschaftsbild** neigt vor allem die Unterschicht, die die Gesellschaft in zwei Blöcke („die da oben – wir hier unten") aufteilt. Mittelschichtsangehörige haben meist ein differenzierteres Gesellschaftsbild.

11.3.13   Antwort: E

Die **Intragenerationen-Mobilität** bezeichnet einen sozialen Auf- oder Abstieg, der sich an ein und derselben Person vollzieht. (Ein mittlerer Angestellter wird durch Weiterbildung zum Chef.) Die in den Aussagen (1) bis (4) genannten Faktoren fördern die Motivation, Leistung zu erbringen, um damit einen sozialen Aufstieg zu erwirken.

11.4 Schichtspezifisches Krankheitsverhalten

Krankheit und Krankheitsursachen hängen nicht allein von der biologischen Disposition, sondern auch von sozialen Voraussetzungen ab.

> **Lernkasten**   Zusammenhang Schichtzugehörigkeit – psychotische Erkrankungen
>
> Untersuchungen ergaben, daß die Schizophrenieerkrankungsrate in den unteren Sozialklassen neunmal so hoch ist wie in den oberen. Diese Tatsache hat zur Entwicklung verschiedener Theorien geführt:
> - **Milieutheorie**: Die Unterschichtpopulation ist aufgrund höherer Belastungen einem höheren Krankheitsrisiko ausgeliefert.
> - **Selektions- oder Drifttheorie**: Schizophrene aus allen Schichten erleiden aufgrund ihrer Erkrankung häufig einen sozialen Abstieg und finden sich dann natürlich gehäuft in den unteren Sozialschichten wieder.
> - **Non-Starter-Theorie**: Die präschizophrene Persönlichkeitsstruktur verhindert durch Versagen in der Schule und in der Berufsausbildung das Erreichen eines höheren Sozialstatus.

11.4.1   Antwort: B

Zu Beginn dieses Jahrhunderts entstanden in traditionsgebundenen Arbeiterschichten sog. **soziale Netzwerke** (social support systems) mit dem Ziel, durch gegenseitige Unterstützung, Beratung und materielle Hilfe einen sozialen Rückhalt für die Mitglieder aufzubauen (C, D). Diese sprechen sich gegenseitig Anerkennung aus, zeigen sich gegenseitig Wertschätzung und Vertrauen (A, E). Zum sozialen Netzwerk werden heute typischerweise die Familie, die Verwandtschaft, Freunde und Kollegen gerechnet. Selbsthilfegruppen zählen zu den organisierten Nachfolgern der sozialen Netzwerke.
Die Compliance, d.h. das Befolgen ärztlicher Anordnungen, hat mit den Aufgaben eines sozialen Netzwerks nichts zu tun (B ist falsch)!

11.4.2   Antwort: A

☞ Lernkasten: Schichtspezifische Sozialisationsmerkmale
Ebenso wie in anderen Bereichen zeigen sich auch im Gesundheits- und Krankheitsverhalten Unterschiede zwischen sozialer Mittelschicht und den unteren Sozialschichten.
In den Aussagen (1), (2) und (4) wird typisches **unterschichtspezifisches Verhalten** beschrieben. Der gesunde Körper erfährt je nach Schichtzugehörigkeit eine unterschiedliche Bedeutung (Symbolwert gegenüber Gebrauchswert). In den bildungsschwachen Bevölkerungsgruppen herrscht ein instrumentelles Körperbild vor. So bringen Angehörige der Unterschicht Symptome erst dann mit Krankheit in Verbindung, wenn sie sich einschränkend auf die körperliche Leistungsfähigkeit auswirken. In der **Mittelschicht** ist eine häufigere Teilnahme an Früherkennungsuntersuchungen und anderen präventiven Maßnahmen zu beobachten. Auch die Fähigkeit der Bedürfnisaufschiebung und die Überzeugung der eigenen Wirksamkeit sind Merkmale, die angeblich eher der Mittelschicht zuzuordnen sind (3 und 5 sind falsch).

11.4.3 — Antwort: C

Bezüglich der schichtspezifischen Sterblichkeitsunterschiede läßt sich beobachten, daß diese zu Beginn des Lebens (Säuglings- und Kindesalter) stärker ausgeprägt sind als am Ende des Lebens (hohes Lebensalter) (C). Alle anderen gemachten Aussagen sind falsch.

11.4.4 — Antwort: E

☞ Lernkasten: Zusammenhang Schichtzugehörigkeit – psychotische Erkrankungen

11.4.5 — Antwort: D

Die Aussagen (A), (B), (C) und (E) können das gehäufte Auftreten einer Krankheit in den unteren Sozialschichten erklären. Die Aussage (D) ist zwar richtig, d.h. die Zahl der Statusinkonsistenzen nimmt zu, aber dies ist keine Erklärung für das gehäufte Auftreten einer Erkrankung in den unteren Sozialschichten.

11.4.6 — Antwort: E

Neben dem Zusammenhang zwischen Schichtzugehörigkeit und Schizophrenieerkrankungsrisiko (☞ Lernkasten: Zusammenhang Schichtzugehörigkeit – psychotische Erkrankungen) spielen auch genetische Faktoren eine Rolle. In betroffen Familien liegt die Morbidität für Schizophrenie deutlich höher als in der Durchschnittsbevölkerung, für Kinder von einem betroffenen Elternteil bei 9–16 %. Bei Erkrankung beider Eltern erkrankt etwa die Hälfte der Kinder. Die Konkordanz bei eineiigen Zwillingen liegt bei 25–60 % bei normalen Geschwistern bei 5–15 %. Zusätzlich beobachtet man, daß Ledige häufiger erkranken als Verheiratete und daß Schizophrenien in Großstädten gehäuft auftreten.